子どもを診る医師・メディカルスタッフのための

# やさしい小児の皮膚科

知っておきたい診かた・考えかた・皮膚の疾患

編集
**日本小児皮膚科学会**

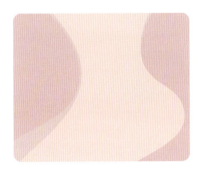
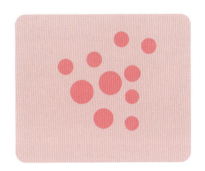
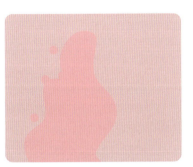
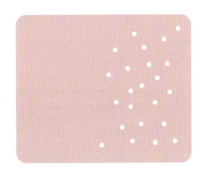

診断と治療社

# 序　文

　診断と治療社から，日本小児皮膚科学会の編集による『やさしい小児の皮膚科』なる書籍の出版を企画・提案されました．この件は，日本小児皮膚科学会の前会長である高森建二先生からの引き継ぎ事項でもあり，私自身，小児皮膚科学の入門書を作成したいとの想いがありましたので，学会の運営委員会で承諾を得たのち，お引き受けいたしました．本書の作成にあたっては，埼玉県立小児医療センター皮膚科の科長である玉城善史郎先生に編集委員長をお願いし，ご快諾いただきました．

　小児の皮膚疾患は，成人と同じ疾患であっても，症状や経過が異なっていたり，小児特有の疾患であることも多く，皮膚を専門としている皮膚科医でも学習が難しい分野です．そこで本書は，小児科医や若手皮膚科医をはじめ，小児の皮膚を診る機会のあるすべての医師や医療スタッフの方々を対象として，小児の皮膚疾患に関する理解を深め，明日からの診療に役立つ知識とスキルを身に付けるための書籍を目指すことにしました．

　本書の内容は，読者が小児の皮膚疾患を比較的平易に理解し，臨床現場ですぐに使えるように，「第Ⅰ部　知っておきたい小児の皮膚の診かた・考えかた」，「第Ⅱ部　知っておきたい小児の皮膚疾患」，「第Ⅲ部　小児の皮膚科Ｑ＆Ａ」の三部構成としました．第Ⅰ部では，一般的な皮膚の構造や機能，治療法，小児特有の問題やその対応法，皮膚科医独特の言葉遣いを知ってもらうための皮疹の診かたなどを中心に構成しました．第Ⅱ部では，比較的よく遭遇する疾患と，見逃したくない注意すべき疾患を中心に構成しました．そして第Ⅲ部では，実臨床での疑問点や保護者からの質問に答えられるように，第Ⅰ部，第Ⅱ部の各項目に関連する質問についてＱ＆Ａ形式で記載しました．

　日常診療において小児の皮膚疾患を診る際，どのように診断し，治療方針を決定するか，保護者への説明や対応をどのように行うかを初学者でもすぐに学べるように，具体的かつ平易な文章での解説をコンセプトとして，現在第一線で活躍されている専門家の先生方に執筆を依頼しました．執筆をご快諾いただいた先生方に深謝いたします．

　本書が，小児の皮膚の健康を守るための一助となることを祈念いたします．

2025 年 3 月吉日

日本小児皮膚科学会
会長　佐伯秀久

# 執筆者一覧

### 編 集
日本小児皮膚科学会（会長：佐伯秀久）

### 編集委員長
玉城善史郎　埼玉県立小児医療センター皮膚科 科長兼副部長

### 執筆者（掲載順）

| | |
|---|---|
| 門野　岳史 | 聖マリアンナ医科大学皮膚科 |
| 吉田　和恵 | 国立成育医療研究センター小児外科系専門診療部皮膚科 |
| 柴田　　彩 | 東京大学大学院医学系研究科・医学部皮膚科学教室 |
| 馬場　直子 | 神奈川県立こども医療センター皮膚科 |
| 小林　里実 | 社会福祉法人聖母会聖母病院皮膚科 |
| 鎌田　昌洋 | 帝京大学医学部皮膚科学講座 |
| 佐々木りか子 | 医療法人社団梨仁会梨の花ひふ科 |
| 多田　弥生 | 帝京大学医学部皮膚科学講座 |
| 宮垣　朝光 | 聖マリアンナ医科大学皮膚科 |
| 前川　武雄 | 自治医科大学附属さいたま医療センター皮膚科 |
| 島田　辰彦 | 島田ひふ科 |
| 大森　多恵 | 東京都立墨東病院小児科 |
| 新関　寛徳 | 明大前皮フ科 |
| 久保　亮治 | 神戸大学大学院医学研究科内科系講座皮膚科学分野 |
| 工藤　恭子 | 福岡市立こども病院皮膚科 |
| 堀　　仁子 | 市立旭川病院皮膚科 |
| 葉山　惟大 | 日本大学医学部皮膚科学系皮膚科学分野 |
| 佐伯　秀久 | 日本医科大学大学院医学研究科皮膚粘膜病態学分野 |
| 山﨑　　修 | 島根大学医学部皮膚科学講座 |
| 江川　清文 | 熊本大学病院皮膚科 |
| 渡辺　大輔 | 愛知医科大学皮膚科学講座 |
| 佐藤　友隆 | 帝京大学ちば総合医療センター皮膚科 |
| 日野　治子 | 赤坂虎の門クリニック皮膚科 |
| 衣斐　菜々 | 倉敷中央病院皮膚科 |
| 和田　康夫 | 赤穂市民病院皮膚科 |

| | |
|---|---|
| 夏秋　優 | 兵庫医科大学医学部皮膚科学 |
| 尾松　淳 | 東京大学医学部附属病院皮膚科 |
| 宮川　卓也 | 東京大学大学院医学系研究科・医学部皮膚科学教室 |
| 長濱　通子 | 医療法人社団健心会神戸ほくと病院皮膚科・美容皮膚科／神戸大学医学部附属病院皮膚科 |
| 神人　正寿 | 和歌山県立医科大学医学部皮膚科学講座 |
| 大磯　直毅 | 近畿大学奈良病院皮膚科 |
| 岩澤うつぎ | 東京都立広尾病院皮膚科 |
| 太田　有史 | 東京慈恵会医科大学附属病院皮膚科 |
| 金田　眞理 | 大阪大学大学院医学系研究科保健学専攻神経皮膚症候群の治療法の開発と病態解析学寄附講座 |
| 中西　元 | なかにし皮フ科クリニック |
| 岡村　賢 | 山形大学医学部皮膚科学講座 |
| 新井　達 | 聖路加国際病院皮膚科 |
| 浅野　善英 | 東北大学大学院医学系研究科神経・感覚器病態学講座皮膚科学分野 |
| 川上　民裕 | 東北医科薬科大学医学部皮膚科学教室 |
| 水川　良子 | 杏林大学医学部皮膚科学教室 |
| 関根　万里 | 国立療養所多磨全生園／牧田総合病院皮膚科／元東京都立荏原病院皮膚科 |
| 石井　則久 | 国立療養所多磨全生園 |
| 菅沼　栄介 | 埼玉県立小児医療センター感染免疫アレルギー科 |
| 村上富美子 | 聖マリアンナ医科大学横浜市西部病院皮膚科 |
| 鍬開　裕仁 | 大阪公立大学大学院医学研究科皮膚病態学 |
| 廣保　翔 | 大阪公立大学大学院医学研究科皮膚病態学 |
| 鶴田　大輔 | 大阪公立大学大学院医学研究科皮膚病態学 |
| 須賀　康 | 順天堂大学医学部附属浦安病院皮膚科 |
| 森脇　真一 | 大阪医科薬科大学皮膚科学教室 |
| 藤本　智子 | 池袋西口ふくろう皮膚科クリニック |
| 高山かおる | 埼玉県済生会川口総合病院皮膚科 |
| 下村　裕 | 山口大学大学院医学系研究科皮膚科学講座 |
| 福山　雅大 | 杏林大学医学部皮膚科学教室 |
| 大山　学 | 杏林大学医学部皮膚科学教室 |
| 林　伸和 | 虎の門病院皮膚科 |
| 種村　篤 | 大阪大学医学部皮膚科学教室 |
| 帆足　俊彦 | 日本医科大学大学院医学研究科皮膚粘膜病態学分野 |
| 玉城善史郎 | 埼玉県立小児医療センター皮膚科 |
| 須永　真司 | 東京大学医学部附属病院皮膚科 |
| 伊藤　友章 | 東京医科大学皮膚科学分野 |
| 波多野　豊 | 大分大学医学部皮膚科学講座 |
| 小関　元太 | 国立成育医療研究センター小児外科系専門診療部外科 |
| 石丸　哲也 | 国立成育医療研究センター小児外科系専門診療部外科 |
| 渡辺あずさ | 埼玉県立小児医療センター形成外科 |

# Contents

序　文 ──────── 佐伯　秀久　　iii

執筆者一覧 ──────── iv

## 第Ⅰ部　知っておきたい小児の皮膚の診かた・考えかた

| | | | |
|---|---|---|---|
| 1 | 皮膚の構造と機能 ──────── | 門野　岳史 | 2 |
| 2 | 小児の皮膚の特徴と小児皮膚疾患の疾病構造 ──────── | 吉田　和恵 | 8 |
| 3 | 皮疹の診かた ──────── | 柴田　彩 | 14 |
| 4 | 小児皮膚疾患の診察方法と注意点 ──────── | 馬場　直子 | 20 |
| 5 | 乳児期までの生理的皮膚症状 ──────── | 小林　里実 | 24 |
| 6 | 診断に用いる検査 ──────── | 鎌田　昌洋 | 27 |
| 7 | スキンケア ──────── | 佐々木りか子 | 33 |
| 8 | 外用療法 ──────── | 多田　弥生 | 39 |
| 9 | 全身療法 ──────── | 宮垣　朝光 | 45 |
| 10 | 外科的療法 ──────── | 前川　武雄 | 53 |
| 11 | 学校保健 ──────── | 島田　辰彦 | 58 |
| 12 | 虐待とその対応 ──────── | 大森　多恵 | 66 |
| 13 | 小児慢性特定疾病 ──────── | 新関　寛徳 | 71 |
| 14 | 遺伝学的皮膚疾患とその対応 ──────── | 久保　亮治 | 78 |

## 第Ⅱ部　知っておきたい小児の皮膚疾患

### A　湿疹・皮膚炎群

| | | | |
|---|---|---|---|
| 1 | 乳児湿疹・おむつ皮膚炎 ──────── | 工藤　恭子 | 86 |
| 2 | 汗　疹 ──────── | 堀　仁子 | 90 |
| 3 | 蕁麻疹 ──────── | 葉山　惟大 | 92 |
| 4 | アトピー性皮膚炎 ──────── | 佐伯　秀久 | 95 |

### B　感染症など

| | | | |
|---|---|---|---|
| 1 | 伝染性膿痂疹・ブドウ球菌性熱傷様皮膚症候群・汗腺膿瘍 ──────── 山﨑　修 | | | 102 |

| 2 | 伝染性軟属腫 | 江川　清文 | 107 |
| 3 | 尋常性疣贅・扁平疣贅・尖圭コンジローマ | 江川　清文 | 110 |
| 4 | 単純ヘルペスウイルス感染症 | 渡辺　大輔 | 114 |
| 5 | 白癬・カンジダ・癜風 | 佐藤　友隆 | 118 |
| 6 | 麻疹・風疹・突発性発疹 | 日野　治子 | 124 |
| 7 | 水痘・帯状疱疹 | 日野　治子 | 130 |
| 8 | 伝染性紅斑・手足口病 | 日野　治子 | 134 |
| 9 | 疥癬・アタマジラミ | 衣斐　菜々／和田　康夫 | 141 |
| 10 | 虫刺症 | 夏秋　優 | 145 |

## C　母斑・母斑症など

| 1 | 太田母斑・異所性蒙古斑・扁平母斑 | 尾松　淳 | 149 |
| 2 | 色素性母斑・爪甲色素線条・青色母斑 | 宮川　卓也 | 154 |
| 3 | 毛細血管奇形・サーモンパッチ・ウンナ母斑 | 長濱　通子 | 161 |
| 4 | 乳児血管腫 | 神人　正寿 | 168 |
| 5 | 脱色素性母斑・伊藤白斑・白色粃糠疹 | 大磯　直毅 | 173 |
| 6 | 脂腺母斑・表皮母斑・表皮母斑症候群 | 岩澤うつぎ | 177 |
| 7 | 神経線維腫症1型 | 太田　有史 | 181 |
| 8 | 結節性硬化症 | 金田　眞理 | 186 |
| 9 | 色素失調症 | 中西　元 | 191 |
| 10 | 眼皮膚白皮症・まだら症 | 岡村　賢 | 196 |

## D　全身性疾患・薬剤などによる皮膚症状

| 1 | エリテマトーデス・シェーグレン症候群 | 新井　達 | 201 |
| 2 | 限局性強皮症・全身性強皮症・皮膚筋炎 | 浅野　善英 | 205 |
| 3 | 血管炎・血管症 | 川上　民裕 | 211 |
| 4 | 薬疹・固定薬疹 | 水川　良子 | 217 |
| 5 | BCG接種後副反応 | 関根　万里／石井　則久 | 221 |
| 6 | 川崎病 | 菅沼　栄介 | 226 |
| 7 | COVID-19感染後皮膚症状 | 村上富美子 | 229 |
| 8 | 水疱症 | 鍬開　裕仁／廣保　翔／鶴田　大輔 | 234 |
| 9 | 先天性魚鱗癬 | 須賀　康 | 238 |
| 10 | 乾癬・類乾癬・毛孔性紅色粃糠疹 | 多田　弥生 | 244 |
| 11 | 光線過敏症 | 森脇　真一 | 250 |

## E　その他の疾患

| 1 | 汗の異常 | 藤本　智子 | 256 |
| 2 | 爪の異常 | 高山かおる | 261 |
| 3 | 先天性毛髪異常 | 下村　裕 | 268 |

| 4 | 円形脱毛症・抜毛症 | 福山　雅大／大山　　学 | 272 |
| 5 | 痤　瘡 | 林　　伸和 | 277 |
| 6 | 尋常性白斑 | 種村　　篤 | 281 |
| 7 | 石灰化上皮腫・表皮囊腫（粉瘤） | 帆足　俊彦 | 289 |
| 8 | 若年性黄色肉芽腫・ランゲルハンス細胞組織球症 | 玉城善史郎／須永　真司 | 294 |
| 9 | 皮膚肥満細胞症 | 伊藤　友章 | 299 |
| 10 | 毛孔性苔癬・線状苔癬・光沢苔癬 | 波多野　豊 | 304 |
| 11 | 肛門皮垂・肛門周囲膿瘍・乳児痔瘻 | 小関　元太／石丸　哲也 | 308 |
| 12 | 熱傷・凍瘡 | 渡辺あずさ／玉城善史郎 | 312 |

## 第Ⅲ部　小児の皮膚科Q＆A

### 1　皮膚の構造と機能 ......... 門野　岳史　320
Q1　皮膚がかさかさするのはどうしてですか？
Q2　皮膚の色はどうやって決まるのですか？

### 2　小児の皮膚の特徴と小児皮膚疾患の疾病構造 ......... 吉田　和恵　321
Q3　小児の皮膚は成人の皮膚と比べてどのように違うのですか？
Q4　新生児の皮膚は成人と比べてどのように違うのですか？
Q5　小児でよくみられるが，成人ではみることが少ない皮膚疾患にはどのようなものが
　　ありますか？

### 3　皮疹の診かた ......... 柴田　　彩　322
Q6　皮疹の記載はどこまで書くべきでしょうか？
Q7　皮疹の記載以外に皮膚の所見を残す方法はありますか？

### 4　小児皮膚疾患の診察方法と注意点 ......... 馬場　直子　322
Q8　忙しい外来でアトピー性皮膚炎の外用指導をする時間がありません．実践指導は必
　　須ですか？

### 5　乳児期までの生理的皮膚症状 ......... 小林　里実　323
Q9　新生児中毒性紅斑が全身に多発する場合は，ステロイド外用薬を使用しますか？
Q10　脂漏（乳痂）がこびりついて拡大していきます．ステロイド外用薬で改善しますか？

### 6　診断に用いる検査 ......... 鎌田　昌洋　324
Q11　白癬菌抗原キット「デルマクイック®爪白癬」は白癬菌を検出する検査ですが，
　　爪白癬ではなく，足白癬や体部白癬にも使用できますか？

### 7　スキンケア ......... 佐々木りか子　324
Q12　日焼け止めは乳児期からつけたほうがよいですか？

### 8　外用療法 ......... 多田　弥生　325
Q13　「ステロイドを塗っても全然治りません．こんなに長くステロイドを塗っていてよい
　　のか不安です」と親にいわれたら，どう対応したらよいですか？

### 9　全身療法 ......... 宮垣　朝光　325
Q14　抗ヒスタミン薬はかゆみがあるときだけ使用すればよいですか？
Q15　抗菌薬は症状が落ち着いたらやめてもよいですか？

**10　外科的療法** ──────────────── 前川　武雄　326
　Q16　良性腫瘍に対する手術はいつ行えばよいですか？
　Q17　小児の局所麻酔下手術で気を付けるべきことはありますか？

**11　学校保健** ──────────────── 島田　辰彦　327
　Q18　学校現場における皮膚科的課題にはどのようなものがありますか？
　Q19　学校保健に参加したいのですが，どのようにすればよいのでしょうか？
　Q20　出張授業の講師を頼まれました．準備をするときに利用できる資料などはありますか？

**12　虐待とその対応** ──────────────── 大森　多恵　328
　Q21　なぜ，6か月未満児の皮膚損傷には注意が必要なのですか？
　Q22　虐待が疑われた場合はどのように対応したらよいですか？

**13　小児慢性特定疾病** ──────────────── 新関　寛徳　329
　Q23　担当患者が小児慢性特定疾病の対象疾患と診断されました．どのような手続きが必要ですか？
　Q24　担当患者が小慢の1つと診断されました．診断までに時間がかかり確定診断前に治療が始まり，検査も多く受けたので医療費が高額になりました．診断前の医療費も助成を受けられますか？
　Q25　担当患者が色素性乾皮症と診断されました．診断された児には弟がいて未発症です．これから発症したときに進行を遅くするための通院等が必要となる見込みです．2人とも助成を受けられますか？

**14　遺伝学的皮膚疾患とその対応** ──────────────── 久保　亮治　330
　Q26　どうして突然変異が起こって（病的バリアントが *de novo* に生じて）しまったのでしょうか？　私が妊娠中に何かしたのが悪かったのでしょうか？

**15　乳児湿疹・おむつ皮膚炎** ──────────────── 工藤　恭子　330
　Q27　乳児湿疹とアトピー性皮膚炎はどう違うのですか？
　Q28　おむつ皮膚炎がステロイドを外用しても治らないときはどうすればよいですか？

**16　汗　疹** ──────────────── 堀　　仁子　331
　Q29　なぜ，あせもは子どもに多いのですか？
　Q30　あせもの予防法を教えてください．

**17　蕁麻疹** ──────────────── 葉山　惟大　332
　Q31　小児に多い蕁麻疹の原因は何ですか？　また，どのように対応すべきですか？
　Q32　小児に対する蕁麻疹の薬物療法で注意すべき点は何ですか？

**18　アトピー性皮膚炎** ──────────────── 佐伯　秀久　333
　Q33　ステロイド，タクロリムス，デルゴシチニブ，ジファミラストをどのように使い分ければよいですか？
　Q34　難治例に対しては，経口 JAK 阻害薬と生物学的製剤をどのように使い分ければよいですか？

**19　伝染性膿痂疹・ブドウ球菌性熱傷様皮膚症候群・汗腺膿瘍**
　──────────────── 山﨑　修　334
　Q35　伝染性膿痂疹（とびひ）において，家族への説明はどのようにすればよいですか？

**20　伝染性軟属腫** ──────────────── 江川　清文　335
　Q36　伝染性軟属腫（水いぼ）と尋常性疣贅（いぼ）はどう違うのですか？
　Q37　一般的な「水いぼとり」はとても痛いと聞いたのですが，痛くない治療法はありませんか？

## 21 尋常性疣贅・扁平疣贅・尖圭コンジローマ ······················ 江川 清文 336

Q38 いぼ（尋常性疣贅）とうおのめ（鶏眼）やたこ（胼胝腫）はどう違うのですか？ また，その鑑別法は？

Q39 前医で受けた凍結療法はとても痛くて我慢できないほどだったのですが，痛くない治療法はありませんか？

## 22 単純ヘルペスウイルス感染症 ······················ 渡辺 大輔 337

Q40 カポジ水痘様発疹症と伝染性軟属腫（水いぼ）の鑑別はどのように行えばよいですか？

## 23 白癬・カンジダ・癜風 ······················ 佐藤 友隆 337

Q41 なぜ，子どもは髪の毛に白癬菌が感染しやすいのですか？

Q42 おむつカンジダ症を予防するにはどうすればよいですか？ おむつカンジダ症は感染しますか？

Q43 マラセチア毛包炎とにきびは何が違いますか？

## 24 麻疹・風疹・突発性発疹 ······················ 日野 治子 338

Q44 麻疹とはどのような病気ですか？

Q45 麻疹はどのような経過をとりますか？

Q46 麻疹はどのように予防対策がとられていますか？

Q47 麻疹に罹患した患児の保育所・幼稚園・学校への出席停止期間を教えてください．

Q48 風疹の原因は何ですか？

Q49 風疹はどのような症状ですか？

Q50 風疹の予防対策はありますか？

Q51 風疹に罹患した患児の登園・登校の基準を教えてください．

Q52 突発性発疹は二度かかりますか？

Q53 突発性発疹の原因ウイルスは潜伏しますか？

Q54 突発性発疹の発症に伴い，注意すべきことはありますか？

## 25 水痘・帯状疱疹 ······················ 日野 治子 341

Q55 水痘の診断はどうしたらよいですか？

Q56 水痘に罹患した患児はいつから登園・登校可能ですか？

Q57 帯状疱疹とは何ですか？

Q58 帯状疱疹は小児もかかりますか？

Q59 帯状疱疹に罹患した患児は登園・登校できますか？

## 26 伝染性紅斑・手足口病 ······················ 日野 治子 342

Q60 伝染性紅斑の原因は何ですか？

Q61 伝染性紅斑にかかったとき，気を付けることはありますか？

Q62 伝染性紅斑が判明した場合，学校は休ませますか？

Q63 手足口病はどういう病気ですか？

Q64 大人も手足口病にかかりますか？

Q65 手足口病に罹患した患児は保育所・幼稚園・学校へ行かせてよいですか？

## 27 疥癬・アタマジラミ ······················ 衣斐 菜々／和田 康夫 344

Q66 どのようなときに疥癬を疑えばよいですか？

Q67 アタマジラミの探しかたのポイントは？

## 28 虫刺症 ······················ 夏秋 優 345

Q68 虫刺されだと思いますが，何に刺されたのかわかりません．原因となった虫がわかりますか？

Q69 虫刺されで，どんな症状が出たときに皮膚科を受診するとよいですか？

**29　太田母斑・異所性蒙古斑・扁平母斑** ───────── 尾松　淳　346
　　Q70　どのような異所性蒙古斑にレーザー治療を考慮するのとよいでしょうか？
　　Q71　顔の青色斑がみられた場合，太田母斑ではなく，異所性蒙古斑である可能性はありますか？
　　Q72　扁平母斑と先天性色素性母斑を乳幼児の早期に見分けるポイントは？

**30　色素性母斑・爪甲色素線条・青色母斑** ───────── 宮川　卓也　347
　　Q73　子どもに生まれつきほくろがあり，悪性化が心配です．切除したほうがよいですか？

**31　毛細血管奇形・サーモンパッチ・ウンナ母斑** ───────── 長濱　通子　347
　　Q74　毛細血管奇形と乳児血管腫の鑑別はどのように行えばよいですか？
　　Q75　毛細血管奇形に対する色素レーザー照射療法では痛みはありますか？ 麻酔は必要ですか？
　　Q76　毛細血管奇形に対する色素レーザー照射療法はいつから始めるとよいですか？ 治療は何回ぐらい必要ですか？

**32　乳児血管腫** ───────── 神人　正寿　349
　　Q77　乳児血管腫の診断のポイントは何ですか？
　　Q78　乳児血管腫の治療方針はどのように決定すればよいですか？

**33　脱色素性母斑・伊藤白斑・白色粃糠疹** ───────── 大磯　直毅　349
　　Q79　脱色素性母斑と尋常性白斑の鑑別診断はどのようにしますか？

**34　脂腺母斑・表皮母斑・表皮母斑症候群** ───────── 岩澤うつぎ　350
　　Q80　脂腺母斑は治療しなければいけないですか？
　　Q81　表皮母斑の治療法にはどのようなものがありますか？

**35　神経線維腫症1型** ───────── 太田　有史　351
　　Q82　神経線維腫症1型（NF1）の診療は単科で行うべきでしょうか，それとも複数科で行うべきでしょうか？
　　Q83　カフェオレ斑と扁平母斑はどのように鑑別したらよいでしょうか？
　　Q84　悪性末梢神経鞘腫瘍（MPNST）の画像診断はどのようにするべきでしょうか？

**36　結節性硬化症** ───────── 金田　眞理　352
　　Q85　結節性硬化症（TSC）の望ましい診療形態はどのようなもので，現状はどうでしょうか？
　　Q86　ラパリムス®ゲルの外用はいつから始めて，いつまで続けるのがよいですか？

**37　色素失調症** ───────── 中西　元　353
　　Q87　どのようなときに色素失調症（IP）を疑えばよいですか？
　　Q88　母親への問診で母親自身がIPであるかどうかはっきりしないことはありますか？

**38　眼皮膚白皮症・まだら症** ───────── 岡村　賢　354
　　Q89　眼皮膚白皮症（OCA）と色白の境界はどこにありますか？
　　Q90　まだら症の重症度はどのように決まりますか？

**39　エリテマトーデス・シェーグレン症候群** ───────── 新井　達　355
　　Q91　蝶形紅斑を主訴に来院した症例で，小児SLEと若年性皮膚筋炎（JDM）の鑑別はどのように行えばよいですか？
　　Q92　どのようなときに小児シェーグレン症候群（SS）を疑いますか？

**40　限局性強皮症・全身性強皮症・皮膚筋炎** ───────── 浅野　善英　356
　　Q93　限局性強皮症は全身性強皮症へと進行しますか？

xi

## 41 血管炎・血管症 ················································· 川上 民裕 356
**Q94** IgA血管炎の確定診断はどのように行いますか？
**Q95** IgA血管炎においてステロイドの予防的投与は行うべきですか？

## 42 薬疹・固定薬疹 ················································· 水川 良子 357
**Q96** 薬剤性とウイルス性の皮疹は鑑別できますか？
**Q97** どのような場合に固定薬疹（FDE）を疑うべきですか？

## 43 BCG接種後副反応 ········································· 関根 万里／石井 則久 357
**Q98** BCG接種後副反応ではどのような治療が必要ですか？
**Q99** どのようなときにBCG接種後副反応を疑えばよいですか？
**Q100** BCG接種後副反応は届出が必要ですか？

## 44 川崎病 ··························································· 菅沼 栄介 358
**Q101** どのようなときに川崎病を疑えばよいですか？

## 45 COVID-19感染後皮膚症状 ····························· 村上富美子 359
**Q102** 川崎病と小児COVID-19関連多系統炎症性症候群（MIC-C/PIMS）の鑑別はどのように行えばよいですか？
**Q103** COVID toeと通常のしもやけの鑑別はどのように行えばよいですか？

## 46 水疱症 ··························································· 鍬開 裕仁／廣保 翔／鶴田 大輔 360
**Q104** 薬剤性の線状IgA水疱性皮膚症（LABD）は非薬剤性と症状の違いがありますか？
**Q105** どのようなときに表皮水疱症を疑えばよいですか？
**Q106** 表皮水疱症は治りますか？

## 47 先天性魚鱗癬 ················································· 須賀 康 361
**Q107** どのようなときに先天性魚鱗癬（CI）を疑えばよいですか？
**Q108** 患者への生活指導は保護者にどのように説明すればよいですか？

## 48 乾癬・類乾癬・毛孔性紅色粃糠疹 ·················· 多田 弥生 362
**Q109** 乾癬の遺伝についてはどのように説明すればよいですか？

## 49 光線過敏症 ···················································· 森脇 真一 362
**Q110** 色素性乾皮症（XP）患者に生じる雀卵斑様皮疹と通常の雀卵斑では臨床的な違いはありますか？
**Q111** 赤芽球性プロトポルフィリン症（EPP）患者の皮膚にはどのような臨床的特徴がありますか？

## 50 汗の異常 ······················································· 藤本 智子 363
**Q112** 小児の多汗症の治療はいつから開始するとよいですか？
**Q113** 無汗症を疑う場合は，どのようなときに皮膚科専門医へ紹介するとよいですか？

## 51 爪の異常 ······················································· 高山かおる 364
**Q114** 陥入爪のときにできる肉芽には液体窒素は有効ですか？
**Q115** 巻き爪と陥入爪の鑑別はどのようにしますか？

## 52 先天性毛髪異常 ·············································· 下村 裕 364
**Q116** 先天性毛髪疾患と後天性脱毛症の鑑別のポイントは？
**Q117** 先天性毛髪疾患は治りますか？

## 53 円形脱毛症・抜毛症 ········································· 福山 雅大／大山 学 365
**Q118** どのようなときに皮膚科専門医へ紹介したほうがよいですか？
**Q119** 円形脱毛症と抜毛症の鑑別はどのように行えばよいですか？

**54** 痤瘡 ──────────────────────────── 林　伸和　366
　Q120　思春期の痤瘡患者への食事指導はどうすればよいですか？
　Q121　いつになっても痤瘡の赤みがとれないのですが，どうすればよいですか？

**55** 尋常性白斑 ──────────────────── 種村　篤　367
　Q122　尋常性白斑と他の色が抜ける病気をどのように鑑別するのですか？
　Q123　尋常性白斑を疑う患者が来院したとき，問診・検査上必要なことは何でしょうか？

**56** 石灰化上皮腫・表皮囊腫（粉瘤） ──────── 帆足　俊彦　368
　Q124　石灰化上皮腫と表皮囊腫の鑑別はどのようにすればよいですか？
　Q125　石灰化上皮腫や表皮囊腫は手術したほうがよいですか？

**57** 若年性黄色肉芽腫・ランゲルハンス細胞組織球症
　────────────────────── 玉城善史郎／須永　真司　368
　Q126　若年性黄色肉芽腫と伝染性軟属腫（水いぼ）の鑑別はどのように行えばよいですか？
　Q127　どのようなときにランゲルハンス細胞組織球症（LCH）を疑えばよいですか？

**58** 皮膚肥満細胞症 ─────────────── 伊藤　友章　369
　Q128　カフェオレ斑と斑状丘疹状肥満細胞症の違いは？
　Q129　幼稚園や小学校の先生にどのように伝えたらよいですか？

**59** 毛孔性苔癬・線状苔癬・光沢苔癬 ──────── 波多野　豊　370
　Q130　どのようなときに疑えばよいですか？
　Q131　どのような経過をたどりますか？

**60** 肛門皮垂・肛門周囲膿瘍・乳児痔瘻 ──── 小関　元太／石丸　哲也　371
　Q132　肛門皮垂は残存しますか？
　Q133　肛門周囲膿瘍に対して，漢方薬はどのように使い分けるのですか？

**61** 熱傷・凍瘡 ──────────────── 渡辺あずさ／玉城善史郎　372
　Q134　熱傷の応急手当はどうしたらよいですか？
　Q135　凍瘡の予防や悪化を防ぐためにはどうしたらよいですか？

和文索引 ──────── 373
欧文索引 ──────── 379

# 第 I 部

## 知っておきたい小児の皮膚の診かた・考えかた

# 1　皮膚の構造と機能

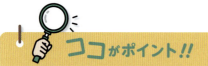

## ココがポイント!!

- 表皮は外界からのバリアとなり，水分保持の面でも重要である．
- 真皮は抗張力をもたらす膠原線維と弾力性をもたらす弾性線維からなり，皮膚をしなやかで強靭なものにする．
- 皮膚は免疫学的なバリアでもあり，表皮に存在するランゲルハンス細胞は樹状突起を伸ばして外来抗原を取り込み，抗原提示をする．
- 皮膚の細菌叢は人によって様々だが，同じ個人においては時間の経過に伴う細菌叢の変化は少ない．

　皮膚はわれわれの体と外界との境にあり，外界から押し寄せてくる様々な脅威からわれわれの体を守ってくれる．皮膚の主な役割としては，外界からの物理的，さらには免疫学的なバリアになること，紫外線から体を守ること，水分を保持すること，体温を調節すること，知覚を司ることなどがあげられる．
　本項では主に一般的な皮膚の構造と機能との関連について述べ，成人と小児の違いについても一部言及する．

## I　表皮の構造と水分保持および物理的バリア

### 1. 表皮の代謝と表皮角化細胞

　皮膚は表皮と真皮から成り立つ．表皮（図1）は主に表皮角化細胞（ケラチノサイト）によって占められ，表皮角化細胞の細胞骨格は主に「ケラチン」という蛋白質から構成される．表皮角化細胞は基底層にて分裂し，下から上に押し上げられるように有棘層，顆粒層へと上行し，ブロックのように積み重なっていく．顆粒層に至ると表皮角化細胞は角化のプロセスが進行するとともに核を失い，最終的にはケラチンの塊として角質層に到達し，その後に垢として脱落する．この表皮角化細胞のターンオーバーは4～8週間くらいの期間で行われる．部位にもよるが表皮の厚さはおおよそ0.2～0.3 mmで，そのうち角層の厚みは約0.01～0.03 mm程度であり，小児ではこれが若干薄い．

### 2. 表皮の物理的バリア

　皮膚の形態保持にはケラチンが不可欠であり，表皮バリアの中心となる．表皮の物理的バリアは二重であり，外側にあるのが角質層の細

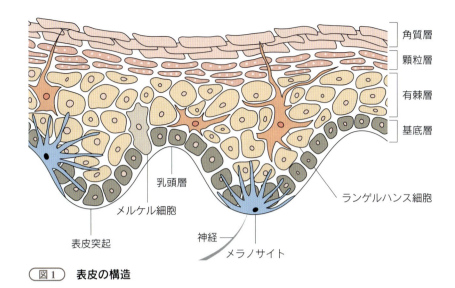

図1　表皮の構造

胞とその隙間を埋める細胞間脂質からなる角層バリアである．家の外壁に例えていうと，表皮角化細胞がブロックで，細胞間脂質がブロックの間をふさぐモルタルにあたる．細胞間脂質としてはセラミドが約半分で，残りがコレステロールや中性脂肪である．細胞間脂質が不足すると角層バリアが損なわれ，水分を失いやすくなり，ドライスキンになる．細胞間脂質は，加齢に伴い減少することが知られている．

角層バリアの下にあり，表皮におけるもう1つのバリアが，顆粒層の表皮角化細胞同士をつなぐタイトジャンクションである．タイトジャンクションはオクルディン（occludin）やクローディン（claudin）といった蛋白質から構成され，細胞間隙をシールすることで物質の漏れを防ぐ．これらのバリアを通過することができるのは，おおよそ500 Da以下の分子に限られるため，蛋白質のような大きな分子はほぼ通り抜けることができない．ただし，アトピー性皮膚炎のようにこれらの表皮バリアが壊れていればもう少し大きい分子も通過することができる．

したがって，外用薬として使える物質は一般に500 Da以下となる．アトピー性皮膚炎でよく用いられるタクロリムス軟膏は分子量が822であることから，正常で表皮バリアが保たれている場合は薬剤の吸収はあまりなく，炎症によ

り表皮バリアが壊れていれば通過することが可能で，薬理作用を発揮することができる．

## 3. 天然保湿因子（NMF）

皮膚における水分保持に重要なのは，表皮角化細胞やケラチン，細胞間脂質などに加えて，天然保湿因子（natural moisturizing factor: NMF）があげられる．NMFは主にアミノ酸やその派生物から構成され，表皮角化細胞内で水分を保持する．また，NMFは平均すると弱酸性であり，皮膚が弱酸性を保つうえで一定の役割を担っている．

有棘層から顆粒層に移行するに伴い，表皮角化細胞にはケラトヒアリン顆粒が出現するが，ケラトヒアリン顆粒の主成分の1つがプロフィラグリンである．プロフィラグリンは分解されて「フィラグリン」という蛋白質になるが，このフィラグリンがNMFの原材料であり，種々の酵素が作用することでNMFが産生される．日本人のアトピー性皮膚炎では，30%程度の患者にフィラグリン遺伝子の異常が報告されていることから[1]，このNMFの異常に伴う皮膚水分量の低下すなわちドライスキンが，アトピー性皮膚炎の発症に関わっていることが考えられる．また，乳児では天然保湿因子の量が成人の半分くらいしかないことが報告されている[2]．

## 4. メラノサイトと紫外線防御

表皮には表皮角化細胞以外に，メラノサイト，ランゲルハンス細胞（Langerhans cell）さらに触覚を司るメルケル細胞（Merkel cell）といった細胞が存在する．メラノサイトはメラニンを産生する細胞であり，基底層に存在し紫外線防御を司る．メラノサイトはチロシンを原材料として，「メラノソーム」という細胞内の小器官でメラニンを産生する．チロシンは代謝され，ドーパ，ドーパキノンなどを経てメラニンへと変化するが，この最初の段階であるチロシンをドーパさらにはドーパキノンへと誘導する酵素がチロシナーゼである．このチロシナーゼが欠損するとメラニンが産生できなくなるため，チロシナーゼの合成に関わる遺伝子の異常は先天性白皮症につながる．

メラニンには褐色〜黒色のユーメラニン（真メラニン）と黄色〜赤色のフェオメラニンの（亜メラニン）2種類がある．この2種類のメラニンの量や割合がわれわれの肌の色を決め，日本人ではユーメラニンが主体となっている．メラノサイトは周囲の基底層の表皮角化細胞に樹枝状に手を伸ばした形状をしているが，メラニンの産生工場であるメラノソームはこの樹状突起の部分に主に存在する．メラニンは産生されると樹状突起を介して周囲の基底細胞の核の上方に配置されて核帽となり，核内のDNAを紫外線から防御する役割を果たす．

## 5. ランゲルハンス細胞

ランゲルハンス細胞は有棘層に存在する抗原提示細胞であり，骨髄に由来する樹状細胞の一種である．ランゲルハンス細胞は表皮内に樹状突起を伸ばし，その先端は顆粒層のタイトジャンクションを超えて，角層直下にまで及ぶ．こうした樹状突起の伸長により，角層を超えて侵入してくる様々な外来抗原を取り込む．電子顕微鏡で観察するとテニスラケットに似た形状のバーベック顆粒をもつことで有名であるが，その機能は明らかではない．

## Ⅱ 真皮の構造と皮膚の付属器

### 1. 真皮を構成する線維と細胞外マトリクス

表皮の下にあるのが真皮である（図2）．真皮の厚さは部位にもよるが大体1〜4 mmであり，乳児の真皮の厚さは大人の半分程度しかない（図3）．

真皮は主に2つの線維，すなわち膠原線維と弾性線維から構成される．割合としては膠原線維が圧倒的に多く，真皮重量の7割程度を占めるとされ，弾性線維は数パーセント程度である．膠原線維の主成分はⅠ型コラーゲンであり抗張力の元となる．一方，弾性線維の主成分はエラスチンであり，皮膚に弾力性をもたらす．これらの線維が皮膚の強靭さとしなやかさを産み出している．

真皮にはこのほか様々な細胞外マトリックスが存在する．細胞外マトリックスの多くは多糖類と蛋白質の複合体である糖蛋白であり，中でもプロテオグリカンがよく知られている．プロテオグリカンは長い鎖状の核となる蛋白質に多数のムコ多糖類であるグルコサミノグリカンが結合したものである．グルコサミノグリカンの代表的なものとしてヘパリンがあり，このほかヒアルロン酸やコンドロイチン硫酸といったよくサプリメントに含まれるムコ多糖があげられる．これらは保湿に重要であるため，保湿薬や化粧品の成分などとして広く用いられている．

### 2. 線維芽細胞および免疫担当細胞

真皮に主に存在する細胞は，線維芽細胞である．線維芽細胞は膠原線維，弾性線維，細胞外

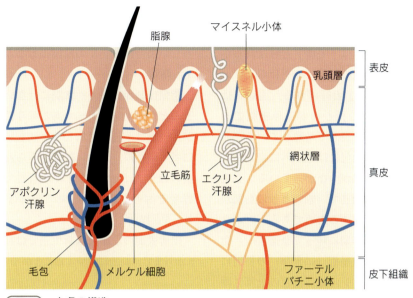

図2　皮膚の構造

マトリックスを産生し，真皮の維持に不可欠である．

このほか真皮には免疫を担当する種々の細胞がある．抗原提示を行う樹状細胞，メモリーT細胞，皮膚の老廃物の除去などに関わる組織球（マクロファージ），感染防御やアレルギーに関与し，ヒスタミンを代表とする様々なケミカルメディエーターを放出する肥満細胞などがあげられる．

## 3. 皮膚付属器

真皮の特徴として皮膚付属器があることがあげられる．皮膚付属器には，汗腺，毛，脂腺がある．

### a. エクリン汗腺とアポクリン汗腺

汗腺にはエクリン汗腺とアポクリン汗腺がある．汗腺の分泌部は真皮下層から皮下脂肪織に存在し，そこから導管が伸びて汗が出る．エクリン汗腺は表皮に直接開口して汗を分泌する一方で，アポクリン汗腺は毛包の上部に開口する．神経支配に関しては，エクリン汗腺は交感神経支配であるが，アセチルコリン作動性であるのが特徴である．一方，アポクリン汗腺は主にアドレナリン作動性と考えられている．

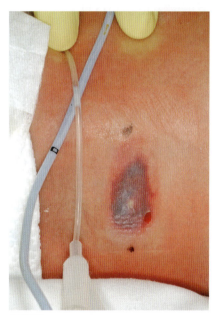

図3　新生児背部の医療関連機器圧迫褥瘡（MDRPI）

カテーテル圧迫による医療関連機器圧迫褥瘡（medical device related pressure injury: MDR-PI）．新生児はまだ皮膚が弱く，真皮が薄いため，皮膚の圧迫に対して脆弱である．

汗腺は発汗を通じて，体温の調節を行う．発汗によって体温を調節することは，他の哺乳類ではほとんどみられず，ヒト独自の機能である．健常成人男子の最大発汗量は約1.8Lとさ

れ，約 1,000 kcal もの放熱が可能である[3]．

### b. 毛包

毛は「毛包」もしくは「毛嚢」と呼ばれる毛穴から伸長する．毛包の下端にやや膨らんでいる部分があり，「毛球」と呼ばれる．毛球には毛乳頭があり，それを囲むのが毛母細胞である．この毛母細胞が分裂して増殖していくことで毛が伸びていく．毛包には毛以外に立毛筋，アポクリン汗腺，脂腺がつながっている．立毛筋は毛包を支える平滑筋で，寒いときに鳥肌がたつのは立毛筋が収縮するためである．アポクリン汗腺や脂腺は思春期に伴って発達する．脂腺からの過度の皮脂は痤瘡（にきび）の要因になる．また，アポクリン汗腺は毛包の上部に開口し，脂腺もほぼ同じ部位に開口することから，アポクリン汗腺由来の発汗と皮脂の分泌が著しい場合は腋臭症の原因にもなる．

### c. 脂腺

脂腺は顔面に多く，掌蹠にはない．脂腺のほとんどが，毛包の上部である漏斗部に開口するが，一部は毛包に付属しない独立脂腺であり，口唇，頬粘膜，乳輪，陰部にみられる．皮表脂質のほとんどが脂腺由来の脂質であり，95%程度を占める．表皮由来の脂質はわずかであり，5% 程度とされている．

皮膚表面の皮脂量は新生児では高いが，生後6か月までに劇的に減少することが知られている[4]．

## Ⅲ 皮膚の免疫学的バリア

皮膚はわれわれの体と外界との境界に位置し，外界からの様々な脅威に対応しなければならない．皮膚は物理的なバリアであるのに加えて，免疫学的バリアを構成し，種々の感染からわれわれの身を守る．

### 1. 抗原提示細胞

表皮に存在するランゲルハンス細胞や真皮に存在する種々の樹状細胞は樹状突起を伸ばすことで，外来抗原を取り込み，抗原ペプチドに分解する．それに伴って皮膚の樹状細胞は活性化して，所属リンパ節に移動して，ナイーブT細胞に対して抗原を提示し，抗原ペプチド特異的なT細胞を活性化し，感作が成立する．活性化した抗原ペプチド特異的T細胞は速やかに増殖するとともに外来抗原のある皮膚へと移動し，外来抗原をもつ脅威と戦う．戦う相手は感染症を引き起こす細菌やウイルスなどの病原微生物が圧倒的に多いが，たとえばダニ抗原が相手の場合はアトピー性皮膚炎などのアレルギー疾患を誘導することになる．

小児の皮膚は薄く，皮膚の物理的バリア機能がまだ未熟なため外来抗原が侵入しやすく，様々な抗原に対して経皮感作を受けやすい．

ナイーブT細胞は通常皮膚にはほとんど存在しないが，メモリーT細胞が皮膚に存在し，様々な免疫反応を司ることが次第に明らかになってきている．

### 2. 組織球・肥満細胞

このほか，皮膚に常在する免疫担当細胞には組織球（マクロファージ）や肥満細胞がある．

組織球は貪食能が高く，様々な病原体を貪食するという感染防御の役割を果たす一方で，皮膚の老廃物など不要になった物質を貪食して消化するという皮膚の掃除屋のような役割も果たす．

肥満細胞はやや大型で，顆粒が豊富な細胞である．顆粒からはヒスタミンを代表とする様々なケミカルメディエーターを放出することから，感染防御に加えて蕁麻疹などのアレルギー疾患に関与する．肥満細胞の同定にはトルイジン青染色が用いられ，肥満細胞のヘパリンによってトルイジン青が赤紫色になる異染性を示す．

## Ⅳ 皮膚の細菌叢

腸管などと同じように皮膚にも常在菌があり，細菌叢が存在する．皮膚の表面には $1\,cm^2$ 当たり $10^6$ 個，約40種類の細菌が生息しているとされる[5]．胎児の皮膚はほぼ無菌であるが，生後外部の環境にさらされると数日で微生物が定着し，次第に安定した細菌叢が成立する．乳児の細菌叢は同じ生活環境で同じ食事をし，遺伝背景も類似する母親の細菌叢の影響を強く受ける．成人において細菌叢は体の部位によって異なり，また個人によって異なる．ただ，同じ個人において細菌叢は安定しており，時間の経過に伴う変化は少ない．

皮膚は pH が 4.5〜6.0 の弱酸性であり，そもそも細菌が繁殖しにくい環境にある．皮膚の細菌叢は *Staphylococcus epidermidis*（表皮ブドウ球菌）を代表とする *Staphylococcus* 属，*Corynebacterium* 属，*Cutibacterium* 属などが主体である．なお，*Cutibacterium* 属はかつて「*Propionibacterium* 属」と呼ばれていたもので，痤瘡の原因となるアクネ菌が含まれる．体の部位によってどの細菌が主体になるかが異なり，外耳道や前胸部，背部などの脂漏部位は *Staphylococcus* 属や *Cutibacterium* 属が多く，蒸れやすい腋窩や鼠径部は *Corynebacterium* 属が多くなる．こうした皮膚の細菌叢は，皮膚疾患に伴って変化し，たとえばアトピー性皮膚炎の患者では *Staphylococcus* 属のなかでも *Staphylococcus aureus*（黄色ブドウ球菌）が皮膚に定着するようになる．

## 文　献

1) Akiyama M: FLG mutations in ichthyosis vulgaris and atopic eczema: spectrum of mutations and population genetics. *Br J Dermatol* 2010; **162**: 472-477.
2) Nikolovski j, *et al.*: Barrier function and water-holding and transport properties of infant stratum corneum are different from adult and continue to develop through the first year of life. *J Invest Dermatol* 2008; **128**: 1728-1736.
3) 岩瀬　敏, 他: 汗腺の構造と機能. 日皮会誌 2014; **124**: 1277-1282.
4) Henderson CA, *et al.*: Sebum excretion rates in mothers and neonates. *Br J Dermatol* 2000; **142**: 110-111.
5) 松岡悠美: 腸内細菌の生態，人体とのかかわりを探る！⑥ 皮膚常在細菌叢のはなし. 薬局 2024; **75**: 868-871.

（門野岳史）

# 2 小児の皮膚の特徴と小児皮膚疾患の疾病構造

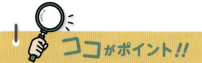

- 小児の皮膚疾患の病態を理解するうえで，皮膚の構造，成長に伴う変化，特徴を知っておくことは非常に重要である．
- 成長段階にもよるが，小児の皮膚は一般的に成人と比べて，全般的に薄く，外界からの刺激に弱く，乾燥していることが多い．
- 小児でよくみられる疾患は，成人の場合とは異なり，小児のなかでも好発年齢があり，初発時はすべての症状がそろわないこともあること，成長により症状が変化することを理解する．

## I 皮膚の機能

皮膚は，人体最大の臓器であり，身体の外表面を覆い，外界と生体を隔てるバリアとして重要な役割を果たす．皮膚には，体外からの微生物や異物などの侵入から体内組織を物理的に保護する，または免疫学的に防御する，体内から細胞や体液などが失われるのを防ぐ，体温を調節する，汗や皮脂を分泌する，知覚，触覚，温痛覚など感覚器としての役割を果たすなど，生命機能を維持するのに必要な様々な機能がある．これらの機能が成人と比べて小児，特に新生児，乳児では未発達な状態にある．

小児の皮膚疾患の病態を理解するうえで，皮膚の構造，成長に伴う変化，特徴を知っておくことは非常に重要である．

## II 皮膚の構造—成人と小児の比較も含めて

### 1. 皮膚全体の厚さ

表皮・真皮・皮下組織を含めた皮膚全体の厚さは，成人の上肢で約 2.1 mm と報告されている．新生児期は約 1.2 mm であり，幼児，学童期へと徐々に厚みを増し，成熟していく．早産児では，在胎週数が短いほどさらに薄くなる．新生児期から成人期への厚さの違いに大きく寄与するのは，真皮から皮下組織の厚さの違いである．

### 2. 表皮

皮膚の最外層に位置する表皮は，主に角化細胞（ケラチノサイト）から構成される重層扁平上皮であり，バリア機能に非常に重要な役割を果たす．深部から外側に向かって，基底層，有

棘層，顆粒層，角層に分けられる．この層構造は，新生児から成人まで変わらない．表皮の厚さを決定する角化細胞の数や層数も新生児から成人まで大きな違いはないが，個々の角化細胞の大きさや角層の細胞の大きさが新生児期から成長につれて徐々に大きくなっていくため，表皮全体の厚さは新生児のほうが薄く，新生児期から乳児期，幼児期，学童期と徐々に厚くなっていく．

### a. 基底層

基底層は角化細胞の幹細胞を含む基底細胞が1層に基底膜上に配列する．基底層は分裂し，上方の層へ移行していき，最終的に角層で垢となってはがれ落ちる．正常な皮膚では，基底細胞が角層まで移行し，脱落するまでの期間（ターンオーバーの期間）は約45日といわれている．ターンオーバーの速さは，年齢，部位，疾患によって異なる．基底層には，メラニンを産生するメラノサイトが存在する．新生児から成人までメラノサイトの数自体は変わらないが，新生児，乳児では成熟したメラノソームやメラノサイト複合体が少ない．実際，乳児期から成人期の皮膚の色調は濃くなり，明るさは減少する傾向にある．

### b. 有棘層

有棘層は5〜10層で構成される．有棘層内には「ランゲルハンス細胞（Langerhans cell）」と呼ばれる表皮樹状細胞が散在しており，真皮内の真皮樹状細胞と合わせて，皮膚の免疫機構において重要な役割を果たしている．また，紫外線の影響なども受け，骨代謝において重要な役割を果たすビタミンDの合成も行われている．

### c. 顆粒層

顆粒層は2〜3層で構成される．顆粒細胞の第2層には，角層の次のバリアとなる，タイトジャンクションバリアが存在する．タイトジャンクションバリアは，体内から体外への水分やイオンなどが漏れないよう防御するとともに，体外から体内への病原体，抗原などの侵入を防ぐ役割を果たしている．顆粒細胞に含まれるケラトヒアリン顆粒には，フィラグリンの前駆物質であるプロフィラグリンを含む．プロフィラグリンは，角化の最終段階で様々な蛋白質分解酵素の作用などにより，フィラグリンモノマーに分解される．フィラグリンモノマーは角層下層でケラチンフィラメントに結合し，それらを束ねることで角層の構造を安定化し，物理的強度を高める．フィラグリンはさらに角層の中層部で天然保湿因子（natural moisturizing factor: NMF）に分解され，NMFは角層の水分保持に重要な役割を担うとともに，pHを維持するバッファー効果を有することで，表皮細胞の正常分化を促し，病原性細菌の増殖を減少させると考えられている．フィラグリン遺伝子の機能が損なわれる病的バリアント（遺伝子変異）があると，アトピー性皮膚炎や尋常性魚鱗癬を発症しやすくなることが明らかになっている．

### d. 角層

最外層の角層は，角化の最終過程において角化細胞が脱核した角質細胞と，その間を埋める細胞間脂質によって構成される．細胞間脂質は，セラミド，コレステロール，遊離脂肪酸などから構成される．角層バリアは外界の空気環境と体内の液性環境を隔て，体内の細胞を乾燥や外界からの刺激から守る役割を担っている．角層の構造は，胎生15週頃から形成し始め，在胎34週頃に完成するといわれている．角層の層構造は，新生児でも成人と同じ15層程度あるが，新生児では個々の角化細胞の大きさが小さいため，角層全体の厚さが成人と比べて薄い．特に新生児，乳児では，成人と比べて角層内の水分量が少なく，角層内の水分保持機能に関与するNMFが少ないことが知られている．また，成人では弱酸性である角層表面が，出生直後では中性であり，酸性化が未熟であることも，新生児の皮膚が病原体へのバリア機能が弱い一因と考えられている．

## 3. 真皮

真皮は，表皮の下に存在し，基底膜によっ

て，表皮と真皮は隔てられている．

表皮と真皮は，立体的には，表皮をスポンジ，真皮を指に見立てると，スポンジに指を突き立てたような構造をとり，成人の場合，断面では波打ったような構造をとっている．真皮が表皮に食い込んでいる部分を「真皮乳頭」という．真皮は，真皮乳頭の存在する真皮乳頭層と，その下層に存在する真皮網状層に分けられる．新生児では真皮乳頭の発達が未熟で，真皮表皮接合部が波打っておらず，比較的平坦である．

真皮を構成する成分は，線維，基質，細胞に大別される．真皮の強度は主に線維によって保たれ，真皮の乾燥重量の70%以上が膠原線維である．

### a. 線維

真皮の線維は膠原線維と弾性線維に分けられるが，大部分が膠原線維である．真皮乳頭層の膠原線維束は，比較的細く，下層の網状層に移行するにつれて太くなっていく．小児では膠原線維が乳頭層，網状層ともに成人と比べて細く，乳頭層，網状層の判別が難しい．

弾性線維は，膠原線維の間に存在し，皮膚の弾力性を保つとともに，過伸展を防ぐ役割をもつ．弾性線維は微細線維と線維間のエラスチン蛋白から構成される．新生児では成人と比べて直径が細く，エラスチンが少なく，構造も未熟であるが，3歳頃までに成熟するとされる．

### b. 基質

真皮の線維や細胞を埋めるように存在するゲル状の物質である．主に糖蛋白とプロテオグリカンで構成され，水分保持機能や皮膚の柔軟性を維持する機能を有する．細胞増殖，創傷治癒などに関与している．小児では成人と比べて基質の濃度が高いとされる．

### c. 細胞成分

細胞成分としては，線維芽細胞や組織球，肥満細胞，形質細胞，血管，神経などが含まれる．線維芽細胞は，膠原線維やエラスチン，ヒアルロン酸などを産生する．成人では乳頭層には多いが網状層には少ない線維芽細胞が，新生

児では網状層にも豊富にみられる．

## 4. 皮下組織

皮下組織は主に脂肪組織から構成され，鈍的な外力などからのクッションの役割をもつほかに，エネルギーを脂肪として貯蔵する役割，熱産生，体温保持機能，骨に対する可動性の保持機能などを担っている．皮下脂肪の厚さは小児から成人にかけて大きく変化する．女子では10歳頃から増加し，20歳近くまで増加するのに対し，男子では13〜14歳で増加し始め，16〜18歳で増加が止まる．

## 5. 皮膚付属器

### a. 毛器官

ヒト胎児毛嚢は胎生135日以降に完成する．その後，毛周期（成長期，退行期，休止期）を繰り返していく．胎生24週頃には胎毛で全身が覆われる．出生時には脱落し，軟毛へと置き換わるが，未熟児と一部の新生児では，胎毛が残存することもある．頭髪に関しては，胎生初期から生え始め，胎生後期には前頭部，後頭部の毛が生え替わり，後頭部は生後間もなく生え替わる．しかし，毛髪の生え替わりの時期には個人差があり，遅くとも生後6か月までには生え替わるとされる．一部の新生児では，最初の生え替わりが生後に起こり，生後間もなく前頭部から頭頂部にかけての毛髪が一斉に休止期に入り，急速に脱毛することがあり，「新生児生理的脱毛」という．後頭部の毛髪は，生後間もなく生え替わるため，生後に後頭部の脱毛が顕著となり，これを「乳児後頭部脱毛」という．いずれも数か月から1年以内に新しい毛が生えて自然治癒するため，治療の必要はない．

### b. エクリン汗腺

エクリン汗腺は，亀頭・陰核・大陰唇，包皮内面などの皮膚粘膜移行部以外のほぼ全身に分布する．胎生6か月頃には，エクリン汗腺とその導管が完成しているが，実際に発汗が開始するのは生後1〜数日である．出生後エクリン汗

腺の数は増えないが，実際に発汗する能力をもつ汗腺（能動的汗腺）の数が増加していき，2歳半頃には上限に達するとされる．全身に200万〜500万個存在するエクリン汗腺のうち，発汗能力のあるエクリン汗腺（能動的汗腺）は2歳半頃には約170万〜220万個に増加する．小児期までは成人に比べ体表面積当たりの汗腺数は多く，汗をかきやすい傾向にある．

### c. アポクリン汗腺

腋窩，顔面の一部，乳輪，外陰部，臍囲に限局してみられる．毛器官とともに発生しているが，出生時に一時的に退化し，第二次性徴を迎える頃に性ホルモンの影響を受け，その働きが高まる．

### d. 脂腺

胎生13〜15週に，毛器官と連続して発生する．手掌・足底以外のほとんど全身の皮膚に存在する．胎児期や新生児期の脂腺の発達は，母由来のアンドロゲンと児の副腎由来の内因性ステロイドにより調節されている．脂腺からの皮脂分泌は生後数時間で著しく増加し，最初の1週間でピークに達したのち，3か月以降は著明に減少する．新生児の鼻先に黄色，点状小丘疹としてみられる脂腺肥大は，新生児の成熟徴候の1つであり，未熟児にはみられない．新生児期にみられる痤瘡である新生児痤瘡は，児自身の内因性（副腎・精巣由来）アンドロゲン作用による脂腺肥大と皮脂産生の影響が大きいと考えられている．生後3か月以降，小児期には脂腺は退縮し，皮脂の分泌も低下する．思春期頃により増加するアンドロゲンの影響で再度活発になり，痤瘡などが生じやすくなる．

## Ⅲ 乳児期から成人にかけての皮膚の変化

乳児から成人まで身体の成長とともに皮膚も大きく変化していく．一般的に，小児の皮膚は成人と比べて，外界からの刺激に弱く，乾燥している，といわれる．皮膚を通して体内から体表へ蒸散する水分の喪失量を「経皮水分蒸散量（transepidermal water loss: TEWL）」と呼び，皮膚バリア機能の指標との1つとして用いられるが，TEWLが高い，すなわち体内からの水分喪失量が多いほど，皮膚バリア機能が低いと考えられている．小児では成人と比較して，TEWLが高いことが報告されており，皮膚バリア機能が未熟と考えられている．乳児期から成人にかけて，角層は徐々に厚くなり，角層細胞のサイズは大きくなり，TEWLは低下していき，角層内の水分保持などに関わるアミノ酸は増加し，6歳頃には成人と同等になると報告されている．

## Ⅳ 新生児期から乳児期の皮膚バリアの変化

出生後，羊水中の環境から外気に触れて，特に生後数日から1か月の間に，新生児の皮膚は外界に適応するために大きな変化を遂げる．さらに，生後1年間は，表皮が著しく変化していくことが明らかになってきている．成人と比較した新生児の皮膚の特徴を図1に示す．

角層水分量，TEWLについては，測定部位や測定状況により差もあるが，角層水分量については，生後数日から1か月にかけて増加していくのに対し，TEWLについては，生後さらに上昇していく．生後数日から生後1か月，2か月，6か月，12か月と成長するにつれて，表皮全体の厚さは厚くなっていく．一方，角層の厚さについては，生後数日から生後1か月，生後2〜3か月と，角層の厚さはいったん薄くなっていき，その後徐々に厚くなっていく．角層の水分保持や皮膚バリア機能に関わる，角層内の構成成分である，NMF，セラミドについ

2 小児の皮膚の特徴と小児皮膚疾患の疾病構造　11

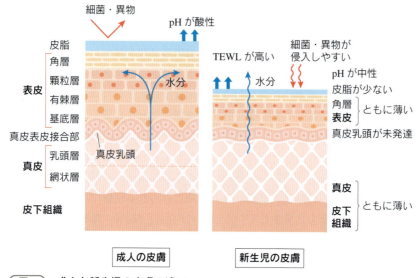

**図1** 成人と新生児の皮膚の違い
TEWL：経皮水分蒸散量.

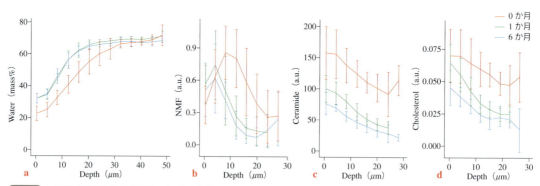

**図2** 新生児期から乳児期における角層バリアに関わる因子
共焦点ラマン分光装置により測定.
**a**：水分量，**b**：天然保湿因子（NMF），**c**：セラミド，**d**：コレステロール.
（Matsumoto Y, et al.: *Skin Res Technol* 2023; **29**: e13276 より改変）

ても，生後1年間は大きく変化し，特に出生後早期に減少していく傾向にあることが報告されている（図2）．すなわち，出生後に表皮全体としては厚くなり，成熟していく一方で，角層は出生後から生後2〜3か月にかけていったん薄くなり，出生直後よりも角層バリアが弱い時期を経てから，徐々に成熟していく，と考えられる．

真皮表皮接合部については，出生直後の正期産児では，真皮乳頭が未発達で，真皮表皮接合部が平坦であり，生後16週頃までに波打った構造ができていくと報告されている．真皮表皮接合部が未発達な状態では，軽微な力でも水疱を形成しやすい状態となる．新生児では，成人と比べて真皮自体が薄く，真皮を構成する膠原線維，弾性線維ともに構造も未発達であり，弾性が乏しいことも外力に弱い要因となる．

## Ⅴ 早産児における皮膚バリア

　角層の構造は，胎生 15 週頃から形成し始め，在胎 34 週頃に完成するといわれている．在胎 34 週以前に出生した早産児では角層の形成が不十分で，一般的に在胎週数が少ないほど角層が未熟で，角層が数層しかないこともある．角層バリアが不十分な早産児，低出生体重児では，正期産の新生児と比較しても体液を漏出しやすく，熱エネルギーを喪失しやすい．病原体の侵入による感染症を起こしやすく，経皮吸収の亢進により，消毒薬，リムーバー，外用薬などの化学的刺激の影響を受けやすい状態にあるため，管理に注意を要する．

## Ⅵ 小児の皮膚疾患の疾病構造

　小児でよくみられる皮膚疾患は，大きく分けると，①湿疹・皮膚炎群，②感染症，③母斑・母斑症の 3 疾患群に大別される．湿疹・皮膚炎群と感染症は成人の皮膚疾患でもよくみられる疾患である．

　湿疹・皮膚炎群では，乳児脂漏性湿疹，おむつ皮膚炎など乳児期に主にみられる疾患もある．成人でもみられるアトピー性皮膚炎でも，皮疹の性状・分布，経過は成人のそれと異なるし，乳児期，幼児期，学童期，思春期と異なる．

　感染症では，突発性発疹，手足口病，伝染性紅斑，麻疹，風疹，水痘などのウイルス性全身性発疹症は成人よりも小児でよくみられる．麻疹，風疹，水痘などは公費での定期接種ワクチンの普及により，罹患者数は減少し，かつ罹患者においてもワクチンがなかった頃のような典型的な経過をたどらないことにも注意する必要がある．また，感染症において，伝染性膿痂疹，伝染性軟属腫，アタマジラミなどは小児でみられやすいが，足白癬，尖圭コンジローマなどは小児では稀である．小児で稀な感染症をみた場合，特に外胚葉形成不全症など，皮膚バリア障害をきたす遺伝性疾患や免疫不全症などの背景疾患，母体からの垂直感染の可能性を否定されうる性感染症をみた場合は，性的虐待などの背景にも注意する必要がある．

　母斑・母斑症については，その多くが出生時から小児期までに出現することが多い．乳児血管腫，（異所性）蒙古斑，正中部母斑，ウンナ母斑などは乳児期によくみられる．出現から症状が完成するまでに時間がかかるものも多いが，原因遺伝子などの解明も進み，疾患の病態理解が深まっている．また，母斑・母斑症については，以前は治療選択肢が少なかったが，レーザー照射療法や新規薬剤の登場により，早期に的確な診断をし，適切な時期に治療開始することが重要であることが啓発され，小児専門病院では，母斑・母斑症の受診の割合が増加している．皮膚腫瘍，特に悪性腫瘍は成人と比べて小児には少ないが，遺伝学的背景を基盤に発生することもあるため，診断した際は背景疾患をよく検討する必要がある．

　疾患により，好発年齢が異なること，初発時はすべての症状がそろわないことがあること，成長により症状が変化することも，小児の皮膚疾患を診察するうえでは大きなポイントとなる．

（吉田和恵）

# 3 皮疹の診かた

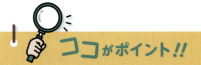

- 視診および触診を通じて得られる情報を詳細に記載する.
- 部位,数,大きさ,形,色調,表面の変化,隆起の状態,自覚症状,配列,硬さ,経過などの情報を正確に記録することが大切である.
- 小児に特有の発疹や症状を把握し,適切な皮疹の観察と記録を行うことで正確な診断が可能となる.

皮疹は小児における皮膚科診療において重要な診断の手がかりとなる.視診および触診によって,皮疹の分布や配列,色調,形態,硬さなどの情報を得ることで,正確な診断を行うことが可能となる.本項では,発疹の種類について概説し,その後,皮疹の記載方法について説明する.

## I 発疹学

皮膚に現れる病変を総称して「発疹」という.発疹は,最初に出現する一次性の「原発疹」と,原発疹が時間の経過とともに変化し,性状が異なるものになった「続発疹」に分けられる.本項では,小児にみられる代表的な皮疹について,以下に説明する.

### 1. 原発疹

原発疹(primary lesion)には,斑[*1],丘疹,結節,局面[*2],水疱,膿疱,囊腫,膨疹などが含まれる.以下にそれぞれの皮疹の特徴を示す.

### a. 紅斑(図1)

紅斑(erythema)は,皮膚の表面に現れる赤い皮疹であり,血管の拡張や充血によって生じる.「真皮乳頭」および「乳頭下層」と呼ばれる,皮膚の構造上,上方の部位に位置する小血管が拡張し,血流が増加することにより,赤みを呈する.紅斑と次に述べる紫斑との違いは,紅斑においては血液の血管外への漏出がみられない点にあり,硝子圧法によって見分けることができる.硝子圧法は,平らで透明なガラス棒(もしくはプラスチック板)を皮膚に押し付

---

[*1]: 隆起も陥凹もなく色調の変化のみある皮疹.その色調により「紅斑」,「紫斑」などと称する.
[*2]: 皮膚表面から隆起または陥凹していて触知可能な,ある程度の大きさのある皮疹.

け，赤みが消えるかどうかを確認する方法である．紅斑の場合，圧迫するとその色が消えるという特徴がある．

紅斑は，感染症，アレルギー疾患，自己免疫疾患など，炎症を伴う多くの病態でみられ，皮膚局所の循環量の増加が関与している．

時に，皮疹の記載において，「紅暈を伴う」という表現が使われる．紅暈とは，中央の皮疹の周囲に現れる赤い輪のことを指し，血管の拡張や炎症が中心から周囲に広がることで生じる．例として，水痘や帯状疱疹における水疱において，「紅暈を伴う水疱」という表現がしばしば使用される．

### b. 紫斑

紫斑（purpura）は，皮膚組織における出血によって生じる赤紫色の斑である．硝子圧法において，圧迫しても色が消えない点が紅斑との鑑別点であり，これは血液が血管から血管外に漏出している病態における特徴である．小児では，血小板減少性紫斑病（thrombocytopenic purpura）や，IgA血管炎〔旧称　ヘノッホ・シェーンライン紫斑病（Henoch-Schönlein purpura）〕においてみられる．

皮疹の記載において，「紫斑を触知する」，「触知性紫斑」，"palpable purpura" という表現が使われることがある．これらは，紫斑を触ると硬く触れる状態であり，主に小さな血管における炎症（血管炎）によって生じることが多い．

### c. 丘疹

丘疹（papule）は，直径10 mm以下の隆起性病変をいう．表皮の肥厚や真皮の浮腫や炎症により生じ，真皮の炎症により生じている丘疹を「充実性丘疹」という．また，小水疱を伴うタイプの丘疹を「漿液性丘疹」といい，水痘初期，手足口病，膿痂疹，伝染性軟属腫などでみられる．

### d. 結節

結節（nodule）は，直径10〜20 mmの隆起性病変を指す．これより小さいものは丘疹，大きいものは腫瘤と分類される．

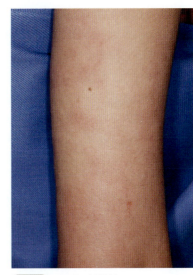

**図1**　紅斑（前腕）
10歳女児．

### e. 腫瘤

腫瘤（tumor）は，直径20 mmよりも大きな隆起性病変を指す．小児では，良性の脂肪腫や血管腫などの腫瘍性病変において，よく使用される表現である．

### f. 水疱

水疱（blister, bulla）は，液体を含む直径5 mm以上の隆起性病変であり，これより小さいものは「小水疱」と称する．水疱が生じる部位によって，角層下水疱，表皮内水疱，表皮下水疱に分けられる．また，水疱の性状によって，膜が緊張している場合は緊満性水疱，弛んでいる場合は「弛緩性水疱」という．小児における皮膚疾患では，水痘や手足口病など，ウイルス感染症でよくみられる発疹である．

手掌や足底など，角質が厚い部位においては，水疱が生じても隆起が起きないことが多い．水滴状のものが透見され，「汗疱状」と表現する．

### g. 膿疱

膿疱（pustule）は，膿を含む隆起性病変であり，白色から黄白色の膿性の内容物を含む．主に好中球の浸潤とそれに続く一連の炎症反応によって生じる．原因としては，好中球の活性化を伴う細菌感染によって生じることが多く，小

児では，痤瘡や伝染性膿痂疹（とびひ）において，しばしばみられる．稀ではあるが，小児膿疱性乾癬でみられる膿疱は無菌性であり，二次感染によって好中球が集簇したものによって生じるものとは異なる．

水疱や膿疱は破れると，好中球などの内容物はアポトーシスを経て死滅し，痂皮となり，皮膚の表面を覆う．

### h. 嚢腫

嚢腫（cyst）は，膜に囲まれた液体や半固体物質を含む腫瘤のことをいう．膜の表面は上皮性の組織もしくは結合組織で裏打ちされている．小児では，表皮嚢腫や毛包嚢腫などの良性腫瘍でよくみられる．

### i. 膨疹

「蕁麻疹（urticaria）」ともいうが，膨疹（wheal）を症状とする疾患名を「蕁麻疹」と称し，両者を区別する．一過性の皮膚組織における浮腫によって生じるものであり，多くは数時間以内に消失する．かゆみを伴うことが多く，蕁麻疹は小児においてもよくみられる皮膚疾患の1つである．

## 2. 続発疹

続発疹（secondary lesion）は，原発疹の経過中もしくは後に続いて現れる皮膚の病変のことを指す．原発疹が進行もしくは変化した結果として生じる皮膚の変化を表す．

### a. 表皮剥離（図2）

表皮剥離（excoriation）は，表皮の一部が欠損した状態をいう．欠損の深さによって，びらんや潰瘍に区別される．外傷や掻破によって生じることが多いが，先天性表皮水疱症など，皮膚の脆弱性が亢進する皮膚疾患によって生じることもある．

### b. びらん（図3）

「糜爛」と漢字で表記されることもある．びらん（erosion）は，剥離が表皮の基底層までにとどまる浅い表皮剥離をいう．水疱や膿疱に続発することが多く，治癒後に痕を残さない点が後述する潰瘍との違いになる．口腔内や口唇のように，角質がない部位において，びらんを生じやすい．

### c. 潰瘍

潰瘍（ulcer）は，欠損が真皮より深くに及んだ状態を指す．びらんと異なり，治癒後に瘢痕を残す．前述の先天性の表皮水疱症のほか，掻破行動により生じることもある．免疫不全，血流障害，慢性的な炎症があると，小児においても潰瘍の治癒が遅れる．

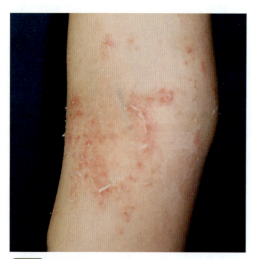

図2　表皮剥離（肘窩）
12歳女児．膿疱性乾癬の症例．

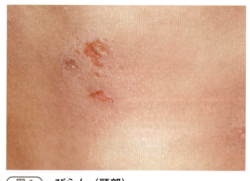

図3　びらん（頸部）
10歳女児．掻破によるびらんから浅い潰瘍を認め，表面に痂皮を伴う．

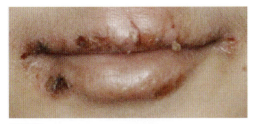

図4　亀裂（上口唇中央部）
7歳男児．周囲に痂皮，血痂を伴う．

#### d. 膿瘍

膿瘍（abscess）は，真皮もしくは皮下に膿を貯留した状態であり，主に細菌感染によって生じる．赤く腫れ，熱感や痛みを伴うことが多い．

#### e. 亀裂（図4）

亀裂（fissure）は，表皮の深層から真皮まで裂け目が入る状態であり，乾燥や反復する物理的な刺激によって生じる．口角，指先に生じやすく，痛みを伴う．

#### f. 鱗屑

鱗屑（scale）は，角質がはがれ落ちることで生じる白色から銀白色の皮膚片を指す．病的な条件により，鱗屑が過剰に産生されることがあり，鱗屑がはがれ落ちる現象のことを「落屑」という．たとえば，紅斑の上にある角質がはがれ落ちている状態は「落屑性紅斑」と表現する．また，鱗屑のその大きさや形状によって，以下のように分類される．小型で細かい鱗屑は「粃糠様鱗屑」といい，薄いフレーク状である．古くから「はたけ」といわれて色素脱失を伴う顔面の粃糠様鱗屑は小児において広くみられる．大型の鱗屑は小葉と表現され，大きく厚みがあり，魚鱗癬においてみられる．

#### g. 痂皮（図3, 図4）

痂皮（crust）は，角質と皮膚の滲出液が乾燥し，皮膚の表面で固まったものである．びらんまたは潰瘍の表面で滲出液を伴う場合に生じる．また，血液成分を含むものを「血痂」といい，一般的に「かさぶた」といわれるものである．小児においては痂皮，血痂ともに，よくみられる続発疹である．伝染性膿痂疹や水痘の治

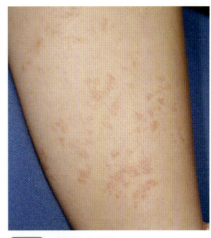

図5　苔癬（下腿）
3歳女児．小型の丘疹が集簇し，小局面を形成している．

癒過程などにおいて生じる．

#### h. 胼胝

胼胝（tylosis）は，皮膚の角層が限局して，肥厚した状態である．

#### i. 瘢痕

瘢痕（scar）は，潰瘍や創傷の治癒段階において，結合組織や表皮によって修復された局面のことを指す．通常の皮膚と異なり，毛包などの付属器がなく，色調も色素脱失もしくは色素沈着を伴うことが多い．

#### j. 萎縮

萎縮（atorphy）は，皮膚が薄くなり，表面が平滑またはしわ状になる状態をいう．ステロイド外用薬の長期使用によって生じることがあり，注意が必要である．

### 3. その他の発疹

原発疹，続発疹と明確に分けられることはないが，どちらかの過程である症状を呈した場合に，使用する発疹名がある．そのなかで，小児で比較的よくみられる発疹を中心に記載する．

#### a. 苔癬化

苔癬化（lichenification）は，皮膚の炎症が長く続くことにより，皮膚が肥厚し，硬くなり，皮溝および皮丘の形成がはっきり認められるよ

うになった状態をいう．アトピー性皮膚炎の患児でしばしばみられる．

なお，苔癬は小型の丘疹が集簇した状態を指すものであり，苔癬化とは異なるため，注意が必要である（図5）．

### b．疱疹

疱疹は，小水疱，小膿疱が集簇した状態をいう．単純疱疹やカポジ水痘様発疹症（Kaposi varicelliform eruption）における皮膚の症状を表す際に使用されることが多い．

### c．膿痂疹

膿痂疹（impetigo）は，膿疱と痂皮が混在した状態であり，小水疱や紅斑を伴うこともある．表在性の皮膚感染症である伝染性膿痂疹（とびひ）においてみられる発疹であり，小児に多くみられる．特にアトピー性皮膚炎の患児において，その頻度は高い．

### d．痤瘡

痤瘡（acne）は，毛孔に一致して，紅斑や膿疱などの炎症性変化を伴い，丘疹になっているものをいう．次に述べる面皰が混在していてもよく，脂漏部位に生じることが多い．乳児期お

よび，思春期によくみられる発疹である．

### e．面皰

面皰（comedo）は，皮脂などが毛孔を栓塞し，先端に黒点や白点を有する状態である．

### f．紅皮症

紅皮症（erythroderma）は，広範囲にわたる皮膚が潮紅し，その割合が全身の皮膚の80%以上を超える状態を指す．落屑や浸潤を伴うことが多く，皮膚の炎症が広範囲に波及していることを示す状態である．

### g．粃糠疹

粃糠疹（pityriasis）は，細かな米糠様の落屑が生じている状態をいう．小児期によくみられる発疹である．

### h．瘙痒症

瘙痒症（pruritis）は，瘙痒のみがあり，ほかに皮疹を伴わない状態をいう．

### i．脱毛症

脱毛症（alopecia）は，発毛がまだら，もしくは全くない状態をいう．各種脱毛症においてみられる．

## Ⅱ 皮疹の記載方法

上述した様々な発疹をもとに，皮疹の正確な記載を行うことが大切である．皮疹の記載にあたり，①部位，②数，③大きさ，④形，⑤色調，⑥表面の変化，⑦隆起の状態，⑧自覚症状などを記載する．皮疹によっては，配列や硬さの情報を付け加える．また，皮疹の経過に関する内容も重要な情報となる．

### 1．部位

体の各部位の情報（例：顔面，背部，下肢，頭皮等）に加え，伸側か屈側か，片側か両側かなどの記載を行う．

### 2．数

具体的な発疹の数の記載のほか，単発性か多

発性かの記載を行う．

例：3つの丘疹，多発性紅斑．

### 3．大きさ

皮膚科医がよく使用する以下の慣用的な表現もあるが，センチ単位で実際の大きさを記載してよい．

皮膚科でよく使用される大きさに関する記載として，鶏卵大（4～5 cm），胡桃大（3～4 cm），雀卵大（1～2 cm），母指頭大（1 cm），米粒大（2～3 mm），粟粒大（2 mm），帽針頭大（1 mm）などがある．

例：3 cm大の腫瘤，母指頭大の紅斑．

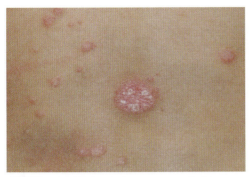

図6 類円形の角化を伴う紅斑（背部）
7歳女児．小児尋常性乾癬の症例．異所性蒙古斑による淡い青色斑も伴う．

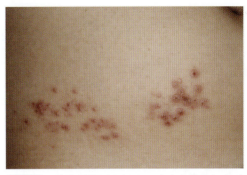

図7 帯状の配列を呈する痂皮を伴う紅色丘疹（腹部）
15歳女児．帯状疱疹の症例．

## 4. 形（図6）

円形，類円形，不正形，地図状，線状，帯状，花弁状など発疹の形を具体的に記載する．
例：地図状の紅斑．

## 5. 色調（図6）

紅色，紫紅色，白色，黄白色，褐色など実際の各色のほか，色素沈着や脱色素などの変化も使用される．

## 6. 表面の変化（図6）

平滑，疣状，顆粒状，苔癬化，滲出性，落屑性，剝離性，萎縮性，角化性，びらん，潰瘍，亀裂などが使用される．
滲出性は液体が「滲み出る」状態を指し，炎症を伴う多型滲出性紅斑で使用される表現である．
また，萎縮性は皮膚が薄くなった状態を表現し，ステロイドの長期外用や限局性強皮症の皮膚の表面変化を表現する場合に使用されることが多い．

## 7. 隆起の状態

有茎性，広基有茎性，ドーム状，堤防状などが使用される．表皮囊腫や脂肪腫，軟性線維腫などの腫瘍性病変の隆起の形状を示す場合に使用される．堤防状は紅斑の辺縁が盛り上がっている場合などに用いられる．
例：堤防状に辺縁が隆起した環状紅斑．

## 8. 自覚症状の記載

瘙痒，疼痛，灼熱感などが使用される．小児の場合は，自覚症状を正確に把握することが難しい場合もあり，注意が必要である．

## 9. 配列（図7）

播種状，集簇性，帯状，遠心性，数珠状などの表現がある．集簇とは丘疹などの発疹が集まっている状態を意味する．

## 10. 硬さ

腫瘤であれば，軟らかいか，硬いかを記載する．硬さについては，弾性硬，骨硬様など，硬さの具合を使い分ける．

## 11. 皮疹の経過

一過性，持続性，急性，慢性などが使用される．

（柴田　彩）

# 4 小児皮膚疾患の診察方法と注意点

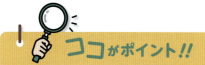

- まずは母親の言葉に傾聴しながら，疾患が始まった時期，経過，自覚症状，治療歴を聞き出す．
- 年齢応じて，緊急を要する疾患を鑑別する．
- 外用治療は実演指導を行って徹底する．
- 小児の皮膚疾患をみるうえで，虐待の可能性を常に念頭に置く．

## I 傾聴により保護者に寄り添う

### 1. 母親の言葉に傾聴する態度を示す

　まずは母親に寄り添った態度で話を聞き始め，自分はあなたの味方であることを態度で示す．これまでに受診した病院ではろくに話を聞いてもらえなかった，自分がやってきたことを否定された，という不満を述べる保護者も多い．そういった内容のなかには，客観的にみると前医のいわれたことが正しい，むしろそちらのほうに共感できることも多々あるが，最初からそれは伝えずに，まずは保護者の言い分を聞き，あなたは悪くない，一生懸命子どものことを考えての行動であった，と理解している態度を示す．そうしないと，ここから先の正確な情報収集や治療がうまくいかない．

　いいたいことを全部伝えてもらったうえで，今こちらの考えている診断と治療方針について丁寧に説明すれば，保護者もしっかりと聞いてくれて，初対面としてのミュニケーションづくりはまずは成功となる．

### 2. 母子手帳とおくすり手帳の活用を

　乳幼児の疾患は，妊娠中の母親の状態と，出産と成長・発達の状態や予防接種歴が参考になることも多い．またここに来るまで，どんな薬を飲んだり塗ったりしたかも，診断・治療上とても重要である．母子手帳とお薬手帳をみせてもらうことは必須と思って要求してほしい．もし，それらを持参されるのを忘れた場合は，次回必ず持ってきてくださいとお願いしたほうがよい．

　たとえば色素失調症では，母親に流産歴がなかったかどうか，先天性表皮欠損症では，母親に甲状腺疾患があり妊娠初期に抗甲状腺薬を内服していなかったか〔妊娠初期にチアマゾール（メルカゾール®）を内服していると先天性皮膚欠損症を発症しやすい〕などを確かめると，大いに診断の参考になる．

### 3. 疾患の始まった時期と経過，自覚症状，治療歴を聴取する

　小児の皮膚疾患において初発時期と経過は最重要事項である．血管腫や母斑などでは，出生時からあったかどうか，その後増大傾向か，変わらないか，縮小傾向か，何らかの治療介入をしたかどうかなどは診断上重要で，経過を聞いただけである程度診断がつくことも多い．最近はスマホで皮膚病変の写真を経時的に撮っている保護者も多いので「写真を撮っておられますか？」と必ず聞いて，あればその場でみせてもらえれば大いに参考になる．

### 4. 話を聞きながら診察する

　じっくりと保護者の話だけ聞いていると時間がどんどん過ぎていく．話を聞き応対をしながら，患児をベッドに寝かせて全部衣類を脱がせて全身を診る．所見をとるためには，皮疹の分布パターンを正確に把握すること．そのためには，保護者が訴える部位だけでなく，まず全身をおむつ内も含めてくまなくみることが大切である．

## Ⅱ　緊急を要する疾患を鑑別する

　まず，皮疹の分布に目を向ける．全身に広範囲な紅斑や丘疹，びらんがみられる場合が最も緊急を要する．皮疹の性状では，紅斑・丘疹→浮腫性紅斑→びらん→潰瘍と進むにつれ重症となる．最初は部分的な皮疹に始まっても，時間経過とともに次第に広がってくるようであれば，どこまで広がるか予測できないのでとりあえず緊急を要すると考えるべきである．

### 1. SJS/TEN，SSSS の鑑別

　発熱を伴って広範囲な皮疹が急激に広がり重症化する疾患には，スティーヴンス・ジョンソン症候群（Stevens-Johnson syndrome: SJS）/ 中毒性表皮壊死症（toxic epidermal necrolysis: TEN），ブドウ球菌性熱傷様皮膚症候群（staphylococcal scalded skin syndrome: SSSS），カポジ水痘様発疹症（Kaposi varicelliform eruption）などがあり，まずこれらを疑ってみるべきである（詳細は第Ⅱ部の各論を参照）．

### 2. アナフィラキシーの鑑別

　発熱は伴わないものの，意識混濁やショック症状をきたす可能性があるため，緊急性の高い疾患としてアナフィラキシーに伴う蕁麻疹がある．皮膚の広範囲に蕁麻疹様の膨疹を認め，特に眼や口の周りが浮腫性に腫れている場合は要注意である．発熱よりもむしろ冷感を伴い，顔面蒼白，意識混濁，嗄声，咳，喘鳴などを伴っている場合はプレショックと考え，エピネフリンやステロイドの投与を緊急に行い病院に搬送する必要がある．

### 3. 発熱を伴う発疹症の鑑別

　発熱の時期，発疹の形態や性状，経過の詳細な記載は大切である．発熱と発疹の出現順序，発熱の型，発疹の形態の3つに注意して所見をとると，かなり疾患が限定されてくる．前駆症状や粘膜疹[*1] の有無にも注目するといっそう精度が増す．

　発熱に着目した際の例を以下に示す．

- **麻疹**：二峰性発熱を示し，2回目の発熱とともに発疹が出る．
- **風疹**：発熱と同時に発疹が出る．
- **猩紅熱**：発熱後24時間以内に発疹と咽頭痛がほぼ同時に始まる．
- **突発性発疹**：乳幼児の初めての高熱が3日ほど続いた後，解熱とともに発疹が出る．
- **川崎病**：発熱と頸部リンパ節腫脹から4〜5

---

[*1]：皮膚のうちでも特に粘膜にみられる発疹のこと．

4　小児皮膚疾患の診察方法と注意点

日遅れて発疹が出始める.

発疹の形態に着目して整理すると, さらに診断を絞り込むことができる.

- **紅斑・丘疹性の発疹**：麻疹, 風疹, 突発性発疹, 伝染性紅斑, エンテロウイルスによる発疹症, 猩紅熱, 川崎病の非定型発疹, 薬疹など.
- **水疱を作るもの**：水痘, 帯状疱疹, 単純疱疹, 手足口病, 伝染性膿痂疹など.
- **浮腫性紅斑をきたすもの**：川崎病, 蕁麻疹, 多形滲出性紅斑など.

## Ⅲ アトピー性皮膚炎の外用療法とスキンケア指導に労力を割く

### 1. 外用療法は実演指導を

アトピー性皮膚炎の治療の主体は, 適切な外用療法であることに異論はないであろう. 特に小児の場合は, この外用療法さえ徹底させれば, 簡単に寛解状態に持って行けるはずであるのに, それができないために, コントロールが悪いままのアトピーの子どもがまだまだ多い. 1日2回, 適切な量と塗り方で指導通りの外用療法を守ってくれれば, もっと楽になる患児が激増するはずである.

初診時は必ず, 再診時もコントロールが悪い場合はその都度, 保護者の目の前で軟膏を塗ってみせることにしている. 「軟膏はすり込んで塗るのではなく, 1mmくらいの厚さの膜を作るような気持ちで乗せるように塗ること」, 「塗った後はテカテカ光ってティシュを付けても落ちないくらいに」などと説明しながら塗ってみせる. さらにその場で保護者にも塗っていただく実践指導をしている. そうでないと外用薬の塗る量や塗り方ほど個人差が大きいものはないからである. 渡される薬の指導箋には単に「適量塗布」としか書かれていないので, どのくらいが適量なのかは個人差があまりに大きい.

最近の母親は育児のさなかでも, 爪を長く伸ばして, きれいにマニキュアやネイルアートをしていて, その状態ではとても軟膏療法など十分にきそうもない. しかし, 筆者も姑のようにそこまでは患児の母親にいうことができるような境地には達していないので, しかたなくせめて自分の爪だけはいつも短く角を丸く保っておくことを意識している. 実演指導をするとたいていは「そんなにたくさん塗っていいんですか?」と驚かれる. 驚いてくれた方はよいほうで, 次回以降の改善が期待できるが, 塗ってみせているのにあまり関心を示さずちゃんと見ていない保護者も時々いて, 次に来たときも母親の爪はきれいなままで, 子どもの爪もピカピカ（parly nail）, そして皮疹は悪いままなのである. やはり母親の性格や爪の長さと, アトピー患児の皮疹は相関すると感じられる.

### 2. スキンケアと生活指導

小児のアトピー性皮膚炎では体の洗い方や日常生活における注意点をしっかり伝えることも重要である. 筆者は以下のように指導している.

- 1日1回は必ず, 入浴, シャワー浴により皮膚を清潔に保つこと, ただしスポンジやナイロンタオルなどで擦らず, 固形石鹸であれば泡立てネットでよく泡立ててしっかりした泡を作り, または泡タイプのポンプ式洗浄剤の泡をたっぷり手に取り, 皮膚を擦らないようにやさしく丁寧に洗う.
- 洗った後は, 温度は40℃以下のぬるめで水圧は低いシャワーで, 関節のくびれの奥までしっかりと洗い流し, 洗浄成分を完全に落とす.
- 夏であればしっかり洗い流しさえすれば湯船に入らなくてもいいが, 寒い季節で湯船に入る場合は, 40℃以下のぬるめのお湯に5分以内にとどめる. 熱いお湯に長時間つかると, 皮脂が落ちすぎるだけでなく身体が温まってかゆみを誘発してしまうからである.
- 入浴後に身体を拭くときも, 綿のやわらかいタオルを押し当てて水分を吸い取るような気

持ちで，擦らないように気を付けて拭く．
- 入浴以後は，角層が水分を含んでしばらくうるおっているが，20分以上経過すると入浴前よりも乾燥してしまうので，10〜15分以内を目安に保湿剤や必要な外用薬を塗る．
- 塗った後は吸湿性と通気性の良い木綿性の肌着を身に着ける．

その他の生活指導では，以下のように指導している．
- ダニ・ホコリをできる限り少なくするために丁寧に掃除機をかけ，換気をしてし，室内を清潔に保ち，室温・湿度を快適に保つ．ダニの住みかとなるカーペット，マット，ソファー，ぬいぐるみなどをできる限り最低限

とし，なるべく洗ったり水拭きできるものにするなど素材にも気を付ける．
- 爪は常に短く切り，掻破による皮膚損傷を避ける．

アトピー性皮膚炎は他の急性疾患のように直ちに完治させられるものでなく，日常生活に支障がないようにコントロールしながら長い年月うまく付き合っていくべき慢性疾患であることを，まず保護者に理解させる．そして，エビデンスのない民間療法やドクターショッピングに走ることのないように，常に保護者の話を傾聴することと丁寧な説明に時間を惜しまず，信頼関係を保つよう努力することが重要と考えている．

## Ⅳ　虐待を見逃さない

詳細は各論に譲るが，小児の皮膚疾患を診るうえで，常に頭の片隅に置き意識しなければならないのが，虐待の可能性である．

児童虐待のニュースが後を絶たない．全国の児童相談所が対応した児童虐待件数は近年年間15万件に達しており，調査を始めた1990年度から連続して増え続けているという．特にコロナ禍の期間は子どもや保護者が自宅で一緒にいる時間が長くなり，増加にいっそう拍車がかかっていると推察された．

筆者が長年勤務するこども医療センターでは，外来患者で虐待が疑われると直ちに児童虐待対応カンファレンスが開催されるが，その回数も増加の一途をたどっている．虐待児は皮膚の所見で発見されることも多く，皮膚科医も虐待対策会議に参加するメンバーとなっている．

これまで多くの虐待症例を診てきたなかで，

事例から学ぶ虐待を疑うポイントとして，次の3点が重要であると考える．①小児の外傷の原因や経過が，連れてきた保護者の説明とつじつまが合わない，または不自然な外傷，熱傷である（たとえば，朝受傷したと説明しているのに，受診したのは夜であったり，翌日以降であったりする場合など），②低身長，るい痩，不衛生，古い傷痕，疾患や外傷の不適切な処置，③年齢不相応の行動（多動，乱暴，異食行動）や言動（寡黙，多弁，幼い言葉遣い，うそつき），また，親子関係の違和感などに気づいたら，虐待を疑う徴候といえる．

医師は虐待を発見しやすい立場にあることを自覚し早期発見に努めねばならず，虐待の事実が明確でなくても疑われる場合はすぐに通報し，連携して子どもとその家族への支援を開始するように促すべきだと思う．

### 参考文献
1) 馬場直子: 小児の皮膚の診察法・病変の記載の仕方. 皮膚臨床 2015; **57**: 622-630.
2) 馬場直子: 皮膚病変からみる虐待診断のポイントと対応. 皮膚臨床 2023; **65**: 940-943.

（馬場直子）

# 5 乳児期までの生理的皮膚症状

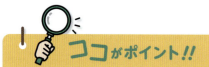

### ココがポイント!!

- 新生児期の生理的皮膚変化は薬物治療を必要とせず，適切なスキンケアで自然軽快する．
- 新生児期に特有の皮膚変化には新生児中毒性紅斑，新生児落屑などがある．
- 新生児期から乳児期に一過性に顕著となる皮膚症状に汗疹，脂漏，新生児痤瘡がある．
- 生後2週間以降では，検査や治療が必要な皮膚炎群も生じるため，鑑別する．
- 新生児期の感染症は重篤になりやすく，見逃してはならない．

## I 基本的な考えかた

新生児期におよび乳児期にみられる主な皮膚変化と皮膚疾患を表1に示す．新生児期には，無菌の羊水中から外界への急激な外環境の変化に伴い，外界とのバリアをなす角層の整備，皮膚常在菌の獲得プロセス，胎児期からの過剰な皮脂分泌と成熟に伴うその終了による生理的皮膚症状が順序よく現れる．これらは適切なスキンケアを行い，見守ればよい[1]．ただし，新生児期の感染症，自己免疫疾患や腫瘍を見逃してはならない．

## II 新生児期の一過性皮膚変化

### 1. 脂腺肥大（図1）

皮脂腺の肥大による黄白色小丘疹．成熟児の約半数で生後1日目よりみられ，約1週間で消失する．

### 2. 新生児中毒性紅斑（図2）

生後1〜3日で出現する類円形紅斑で，成熟児の30〜50%に出現し，無治療で数日以内に消退する．しばしば中央に好酸球を多く含む無菌性膿疱をのせ，膿疱内容のギムザ染色による好酸球の検出が診断に役立つ．

### 3. 新生児落屑（図3）

生後2〜4日頃より角層が乾燥し，2〜3日で落屑する．新生児の75〜90%にみられる．四肢末端で明瞭となりやすい．

### 4. 水晶様汗疹（図4）

生後1〜2日で発汗が始まるが，角層内の表皮内汗管周囲に汗が貯留して生じる．生後数日以内にみられ，2〜3日で消退する．

表1　新生児期・乳児期にみられる主な皮膚症状と時期

|  | 生理的皮膚変化 | 病的皮膚変化 | 急性疾患など |
|---|---|---|---|
| 出生時 | 胎脂<br>新生児多毛<br>薄い爪甲<br>外陰部色素沈着<br>付属器ポリープ<br>おしゃぶり水疱<br>末梢性チアノーゼ<br>点状紫斑<br>サーモンパッチ・ウンナ母斑<br>蒙古斑<br>一過性新生児膿疱黒皮症 | 単純性血管腫<br>イチゴ状血管腫<br>先天性色素性母斑<br>大理石様皮膚<br>異所性蒙古斑<br>脂腺母斑<br>先天性皮膚欠損症 | 新生児カンジダ症<br>先天性表皮水疱症<br>先天性魚鱗癬様紅皮症<br>色素失調症 |
| 生後1～7日 | 生理的黄疸<br>脂腺肥大<br>稗粒腫<br>水晶様汗疹<br>新生児中毒性紅斑<br>新生児落屑<br>ハーレクイン現象（早産児）<br>肛囲皮膚炎<br>貧血母斑<br>網状皮斑 |  | 新生児水痘<br>新生児ヘルペス<br>新生児エリテマトーデス<br>新生児皮膚硬化症<br>ブドウ球菌性熱傷様皮膚症候群 |
| 生後2～4週間 | 紅色汗疹<br>脂漏<br>乳児脂漏性皮膚炎<br>　新生児痤瘡 | 新生児皮下脂肪壊死症<br>寒冷脂肪織炎<br>おむつ皮膚炎<br>皮膚カンジダ症 |  |
| 乳児（1か月以降） | 乳児痤瘡 | 乳児アトピー性皮膚炎 | 筋線維腫症<br>小児悪性腫瘍の皮膚転移 |

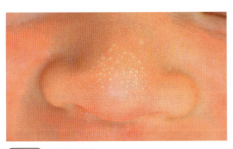

図1　脂腺肥大
鼻尖に集簇する黄白色小丘疹．皮脂腺の肥大による．

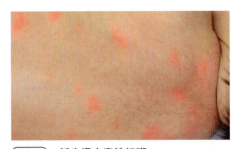

図2　新生児中毒性紅斑
類円形から長円形，不正型の紅斑が多発し，中央に膿疱をのせる．

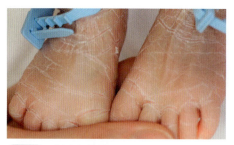

**図3** 新生児落屑
過角化症のような鱗屑を呈した例．自然に落屑する．

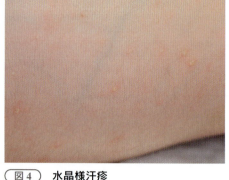

**図4** 水晶様汗疹
透明の小水疱が散在する．

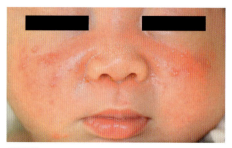

**図5** 新生児痤瘡
紅暈を伴う小膿疱が多発している．面皰(めんぽう)はみられない．

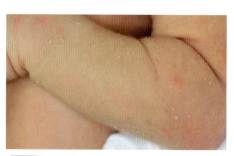

**図6** 稗粒腫
内部にケラチンを入れる白色小結節が多発する．顔面に多いが他部位にもみられる．

## 5. 新生児痤瘡（図5）

新生児期のアンドロゲン分泌増加によるとされ，数週間から数か月で自然治癒する．

## 6. 稗粒腫（図6）

ケラチンを含む白色調の小結節で，約30％に認められ，数日から数週で消退する．

## 7. 脂漏（乳痂）（図7）

頭部，眉毛部，鼻溝部などに皮脂と角質が黄色のかさぶた状に固着した状態．新生児では成人と同様に脂漏部位の皮脂分泌が多いために生

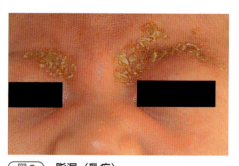

**図7** 脂漏（乳痂）
眉毛部とその周囲に黄色の痂皮状物質が固着する．主に皮脂と角質からなる．

じる．洗浄剤を付けたガーゼで円を描くように洗浄する．

### 文献

1) Taïeb A, et al.: Common Transient Neonatal Dermatoses. Harper J, et al.(eds), Textbook of Pediatric Dermatology, 2nd ed, Wiley-Blackwell, 2006; 55-65.

（小林里実）

# 6 診断に用いる検査

## ココがポイント!!

- 皮膚描記症，ニコルスキー現象，ケブネル現象，針反応はわざわざ誘発しなくてもみられることがある．
- 湿疹様の皮疹で十分な強さのステロイド外用薬を使っているにも関わらず治らない，または悪化する場合は，真菌症や疥癬を積極的に疑い顕微鏡検査を施行する．
- ダーモスコピーは，色素性病変や血管性病変の観察だけでなく，疥癬トンネルを観察するとトンネルやヒゼンダニの位置がよくわかる．
- 単純ヘルペスウイルス（HSV）抗原検査キット「デルマクイック®HSV」，水痘・帯状疱疹ウイルス（VZV）抗原検査キット「デルマクイック®VZV」は，典型例に使用する必要はなく，非典型例の診断時に施行する．
- 白癬菌抗原検査キット「デルマクイック®爪白癬」は，水酸化カリウム（KOH）直接鏡検では陰性だが，それでもなお臨床的に爪白癬が強く疑われる場合に使用を検討する．

皮膚疾患の診断には，視診，触診，問診が重要であり，それだけで診断することができる疾患が多いが，検査が必要になることもある．皮膚科領域では様々な検査が用いられ，その概要を**表1**[1,2]に示す．各検査の詳細は成書を参照されたい．本項では，小児の日常診察で診断のために有用と思われる皮膚科検査のポイントに絞って解説する．

## I 検査をわざわざ実施しなくても視診で診断のヒントになる現象

### 1. 皮膚描記法

先端が鈍なもので皮膚を擦り，反応をみる検査を「皮膚描記法」という．「皮膚描記症」はその際の症状を指す．

蕁麻疹では先端が鈍な器具で健常部の皮膚を擦過すると紅色になり隆起する（紅色皮膚描記症）．蕁麻疹のほとんどの症例では，問診と視診で診断が可能であり，皮膚描記症が必ずしも陽性になるわけではないため皮膚描記法をわざわざ行う必要はないが，蕁麻疹はかゆみが強いため，検査として誘発しなくても患者の掻破によって線状の膨疹がみられることがある．

肥満細胞症では色素斑部に限局して皮膚描記症がみられ〔ダリエ徴候（Darier sign）〕，診断価値が高い．

**表1　皮膚科で行われる検査**

| **1. 理学的検査** | |
|---|---|
| 硝子圧法 | ・透明な板で皮疹を圧迫して色調の変化をみる<br>・紅斑と紫斑の区別 |
| 皮膚描記法 | ・先端が鈍なもので皮膚を擦る<br>・紅色皮膚描記症：蕁麻疹<br>・ダリエ徴候：肥満細胞症の色素斑部での隆起<br>・白色皮膚描記症：アトピー性皮膚炎 |
| ニコルスキー現象（図1） | ・一見健常にみえる皮膚を摩擦すると水疱や表皮剥離が起こる<br>・天疱瘡，先天性表皮水疱症，中毒性皮膚壊死症（TEN）型薬疹，ブドウ球菌性熱傷様皮膚症候群（SSSS） |
| ケブネル現象 | ・無疹部に摩擦や日光などの刺激を加えると，同一の病変を生じる<br>・乾癬，扁平苔癬 |
| アウスピッツ現象 | ・乾癬で鱗屑を剥離すると点状出血 |
| 針反応 | ・ベーチェット病の活動期に，採血や注射など針を刺した皮膚に1〜2日後に紅斑，丘疹，膿疱を生じる |
| **2. 光学検査・画像検査** | |
| ダーモスコピー検査 | ・ダーモスコープ（デルマトスコープ）（図4）を用いて色素性病変や血管性病変を評価する<br>・色素性母斑，悪性黒色腫，基底細胞がん，血管腫，爪下血腫など |
| 超音波検査 | ・主に腫瘍の性状，大きさ，深さ，充実性か嚢腫性かなどの評価に用いる<br>・腫瘍の血流評価や，乾癬性関節炎の付着部炎の評価にカラードプラ法を用いることもある |
| **3. アレルギー検査** | |
| 皮内反応 | ・即時型（I型）アレルギーの検査<br>・皮内に0.02 mL皮内注射し10〜15分後に生じる紅斑，膨疹を評価する<br>・遅延型（IV型）過敏反応をみるものもある：ツベルクリン反応（結核），スポロトリキン反応（スポロトリコーシス） |
| 掻破試験（スクラッチテスト）<br>単刺試験（プリックテスト） | ・即時型（I型）アレルギーの検査<br>・スクラッチテスト：皮膚に針で線状の傷をつけ，被検液をたらし10〜15分後に判定する<br>・プリックテスト：被検液を皮膚にたらし，針で単刺し10〜15分後に判定する |
| 貼付試験（パッチテスト） | ・遅延型（IV型）アレルギー反応の検査<br>・被検材料を基剤に混じ，パッチテスト用のチャンバー（絆創膏）を貼り，48時間後にはがし，発赤・浮腫・丘疹・水疱の有無をみる<br>・はがした後24時間後も評価する<br>・固定薬疹を疑う場合は，色素沈着部，健常部の両方で行う<br>・刺激性の高いものはオープンパッチテスト，光線の影響を調べる場合は光貼付試験を検討する |
| 内服テスト | ・被疑薬の少量1/50〜1/5を再投与して皮疹が誘発されるかをみる<br>・重症型薬疹では危険性が高く，行わない |
| 血液検査 | ・非特異的IgE，特異的IgEの測定など<br>・特異的IgEが高値の場合，それに曝露された際に症状が出る可能性は高くなるが，必ずしも症状が出るとは限らない（確定診断には至らない） |
| 薬剤添加リンパ球刺激試験（DLST） | ・薬疹の被疑薬の検査<br>・末梢血から分離したリンパ球を培養後，被疑薬を添加して，薬剤特異的増殖反応をみる |

（次ページに続く）

（前ページの続き）

| 4. 光線過敏性試験 | |
|---|---|
| 最少紅斑量（MED）の測定 | ・UVBを照射し，24時間後に紅斑を引き起こすのに必要な最少の照射量を"MED"という<br>・日本人の被覆部皮膚の平均値は50～100 mj/cm$^2$ |
| 光貼付試験 | ・通常の貼付試験に光照射を加えた試験 |
| 内服照射試験 | ・内服後に1/2MED照射し評価 |
| **5. 感染症検査** | |
| 直接顕微鏡検査（鏡検） | ・KOH法（図2, 図3）：真菌，疥癬，毛包虫など<br>・実体顕微鏡：シラミ<br>・ほかに，グラム染色，チール・ネルゼン染色など |
| 抗原検査キット（図5） | ・単純ヘルペスウイルス，水痘・帯状疱疹ウイルス，白癬菌（爪白癬のみ） |
| 培養検査 | ・一般細菌，抗酸菌，真菌培養 |
| 血液検査 | ・梅毒，各種ウイルス検査，インターフェロンγ遊離試験（結核） |
| 病原体の遺伝子検査 | ・PCR法など |
| **6. 病理組織学的検査** | |
| 病理組織検査 | ・皮膚生検の検体をHE染色し評価 |
| 免疫組織化学染色 | ・ある物質が検体内にあるかどうか，またその局在を調べる |
| 蛍光抗体法 | ・自己免疫性水疱症の診断，SLEのループスバンドテスト |
| 電子顕微鏡 | ・細胞組織の微細構造を観察する |
| **7. 患者の遺伝子検査（DNA検査）** | |
| 腫瘍に特徴的な病的バリアント（遺伝子変異）の検出 | ・リンパ腫：T細胞受容体，免疫グロブリン遺伝子の再構成<br>・悪性黒色腫：*BRAF*の病的バリアントなど |
| 単一遺伝子変異による遺伝病 | ・表皮水疱症，角化異常症，色素異常症，母斑症など |
| 炎症性疾患におけるバリアント | ・膿疱性乾癬における*IL36RN*の病的バリアントなど |

UVB：紫外線B波，KOH：水酸化カリウム，PCR：ポリメラーゼ連鎖反応，SLE：全身性エリテマトーデス．
[大塚藤男：皮膚の診断学．皮膚科学，第9版，金芳堂，2011；104-114／日本アレルギー学会「皮膚テストの手引き」作成委員会（編）：皮膚テストの手引き．日本アレルギー学会，2021]

アトピー性皮膚炎では擦過部位が白くなる白色皮膚描記症がみられる．アトピー性皮膚炎患者に必ずしもみられるわけではなく，診断のために皮膚描記法を施行する必要はないが，アトピー性皮膚炎はかゆみを伴う疾患であり，典型例ではわざわざ誘発しなくても患者の掻破により白色皮膚描記症がみられることがある．

## 2. ニコルスキー現象

一見健常にみえる皮膚を摩擦すると表皮剝離，水疱を生じる現象を「ニコルスキー現象（Nikolsky phenomenon）」という．診察時にわざわざ摩擦を与えなくても，腋窩などの擦れる部位（間擦部）にすでにびらんが生じていることが多い．先天性表皮水疱症，ブドウ球菌性熱

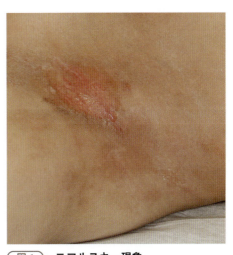

図1　ニコルスキー現象
ブドウ球菌性熱傷様皮膚症候群（SSSS）患者の鼠径部のびらん．

傷様皮膚症候群（staphylococcal scalded skin syndrome: SSSS）（図1），中毒性皮膚壊死症（toxic epidermal necrolysis: TEN）型薬疹，天疱瘡でみられる．天疱瘡の好発年齢は40〜60代だが，それ以外は小児でもみられ，小児の診察においても診断の一助となりうる．

### 3. ケブネル現象

乾癬や扁平苔癬などの患者で無疹部（皮疹のない健常にみえる皮膚）に刺激（摩擦，日光等）を加えると，そこに同一の病変を生じることを「ケブネル現象（Köbner phenomenon）」という．ニコルスキー現象のように刺激の直後に皮疹が生じるわけではなく，免疫反応が誘導されて皮疹が形成されるため数日から数週かかる．乾癬では慢性的に刺激を受けやすい頭部，肘，膝のほか，擦過傷の痕や手術痕に一致して乾癬の病変がみられることもある．乾癬は小児にみられることもあるため注意が必要である．

青年性扁平疣贅では掻破に一致して線状に生じるが，これはウイルスが接種されて生じるものであり，ケブネル現象に含める場合もあれば，除外したほうがよいとの意見もある．

### 4. 針反応

採血や注射の針を刺した皮膚に1〜2日後に現れる紅斑，丘疹，膿疱を「針反応」という．ベーチェット病（Behçet's disease）の活動期にみられる．ベーチェット病を疑う患者では，採血後，そのような変化がなかったかどうか確認する．

## II 診察室ですぐに行える検査

### 1. 硝子圧法

プラスチックやガラス板などで紅色調の皮疹を圧迫する検査で，消褪すれば紅斑（血管拡張を反映），消褪しなければ紫斑（血管外への赤血球の漏出を反映）である．IgA血管炎〔旧称ヘノッホ・シェーンライン紫斑病（Henoch-Schönlein purpura）〕を疑う際など，診察の一助になりうる．

### 2. 顕微鏡検査（直接鏡検）

シラミ症を疑った場合は，虫体，または毛についた虫卵を顕微鏡で確認する．

白癬，カンジダ症，癜風は，鱗屑を採取し水

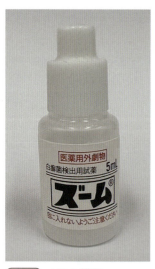

図2　KOH溶液
ズーム®．

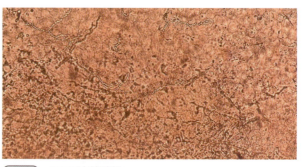

図3　KOH直接鏡検
白癬菌．

酸化カリウム（KOH）溶液（ズーム®等）（図2）に浸し角質を軟化させ，顕微鏡で菌糸や胞子を確認する（図3）．マラセチア毛包炎は胞子のみであり，気泡と区別することができず，染色剤入りのKOH溶液（ズームブルー®等）を用いる．

疥癬を疑った場合も，疥癬トンネル[*1]の先端，新鮮な丘疹，結節などから小さなピンセットでこそぎ取るか，メスの刃で引っ掻くか，眼科用ハサミで切除しKOH溶液をたらし観察し，虫体や虫卵，抜け殻などを確認する．

湿疹様の皮疹で十分な強さのステロイド外用薬を使っているにも関わらず治らない，または悪化する場合は，真菌症や疥癬を積極的に疑い鏡検を施行する．

## 3. ダーモスコピー

ダーモスコープ（デルマトスコープ）（図4）を用いて色素性病変や血管性病変を評価する．色素性母斑，悪性黒色腫，血管腫，爪下血腫などの診断に役立つ．

また，疥癬トンネルをダーモスコープで検査するとトンネルやヒゼンダニの位置がよくわかり，鏡検のための検体採取に役立つ．

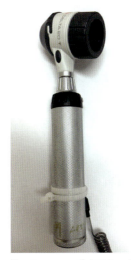

図4　ダーモスコープ（デルマトスコープ）

## 4. 抗原検査キット（図5）

2017年にイムノクロマト法を用いた水痘・帯状疱疹ウイルス（varicella zoster virus: VZV）抗原検査キット「デルマクイック®VZV」が，2022年に単純ヘルペスウイルス（herpes simplex virus: HSV）抗原検査キット「デルマクイック®HSV」が発売された．「デルマクイック®HSV」については，日本皮膚科学会のホームページ上に臨床上の意義および適正使用についての記載がある[3]．典型例に使用する必要は

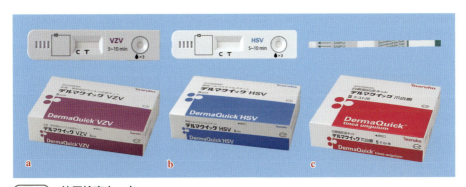

図5　抗原検査キット
a：デルマクイック®HSV，b：デルマクイック®VZV，c：デルマクイック®爪白癬．
（マルホ株式会社ホームページ）

---

[*1]: ヒゼンダニのメスがヒトの皮膚の角層を産卵しながら掘り進めていく横穴．

なく，帯状疱疹，伝染性膿痂疹，接触皮膚炎，痤瘡，毛囊炎，口角炎，手足口病などとの鑑別が難しい非典型例において検査を検討する．「デルマクイック®VZV」においても典型例では使用する意義はなく，非典型例において検査を検討する．

白癬菌抗原検査キット「デルマクイック®爪白癬」は，爪白癬の診断ツールではあるが，日本皮膚科学会のホームページ上に書かれているように[4]，KOH 直接鏡検の補完として使用される．爪白癬を疑った場合は，すぐにこのキットを使用するのではなく，まずは KOH 直接鏡検を施行すべきである．KOH 直接鏡検では陰性であったが，それでもなお臨床的に爪白癬が強く疑われる場合にこのキットを使用する．ただし，KOH 直接鏡検のための顕微鏡の設備がない場合や皮膚科専門医がおらず KOH 直接鏡検が技術的に実施できない場合などは，このキットを最初から使用することを検討可能ではあるが，その理由を詳記し，結果が陽性の場合は皮膚科への診療依頼を検討すべきとされている．爪白癬の治療開始にあたっては，基本的に鏡検で形態学的に確認することが重要である．

## Ⅲ 小児の診察において重要なその他の皮膚科検査

問診，視診のみでは診断がつかない場合は，皮膚生検を検討する．

食物アレルギーでは，小児にプリックテストや，血液検査による非特異的 IgE，特異的 IgE の測定を行うこともある．

遺伝性疾患を疑う場合は，遺伝子検査を行う．詳しくは**表 1**を参照されたい．自施設で目的とする検査が行えない場合は，実施可能な施設への紹介を検討する．

### 文　献

1) 大塚藤男：皮膚の診断学．皮膚科学，第 9 版，金芳堂，2011；104-114.
2) 日本アレルギー学会「皮膚テストの手引き」作成委員会（編）：皮膚テストの手引き．日本アレルギー学会，2021. https://www.jsaweb.jp/uploads/files/gl_hifutest.pdf（2024 年 5 月 16 日最終閲覧）
3) 日本皮膚科学会：単純ヘルペスウイルスキット（デルマクイック®HSV）の臨床上の意義及び適正使用について．2023. https://www.dermatol.or.jp/modules/news/index.php?content_id=1090（2024 年 5 月 16 日最終閲覧）
4) 日本皮膚科学会：白癬菌抗原キット（販売名：デルマクイック®爪白癬）の臨床活用に関して．2021. https://www.dermatol.or.jp/uploads/uploads/files/guideline/Gaku_20220224_jda_hakusenkit_rinsyokatuyou.pdf（2024 年 5 月 16 日最終閲覧）

（鎌田昌洋）

# 7　スキンケア

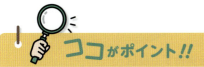

## ココがポイント!!

- 小児は理想的な皮膚をもっているわけではなく，未熟な生理学的特徴を補うようなスキンケアを乳児期から行うことが大切である．
- 乳児期からの紫外線曝露が将来の皮膚老化を早め，また皮膚がんの発生率を増加させるため，乳児期から過剰な紫外線曝露を避けるよう，適切な指導を行うことが大切である．
- ただし，子どもの精神的・身体的発達上，日光および紫外線は大切な役目もあるので，それらを妨げることはないように指導しなければならない．
- 小児の皮膚の洗浄は，疾患がある場合でも，決して石鹸・洗浄料を禁止する必要はなく，生理学的特徴に合わせた洗浄料の選択と皮膚の洗いかたに留意をして行う．

　スキンケアとは，皮膚の洗浄・保湿・紫外線対策などのことで，健康な皮膚に対してはより健康に保つ目的で，また病的な皮膚には治療と並行して治療を補助する目的で行われる．したがってスキンケアは，実際には，医薬部外品や化粧品に分類される製品を用いて行うようになる．わが国では，健康保険で保湿薬を処方することが可能で，白色ワセリン，ヘパリン類似物質含有軟膏，尿素含有軟膏などが高頻度に処方されているため，外用療法とスキンケアが混同されがちであるが，本来のスキンケアの意味は，外用療法とは一線を画した概念である．

　ここでは，まず，小児の診療に携わる医師が外来で指導するにあたり，必要なスキンケアの基本的な知識を総論として述べる．小児の皮膚の生理学的な特徴は，小児期全体において大きな変化を遂げるため，年齢に合わせた工夫も必要になる．

## I　保湿剤

　皮膚には，角層内に必要な水分量が維持され，常に正常な機能が保たれているのが理想だが，角層水分量は常に環境からの影響を受けて変化している．

　保湿剤とは，皮膚に直接塗布することにより，角層に不足しがちな水分と油分を補充することを目的に製品化されたものである．したがって，現在，わが国の医師が健康保険を適用させて頻用している白色ワセリンやヘパリン類似物質含有軟膏もその目的で処方されているので，「外用療法」と「スキンケア」の線引きがしにくいところである．しかし，本来のスキン

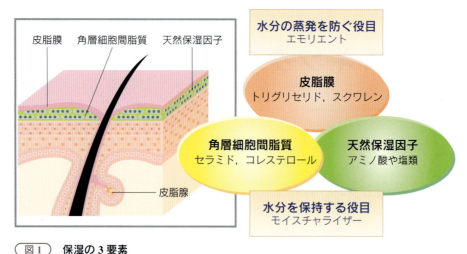

図1　保湿の3要素

ケアの定義は前述した通りである．

さて，角層の保湿因子としては，図1に示す通り，角層内の天然保湿因子（natural moisturizing factor: NMF），角層細胞間脂質，皮脂膜の3要素が必要である．したがって保湿剤とは，これらの3要素に照らした成分で作成されている．

### 1. 皮脂膜の役目をする保湿剤・スキンケア製品

真皮内の皮脂腺は性ホルモン刺激により皮脂を分泌しており，これが毛孔から皮膚表面に出て，汗と混合されて，クリーム状の皮脂膜を形成する．皮脂膜は，角層からの水分蒸散を防いで乾燥させにくくする役目と外界からの物質が侵入しにくいように保護する役目，ならびに皮膚表面を弱酸性に保ち，病原菌の繁殖を防ぐ役目をしている．

白色ワセリンやオイルのような油脂を主成分とする保湿剤は「エモリエント（emollient）」と称され，皮脂膜の不足を補う目的と保護作用を目的として使用される．

### 2. 天然保湿因子（NMF）と角層細胞間脂質の役目をする保湿剤・スキンケア製品

角層中に水分を保持する因子は，NMFと角層細胞間脂質が存在している．これらは季節・年齢，また疾患により低下するため，これを補充する製剤が角層内の保湿力を維持させる目的で使用される．こうした保湿剤を前述のエモリエントに対して「モイスチャライザー（moisturizer）」と呼ぶ．またNMFは，表皮角化細胞（ケラチノサイト）が分化する過程でフィラグリンなどの蛋白質から作り出されるアミノ酸，尿素，乳酸，塩基類などで構成される．角質細胞間脂質も，表皮角化細胞が分化する過程で作られ，スフィンゴ脂質（セラミド等），コレステロール，コレステロールエステル，遊離脂肪酸などで構成されている．NMFの一種である，ヒアルロン酸に類似した化学組成をもつヘパリン類似物質を含んだ軟膏（ヒルドイドソフト®軟膏）や，市販される保湿剤にはセラミド，アミノ酸などを含有させたものがある．

### 3. 小児への保湿剤の使用方法

小児は性ホルモン分泌が開始される思春期を迎えるまで，皮脂分泌量は低い．皮脂分泌量が少ないために皮脂膜が形成されにくく，経皮水分蒸散量（transepidermal water loss: TEWL）も増加していることが報告されている[1,2]．

小児の皮膚は，真皮内の弾性線維やNMFが豊富で弾力があり，一見すると瑞々しいため，

理想的な状態にあると誤解されやすいが，上記の理由により皮膚の表面は乾燥に傾きやすい．小児の皮膚疾患で高頻度にみられる湿疹，細菌・ウイルス感染症を防ぐためにも，保湿により外的な侵入物をブロックすることは予防医学上重要であろう．

そのためには，保湿はできるだけ全身に行うのがよい．また，小児の活動が活発で皮膚の新陳代謝が盛んであることから，夜1回入浴後に行うだけではなく，少なくとも朝起床時にも行うことが望ましく，さらに乳幼児の汚れやすい生活を考慮すると，昼間にも適宜行えれば理想的である．すなわち，乳幼児から学童期を経て思春期を迎えるまでの小児は，皮膚に唾液，糞尿，食物，泥汚れなどが付着しやすい生活をしていることから，これらを清拭や洗浄で取り除いたあと，すぐに保湿をしておくことが，小児のスキンケアの基本である．

## 4. 季節などによる使い分け

保湿剤には軟膏，クリーム，ローション，泡状の製品などがあり，主成分は同じでも，その基剤に油を多く含むか，水を多く含むかの違いで剤型が分かれている．

皮脂膜代わりには軟膏が，角層水分保持にはクリームやローションの製品が作られることが多い．また，乾燥しやすい冬季には軟膏やクリームが，比較的乾燥しにくい夏季にはローションが使用しやすい．さらには，使用感は各個人で好みが異なるので，患者や家族の希望も取り入れながら使い分けるとよいし，効果の出方により，変更の判断をすればよい．

## Ⅱ 日焼け止め（サンスクリーン剤）

ヒトの健康にとり太陽光を浴びることは必要であるが，その中の約6%を占める紫外線（ultra violet: UV）は，ビタミンDを合成するなどの必要性がある一方で，光老化や発がん性をもつことが明らかになっているため，過度の照射を避けることが健康のためには大切である．日焼け止めとして，直接皮膚に塗布する製品が世界中で作られ販売されていて，小児から成人まで使用されている．

### 1. 日焼け止めの成分と作用

地球上に届く紫外線には長波長（315〜400 nm）のUVAと短波長（280〜315 nm）のUVBがある．太陽光のうち，地球に到達するのは5.6%がUVA，0.6%がUVBである．

UVBは表皮基底層のメラノサイトに作用し，紫外線からの防御作用をもつメラニンの生成を促すが，多量に照射されると，短時間で熱エネルギーによる炎症反応で皮膚が発赤するサンバーン（sunburn）を起こし，表皮細胞のDNAを障害する作用をもつ．長波長のUVAは，皮膚の真皮層に作用し皮膚の弾性線維を変性させて老化を促進し，またUVBの作用で生成されたメラニン色素を酸化させ褐色に変化させる〔サンタン（suntan）〕．

日焼け止めは，これらA，B両波のカットを目的として作られている．主成分として紫外線散乱剤[*1]と紫外線吸収剤[*2]があり，前者は物理的に紫外線を散乱させて皮膚に吸収されにくくする作用，後者は紫外線を吸収して熱エネルギーに変換して皮膚外へ放出するなどの作用がある．

紫外線散乱剤のほうが安全性が高いため，小児用の製品に使われることが多い．

---

[*1]: 酸化チタン，酸化亜鉛など．
[*2]: t-ブチルメトキシジベンゾイルメタン，メトキシケイヒ酸エチルヘキシル，オキシベンゾン-3など．

| 説明書にある使用量をしっかり塗りましょう |
|---|

**顔に使用する場合**
クリーム状にでるタイプの日やけ止めは，パール粒1個分，液状にでるタイプは，1円硬貨1個分を手のひらに取る．額，鼻の上，両頬，アゴに分けて置き，そこからまんべんなくていねいに塗り伸ばす．そのあともう一度同じ量を重ねづける．

クリーム状（パール粒×2）

液状（1円硬貨大×2）

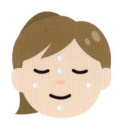

**腕や脚など広範囲に使用する場合**
容器から直接，直線を描くようにつけてから，手のひらでらせんを描くように均一にムラなく伸ばす．

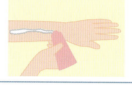
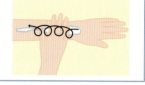

**図2　日焼け止めの塗りかた**
（環境省: 紫外線環境保健マニュアル. 2015: 38）

## 2. SPF値とPA値

　わが国で市販されている日焼け止めには，その効果を表示するため，UVBの防御指数としてSPF（sun protection factor）値，UVAの防御指数としてPA（protection grade of UVA）値が記載されている．SPFは国際基準だが，PAは日本化粧品工業会独自の基準である．わが国ではSPFは小児に対しては最高を50までとして10くらいからの製品があり，またPAは＋の数により＋〜＋＋＋＋でその強さを示している．

　SPF値とPA値は，その日焼け止めを塗ったときに，塗らないでいたときと比べて何倍の紫外線量を当てたときにかすかに赤くなるかを示している．実際の数値の割り出し方法は，室内で太陽光に近い人工光を照射した際の最小紅斑量（minimal erythema dose: MED）を基準として，日焼け止め塗らないときに比べて塗ったときに何倍の時間長く防御できるかという実験結果より計算されている．しかし，実際には，塗られたものは摩擦，汗，水などで落ちてしまうので，どの製品もその状況に応じて塗り替えが必要であり，それらの使用注意書きには2〜3時間おきには塗り替えることが推奨されている．

## 3. 日焼け止めの選びかたと使いかた

　わが国で小児を対象とした使用試験が報告されているものがあり，それらのうちには新生児期から使用できる製品がある．日本製であれば，ベビー用，子ども用，低刺激性，敏感肌用という製品を選べば安全性が高い．日焼け止めは，いつ何をするかによって選ぶようにする．日常使用するのであれば低い効果のもので十分であるし，炎天下でのスポーツ，戸外活動，海水浴などのときには効果の高いものを選択し，耐水性のものを選ぶとよい．

　塗布方法は，環境省の紫外線対策マニュアルから抜粋した図を参照されたい（図2）[3]．

　小児が使用するものは，成人女性が使うような化粧品と異なり，使用後は一般的な石鹸やボディソープをよく泡立てて丁寧に洗えば落ちる．

## 4. 日焼け止めを使用する前に

　小児の過度の日焼けを防止することは，近年の地球温暖化による高温環境のもとで，増加する熱中症対策にもつながると考える．紫外線対策としては，戸外へ出る日は，UVインデックス[3]を利用して日陰を選び，衣類，日よけ，

サンバイザー，帽子の着用を心がけさせる．

一方で，血中ビタミンD不足を避けるべく，必要量の紫外線は浴びるように外出したり，ビタミンDを含む魚類などの摂取をしたりする

ことに，親子ともに心がけるように指導する．場合によってはビタミンDの補給にサプリメントを利用するのも一法である．

## Ⅲ 洗浄

### 1. 子どもと石鹸・洗浄料の関係

小児の診療に携わる医師が，子どもの皮膚の洗浄に関して，石鹸およびボディソープならびにシャンプーを禁止する指導をすることは以前は大変多かったが，いまだにその傾向は根強く，特にアトピー性皮膚炎に対して，それらを禁ずるという医師は少なくないと考える．

小児期，すなわち新生児期を含む乳児期，幼児期，学童期，思春期に至るまでというのは，身体発達の過程において様々な変化をきたす15年間であり，皮膚は大きな生理学的変化をきたす．たとえば新生児期には生理的に脂漏性の皮膚変化をきたすため，頭髪にシャンプーを使用しない場合には脂漏性痂皮が固着したままとなることが多い．その後の小児期においては，食物，おむつ内の便と尿，戸外での土汚れなどが皮膚に付着しやすい生活をしている．また，成人に比べ単位面積当たりの発汗量は多く，皮膚は汗まみれになりやすい．さらに近年，第二次性徴期は低年齢化し，7〜8歳から尋常性痤瘡（にきび）を発症する児も多い．以上のような子どもの皮膚変化と各年齢の生活を考えたときに，どの年齢においても，付着する汚れおよび皮脂はしっかりと皮膚から除くことがスキンケアの第一歩であり，それらは水や湯のみでは完全にはできないことである．さらには成人に比べて，皮膚の細菌感染症とウイルス感染症の発症率が高い小児では，皮膚を清潔にすることがその予防のためにも重要である．特にアトピー性皮膚炎がドライスキンであるために石鹸・洗浄料の使用をしないように指導された患者は，むしろ付着物や細菌・ウイルスが脆弱なバリアを介して皮膚に侵入することで，症状を悪化させる可能性が高い．

さらに年齢を問わず，いかなる皮膚疾患に対しても，石鹸・洗浄料を禁止する理由はない．

### 2. 子どもに適した石鹸および洗浄料とは

1960年頃までにわが国で市販されていた石鹸はアルカリ度が高く，また合成界面活性剤含有中性洗剤を使用するとひどい手荒れが起きたという時代があったが，それがその後の低刺激性合成界面活性剤の開発の歴史を作ってきた．

界面活性剤は，皮膚最外層の角層に吸着して水とともに内部に浸透し角層を膨潤させるため，保湿機能を有するセラミドなどの細胞間脂質やNMFなどの角層成分が溶出し，ドライスキンや皮膚炎症を引き起こしうる．したがって，このような界面活性剤の課題を改良すべく，現在まで各メーカーは，洗浄力は維持しながら皮膚にダメージを与えにくい洗浄料の開発を進めてきた．

界面活性剤は，水溶液中では単体であるモノマーと会合体であるミセル[*3]の2形態で存在する．このうちアニオン[*4]性界面活性剤のモノマーのほうが，角質の蛋白質への作用が高いことが知られ，皮膚へのマイルド性を高めるにはモノマー濃度が低い界面活性剤が有用である

---

[*3]：界面活性剤の分子は親水性の「頭部」と疎水性（親油性）の「尾部」をもつ．界面活性剤の単一分子「モノマー」が溶液中で一定濃度を超えると，疎水性「尾部」同士を中心部に集めて凝集した球状の分子集合体「ミセル」が形成され，安定した形態となる．モノマーからミセルが形成されるプロセスを「ミセル化」という．

7 スキンケア　37

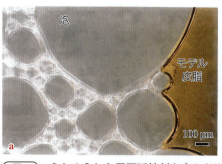 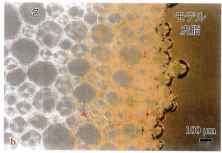

**図3 ミセル化した界面活性剤を含んだ泡洗浄料**
粗く泡立てた泡（a）ときめ細かく泡立てた泡（b）．より細かい泡であるほうがすばやく汚れや菌を落とすことができる．細かい泡が汚れなどの油性成分を自発的に取り込むので短時間で汚れを落とすことができ，かつ泡表面に保持される界面活性剤がより多いため，角層への界面活性剤の吸着量を減らすことができる．
（勝田　泉: 子どもに適した洗浄剤と洗い方．Visual Dermatol 2020; **19**: 570-574）

とされる[4]．

一例として，モノマー濃度が非常に低いアルキルエーテルカルボキシレートがあげられるが，このような適切な界面活性剤を含む洗浄料は，洗浄力が高く，かつ角層蛋白質への吸着が少ないため低刺激で，過剰に保湿成分を取り去ることなく低刺激に使用できるため，子どもの皮膚に適している．

## 3. 洗いかた

洗浄料は水で希釈し，きめ細かい泡を立てることが大切である．泡のきめが細かいほど，より多くの界面活性剤が泡表面に保持されるため，角層への界面活性剤の吸着量が減る．

また，きめ細かい泡ほど，汚れの油性成分を自発的に取り囲み角層から離す力が強い（図3）[4]．

泡立てる労作を減らすために，容器から泡で出てくるポンプ型の市販品も推奨される．

これを全身に広げたのち，擦らずに置いてから残らずよく洗い流す．

柔らかい綿製タオルで擦らずに押し当てるようにして余分な水分を取り除いたのちに，なるべく早く保湿剤を塗布する．

### 文　献

1) Pochi PE: The Sebaceous Gland. Maibach HI, *et al*.(eds.), *Neonatal Skin: Structure and Function*, Marcel Dekker, 1975; 67-80.
2) Taïeb A, *et al*. Common Transient Neonatal Dermatoses. Harper J, *et al*.(eds), *Textbook of Pediatric Dermatology*, 2nd ed, Wiley-Blackwell, 2006: 55-65.
3) 環境省: 紫外線環境保健マニュアル．2015.
4) 勝田　泉: 子どもに適した洗浄剤と洗い方．*Visual Dermatol* 2020; **19**: 570-574.

（佐々木りか子）

---

[*4]: 界面活性剤は親水性「頭部」の性質によって，ノニオン系，アニオン系，カチオン系，両性系に分けられる．ノニオン系は溶液中でイオンとならないもの，アニオン系は陰イオンとなるもの，カチオン系は陽イオンとなるもの．

# 8 外用療法

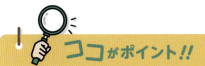

- 皮疹の重症度に対して適切な強さのステロイドを外用し，治癒を医師が自分の目で確認する．
- 外用薬を処方しても，適切な外用方法を指導しなければ，治癒しないことも多い．
- 乳児湿疹，アトピー性皮膚炎などの慢性の皮膚疾患においては，寛解導入期，寛解維持期のそれぞれのフェーズにおける治療戦略を意識することが重要である．

## I 外用指導

外用療法の成功には，医師が選択した薬剤をきちんと外用してもらうための外用指導が必要不可欠である．どんなに効果がある外用薬を処方しても，患者が必要な期間，必要な量を外用しなければ，つまり，十分なアドヒアランスが確保できなければ，効果が出ない．自分で外用できる小学校高学年までの小児は，基本的には保護者の見守りや補助が必要である．つまり，こうした小児の皮膚疾患において重要なのは本人ではなく，保護者のアドヒアランスであることを医師が理解して外用指導を行う．

### 1．外用方法

表皮においては，皮溝のほうが厚さが薄く，薬剤の吸収に有利である．そのため，原則として，体表に外用する場合，外用薬を指にとって，しわに沿って（皮溝に沿うように）外用する．頭皮に外用する場合は，自分で皮疹部を手で確認して外用することになるが，小児であれば，保護者が病変部をみて外用するほうがよいだろう．

外用量はFTU（finger tip unit）を基準とする．1 FTUとは外用薬をチューブから出したときに成人の示指の指尖部から遠位指節間関節までに当たる分量（およそ0.5 g）で，成人の場合，手のひら2枚分の外用量に相当する．外用薬を塗った後にティッシュペーパーをつけ，ペーパーの面を下にすると，少したって，はらりと落ちる程度の厚みで外用する，という指導も実際に目の前でやってみせるとよい．小児におけるステロイド外用量の目安を**表1**[1]に示す．

外用回数は，外用薬の添付文書に従って，1日1～2回外用することになる．多くは起床時と入浴後に外用してもらうが，1日2回外用が生活スタイルからどうしても難しい場合には，平日は1日1回外用，休日は1日2回外用を提案するなど，現実的な外用回数に落とし込んでいく．継続できない外用を無理強いすると顕著なアドヒアランスの低下や医師への信頼の低下をもたらす．

表1 ステロイド外用量の目安（1 FTU = 0.5 g）

| 小児 | 顔＆頸部 | 上肢片側 | 下肢片側 | 体幹（前面） | 体幹（背面） |
|---|---|---|---|---|---|
| 3〜6か月 | 1（0.5 g） | 1（0.5 g） | 1.5（0.75 g） | 1（0.5 g） | 1.5（0.75 g） |
| 1〜2歳 | 1.5（0.75 g） | 1.5（0.75 g） | 2（1 g） | 2（1 g） | 3（1.5 g） |
| 3〜5歳 | 1.5（0.75 g） | 2（1 g） | 3（1.5 g） | 3（1.5 g） | 3.5（1.75 g） |
| 6〜10歳 | 2（1 g） | 2.5（1.25 g） | 4.5（2.25 g） | 3.5（1.75 g） | 5（2.5 g） |
| 成人 | 顔＆頸部 | 上肢片側（腕＆手） | 下肢片側（大腿〜足） | 体幹（前面） | 体幹（背面） |
| | 2.5（1.25 g） | 3＋1（g） | 6＋2（4 g） | 7（3.5 g） | 7（3.5 g） |

（アトピー性皮膚炎診療ガイドライン作成委員会: 日皮会誌 2021; **131**: 2691-2777）

## 2. 外用期間

外的な刺激に伴う湿疹，接触皮膚炎など，その原因がなくなれば治療によって治癒が見込めるような急性病変に関しては，数日から1週間程度の外用で治癒が見込めることが多い．一方で湿疹病変であっても，すでに長期に経過しており，苔癬化をきたしているような慢性病変やそもそも一定期間慢性に経過する乳児湿疹，アトピー性皮膚炎や乾癬などの疾患の場合には，寛解導入と寛解維持の2つの期間に分けて外用戦略を考える必要がある．

寛解導入は強めのステロイド外用薬を使用し，炎症を抑制する．通常2週間から4週間の期間をかけることが多い．この期間は皮疹の状態の変化が早いので，特に初回の寛解導入期であれば，通院間隔を1週間おきにするなど，まめに皮疹の状態をみて，ステロイド外用の強さを病変ごとに丁寧に調節する．初めて強めのステロイドを使用する期間中は，保護者も外用に対して副作用も含めて不安に思っていることが多いので，その不安を払拭するためにも担当医が頻繁に診ることが，信頼関係構築のためにも重要である．臨床的に炎症が落ち着き，色素沈着となれば，寛解導入はその病変については終了である．

続く寛解維持期においては，以前は寛解導入終了後，いったん外用を中止し，炎症が再燃し

た段階で外用を再開するリアクティブ療法が主流であったが，こうした外用療法は結果的に再燃回数が多く，ステロイド外用量も多くなってしまうことがわかってきた．実際，臨床的には炎症が落ち着いているようにみえても，病理組織学的には炎症が続いている．そこで，最近はいったん臨床的に抑制した炎症が再燃するのを防ぐための外用療法，プロアクティブ療法が寛解導入に続く寛解維持期に行われている．この寛解維持がうまくいくかどうかは，寛解導入期に炎症をいかに完全に抑制しているかということも重要であるため，寛解導入と寛解維持はひとつながりであることを患者と保護者に理解してもらう．

プロアクティブ療法では寛解導入期に使用したステロイドやそれよりも弱いステロイドまたは免疫抑制外用薬，保湿剤などを病変の再燃のしやすさや寛解導入期の炎症の強さに合わせて週に1〜3回外用する．寛解維持期の外用療法には，病変の重症度，再燃しやすさアドヒアランス，外用薬の免疫抑制効果の強さなど様々な要素が関係するため，寛解導入よりもプロアクティブ療法による寛解維持期のほうが成功の難易度が上がる印象である．一方で，いったんうまくいくプロアクティブ療法がみつかれば，長期に良好なコントロールが得られ，小児のアトピー性皮膚炎であれば，外用療法で最終的に治癒に至ることも多い．

表2 ステロイド外用薬のランク

| | | |
|---|---|---|
| ストロンゲスト（I群） | 0.05%<br>0.05% | クロベタゾールプロピオン酸エステル（デルモベート®）<br>ジフロラゾン酢酸エステル（ダイアコート®） |
| ベリーストロング（II群） | 0.1%<br>0.05%<br>0.05%<br>0.064%<br>0.05%<br>0.1%<br>0.1%<br>0.1% | モメタゾンフランカルボン酸エステル（フルメタ®）<br>ベタメタゾン酪酸エステルプロピオン酸エステル（アンテベート®）<br>フルオシノニド（トプシム®）<br>ベタメタゾンジプロピオン酸エステル（リンデロンDP®）<br>ジフルプレドナート（マイザー®）<br>アムシノニド（ビスダーム®）<br>ジフルコルトロン吉草酸エステル（テクスメテン®，ネリゾナ®）<br>酪酸プロピオン酸ヒドロコルチゾン（パンデル®） |
| ストロング（III群） | 0.3%<br>0.1%<br>0.12%<br>0.12%<br>0.025% | デプロドンプロピオン酸エステル（エクラー®）<br>デキサメタゾンプロピオン酸エステル（メサデルム®）<br>デキサメタゾン吉草酸エステル（ボアラ®，ザルックス®）<br>ベタメタゾン吉草酸エステル（ベトネベート®，リンデロンV®）<br>フルオシノロンアセトニド（フルコート®） |
| ミディアム（IV群） | 0.3%<br>0.1%<br>0.1%<br>0.05%<br>0.1%<br>0.1% | プレドニゾロン吉草酸エステル酢酸エステル（リドメックス®）<br>トリアムシノロンアセトニド（レダコート®）<br>アルクロメタゾンプロピオン酸エステル（アルメタ®）<br>クロベタゾン酪酸エステル（キンダベート®）<br>ヒドロコルチゾン酪酸エステル（ロコイド®）<br>デキサメタゾン（グリメサゾン®，オイラゾン®） |
| ウィーク（V群） | 0.5% | プレドニゾロン（プレドニゾロン®） |

（アトピー性皮膚炎診療ガイドライン作成委員会：日皮会誌 2021; **131**: 2691-2777）

## II 外用薬とその特徴

以下では，小児の皮膚疾患治療に使うことの多いステロイド外用薬を中心に外用抗菌薬，ユベラ®軟膏（トコフェロールとビタミンA油の合剤）の効果，特徴，注意点について記載する．

なお，アトピー性皮膚炎において用いられるタクロリムス軟膏，デルゴシチニブ軟膏，ジファミラスト軟膏の小児における使用法については第II部「A-4 アトピー性皮膚炎」を，保湿剤については第I部「7 スキンケア」を参照されたい．

### 1. ステロイド外用薬

#### a. ステロイドの強さ

ステロイド外用薬の薬効の強さは国内では強い順にストロンゲスト，ベリーストロング，ストロング，ミディアム，ウイークの5ランクに分かれている（表2）[1]．これを疾患や皮疹の重症度，経皮吸収の異なる体の部位によって使い分ける（図1，表3）[2,3]．一般的に小児は成人

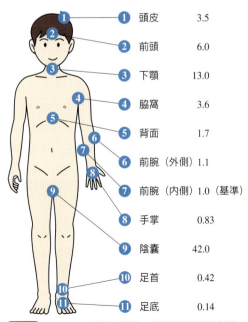

図1 ステロイド外用薬の部位別経皮吸収率
〔玉城善史郎：ステロイド外用薬．常深祐一郎（編），みんなの皮膚外用薬．南江堂，2019; 20-28 より改変〕

表3　ステロイド外用薬の処方の目安

| 重症度 | 部　位 | 新生児～乳児 | 幼児～学童 | 青年～成人 |
|---|---|---|---|---|
| 軽度 | 頭部 | ミディアム | ミディアム | ミディアム～ストロング |
| | 顔面～頸部 | ウィーク～ミディアム | ミディアム | ミディアム |
| | 体幹・四肢 | ミディアム | ミディアム | ミディアム～ストロング |
| | 陰部 | ウィーク～ミディアム | ウィーク～ミディアム | ミディアム |
| 中等度 | 頭部 | ミディアム | ミディアム～ストロング | ストロング～ベリーストロング |
| | 顔面～頸部 | ミディアム | ミディアム | ミディアム |
| | 体幹・四肢 | ミディアム | ミディアム～ストロング | ストロング～ベリーストロング |
| | 陰部 | ウィーク～ミディアム | ミディアム | ミディアム |
| 重度 | 頭部 | ミディアム～ストロング | ストロング～ベリーストロング | ベリーストロング～ストロンゲスト |
| | 顔面～頸部 | ミディアム | ミディアム | ミディアム～ストロング |
| | 体幹・四肢 | ミディアム～ストロング | ストロング～ベリーストロング | ベリーストロング～ストロンゲスト |
| | 陰部 | ミディアム | ミディアム | ミディアム～ストロング |

頭部はローション，眼瞼は眼軟膏.
（Feldmann RJ, et al.: J Invest Dermatol 1967; **48**: 181-183）

と比較して角層が薄いことなどから，薬剤の経皮吸収がよいため，成人よりも1～2ランク弱いステロイド外用薬を選択する．一方，小児であってもベリーストロング以上のステロイド外用薬を検討したほうがよい病変としては，高度の浸潤，苔癬化や角化を伴う紅斑や結節，炎症による水疱である．いずれも炎症が強く，経皮吸収が角化や表皮肥厚によって低下している病変であるので，強めのステロイドを外用しないと治癒に至らないことが多い．迷ったら少し強めのステロイドから外用を開始し，炎症を完全に抑制したところでの中断や，ある程度炎症抑制したところでのランクダウンやステロイド以外の長期外用に適した免疫抑制外用薬へ変更により，寛解維持を図るほうがよい．適切な強さの外用薬を適切な量，適切な期間外用することによって，最大限の効果を得つつ，次項に述べるステロイド外用による副作用を最小にすることができる．

### b. ステロイド外用薬の副作用対策

ステロイドの副作用としては皮膚の菲薄化，毛細血管拡張，ステロイド痤瘡，酒皶[*1]様皮膚炎，多毛，皮膚萎縮線条，緑内障，細菌・真菌・ウイルス性皮膚感染症の悪化などがある．これらの副作用は，皮膚の菲薄化，毛細血管拡張などを除いては，ステロイド外用をいったん中止し，抗菌薬外用などの適切な対応によって対処できるので，心配する必要はない．副作用を心配して弱めのステロイドを外用しては治癒には至らないし，むしろ漫然と同じ部位への外用が長期間に及ぶことによる副作用のほうが問題になる．

一方，ステロイド外用薬の全身的副作用は，全身に一定量以上のステロイドを外用することによって起こるため，ステロイド外用加療が長期にわたる，アトピー性皮膚炎や乾癬などの慢性炎症性皮膚疾患が全身の広範囲に生じている場合にのみ，注意が必要になる（**表4**）[4, 5]．こうした患者では，必要に応じて保湿剤や免疫抑制作用のある外用薬，あるいは全身療法を併用することで，ステロイドを外用する皮疹面積を減らす．

---

[*1]: 鼻・頬・額などに紅斑，浮腫，丘疹，膿疱など様々な症状を呈する原因不明の慢性炎症性疾患.「赤ら顔」とも呼ばれる.

42　第Ⅰ部 ● 知っておきたい小児の皮膚の診かた・考えかた

**表4** ステロイド外用薬の使用によって副作用が起こる可能性のある期間，1日量

◎皮膚萎縮などの局所性副作用

| ランク | 予想期間 |
|---|---|
| I群（ストロンゲスト） | 4週以上 |
| II群（ベリーストロング） | 6週以上 |
| III群（ストロング）以下 | 8週以上 |

◎副腎抑制

| ランク | 小児（1日量） | 成人（1日量） |
|---|---|---|
| I群（ストロンゲスト） | 5g | 10g |
| II群（ベリーストロング） | 10g | 20g |
| III群（ストロング）以下 | 15g | 30g |

（島雄周平，他：日本医事新報 1993；**3625**：135-136／島雄周平，他：*Ther Res* 1988；**8**：222-231 を参考に作成）

### c. ステロイド外用薬の剤型

ステロイド外用薬の剤型には軟膏，クリーム，ローション，テープ，スプレーといったものがあり，剤型が最も豊富な外用薬である．各剤型の長所・短所について**表5**[3] に示す．ステロイド以外の外用薬であっても剤型の長所・短所は同様である．

軟膏はすべての皮膚病変に使用可能であるが，べたつくため，良好なアドヒアランスが得られないことも多い．そのため，患者の希望や夏などにはより使用感のよいクリーム，ローションを使用したり，被髪頭部にはローションを使用したりする．一方，クリームやローションを潰瘍やびらんに外用するとしみるの

で，こうした病変部には軟膏が勧められる．テープは密封されているので，より高い効果を期待でき，掻破も予防できるので，痒疹結節の治療に向いている．ただし，外的な刺激を受けやすい手掌や凹凸のある部分は，すぐに剥がれてしまうため不向きである．

テープの製剤がなくても，こうした外用薬を外用し，サランラップで一定時間密封することにより，同様の高い効果が期待できるが，ステロイドによる副作用の問題がでてくるので，行う場合には患者の保護者に十分説明し理解を得ることが必要である．

スプレーは外用しやすいが，非病変部にも広く外用してしまうのと，使用量がわかりにくいという欠点がある．一方で，日光皮膚炎などで皮疹部に軟膏を塗り広げること自体が疼痛を伴い難しい病変部の使用に向いている．

## 2. 外用抗菌薬

抗菌薬の外用薬であり，夏季に多い小児の伝染性膿痂疹（とびひ），毛包炎，尋常性痤瘡，創部の二次感染などに1日1～2回，添付文書に従った外用回数で外用する．よく使用されるものとして，フシジン酸ナトリウム軟膏，ナジフロキサシン軟膏，ゲンタマイシン硫酸塩軟膏などがある．このうち，ゲンタマイシン硫酸塩軟膏は長期間に多くの患者で使用されてきたことにより，耐性菌が多い．細菌感染を疑う病変

**表5** 各剤型の長所と短所

| 基剤 | 長所 | 短所 |
|---|---|---|
| 軟膏 | ・皮膚保護作用，皮膚柔軟作用がある<br>・びらん・潰瘍面を含むすべての皮疹に使用可能 | ・べとつく<br>・てかてか光る |
| クリーム | ・使用感がよくべとつかない<br>・水で洗い流せる<br>・浸透性が高い | ・皮膚刺激性がある<br>・湿潤面，滲出性皮疹には不向き |
| ローション | ・使用感がよい<br>・伸びがよい<br>・被髪部位に使用しやすい | ・刺激性がある<br>・湿潤面，滲出性皮疹には不向き |
| テープ | ・密封により薬効が増強<br>・掻破を予防できる | ・密封による毛包炎や感染症を誘発することがある |

（Feldmann RJ, *et al.*: *J Invest Dermatol* 1967; **48**: 181-183）

に使用する場合には，使用前に膿，潰瘍，びらんの細菌培養を提出しておく．滲出液が多い病変部位には後述する亜鉛華軟膏と重層することもある．外用抗菌薬で改善しない場合には内服抗菌薬を検討する．

## 3. ユベラ®軟膏

トコフェロールとビタミンA油の合剤であり，冬に手指，足趾，耳介，鼻，頬に生じる凍瘡（しもやけ）の治療や予防に使われることが多い．なるべく冷たい空気にふれないように靴下やイヤーマフ，帽子などで保温するように指導し，血行をよくする目的で1日2～3回外用する．腫脹やかゆみが強い場合にはステロイド外用薬を併用する．

## 4. 亜鉛華軟膏

亜鉛華軟膏は主に酸化亜鉛，流動パラフィン，白色軟膏からなる．酸化亜鉛には殺菌力があり，また，白色軟膏には皮膚軟化性，密着性があり，ある程度の水分も吸収するため，びらんや滲出液を伴う湿潤性の湿疹などの皮膚疾患の患部の保護，収斂[*2]，消炎，乾燥を目的として用いられる．ちなみに，亜鉛華単軟膏も効能・効果は同じであるが，基剤が単軟膏であるため，亜鉛華軟膏と比較して吸水性が少ない．亜鉛華軟膏は直接塗布する場合と，リント布やガーゼなどに伸ばして貼付する場合がある．湿疹や皮膚炎に用いる場合には，先にステロイド軟膏を外用したうえに亜鉛華軟膏を重ねて外用したり，亜鉛華軟膏とステロイドを混合したものを外用したりする．

## 文　献

1) アトピー性皮膚炎診療ガイドライン作成委員会: アトピー性皮膚炎診療ガイドライン2021. 日皮会誌 2021; **131**: 2691-2777.
2) 玉城善史郎: ステロイド外用薬. 常深祐一郎（編）, みんなの皮膚外用薬. 南江堂, 2019; 20-28.
3) Feldmann RJ, *et al*.: Regional variation in percutaneous penetration of 14C cortisol in man. *J Invest Dermatol* 1967; **48**: 181-183.
4) 島雄周平，他: ステロイド外用剤の外用期間と外用方法. 日本医事新報 1993; **3625**: 135-136.
5) 島雄周平，他: 外用ステロイド剤による全身的副作用. *Ther Res* 1988; **8**: 222-231.

（多田弥生）

[*2]: 皮膚の組織や血管を一時的に収縮させ，汗や皮脂の分泌を抑える作用.

# 9 全身療法

### ココがポイント!!

- 新規治療薬である生物学的製剤や JAK 阻害薬では，厚生労働省が作成した「最適使用推進ガイドライン」，日本皮膚科学会が作成した「安全使用マニュアル」があり，それらに従って使用する必要がある．
- 小児では，成人と薬物動態が異なり，有効性，安全性プロファイルが異なる場合がある．
- 小児では，成人と比較して使用できる薬剤に制限があるが，最近の新規治療薬では，小児を対象とした臨床試験が進んでおり，今後使用できる薬剤が増えていくことが想定される（本稿の情報は 2024 年 7 月 1 日時点のものである）．
- 古典的な治療薬では，小児で使用可能であっても，使用基準が定まっておらず，使用経験に基づくデータの蓄積が乏しいことがあり，個々の症例ごとに有益性と危険性を考慮したうえで，その使用，用量を判断する必要がある．

## Ⅰ 抗ヒスタミン薬

ヒスタミンは，4 種類のヒスタミン受容体（$H_1$，$H_2$，$H_3$，$H_4$）を介して，血管，消化管，神経，免疫細胞などに様々な作用をきたす生体内アミンである．ヒスタミンによる $H_1$ 受容体刺激は，かゆみ，アレルギー性炎症の誘導に重要であり，抗ヒスタミン薬はこの $H_1$ 受容体に対する拮抗薬である．蕁麻疹では，多くの場合，ヒスタミンがその発症に直接関与しており，第一選択薬となる．アトピー性皮膚炎を含めた湿疹性病変，虫刺症，薬疹などのかゆみを伴う他の皮膚疾患に関しては，ヒスタミン以外に様々なサイトカインがその病態，かゆみの誘導に関与しており，外用療法，その他の全身療法に加えて補助的に用いられる．

抗ヒスタミン薬は作用持続時間や中枢神経抑制作用の違いなどにより，第一世代と第二世代に分けられる．第一世代抗ヒスタミン薬は中枢神経系の副作用を起こしやすいのに対し，第二世代抗ヒスタミン薬では，中枢神経系の副作用が少ない．$H_1$ 受容体は脳内にも分布しており，それが拮抗されることにより鎮静作用が発現するが，第二世代抗ヒスタミン薬は比較的血液脳関門の透過性が低い．鎮静作用が強い抗ヒスタミン薬は効果も強いという誤解が一部にあるが，抗ヒスタミン薬の鎮静作用と止痒作用の発現機序は大きく異なっており，理論上両者には関係はない．

一般に小児は成人と比べて，眠気を訴えるこ

**表1** 主な第二世代抗ヒスタミン薬の小児における適用

| 一般名 | 代表的な商品名 | 小児適用年齢 | 1日投与回数 |
|---|---|---|---|
| フェキソフェナジン | アレグラ | 生後6か月からドライシロップ<br>7歳から錠剤 | 2回 |
| レボセチリジン | ザイザル | 生後6か月からドライシロップ・シロップ<br>7歳から錠剤・OD錠 | 1歳未満，1回<br>1歳以上，2回 |
| オロパタジン | アレロック | 2歳から顆粒<br>7歳から錠剤・OD錠 | 2回 |
| セチリジン | ジルテック | 2歳からドライシロップ<br>7歳から錠剤 | 2回 |
| エピナスチン | アレジオン | 3歳からドライシロップ | 1回 |
| ロラタジン | クラリチン | 3歳からドライシロップ<br>7歳から錠剤・レディタブ | 1回 |
| ベポタスチン | タリオン | 7歳から錠剤・OD錠 | 2回 |
| デスロラタジン | デザレックス | 12歳から錠剤 | 1回 |
| ルパタジン | ルパフィン | 12歳から錠剤 | 1回 |
| ビラスチン | ビラノア | 小児適用なし | 1回 |
| エバスチン | エバステル | 小児適用なし | 1回 |

とが少ないといわれるが，これは鎮静作用の発現を検出する方法の感度が低いためと考えられ，実際は小児でも鎮静作用の発現頻度は想像以上に高いと思われる．そのため，小児では，インペアード・パフォーマンス[*1]に注意する必要がある．また，鎮静性抗ヒスタミン薬はけいれんの誘発閾値を下げることから，けいれん性疾患のリスクがある小児に対しては望ましくない．成人でも同様だが，特に小児では，脳内移行性が高い抗ヒスタミン薬の投与は避け，第二世代の非鎮静性抗ヒスタミン薬の使用が推奨される（**表1**）．

## Ⅱ ステロイド

　強力な抗炎症作用，免疫抑制作用を有し，自己免疫性水疱症，膠原病などの長期コントロール，中等症から重症薬疹，自家感作性皮膚炎の沈静化，重症の接触皮膚炎，虫刺症に対する数日間の短期内服など，皮膚科領域では様々な疾患に多用される重要な薬剤である．一方で，多くの副作用を有しており（**表2**），疾患，患者ごとの適切な用量，期間設定，副作用マネジメントが求められる．

　特に，免疫抑制による感染症，骨粗鬆症，消化性潰瘍に対しては予防内服が可能である．一般的に，プレドニン換算で15 mg/日以上を4週間以上投与する場合や後述の免疫抑制薬との併用時には，ニューモシスチス肺炎の予防として，ST合剤の併用が検討される．経口ステロ

**表2** ステロイドの主な副作用

◎一般的な副作用
・中心性肥満・満月様顔貌
・不眠・精神症状
・免疫抑制・感染症
・緑内障・白内障
・骨粗鬆症
・消化性潰瘍
・高血圧・脂質代謝異常・耐糖能異常
・大腿骨頭壊死
・ステロイドミオパチー
・副腎抑制
◎小児特有の副作用
・成長障害

---

[*1]：眠気の自覚を伴わない集中力，判断力，作業効率の低下．

イドを 3 か月以上使用することが想定される場
合，年齢，骨密度，骨折の既往，投与量を勘案
し，デノスマブ，ビスホスホネートの併用を検
討する（プレドニン換算で 7.5 mg/ 日以上の場
合は，併用が推奨される）．消化性潰瘍に対し
ては，プロトンポンプ阻害薬の併用を行う．

　小児でも，ステロイドの安全性プロファイル
は，成人とほぼ同様であるが，小児特有のもの
として成長障害があり，プレドニン換算で，
1 mg/kg/ 日以上で，6 か月以上使用すると，ほ
ぼ確実にみられるため，自己免疫性水疱症や膠
原病で長期使用が必要な場合は，免疫抑制薬の
併用などを行い，ステロイド投与量を抑える必
要がある．また，アトピー性皮膚炎などの一般
的な炎症性疾患に，ステロイドやステロイドが
含有されているベタメタゾン・d-クロルフェニ
ラミンマレイン酸塩（セレスタミン®配合錠）
を漫然と使用することは厳に慎むべきである．
基本的には，使用は推奨されず，急性増悪に対
して必要な場合のみ，ごく短期の使用にとどめ
るべきである．

　ステロイド投与中のワクチンに関して，不活
化ワクチンは接種可能だが，わが国では，生ワ
クチンに関する明確な規定はない．原則として，
ステロイド，免疫抑制薬使用中の生ワクチンは
控えるようにとされている．しかし，欧米では，
プレドニン換算で 10〜20 mg/ 日未満のステロイ
ド，低用量の免疫抑制薬であれば，禁忌とはさ
れておらず，危険性と有益性を勘案し，慎重に
検討したうえで，使用可とされている[1]．

| 表3 | 免疫抑制薬の主な副作用 |
| --- | --- |
| シクロスポリン | 感染症<br>消化器症状<br>高血圧<br>腎機能障害<br>耐糖能異常<br>多毛<br>歯肉の腫脹 |
| タクロリムス | 感染症<br>消化器症状<br>高血圧<br>腎機能障害<br>耐糖能異常<br>心機能障害 |
| シクロホスファミド[パルス] | 感染症<br>骨髄抑制<br>消化器症状<br>脱毛<br>出血性膀胱炎<br>膀胱がん |
| アザチオプリン* | 感染症<br>骨髄抑制<br>消化器症状<br>肝機能障害<br>脱毛 |
| ミゾリビン | 感染症<br>消化器症状<br>肝機能障害<br>腎機能障害<br>高尿酸血症 |
| ミコフェノール酸モフェチル | 感染症<br>消化器症状<br>心機能障害 |
| メトトレキサート | 感染症<br>骨髄抑制<br>消化器症状<br>肝機能障害<br>口内炎<br>リンパ増殖性疾患 |

＊：アザチオプリンによる白血球減少と脱毛は *NUDT15*
遺伝子コドン 139 の遺伝子多型と関連がある．Cys/
Cys 型ではほぼ必発のため，使用を避ける．Arg/Cys
型では減量して開始することが推奨される．野生型
である Arg/Arg 型や比較的リスクの低い Arg/His 型
では通常量で開始する．

## Ⅲ　免疫抑制薬

　T 細胞，B 細胞などの免疫細胞の機能を抑制
する薬剤で，皮膚科領域では，T 細胞特異的に
活性を抑制するカルシニューリン阻害薬（シク
ロスポリン，タクロリムス）と，核酸合成を阻

害し T 細胞，B 細胞ともに抑制するアルキル
化薬（シクロホスファミド），プリン代謝拮抗
薬（アザチオプリン，ミゾリビン，ミコフェ
ノール酸モフェチル），葉酸代謝拮抗薬（メト

トレキサート）が使用される．すべて経口薬が存在するが，シクロホスファミドは，通常副作用の少ない点滴静注によるパルス療法を行う．いずれの薬剤も，自己免疫性水疱症や膠原病などで，ステロイド抵抗性の症例やステロイドの減量ができない症例に併用して使用される．また，シクロスポリンは重症のアトピー性皮膚炎，乾癬に，メトトレキサートは乾癬，皮膚T細胞リンパ腫（メトトレキサートは，抗腫瘍効果も有する）に単独使用されることがある．免疫抑制による感染症は共通しているが，主な副作用は薬剤ごとに異なる（表3）また，どの薬剤も動物実験で催奇形性が報告されており，妊婦にはミゾリビン，ミコフェノール酸モフェチルは禁忌であり，ほかの薬剤は有益性が危険性を上回る場合のみ投与可能である．

　小児では，自己免疫疾患で必要な際には使用されるが，それ以外の疾患で使用されることは少ない．なお，単独使用される可能性のあるシクロスポリン，メトトレキサートだが，ともに小児では成人と比較して，腎からの排泄が早いなど，特有の薬物動態をとることが知られており，成人よりも体重あるいは体表面積当たりの用量設定が多い．シクロスポリンは，2.5〜5 mg/kg/日で投与されることが多い．メトトレキサートに関しては，わが国において，小児での一定の使用基準はないが，欧米では，若年性関節リウマチに対して10〜15 mg/m$^2$/週を週1回皮下注または内服で使用されている[2]．

## Ⅳ　感染症治療薬

### 1. 抗菌薬

　小児では，伝染性膿痂疹（とびひ），毛包炎，せつ（癤）[*2]，蜂窩織炎，丹毒，ブドウ球菌性熱傷様皮膚症候群（staphylococcal scalded skin syndrome: SSSS）など様々な細菌性皮膚感染症がみられ，抗菌薬による全身療法が主体となる．多くが黄色ブドウ球菌，レンサ球菌によるもので，それらをターゲットに，βラクタマーゼ阻害薬配合ペニシリン，セフェム系抗菌薬，ペネム系抗菌薬で治療を開始する．近年，小児の皮膚感染症の原因菌として，メチシリン耐性黄色ブドウ球菌（methicillin-resistant *Staphylococcus aureus*: MRSA）が増えており，びらん，膿疱などがある症例では，治療開始前に細菌培養検査の提出が望ましい．MRSAが検出された場合，院内感染とは異なり，種々の抗菌薬に感受性が残っていることが多く，感受性に応じて，ホスホマイシン，ミノサイクリン，キノロン系などへの変更，併用が検討さ

れる．ただし，empiric therapyで改善傾向であれば，抗菌薬の変更，追加は不要である．

### 2. 抗真菌薬

　小児でも，白癬，カンジダなどの真菌感染症はしばしばみられる．多くの症例は外用療法で治療可能だが，ケルスス禿瘡（kerion celsi）などの頭部白癬，爪白癬では抗真菌薬の全身投与が必要となる．わが国ではアリルアミン系のテルビナフィン，アゾール系のイトラコナゾールが種々の真菌症に使用でき，近年新たにアゾール系のホスラブコナゾールが爪白癬に適用となった．わが国では，いずれの薬剤も小児に対する一定の使用基準はない．一方，海外では，テルビナフィンにおいて，体重10〜20 kgでは62.5 mg/日（わが国の通常量の半分量，海外の通常量の1/4量），20〜40 kgでは125 mg/日（わが国の通常量，海外の通常量の半量），40 kg以上では250 mg/日（わが国の通常量の倍量，海外の通常量）が，イトラコナゾールにおいて，

---

[*2]: 毛包炎が進行して発症する圧痛を伴う結節または膿疱．おでき．

48　　第Ⅰ部 ● 知っておきたい小児の皮膚の診かた・考えかた

**表4** 抗ヘルペスウイルス薬の小児における使用方法

| | 単純疱疹 | 帯状疱疹 | 水痘 |
|---|---|---|---|
| アシクロビル[内服] | ・20 mg/kg を 1 日 4 回経口投与<br>・1 回最高用量 200 mg | ・20 mg/kg を 1 日 4 回経口投与<br>・1 回最高用量 800 mg | ・適用なし |
| アシクロビル[点滴] | ・5 mg/kg を 1 日 3 回 7 日間点滴静注<br>・新生児では，10 mg/kg を 1 日 3 回 10 日間点滴静注 | ・5 mg/kg を 1 日 3 回 7 日間点滴静注 | ・5 mg/kg を 1 日 3 回 7 日間点滴静注 |
| バラシクロビル[内服] | ・体重 10 kg 未満の小児では，25 mg/kg を 1 日 3 回経口投与<br>・体重 10 kg 以上の小児では，25 mg/kg を 1 日 2 回経口投与<br>・1 回最高用量 500 mg | ・25 mg/kg を 1 日 3 回経口投与<br>・1 回最高用量 1,000 mg | ・25 mg/kg を 1 日 3 回経口投与<br>・1 回最高用量 1,000 mg |

いずれも腎機能障害の程度に応じて減量が必要である．

5 mg/kg/ 日が推奨されている[3]．

## 3. 抗ウイルス薬

小児は，様々なウイルス感染症を発症する．多くのウイルス感染症では，対症療法が行われるが，単純ヘルペスウイルス（herpes simplex virus: HSV）-1，HSV-2 による単純疱疹，水痘・帯状疱疹ウイルス（varicella zoster virus: VZV）による水痘，帯状疱疹では，抗ウイルス薬の全身療法の適応となる．現在，わが国でヘルペスウイルス感染症に対して使用される主な内服・点滴薬としては，アシクロビル，バラシクロビル，ファムシクロビル，アメナメビル，ビダラビンがあるが，小児で使用できるのは，アシクロビル，バラシクロビルの 2 剤である（**表4**）．いずれもウイルスの増殖抑制がその主作用であり，早期診断，早期治療開始が重要である．

## 4. イベルメクチン

疥癬に用いられる駆虫薬で，神経の過分極を生じ，疥癬虫を麻痺させて殺虫効果を発揮する．主な副作用は肝機能障害である．体重 15 kg 以上の小児には使用可能で，おおよそ 200 μg/kg（体重 15〜24，25〜35，36〜50 kg では，それぞれ 3 mg 錠を 1 錠，2 錠，3 錠）を週 1 回 2 週連続で投与する．

## Ⅴ 生物学的製剤

特定の分子をターゲットとした抗体製剤のことで，標的分子の働きを阻害あるいは標的分子を発現している細胞を排除することで，その薬効を発揮する．化学的に合成された化合物と異なり，高分子の蛋白質であり，点滴あるいは皮下注射で投与する．標的が定まっていることから，ステロイド，免疫抑制薬などに比べ，特異性が高く，一般的に安全性が高い．ただ，免疫抑制作用を有する薬が多く，生物学的製剤使用中の生ワクチンの接種は禁忌とされることが多い（生ワクチン以外のワクチンは接種可）．皮膚科領域では乾癬，アトピー性皮膚炎を中心に多数の薬剤が使用されているが，小児にも適用を有している薬剤はまだ限られている（**表5**）．一方で，様々な薬剤で小児を対象とした臨床試験が行われており，将来的に小児への適用拡大が期待される．

9 全身療法 49

**表5　皮膚科領域で使用される主な生物学的製剤と小児適用**

| 標的分子 | 一般名<br>（商品名） | 投与<br>方法 | 皮膚科領域での適用症 | 皮膚科領域での<br>小児適用 | 主な副作用 |
|---|---|---|---|---|---|
| TNFα | インフリキシマブ<br>（レミケード®） | 点滴<br>静注 | ・尋常性乾癬<br>・関節症性乾癬<br>・膿疱性乾癬<br>・乾癬性紅皮症 | ・なし（潰瘍性大腸炎, クローン病,<br>川崎病の急性期では「あり」） | ・注射時反応（インフ<br>リキシマブ）<br>・注射部位反応<br>・感染症<br>・逆説的反応<br>・薬剤誘発制ループス<br>・脱髄疾患 |
| | アダリムマブ<br>（ヒュミラ®） | 皮下<br>注射 | ・尋常性乾癬<br>・乾癬性関節炎<br>・膿疱性乾癬<br>・化膿性汗腺炎<br>・壊疽性膿皮症 | ・なし（潰瘍性大腸炎, 若年性特<br>発性関節炎では「あり」） | |
| | セルトリズマブ ペ<br>ゴル<br>（シムジア®） | 皮下<br>注射 | ・尋常性乾癬<br>・関節症性乾癬<br>・膿疱性乾癬<br>・乾癬性紅皮症 | ・なし | |
| IL-17A | セクキヌマブ<br>（コセンティクス®） | 皮下<br>注射 | ・尋常性乾癬<br>・関節症性乾癬<br>・膿疱性乾癬 | ・6歳以上 | ・注射部位反応<br>・感染症<br>・口腔・食道カンジダ<br>症<br>・炎症性腸疾患<br>・うつ病（ブロダルマ<br>ブ） |
| | イキセキズマブ<br>（トルツ®） | 皮下<br>注射 | ・尋常性乾癬<br>・関節症性乾癬<br>・膿疱性乾癬<br>・乾癬性紅皮症 | ・なし（米国では, 6歳以上に適用<br>となっている） | |
| IL-17A/F | ビメキズマブ<br>（ビンゼレックス®） | 皮下<br>注射 | ・尋常性乾癬<br>・乾癬性関節炎<br>・膿疱性乾癬<br>・乾癬性紅皮症 | ・なし | |
| IL-17受容体A | ブロダルマブ<br>（ルミセフ®） | 皮下<br>注射 | ・尋常性乾癬<br>・関節症性乾癬<br>・膿疱性乾癬<br>・乾癬性紅皮症<br>・掌蹠膿疱症 | ・なし | |
| IL-12/23 p40 | ウステキヌマブ<br>（ステラーラ®） | 皮下<br>注射 | ・尋常性乾癬<br>・関節症性乾癬 | ・なし | ・注射部位反応<br>・感染症 |
| IL-23 p19 | グセルクマブ<br>（トレムフィア®） | 皮下<br>注射 | ・尋常性乾癬<br>・関節症性乾癬<br>・膿疱性乾癬<br>・乾癬性紅皮症<br>・掌蹠膿疱症 | ・なし | |
| | リサンキズマブ<br>（スキリージ®） | 皮下<br>注射 | ・尋常性乾癬<br>・関節症性乾癬<br>・膿疱性乾癬<br>・乾癬性紅皮症<br>・掌蹠膿疱症 | ・なし | |
| | チルドラキズマブ<br>（イルミア®） | 皮下<br>注射 | ・尋常性乾癬 | ・なし | |
| IL-36受容体 | スペソリマブ<br>（スペビゴ®） | 点滴<br>静注 | ・膿疱性乾癬における急性症<br>状 | ・なし | ・注射部位反応<br>・感染症<br>・疲労 |
| IL-4受容体α | デュピルマブ<br>（デュピクセント®） | 皮下<br>注射 | ・アトピー性皮膚炎<br>・結節性痒疹<br>・特発性の慢性蕁麻疹 | ・生後6か月以降（アトピー性皮<br>膚炎）<br>・12歳以上（特発性の慢性蕁麻疹） | ・注射部位反応<br>・結膜炎 |
| IL-13 | トラロキヌマブ<br>（アドトラーザ®） | 皮下<br>注射 | ・アトピー性皮膚炎 | ・なし | |
| | レブリキズマブ<br>（イブグリース®） | 皮下<br>注射 | ・アトピー性皮膚炎 | ・12歳以上かつ体重40kg以上 | |
| IL-31受容体A | ネモリズマブ<br>（ミチーガ®） | 皮下<br>注射 | ・アトピー性皮膚炎に伴う痒<br>疹 | ・6歳以上 | ・注射部位反応<br>・紅斑 |
| IgE | オマリズマブ<br>（ゾレア®） | 皮下<br>注射 | ・特発性の慢性蕁麻疹 | ・12歳以上 | ・注射部位反応 |
| IL-5 | メポリズマブ<br>（ヌーカラ®） | 皮下<br>注射 | ・好酸球性多発血管炎性肉芽<br>腫症 | ・なし（気管支喘息では「あり」） | ・注射部位反応 |
| CD20 | リツキシマブ<br>（リツキサン®） | 点滴<br>静注 | ・尋常性および落葉状天疱瘡<br>・全身性強皮症<br>・多発血管炎性肉芽腫症<br>・顕微鏡的多発血管炎 | ・なし（難治性ネフローゼ症候群<br>などでは「あり」） | ・注射時反応<br>・感染症 |

## Ⅵ JAK 阻害薬

サイトカインによる細胞内シグナルを伝達する蛋白であるヤヌスキナーゼ（JAK）を阻害する低分子化合物で，JAK を介するサイトカインの働きを抑制して，その効力を発揮する経口薬である．JAK には，JAK1，JAK2，JAK3，TYK2 の 4 種類があることが知られており，皮膚科領域では，JAK1/2 阻害薬であるバリシチニブがアトピー性皮膚炎，円形脱毛症に，JAK1 阻害薬であるアブロシチニブ，ウパダシチニブがアトピー性皮膚炎に，TYK2 阻害薬であるデュークラバシチニブが乾癬に，JAK3/TEC ファミリーキナーゼ阻害薬であるリトレシチニブが円形脱毛症に適用となっている．アトピー性皮膚炎では IL-4，IL-13，IL-22，IL-31，TSLP，乾癬で

は IL-23，円形脱毛症では IL-15，IFNγ などの働きを抑えることで，有効性を発揮していると考えられている．薬剤により頻度は異なるが，主な副作用は，単純疱疹，帯状疱疹などのウイルス性感染症，痤瘡，CK 上昇で，稀に血球減少がみられる．バリシチニブが 2 歳以上のアトピー性皮膚炎の小児に（バリシチニブは円形脱毛症の小児には適用なし），ウパダシチニブ，アブロシチニブ，リトレシチニブの 3 剤が 12 歳以上の小児に適用となっている（ウパダシチニブでは，体重 30 kg 以上であることも必要）．痤瘡を除くと，特に成人と比較して，小児で副作用が多いということはない．

## Ⅶ 免疫グロブリン大量静注療法（IVIg）

免疫グロブリンを短期間で大量に投与する治療法であり，皮膚科領域では，天疱瘡，類天疱瘡などの自己免疫性水疱症，皮膚筋炎（dermatomyositis: DM），好酸球性多発血管炎性肉芽腫症の神経症状，スティーヴンス・ジョンソン症候群（Stevens-Johnson syndrome: SJS）/ 中毒性表皮壊死症（toxic epidermal necrolysis: TEN）などの重症薬疹に適用となる．また，皮膚科以外の領域で用いられることが多いが，重症感染症でも使用可能である．非常に幅広い疾患に使用されるが，各疾患における作用機序の詳細は不

明である．皮膚科領域で，小児に使用することは珍しいが，小児科領域では川崎病で広く使用されており，小児での安全性は確立している．400 mg/kg/ 日を 5 日間連続点滴静注する．副作用として血液粘稠度上昇による血栓傾向がみられる．また，免疫グロブリン製剤の一部は，pH 5.5 以下の強酸性であり，血管外漏出をきたした際に，重篤な皮膚障害を誘発する可能性があるため，体動が多く，血管の細い小児では，投与中の注意深い観察が推奨される．

## Ⅷ その他の全身療法薬

### 1. エトレチナート

ビタミン A 誘導体で，角化異常を是正する作用をもっており，様々な炎症性角化症，角化症に適用を有する．実臨床上は，乾癬，扁平苔癬，毛孔性紅色粃糠疹などの炎症性角化症以外に，細胞増殖抑制作用を有することから，皮膚

T 細胞リンパ腫で使用される．主な副作用として，催奇形性，口唇炎，爪囲炎，皮膚の菲薄化，肝機能障害，骨棘形成による関節痛がある．催奇形性に関しては，体内蓄積性のある薬剤であり，内服中以外に，内服中止後，女性は 2 年間，男性は 6 か月間の避妊が必要である．幼小児では，上記に加えて，骨端の早期閉鎖な

ど骨形成障害をきたすため，使用には慎重な検討が望ましい．

## 2. アプレミラスト

乾癬に適用を有するホスホジエステラーゼ4（PDE4）阻害薬であり，免疫細胞，表皮角化細胞などに作用し，炎症性サイトカインの産生を減少させ，抑制性サイトカインの産生を増加させる．主な副作用は，頭痛，消化器症状で，正露丸や制吐剤の併用が副作用対策として有用な場合がある．小児への適用はないが，欧米からは，6～17歳の尋常性乾癬を対象とした多施設共同第III相試験の結果として，安全性は成人と変わらないことが報告されている[4]．

## 3. ジアミノジフェニルスルホン

葉酸拮抗作用，好中球・好酸球機能抑制作用を有するサルファ剤で，ハンセン病，持久性隆起性紅斑，ジューリング疱疹状皮膚炎（dermatitis herpetiformis Duhring），天疱瘡，類天疱瘡，色素性痒疹に適用を有する．実臨床ではより幅広い疾患に使用され，IgA血管炎〔旧称 ヘノッホ・シェーンライン紫斑病（Henoch-Schönlein purpura）〕や蕁麻疹様血管炎のような一部の血管炎，Sweet病や壊疽性膿皮症などの好中球性疾患，集簇性痤瘡，好酸球性膿疱性毛包炎などにも有効である．主な副作用として，溶血性貧血，メトヘモグロビン血症，肝機能障害，重症薬疹があげられる．小児に使用されることは少ないが，小児の場合，1～2 mg/kg/日で投与される[5]．

## 4. ヒドロキシクロロキン

Toll様受容体の機能阻害を起こし，抗炎症作用，免疫調節作用，抗マラリア作用，抗腫瘍作用など，多様な作用を発揮する薬剤である．わが国では，全身性エリテマトーデス（systemic lupus erythematosus: SLE）および皮膚エリテマトーデス（cutaneous lupus erythematosus: CLE）の治療に用いられる．最も留意すべき有害事象として，網膜障害があり，失明につながる可能性があることから，投与前から眼科医と連携が必要である．6歳以上の小児から投与可能で，身長から算出される理想体重で投与量を決定する．6歳以上であっても，身長136 cm未満の女児，134 cm未満の男児には投与できない．

## 5. プロプラノロール

乳児血管腫に適用を有するβブロッカーで，シロップ製剤が生後5週以上の乳児から使用される．基本的には，安全性の高い薬剤だが，頻度は低いものの，低血圧，徐脈，低血糖，気管支攣縮の危険性があり，小児科医との連携が必要である．少量（1 mg/kg/日，分2）から開始し，ゆっくりと1週間程度をかけて，維持量（3 mg/kg/日，分2）まで増量する．この間は入院して行うことが多い．また，乳児血管腫は自然消退する疾患であり，視覚障害，気道閉塞などの重篤な合併症の可能性，整容面での問題，増大速度などを考慮して，治療介入が必要か注意深く検討してからの使用が望ましい．

## 文　献

1) Kroger A, *et al*.: General Best Practice Guidelines for Immunization. Best Practices Guidance of the Advisory Committee on Immunization Practices（ACIP）. Last Updated August 1, 2023.
https://www.cdc.gov/vaccines/hcp/acip-recs/general-recs/index.html（2024年7月19日最終閲覧）

2) Beukelman T, *et al*: 2011 American College of Rheumatology recommendations for the treatment of juvenile idiopathic arthritis: initiation and safety monitoring of therapeutic agents for the treatment of arthritis and systemic features. *Arthritis Care Res*（Hoboken）2011; **63**: 465-482.

3) Gupta AK, *et al*: Tinea capitis in children: a systematic review of management. *J Eur Acad Dermatol Venereol* 2018; **32**: 2264-2274.

4) Fiorillo L, *et al*: Efficacy and safety of apremilast in pediatric patients with moderate-to-severe plaque psoriasis: 16-week results from SPROUT, a randomized controlled trial. *J Am Acad Dermatol* 2024; **90**: 1232-1239.

5) Wozel G, *et al*: Dapsone in dermatology and beyond. *Arch Dermatol Res* 2014; **306**: 103-124.

（宮垣朝光）

# 10 外科的療法

## ココがポイント!!

- 幼少期に行うべき手術なのか，待機的に成長してから手術を行うか，手術時期の検討が重要である．
- 小児期に外科的治療を行う場合，全身麻酔で行うか局所麻酔で行うかを年齢，疾患の種類，腫瘍の大きさなどから判断する．
- 局所麻酔で行う場合，術中の安静が保てるか，どのように安静を保つかについて検討する．
- 患児，保護者の不安を取り除くための工夫について検討が必要である．
- 単純縫縮が難しい場合，どのような再建法を選択するかについて十分に検討する．

## I 小児の外科的治療の特徴

### 1. 麻酔法の選択

　外科的治療はその麻酔法により，大きく局所麻酔手術と全身麻酔手術の2つに分けられる．小児の場合，特に問題となるのが局所麻酔手術である．大人であれば問題なく行える手技であるが，小児の場合は麻酔の痛みや手術の恐怖に耐えられず，術中の安静が保てないケースが存在するからである．局所麻酔手術が可能になる明確な年齢の基準はなく，個人差も大きいが，通常小学校入学前後の年齢で短時間の小手術は可能になるケースが多い．また，新生児や乳児などの超若年例では，部位や大きさにもよるが，患児が動かないように注意深く保持し，短時間で終わらせることが可能な場合もある．早期の診断が必要な場合のパンチ生検などにおいては，やむを得ずしばしば行われる手技であ

る．

　増大傾向がある腫瘍や，疼痛などの自覚症状を伴う疾患の場合には，待機せず全身麻酔で早期に治療することになるが，明らかな良性腫瘍や母斑などで変化がない場合は，全身麻酔で手術を行うか，局所麻酔可能な年齢になるまで待機するかを，保護者と相談のうえで選択することになる．待機的手術で問題のない疾患であっても，患児が物心つく前に手術を終えたいと希望するケースも存在する．特に顔面など露出部に腫瘍や母斑があり，整容的に保育園，幼稚園，小学校で友人などに指摘されることを心配して入園・入学前に治療の完結を希望するケースは少なくない．

### 2. 局所麻酔の極量

　小児の局所麻酔手術については，極量が少な

いため，たとえ安静が保てる患児でも，大きな面積の病変には対応できない点に注意が必要である．局所麻酔薬として最も頻用されるリドカインは，添付文書では小児への安全性は確立されていないと記載されているが，実臨床では世界中で数多く使用されており，安全性に問題はないと考えられている[1]．成人用量としてエピネフリン添加のないものは1回200 mg（1%液20 mL），エピネフリン添加のものは1回500 mg（1%液50 mL）が極量であるが，添付文書上では具体的な体重による用量設定はされていない．欧米では体重当たりの極量が設定されており，その極量はエピネフリン添加のないものは1回4.5 mg/kg，エピネフリン添加のものは1回7.5 mg/kgである[1]．つまり体重10 kgであれば，エピネフリン添加のない1%リドカイン液では4.5 mL，添加ありでは7.5 mL，20 kgではそれぞれ9 mL，15 mLであり，成人と比較して使用できる量が少ないため，どの程度の局所麻酔が必要になるか，事前にシミュレーションしておかなければならない．

## 3. 安静が保てない場合の局所麻酔の工夫

特殊な方法として，鎮静をかけて局所麻酔手術を行う方法がある[2]．局所麻酔時の痛みには鎮静は無効であるため，まず暴れられぬように押さえた状態で局所麻酔を行う．その後，トリクロホスナトリウムシロップや抱水クロラール坐薬などの鎮静薬を使用し，鎮静が十分に得られた状態で手術を行う．手術部位にはあらかじめ局所麻酔を行っているので，眠った後は気づかれずに手術が行えるという方法である．しっかり眠らせるポイントとして，昼寝をさせないでおくなど眠い状態で来院するようあらかじめ説明し，また空腹で来院後，局所麻酔後に鎮静薬とともにおやつなどを与えることにより，空腹が満たされ眠気を増強させると効果的であ

る．しかしながら，それでも眠らない場合や術中起きてしまう場合もあり，事前に対処法を決めておく必要がある．また，トリクロホスナトリウムシロップや抱水クロラール坐薬の効能効果は，小児における心電図などの理学的検査時の鎮静・催眠であり，手術は対象とされていないため，本当に必要な場合に限り，十分な説明と同意のもとで行う必要がある．

## 4. 小児の不安を取り除く工夫

子どもが感じる不安の原因は痛みへの恐怖感，漠然とした恐怖感，保護者から離れる不安などが主なものである．また子どもだけでなく，時に保護者が手術に対する不安を強く訴えるケースも存在する．小児手術への不安は局所麻酔だけでなく，全身麻酔でも同様であり，麻酔科では全身麻酔導入に際して様々な工夫が行われているが[3]，これらは局所麻酔手術にも応用可能なものが多い．保護者の不安を取り除くには丁寧かつデータや写真に基づいた客観的な説明を行うことが重要であり，手術の安全性，術後経過，疼痛コントロールなどについて具体的に説明する必要がある．子どもに対しては小道具が有効なことが多い．子どもが好きなぬいぐるみや玩具などがあれば，当日持参もらうとよい．また，画面をみせられる状況であれば，術中好きなアニメやテレビなどをみせておくのも有効である．子ども向けのBGMを流し，キャラクターグッズやシールなどをあちこちに配置し，手術室全体を殺伐とした雰囲気ではなく，子ども向けの明るい雰囲気にしておくことも有効な方法である．白衣や術衣の上にキャラクターシールを貼ったり，看護師がカラフルなエプロンを付けたりするような工夫も行われている．保護者には手術が始まる直前まで近くにいてもらう，手をつないだり声がけしたりしてもらうことも不安を取り除くうえで効果的である．

第Ⅰ部 ● 知っておきたい小児の皮膚の診かた・考えかた

## Ⅱ 手術手技の実際

### 1. 小児に対する外科的手技

　小児で皮膚外科的手技が必要となる疾患は，腫瘍や母斑に対する切除術±再建術のほか，炎症性疾患に対する皮膚生検も含まれる．腫瘍や母斑については，その疾患の性質や発症部位，患児や保護者の希望によって，麻酔方法や手術時期を決定する．また，再建については，病変の部位や大きさから①単純縫縮，②分割切除，③皮弁，④植皮，⑤組織拡張器（tissue expander: TE）[*1]による再建の中から選択する必要がある．小児の手術で比較的頻度の高い疾患として，脂腺母斑や先天性色素性母斑などがあるが，これらの疾患は単純縫縮できないケースも多く，再建の選択は重要な課題の1つといえる．

### 2. 皮膚生検

　炎症性疾患あるいは腫瘍性疾患に対し，皮膚生検を行うことがある．皮膚生検の手技そのものは成人の場合と変わりないが，どんなに小さなパンチ生検でさえも，暴れて安静が保てないケースがあるため，前述のように鎮静を加えたり，数人で押さえたりなど，安静を保つために何らかの工夫が必要になる．押さえて行う場合には，診断に必要な最低限の侵襲で，可能な限り短時間で終わらせるよう事前の準備をしっかり行っておく．顔面など，押さえることが難しく，小さな生検でさえも安全が保てないケースでは，たとえ手術時間が数分であっても全身麻酔を選択するケースもある．

### 3. 分割切除

　腫瘍や母斑に対して病変を数回に分けて切除する方法である．分割切除の適応は2つあり，①1回では縫縮が難しい大きさである場合，②1回で切除すると縫合創が長くなってしまう場合である．

　①は皮弁や植皮にするほどの大きさではない，あるいは皮弁や植皮は行いたくないが，1回では単純縫縮が難しい大きさである場合に適応となる．初回手術で縫縮可能な限り切除し，皮膚のテンションにゆとりの出てくる数か月後に2回目の手術を行うという方法である．場合によっては，3回以上の分割切除を行う場合もある．2回目以降の手術時期は，皮膚のテンションにもよるが，およそ半年前後で可能となるケースが多い．2回目以降の手術時に，前回手術の切除瘢痕が太くならないよう，真皮縫合をきっちり行い，テーピングを継続してもらうことが重要である．また，最後の切除時にはW形成術やZ形成術を行うことにより，一直線の傷よりも最終的な傷跡が目立ちにくくなる（図1）．

　②は病変の形の問題により，1回で切除すると縫合創が長くなるケースである．単純縫縮するためには紡錘形に切除する必要があるため，腫瘍や母斑の長径よりも随分と縫合創が長くなってしまうケースが存在する．この場合，1回目の切除で残存病変を紡錘形にすることにより，2回目の切除の際に最小限の切除範囲で手術を行えるため，最終的な縫合創を短くすることができる（図2）．

### 4. 皮弁，植皮，組織拡張器（TE）による再建

　単純縫縮や分割切除が難しい症例では再建法として皮弁，植皮，TEによる再建を検討する（表1）．皮弁は欠損部近くの皮膚から再建を行う方法であるため，color matchやtexture matchが優れる点が最大の利点であるが，再建できる面積が限られる．植皮は大きな面積でも一期的に再建できる点が最大の利点であるが，整容面

---

[*1]: 皮下に挿入したシリコンバッグに生理食塩水を注入して組織の拡張を図る器具．

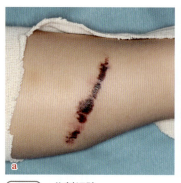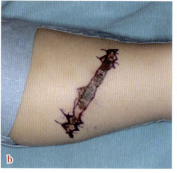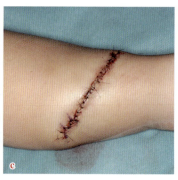

図1 分割切除
a：分割切除2回目の術前，b：W形成術を用いた分割切除2回目の皮切デザイン，c：分割切除2回目の術後．

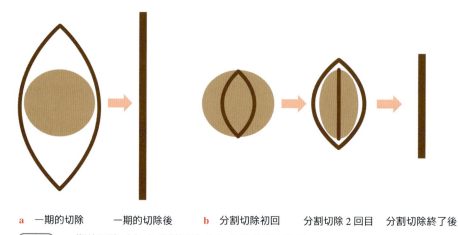

a　一期的切除　　一期的切除後　　b　分割切除初回　　分割切除2回目　　分割切除終了後

図2 一期的切除（a）と分割切除（b）の縫合創の比較

表1 各術式の利点と欠点

|  | 分割切除 | 皮弁 | 植皮 | 組織拡張器（TE） |
|---|---|---|---|---|
| 利点 | ・難易度が低い<br>・合併症のリスクが低い | ・整容面で優れる | ・大きな面積でも可能<br>・比較的難易度は低い | ・整容面で優れる<br>・大きな面積でも可能 |
| 欠点 | ・面積が限られる<br>・複数回の手術 | ・面積が限られる<br>・難易度が高いものも多い | ・遠隔健常皮膚の犠牲<br>・整容面で劣る<br>・生着まで安静を要する | ・複数回の手術<br>・頻回な通院<br>・合併症のリスク |

で皮弁やTEより劣り，また生着までの安静期間を要する点が，小児では特に難しいケースも存在する．TEによる再建は，大きな面積を整容的に優れた方法で再建できる点が最大の利点であるが，手術が二期的になる点や，TEを拡張するために頻回な通院を要する点，再建までの合併症のリスクが高い点が欠点としてあげられる．先天性巨大色素性母斑など，分割切除や皮弁での再建が不可能な大きさの場合において，しばしば行われる手技である．1回のTE手術では切除できない場合，同時に複数のTEを挿入したり，TE手術を数回繰り返すこともある（図3）．

どの方法にも利点，欠点があるため，症例に応じての選択となるが，手術侵襲の大きさも踏まえて判断すると，単純縫縮が不可能な場合，

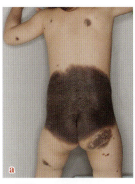
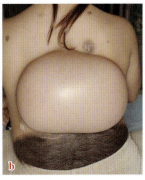
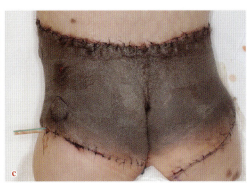

図3　組織拡張器（TE）による再建
a：背部から臀部にかけての先天性巨大色素性母斑，b：初回のTE挿入中，c：2回のTEによる再建術後．

まず通常分割切除を第一に考え，難しければ皮弁を選択，皮弁も難しいケースでは植皮かTEによる再建かを，患児の年齢や保護者の意向を踏まえて決定する必要がある．

### 文　献

1) 田村敦志: 局所麻酔薬．*Monthly Book Derma* 2017; **255**: 189-196.
2) 前川武雄: 表皮母斑・脂腺母斑．神人正寿，他（編），皮膚科診療 秘伝の書，南江堂，2022; 172-177.
3) 村田　洋: 満足感を追求した麻酔—とくに術前のケアマインド—こども達が安心して手術に臨めるように—母児の不安からの解放を目指して—．日臨麻会誌 2006; **26**: 40-47.

（前川武雄）

# 11 学校保健

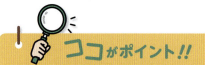

**ココがポイント!!**

- 学校保健とは，学校現場における「保健管理」と「保健教育」である．
- 全国的な皮膚科の学校保健活動は1993年の日本臨床皮膚科医会に学校保健推進委員会ができたのが始まりで，現在では日本小児皮膚科学会，日本皮膚科学会と協力して取り組んでいる．
- アトピー性皮膚炎の患児の多くが内科健診では見逃されている．
- 小児期からの太陽紫外線防御対策は大切である．
- 子どもの足の健康のために適切なサイズの靴と正しい履きかたが大切である．

## I 学校保健の歴史

学校保健は1872年の学制発布と同時に始まったといえる．当時の日本は，痘瘡・コレラなどの伝染病の大流行にさらされており，学校はその最も危険な媒介所になるおそれがあることから，学制の第211章で「小学校ニ入ル男女ハ種痘或ハ天然痘ヲ為シタルモノニ非レバ之ヲ許サズ」と規定されている．現在でも学校保健安全法には感染の予防・蔓延を防ぐべく学校感染症が定められており，今回の新型コロナウイルス感染症流行拡大への対応は，学校保健の当初の目的を再認識させられる出来事であった．

当初は「学校衛生（school hygiene）」と呼ばれ，感染症，虫歯，トラコーマ，結核などへの対策としての「環境衛生」と「健康管理」に重点が置かれて，学校における子どもの健康管理と発育発達を推進するための制度が整えられた．昭和になると健康教育活動も始まり，1945年には「学校保健（school health）」と改められ，GHQの指導もあり「健康教育」へもさらに力を入れるようになってきた．

## II 学校保健とは

学校保健は，世界に誇れるわが国独自の活動であり，文部科学省のホームページをみると「学校保健とは，学校において，児童生徒等の健康の保持増進を図ること，集団教育としての学校教育活動に必要な健康や安全への配慮を行うこと，自己や他者の健康の保持増進を図ることができるような能力を育成することなど学校における保健管理と保健教育」と載っている．

皮膚科的に言い換えると，皮膚疾患の早期発見と適切な治療および皮膚科に関する正しい知識の普及となる．「保健管理」として問題となるのが，学校感染症，アトピー性皮膚炎，思春期以降にほとんどの子どもが一度は罹患する尋常性痤瘡，「保健教育」では太陽紫外線防御対策，正しい知識をもたずに引き起こされるおしゃれ障害や足のトラブル，新たな課題として新型コロナウイルス感染症を想定した新しい生活様式によって生じる皮膚トラブルがあげられる．これらの皮膚科的課題を解決するには，既存の3科校医（内科，眼科，耳鼻咽喉科）では対応ができないことから皮膚科医の助言が必要となるが，学校医に就いている皮膚科医はほんどいないのが現状であり，学校現場で困ったときに皮膚科医に相談できる制度の確立が待たれる．

## Ⅲ 学校医

1894年5月に東京市麹町区，同年7月に神戸市内の小学校に学校医が置かれたのが日本における学校医の始まりである．1898年には，「公立学校ニ学校医ヲ置クノ件」ならびに「学校医職務規程」が公布され，学校医制度が定められた．

学校医は学校の設置者や地域の教育委員会の要請に応じて，地域医師会の紹介・推薦で任命される．公立学校の学校医は，地方公務員法で定める特別職非常勤嘱託員で，給与は地方交付税交付金で賄われる．その仕事としては，児童生徒および教職員の健康診断，保健指導，疾病の予防処置や学校保健計画の立案への参与，学校の環境衛生に関する指導・助言などがある．

## Ⅳ 専門相談医（専門校医）

2003年，日本医師会から「近年における児童生徒の学校保健に関する諸問題を重視し，特に喫緊の課題である心の問題，性の問題，スポーツ障害やケガの問題，アトピー性皮膚炎などのアレルギー疾患については従来の内科・耳鼻科・眼科校医の3科体制では十分な対応がしきれず，各々の専門科である精神科，産婦人科，整形外科，皮膚科による専門相談医（専門校医）が必要」との提言がなされた．

この提言を受けて，文部科学省は，学校の要請に基づきそれぞれの課題の専門医を派遣するなどして児童生徒の健康相談や健康教育を行う4科（精神科，産婦人科，整形外科，皮膚科）による専門相談医（専門校医）の定着を目指し，都道府県教育委員会への委嘱事業を始めた．「学校・地域保健連携推進事業（2004〜2007年度）」，「子どもの健康を守る地域専門家総合連携事業（2008〜2011年度）」，「学校保健課題支援事業（2012〜2014年度）」，「学校保健総合支援事業（2015〜2018年度）」と15年間展開してきたが，専門相談医（専門校医）制度は定着せず，現在に至っている．

## Ⅴ 皮膚科の学校保健への取り組み

皮膚科の全国的な学校保健への取り組みは，1993年に日本臨床皮膚科医会（以下，日臨皮）に学校保健推進委員会（現 学校保健委員会）が設置されたのが始まりであり，2000年以降は各都道府県支部に学校保健担当者を配置して学校現場からの依頼に対応することが可能となっている．その後，2004年に日本小児皮膚科学会（以下，日小皮）に学校保健委員会が，2008年に日本皮膚科学会（以下，日皮）に学校保健ワーキンググループが設立され，現在で

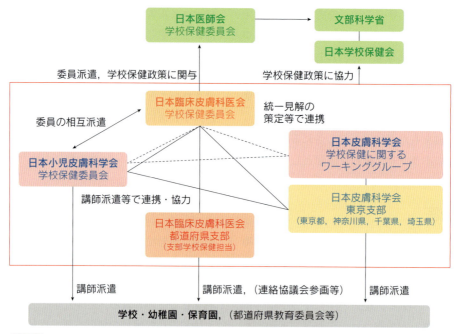

**図1** 学校保健活動における皮膚科3学会の協力体制
日本臨床皮膚科医会学校保健委員会は都道府県支部に学校保健担当者を配置している．また，日本小児皮膚科学会学校保健委員会，日本皮膚科学会学校保健に関するワーキンググループに相互の委員を派遣して協力体制をとっている．
（大川　司: Monthly Book Derma 2016; **242**: 231-241 より改変）

は皮膚科3団体が連携して（図1），日本医師会，日本学校保健会の委員会にも委員を派遣し，学校保健の皮膚科的課題解決のために様々な活動を行っている．

日臨皮学校保健委員会の具体的な活動としては，会長諮問に対する答申作成，皮膚科における学校保健活動の推進として学校生活管理指導表[*1]（アレルギー疾患用）の活動推進，都道府県および郡市区医師会での皮膚科学校保健活動の推進，文部科学省からの指針や皮膚科関連学会からガイドラインなどがない皮膚科的課題に対する統一見解の取りまとめと公表などを行っている．さらに学校現場へ出向いて講演を行う際に活用できる教育用教材（表1）の作成・配布，関連学会での活動報告などもあげられる．

## Ⅵ 学校現場における皮膚科的課題

### 1. アトピー性皮膚炎

皮膚科的健康管理で最も重要な疾患はアトピー性皮膚炎と考える．

2022年度の学校保健統計調査報告書（速報値）をみると，内科健診でアトピー性皮膚炎を指摘されたのは小学生3.1%，中学生3.0%だが，同年に日本学校保健会が行った「アレルギー疾患に関する調査報告書」ではアトピー性皮膚炎の有病率は小学生5.9%，中学生5.3%

---

[*1]: 病気をもつ児童について，学校で配慮・管理が必要であることを，主治医の記載に基づき，保護者が学校に申告するための書類．

| 表1 | 日臨皮学校保健委員会作成教育用教材 |
|---|---|
| 教材① | 『アトピー性皮膚炎－学校生活における管理と指導』2018年改訂版<br>大川　司（日本臨床皮膚科医会学校保健委員会）作成担当 |
| 教材② | 『おしゃれ障害－「きれいになりたい」から始まる皮膚トラブル』2017年改訂版<br>岡村理栄子（岡村皮フ科医院）作成担当 |
| 教材③ | 『紫外線と皮膚－ホントは怖い紫外線（第21回日本臨床皮膚科医会総会・学術大会市民公開講座）』2007年改訂<br>石川　治（群馬大学大学院）提供 |
| 教材④ | 『紫外線と皮膚－学校生活における具体的な紫外線対策「学校生活および保育所・幼稚園での集団生活における紫外線対策に関する日本臨床皮膚科医会・日本小児皮膚科学会の統一見解」／環境省「紫外線環境保健指導マニュアル2015」準拠』2017年改訂版<br>島田辰彦（日本臨床皮膚科医会学校保健委員会）作成担当 |
| 教材⑤ | 『学校保健における感染症－学校伝染病：疾患とその対応』2015年改訂版<br>日野治子（日本小児皮膚科学会学校保健委員会）作成担当 |
| 教材⑥ | 『にきび－発症機序，治療，スキンケア』2012年初版<br>林　伸和（日本臨床皮膚科医会学校保健委員会）作成担当 |
| 教材⑦ | 『学校現場における皮膚の応急処置－けが，きず，やけどの対処法』2014年初版<br>川端康浩（川端皮膚科クリニック）作成担当 |
| 教材⑧ | 『中高生に必要な性感染症の知識』2014年初版<br>安元慎一郎（安元ひふ科クリニック）作成担当 |
| 教材⑨ | 『学校現場で役立つ食物アレルギーの知識』2015年度初版<br>岡野伸二（日本臨床皮膚科医会学校保健委員会）作成担当 |
| 教材⑩ | 『子どもの足育－学校生活における具体的な足育指導－』2022年初版<br>高山かおる（東京医科歯科大学）作成担当 |
| 教材⑪ | 『子どもの汗に関わる疾患：多汗症－学校生活において支障が出る汗の疾患と学校ができる具体的指導』2024年初版<br>藤本智子（東京医科歯科大学）作成担当 |

日本臨床皮膚科医会学校保健委員会はスライド原稿（パワーポイント版）と解説（ワード版）からなる教育用教材を2024年6月までに11種類作成し，都道府県支部の学校保健担当者に配布した．活用したい際には支部の学校保健担当者に連絡をしてほしい．

だった．また，皮膚科医がアトピー性皮膚炎の検診を行っている群馬県前橋市の同年度のアトピー性皮膚炎の有病率は小学1年生（パイロット校14校）10.6%，中学1年生（市立全20校）9.2%であり，同年度の広島県広島市安佐北区，安佐南区の3つの小学校1年生，6年生を対象に行った結果も1年生が15.1%，6年生16.4%と決して少なくはない．これらの結果から，現行の内科健診ではアトピー性皮膚炎の多くが見逃されている可能性が大きいことが示唆される．内科健診の予備調査などで保護者からアトピー性皮膚炎に罹患しているという報告があった際には，健診時にその旨を内科校医に事前報告してほしい．また，健康診断マニュアル2015年度改訂（日本学校保健会）[1]にある新たな保健調査票には7つの皮膚科項目があり，そのなかにはアトピー性皮膚炎を想定した「肌がかゆくなりやすい」，「肌があれやすい，かぶれやすい」という問いを設けてあるので，内科健診での見落とし削減のために，その活用が広がることを切に願っている．

## 2. 太陽紫外線防御対策

春休みの合宿や夏場の屋外競技に参加して太陽紫外線（以下，紫外線）を無防備に浴びた結果，皮膚の免疫低下を招いて口唇ヘルペスを発症したり，プール授業での日焼け（強い紫外線が原因となる一種のやけどといえる）をして皮膚科医療機関を受診する児童生徒は今でもいる．

世界保健機関（WHO）は，皮膚も免疫も未熟な子どもに早期から太陽紫外線防御対策（以下，紫外線対策）を行うように提言しており，

このことは子どもが多くの時間を過ごし，水泳授業をはじめとする体育授業，課外活動などの屋外活動が豊富な学校生活でも大切といえる．

オーストラリアをはじめとする海外の多くの地域では皮膚がん，特に悪性黒色腫（メラノーマ）の予防のために行政が中心となり紫外線対策を始めたのに対して，わが国では化粧品メーカーが中高年女性の光老化（しみ，しわ等）予防のために紫外線対策の必要性を大きく発信したのが始まりであった．そのためか，行政が行った対策は，1998年に母子手帳から「日光浴」の文字を削除したことと，環境省が紫外線環境保健マニュアル[2]を刊行したことのみであり，学校生活における紫外線対策の指針を文部科学省は出していない．しかも，日臨皮学校保健委員会が独自で行ったアンケート調査では学校現場で紫外線環境保健マニュアルはほとんど活用されておらず，紫外線対策への対応は学校・地域によってまちまちであった．日臨皮は，その現状を鑑み，2011年10月，学校生活における紫外線対策に関する日臨皮の統一見解を発表し，2015年9月，新たに保育所・幼稚園編を加えて日小皮との2学会による統一見解（図2）として発表した．2018年4月，千葉市が市立の全171校に児童生徒を紫外線から守るように通知した文書には，学校生活で用いるのに適したサンスクリーン剤として，①SPF 15以上，PA＋＋〜＋＋＋の表示のあるもの，②無香料および無着色の表示があるもの，③プールでは，耐水性かウォータープルーフの表示のものと2学会の統一見解が引用されている．

学校の水泳授業の指針となる「学校における水泳プール保健衛生管理 平成28年度改訂」（日本学校保健会）の「水泳と皮膚の健康」[3]の項目にも，「日焼け止めクリームは，どうしたらよいですか」との問いに対して，日焼け止めクリームの使用を許可している学校が40.0〜53.9％と日焼け止めクリームに対する学校現場での理解が広まっていること，耐水性の日焼け止めクリームを使用してもプールの水質が汚濁

されないとの複数の実証実験の報告があることなどを理由に，2学会の共同見解を引用して「日焼けしやすい児童生徒や光線過敏のある児童生徒には，日焼け止めクリームを使用させてください」と明記されている．

## 3. 足育

日常診療において，子どもたちの足（足首より先）の胼胝，鶏眼，尋常性疣贅をはじめとする皮膚トラブルを診療することは珍しくなく，巻き爪，陥入爪（図3）のような爪の変形には外反母趾や開張足のような趾や足の変形を伴うことも多い．子どもの足は発達途中にあるためにサイズの合わない靴を履いたり正しい靴の履きかたをしていなかったりすることで容易に変形をきたしやすく，これが足のトラブルを引き起こす大きな要因となっている．しかしながら，そのことを認識している子ども自身はもとより保護者もほとんどいない．このような現状を変えるべく活動している団体として，特定非営利活動法人日本足育プロジェクト協会や足育研究会などがあるが，日臨皮でも2020，2021年度の会長諮問として学校保健委員会に「児童生徒等の健全な足の発育に必要な正しい知識の普及」が出され，会員向けに教育用教材の作成を行った．

なお，「足育」の読み方は，靴メーカーのアキレス株式会社が2011年に「ソクイク」と商標登録しているので，日本教育シューズ協議会（JES）が提唱しているように「アシイク」と読むのが望ましい．

### a. 足のトラブルの実態

日本学校保健会の児童生徒の足に関する実態調査（2006〜2008年）として1万人以上の児童生徒の足計測とアンケート調査を行った結果[4]によると，何らかの足のトラブルを経験したことのある児童生徒は，小学校低学年31％，小学校高学年40％，中学生57％，高校生は74％と，足の計測調査に参加した児童生徒の43％に達した．また，靴のサイズは70〜

お子さんとその保護者さん，ならびに学校の先生方へ

## 学校生活における紫外線対策に関する具体的指針

　紫外線対策は美容目的だけではありません．不必要に過剰な紫外線に曝露されることにより，健康に様々な悪影響が生じます．子どものときから適切な紫外線対策を行うことは，生涯にわたり健やかな肌を保つために大切な生活習慣の1つです．

### 1. 屋外活動

**1) 時間を工夫する**

　紫外線は，1日のうちでは早朝や夕方は非常に弱く，10時から14時が強くなります．なるべく紫外線の弱い時間に屋外活動を行い，紫外線の強さを表すUVインデックスを参考にして強い時間に行うときは紫外線対策をきちんと行いましょう．1年のなかでは4月から9月が強く，皮膚は色素を増し角層（皮膚の最外層）が厚くなることで春先より夏から秋にかけて紫外線に対する抵抗力が強くなります．運動会など，長時間，紫外線を浴びる行事は春よりも秋がよいでしょう．

**2) 場所を工夫する**

　日陰は日向の約50%に紫外線が減るので，テントやパラソル，よしず等を積極的に利用しましょう．曇りでも晴天の80%以上の紫外線が出ているので対策は必要です．

**3) 帽子，服で覆う**

　帽子のつばが7センチあれば約60%の紫外線をカットできるので，なるべく被るようにしましょう．七分袖や襟付きのように体を覆う部分の多い服のほうが紫外線から肌を守ることができます．生地の色は濃い色のほうが紫外線を吸収しますが，熱中症の懸念から，白か淡い色のもので，織目や編目がしっかりした綿かポリエステル・綿の混紡素材のものを選ぶとよいでしょう．

**4) サンスクリーン剤を上手に使う**

　サンスクリーン剤の強さを示すSPFと紫外線防御能は直線的には比例せず，むやみに強いものを使わずともSPF 15以上であれば学校生活における紫外線対策としては十分です．ただし，たっぷりと均一に塗らないと期待どおりの効果は得られません（塗る量は顔ではクリームならパール大，液なら1円玉大を手のひらに取って塗り伸ばし，同じ量で2回塗りしてください．首，胸元，腕や背中なども塗り忘れや塗りむらがないように塗ってください）．屋外活動の15分前までに塗ると肌になじんで青白さが目立たなくなります．また，効力が弱くなったり，汗で流れたりもするので，2，3時間ごとに重ね塗りするとより効果的です．

### 2. 水泳授業

　最も肌を露出し，紫外線の影響を受けやすいので，紫外線対策は重要です．

**1) 時間を工夫する**

　紫外線の強い時間をなるべく避けましょう．

**2) 場所を工夫する**

　室内プールの利用，プールの上に天幕を張るなどして泳ぐときの紫外線を防ぐのが理想ですが，プールサイドにテントを用意すれば，泳がないときの紫外線から肌を守ることができます．

**3) 服で覆う**

　プール外での体操着の着用や，泳ぐときにラッシュガードを着用するのも紫外線防御に役立ちます．

**4) サンスクリーン剤を上手に使う**

　プールの水質汚濁が懸念されていますが，耐水性サンスクリーン剤を使用しても汚濁されないことは複数の実証実験で明らかになっています．必要なときには使用を許可しましょう．塗る時間は午前の授業であれば通学前に自宅で，午後の授業であれば昼休みに場所を決めて塗るようにすると時間の無駄がなくてよいでしょう．

### 3. 子どもが使うのに適したサンスクリーン剤

　学校生活で用いるのに適したサンスクリーン剤は以下の条件を満たすものが推奨されます．

①「SPF 15以上」，「PA++〜+++」を目安
　普通の学校生活においては高SPFのものをむやみに使う必要はありません．
②「無香料」and「無着色」の表示があるものに制限
③プールでは「耐水性」or「ウォータープルーフ」表示のもの

　紫外線は必ずしも怖いものではありませんが，上手に付き合っていくことは重要です．特に紫外線に短時間当っただけで，真っ赤になるけれど色素沈着にならないお子さんのケアは大切です．

平成27年9月

**図2　学校生活における紫外線対策に関する日臨皮・日小皮の統一見解**
統一見解（2015）は，「屋外活動」，「水泳授業」，「子どもが使うのに適したサンスクリーン剤」の3部よりなる．作成するにあたり，WHO提言，オーストラリア，米国の対策や，紫外線環境保健マニュアル（環境省）に準拠した．

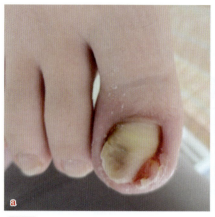
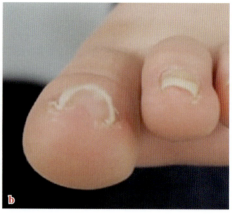

**図3　陥入爪と巻き爪**
陥入爪（a）は爪が周りの皮膚に食い込んで炎症を起こしている状態で，巻き爪（b）は爪甲が弯曲している状態を指す．時に巻き爪には陥入爪を合併する．
（日本臨床皮膚科医会学校保健委員会（編）：皮膚科専門校医のための健康教育用教材⑩子どもの足育－学校生活における具体的な足育指導－．2022）

76％の子どもは大きめの靴を履いており，足長と靴のサイズが合っている子どもが15～19％と少なく，2.0 cm以上大きな靴を履いている子どもの約半数に足トラブルが発生していた．

### b．足のトラブルへの対応

#### 1）爪の切り方

足指の爪は，先端の白い部分を少し残して爪の形が四角になるように爪の先端を横にまっすぐに切り角は削って傷つけないようにする（スクエアオフ）．

#### 2）靴のサイズの選び方

軽くて幅広，足を締めつけず，手を使わないで履ける靴が好まれ，実寸法より大きい靴を選ぶ人が多いようだが，以下のような点に気を付けて選ぶとよい．

①つま先に1.0 cm程度の余裕があり，運動時につま先が靴の先端にあたらない（足長の適合）．
②踵から甲が足にフィットして，運動時に前後左右に足がずれない（足幅・足囲の適合）．
③靴先端部に足指を十分に動かせるゆとりがある（前足部の適合）．
④踵のカーブと足が合い，歩行時や運動時に踵がずれない（後足部の適合）．
⑤圧迫感や不快感がない（形状の適合）．

#### 3）靴の履きかた

日本人が長年馴染んできた下駄や草履は第1趾と第2趾で鼻緒をしっかり挟み，第1趾間に固定して履いていたが，靴に鼻緒はないので踵と靴を合わせ，靴の中で足が滑らないように以下のような点に気を付けて履くとよい．

①片膝をついてしゃがみこみ，体を安定させる．
②踵を床にトントンとして，踵と靴の後端を合わせる．
③片側マジックベルトであれば，靴の両側を引き寄せた状態でベルトを止めて固定する．

紐靴の場合は，足の甲がぴったりと靴のベロに密着するように，靴紐は下のほうからきっちりと締めて，最後に固く蝶結びをして緩まないように固定する．

## 文　献

1) 文部科学省スポーツ・青少年局学校健康教育課（監修）: 児童生徒等の健康診断マニュアル. 平成 27 年度改訂, 日本学校保健会, 2015; 14-17（保健調査票）.
https://www.gakkohoken.jp/book/ebook/ebook_H270030/index_h5.html#14-16（2024 年 5 月 15 日最終閲覧）
2) 環境省環境保健部環境安全課: 紫外線環境保健マニュアル 2020. 環境省, 2020.
https://www.env.go.jp/chemi/matsigaisen2020/matsigaisen2020.pdf（2024 年 5 月 15 日最終閲覧）
3) 日本学校保健会: 学校における水泳プール保健衛生管理. 平成 28 年度改訂, 2016; 31（第 3 章 5 水泳と皮膚の健康）.
https://www.gakkohoken.jp/book/ebook/ebook_H290010/index_h5.html#26-31（2024 年 5 月 15 日最終閲覧）
4) 日本学校保健会: 足の健康と靴のしおり. 平成 21 年度改訂版, 2009.
https://www.gakkohoken.jp/uploads/books/photos/a00036a4d8036789c40b.pdf（2024 年 5 月 15 日最終閲覧）

（島田辰彦）

# 12 虐待とその対応

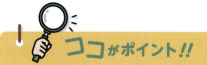

- 外見から判断することが難しい場合が多いため，注意すべき年齢，受傷部位・数，特徴的な所見を知っておくことが必要である．
- 6か月未満の皮膚損傷は特に注意する．
- 皮膚所見のほかに病歴，ネグレクトの有無，他部位の損傷，過去の損傷の有無などに留意する．

　皮膚損傷は身体的虐待のなかで最も多くみられる所見である．虐待による暴力は反復され，しだいにエスカレートする可能性があるといわれており，虐待を受けた子どもが介入なく元の環境に戻された場合，再び虐待される可能性は高く，死亡リスクも高くなるといわれている．Sheetsら[1]は死亡事例を含む明らかな身体的虐待を受けた乳児のうち，27.5％が以前に虐待を疑う軽微な外傷がみられることがあるとし，これをセンチネル外傷〔警告損傷（sentinel injury）〕として報告している．センチネル外傷のうち80％が皮膚損傷，11％が口腔内損傷であり，虐待診療における皮膚所見の重要性が示されている．また，センチネル外傷の95％が生後6か月までに生じており，つかまり立ち前の乳児の皮膚損傷所見を診た場合には，虐待を念頭に置いて診察にあたることが必要である．軽微な損傷の段階で介入することで，その後の重篤な虐待を防げる可能性がある．一方で，身体的虐待と診断した打撲傷の大きさは，虐待ではないものと有意差はないとする報告もあり[2]，虐待によるものかどうかを外見だけで判断するのは難しい．このため，皮膚所見より虐待診断を行うためには，その臨床的特徴を知ることが必要である．

## I 皮膚損傷の特徴

　虐待における皮膚損傷は機械的原因によるもの（擦過創，裂創，挫創，剝脱創，皮膚変色等）と，熱傷や凍傷などの非機械的原因によるものに分類される[3]．

### 1. 機械的原因による皮膚損傷

#### a．年齢

　あらゆる年齢で生じるが，特に6か月未満の児で注意が必要である．

　虐待を疑われていない小児で皮膚損傷がみら

表1　4歳未満児の皮膚損傷から虐待を見分けるためのスクリーニングツール TEN-4-FACESp

| T | Torso | 体幹＝胸部，腹部，背部，臀部，泌尿生殖器 |
| E | Ear | 耳 |
| N | Neck | 頸部 |
| F | Frenulum | 小帯 |
| A | Angle of jaw | 下顎角 |
| C | Cheeks | 頬 |
| E | Eyelids | 眼瞼 |
| S | Subconjunctivae | 結膜下出血 |
| p | patterned | パターン損傷 |

部位によらず4か月以下の児の損傷すべて

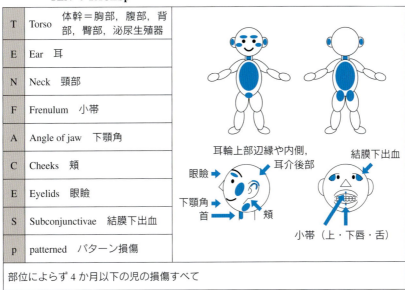

(Pierce MC, et al.: JAMA Netw Open 2021; 4: e215832 を参考に作成)

れる割合は，6か月未満児で0.6％しか認めなかったという報告もあり[4]，特に注意が必要な年齢といえる．

**b．部位**

体幹，耳，顔面，頸部などが多い．意図的でない偶発的な損傷では，前額部，膝部，脛部など骨の突出部に多く，身体の中心より遠位部に多い．

虐待を疑うのものでは衣類で隠れる部分が多く，一か所に複数の損傷があることが多い．

**c．スクリーニングツール**

4歳未満の虐待を疑う皮膚損傷のスクリーニングツールとしてTEN-4-FACESpが報告されている（表1）[5]．これは，偶発的なものよりも虐待によるものを疑う部位を示したもので，該当する部位に損傷がある場合やパターン損傷を呈する場合は注意して診察する．また，4か月以下の児においてはいずれの部位においても注意が必要である．

- **耳の損傷**：頭部側面に平手打ちを受けると耳輪内側を受傷することが多い．激しい平手打ちにより，耳介に点状出血がみられることがある．外耳道の損傷や鼓膜穿孔をきたすこともある．耳介前面に損傷を認めた場合は後部にも損傷を認めることがあるため，耳介後部の診察も行う．

- **口腔内損傷**：小帯（上唇，下唇，舌）損傷は偶発的な転倒によって起こることがあるが，8か月〜1歳半くらいまでが多い．6か月未満児や重症心身障害児の小帯の損傷は虐待を疑う．また，6か月未満児の舌の裂傷，頬粘膜，歯肉，または口蓋の損傷も注意が必要である[3]．

- **パターン損傷**：何らかのパターンを形成しているもの．損傷を与えた物が想起できるもの．損傷例を**表2**[3]に示す．

**d．咬傷**

ヒトによる咬傷は虐待を疑う．歯型が加害者の判別に有用なことがあるため，写真に残す．

両側の犬歯間距離から子どもによるものか成人か判別可能なことがあるため，可能であれば測定する．唾液からDNA検査ができることがあるため，受傷後時間がたっていない場合は，滅菌生食でしめらせたスワブでDNA検体の採

表2　パターン損傷例

| | | |
|---|---|---|
| ●● | つかむ | 指先の形，円形 |
| ❚❚ | つねる | 向き合った2つの三日月形 |
| ●●●● | 固く握った拳 | 関節の形で並んだ円形の損傷 |
| 〰 | 平手うち | 平行の線状で中心部は損傷を認めない |
| 〰 | ベルト電気コード | ループ状，平行線状で中心部は損傷を認めない |
| 〰 | ロープ | 線状，索状で擦過創が散在する |
| 〰 | 家庭用品 | 物，器具の形をした外傷（図はハンガー） |

（日本小児科学会こどもの生活環境改善委員会：子どもの虐待診療の手引き．改訂第3版，日本小児科学会，2022を参考に作成）

取を行う．

## 2. 非機械的な原因による熱傷

高温の液体や物体，蒸気，炎，化学物質，電気などが原因となるが，ここでは，高温の液体と物体による熱傷について述べる．**表3**に虐待を疑う熱傷の特徴を示す．

年齢は全年齢にみられるものの，特に5歳未満に注意が必要である．虐待による熱傷は，回避できない状況で負うことが多いため，熱傷深度は深く境界が明瞭なものが多い．

虐待でない偶発的な高温の液体による熱傷では，飲み物などの容れ物を引っ張って受傷することが多い．液体が飛び散ったような痕があり，熱傷深度は均一ではない．また部位は非対称で頭，下肢，頸部，体幹，顔面，上半身に認めることが多い．

虐待の可能性が高いものは，風呂などの熱い湯につけるもので，両側対称性で境界明瞭である．ほかに打撲傷や骨折が認められることがあ

表3　虐待を疑う熱傷

| | |
|---|---|
| 年齢 | 特に5歳未満 |
| 熱傷深度 | 全層（III度）熱傷，深達性II度熱傷 |
| 部位 | 背部，臀部，会陰部，髪の生え際など<br>風呂などの湯につけられたものは両側対称性で下肢，会陰を含む |
| 高温液体 | 不揃いで飛び散ったあとがない，境界が明瞭，熱傷深度が均一<br>入浴時の熱傷（両側対称） |
| 高温物体 | たばこが多い<br>境界明瞭，熱傷深度が均一<br>複数存在することが多い<br>損傷を与えた物が推定できることが多い（パターン痕） |
| 病歴 | 保護者の監督不足，受傷機転が不明瞭，児童相談所などの以前もしくは現在の関わり<br>他部位の外傷（打撲，骨折等） |

第I部 ● 知っておきたい小児の皮膚の診かた・考えかた

る．虐待を疑う高温の物体による熱傷も境界明瞭で熱傷深度が均一なのが特徴である．また損傷を与えた物が推定できるパターン痕なども認められる．

## Ⅱ 検査項目

皮膚損傷での一般的なスクリーニング検査には出血性疾患のスクリーニングとして，血算，PT，APTT，フォン・ヴィレブランド因子（von Willebrand factor: vWF），出血時間，必要時 VIII 因子，IX 因子，XIII 因子などがある．2 歳未満では虐待の種別を問わず，全身骨撮影を行う．打撲痕のある部位により CT や超音波検査などの画像検査を施行する．

## Ⅲ 診察の流れ

上述の年齢，受傷部位・数，特徴的な皮膚所見より虐待の可能性の高い所見を認めたら，詳細に病歴を聴取することが重要である．注意が必要な病歴として，受傷機転を説明できない，あいまいな説明，損傷の種類や重症度に合わない説明，子どもの発達レベルに合わない説明，理由のない過度な受診の遅れ，質問される度に説明が変わる，自宅での蘇生行為により生じた損傷であるという説明や自傷，あるいは他の幼児やペットによるものという説明などがある．質問に対してこのような説明がみられた場合には注意が必要である．

次にネグレクトを示唆する所見がないかを確認する必要がある．低身長や低体重の有無，皮膚や衣類の不潔さの有無，アトピー性疾患などの慢性疾患の管理の状態を確認する．

他部位の損傷や過去の損傷の有無をみることも重要である．衣類や髪に隠れている部分に損傷を受けていることが多いため，全身をくまなく診察する．2 歳未満では，身体的虐待だけでなく，他種別の虐待が疑わしい場合も，症状の有無に関わらず全身骨 X 線撮影を行う．

## Ⅳ 記録

皮膚所見は可能な限り写真に残す．汚染された衣類が認められた場合も写真に残す．

写真をとる際には損傷をクローズアップしたものだけでなく，写真から身体のどの部位か，誰のものかわがるように損傷部位と全体像や顔を含めた写真があるとよい．また損傷のサイズがわかるように定規やコインといっしょに撮影する．診療録には身長，体重，バイタルサイン，受傷時間，来院時間，問診を聴取した人，同席した人が誰かを記載し，聴取内容については主観を交えず聞いたままを記載する．

## Ⅴ 虐待が疑われたら

児童相談所もしくは市町村の担当窓口に通告（連絡）をする．虐待対応チーム（child protection team: CPT）[1] がある施設であれば CPT に連絡し，以後は CPT が対応する．CPT がな

---

[1]: 医療機関内に設置されるチームで，マニュアルの整備，院内啓発，データベースの作成，院内関係機関との連携などを担う．これにより，虐待対応における対応方針の統一，役割分担の明確化，スタッフのスキルの向上，関係機関との連携の円滑化などのメリットが想定されている．

12　虐待とその対応　69

く，通告を迷う場合は，虐待対応が可能な地域基幹病院に相談，紹介するとよい.

また，入院が必要なケースは，医学的重症度が高い，性的虐待，短期間に反復，乳児，心中未遂などである．軽度のものは必ずしも入院を必要とはしないが，フォローアップを行い，地域機関に情報提供を行うことが望ましい.

## Ⅵ おわりに

虐待診療において皮膚所見は極めて重要である．臨床的特徴を知っていれば，外見から疑いをもって対応することが可能であり，子どもに携わる様々な職種のスタッフが虐待を発見することができる.

知見の広まりと地域連携の強化によって，軽微な段階から介入できるケースを増やしていくことが大切である.

### 文　献

1) Sheets LK, *et al.*: Sentinel injuries in infants evaluated for child physical abuse. *Pediatrics* 2013; **131**: 701-707.
2) Kemp AM, *et al.*: Bruising in children who are assessed for suspected physical abuse. *Arch Dis Child* 2014; **99**: 108-113.
3) 日本小児科学会こどもの生活環境改善委員会: 子ども虐待診療の手引き. 改訂第3版，日本小児科学会，2022. https://www.jpeds.or.jp/uploads/files/20220328_g_tebiki_3.pdf（2024年5月21日最終閲覧）
4) Sugar NF, *et al.*: Bruises in infants and toddlers: those who don't cruise rarely bruise. Puget Sound Pediatric Research Network. *Arch Pediatr Adolesc Med* 1999; **153**: 399-403.
5) Pierce MC, *et al.*: Validation of a clinical decision rule to predict abuse in young children based on bruising characteristics. *JAMA Netw Open* 2021; **4**: e215832.

（大森多恵）

# 13 小児慢性特定疾病

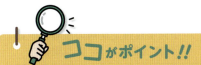

### ココがポイント!!

- 原則として18歳未満が対象である.
- 所得により自己負担限度額が異なる.
- 小児慢性特定疾病（小慢）対象疾患患者の診療は所在地の都道府県に対し指定医療機関となるための申請を行わなければならない.
- 小慢医療意見書は小慢指定医の認定を受けた医師しか作成できない. 小児科専門医以外でも条件を満たせば認定を受けられる.
- 皮膚疾患群登録の大分類11疾病（近々12疾病に改訂見込み）以外にも皮膚症状を呈する疾患が数多く登録されている.

「小児慢性特定疾病」（小慢）とは，小児期に発症し，慢性的な経過をとり，長期にわたり治療が必要で，医療費の負担が高額となる疾患と定義される．かつては「小児慢性特定疾患治療研究事業」と称したが，現在は「小児慢性特定疾病対策」と呼称するようになった[1]．2015（平成27）年1月に現行の制度（以下，新制度）に移行する際に第14疾患群「皮膚疾患群」が創設され，日本小児皮膚科学会が主たる担当学会に指定された．

## I 事業内容

### 1. 小慢要件

小慢対策は，児童の健全育成を目的として，疾患の治療方法の確立と普及，患者家庭の医療費の負担軽減につながるよう，その医療費の自己負担分の一部が助成される．助成を受けられる疾患の決定においては以下のすべての要件を満たすことが審議されたのち，厚生労働大臣が定めることになっている．
①慢性に経過する疾病であること
②生命を長期に脅かす疾病であること
③症状や治療が長期にわたって生活の質を低下させる疾病であること
④長期にわたって高額な医療費の負担が続く疾病であること

### 2. 対象者

18歳未満の児童等が対象である．ただし，18歳到達時点において本事業の対象になっており，かつ，18歳到達後も引き続き治療が必

要と認められる場合には，20歳未満の者も対象とする．

### 3. 対象疾病

全16疾患群（**表1**），788疾病が登録されて

いる[2]．各疾患群には担当分科団体（学会）があり，診断の手引きや意見書の作成を担当し，全体を日本小児科学会がとりまとめている．皮膚疾患群は日本小児皮膚科学会が担当している．

## Ⅱ 給付内容

### 1. 助成に係る自己負担上限額

対象疾病および疾病に付随して発生する傷病に関する小慢指定医療機関（薬局，訪問ステーションを含む）で発生した医療費のうち，所得に応じた額（最大15,000円/月）（**表2**）を上限として支払うこととなる（1か月の支払い額が上限額に達した時点で同月の支払いはなくなる）．外来診療と入院診療で支払いに区別はなく，入院時では食費の1/2が自己負担となる．

小慢助成において重症認定がなされた場合，または高額な医療費負担が続く（医療費総額が5万円/月を超える月が年間6回以上ある）場合には，所得に応じた自己負担上限額が引き下げられる[3]．

### 2. 福祉サービス

小慢対策として以下の2種類の福祉サービスが実施されている．

#### a. 小児慢性特定疾病児童日常生活用具給付事業

在宅医療に必要な歩行支援用具や車椅子などの用具について給付する事業である．

#### b. 小児慢性特定疾病児童自立支援事業

慢性的な疾患を抱える子どもたちの自立を支援するための事業が児童福祉法に規定された．地域ごとに必須事業として相談支援事業（ピアカウンセリング，療育相談指導等），小慢児童自立支援員の育成が行われている．

### 3. 給付期間

小慢は1年ごとに更新が必要である．

---

**表1** 小児慢性特定疾病の疾患群一覧〔2021（令和3）年11月現在〕

```
 1. 悪性新生物
 2. 慢性腎疾患
 3. 慢性呼吸器疾患
 4. 慢性心疾患
 5. 内分泌疾患
 6. 膠原病
 7. 糖尿病
 8. 先天性代謝異常
 9. 血液疾患
10. 免疫疾患
11. 神経・筋疾患
12. 慢性消化器疾患
13. 染色体または遺伝子に変化を伴う症候群
14. 皮膚疾患群
15. 骨系統疾患
16. 脈管系疾患
```

（小児慢性特性疾病情報センター: 疾患群別一覧を参考に作成）

---

### 4. 手続き

居住地の最寄りの申請窓口（保健所等）にて必要書類を入手するとともに，小慢指定医による医療意見書の作成が必要（医療意見書作成費用は自己負担）．

小慢重症度認定基準[4]を満たし，認定を受ける場合には，申請書が別途必要である．

### 5. 小慢指定医療機関

都道府県知事の指定を受けた医療機関等（指定小児慢性特定疾病医療機関，以下指定医療機関）が行う医療に限り，小慢患者が小慢医療費助成を受けることができる．そのため，対象患者に小慢医療費助成を行うには指定医療機関の申請手続きが必要である[5]．

表2 小児慢性特定疾病の医療費助成に係る自己負担上限額

（単位：円）

| 階層区分 | 年収の目安<br>（夫婦2人子1人世帯） | | 自己負担上限額<br>（患者負担割合：2割，外来＋入院） | | |
| --- | --- | --- | --- | --- | --- |
| | | | 一般 | 重症* | 人工呼吸器等装着者 |
| I | 生活保護等 | | 0 | | |
| II | 市町村民税<br>非課税 | 低所得I（〜約80万円） | 1,250 | | 500 |
| III | | 低所得II（〜約200万円） | 2,500 | | |
| IV | 一般所得I<br>（〜市区町村民税7.1万円未満，〜約430万円） | | 5,000 | 2,500 | |
| V | 一般所得II<br>（〜市区町村民税25.1万円未満，〜約850万円） | | 10,000 | 5,000 | |
| VI | 上位所得<br>（市区町村民税25.1万円〜，約850万円〜） | | 15,000 | 10,000 | |
| | 入院時の食費 | | 1/2 自己負担 | | |

*：小児慢性特定疾病対策における重症認定と指定難病などで設定されている疾患ごとの重症度分類とは異なる.
（小児慢性特定疾病情報センターホームページより改変）

## 6. 小慢指定医

医療機関の登録に加え，医師の事前登録も必須である．医療費助成の申請の際に提出する医療意見書には，この小慢指定医番号を記載しなければならない．指定医の要件としては下記のように定められている．

① 「疾病の診断又は治療に5年以上」[*1]従事した経験があり，「関係学会の専門医」[*2]の認定を受けていること．

② 疾病の診断又は治療に5年以上[*1]従事した経験があり，都道府県等が実施する研修を修了していること．

なお，小慢指定医と難病における指定医は異なる制度のため，資格要件や申請は別個に行う必要がある．指定難病対象患者であっても小慢指定医の認定を受けなければ小慢の申請は行えない．

## 7. 医療意見書

医療意見書の意義とは，適切に診断されているか，小慢の対象基準に合致しているかを認定審査会で判断するための資料である．所定の用紙は小慢情報センターホームページよりダウンロード可能である[6]．担当患者の小慢申請の手順については実践編の解説がある[7]．

## III 皮膚疾患群について

2021年11月現在，大分類11疾病が登録されている（表3）（近々大分類12疾病に改訂される見込みである）．このほか，皮膚疾患群以外でも皮膚症状が出現する疾患を抜粋した（表4）．

---

[*1]：医師法〔1948（昭和23）年法律第201号〕に規定する臨床研修を受けている期間を含む.
[*2]：（参考）一般社団法人日本専門医機構では，基本領域19領域とサブスペシャルティ領域24領域〔2022（令和4）年4月1日現在〕を承認している.

13 小児慢性特定疾病 73

**表3** 「第14疾患群」皮膚疾患の概要〔2021（令和3）年11月現在〕

| 大分類 | 細分類（疾患名） | 対象基準 | 細分類に含まれる疾患名 | 指定難病告示番号 |
|---|---|---|---|---|
| 1. 眼皮膚白皮症（先天性白皮症） | 1. 眼皮膚白皮症（先天性白皮症） | 次のいずれにも該当する場合<br>ア．全身性白皮症又は眼皮膚白皮症であること<br>イ．症候型眼皮膚白皮症（チェディアック・東症候群およびグリセリ症候群）でないこと | 非症候性眼皮膚白皮症およびヘルマンスキー・パドラック症候群 | 164 |
| 2. 先天性魚鱗癬 | 2. ケラチン症性魚鱗癬（表皮融解性魚鱗癬（優性・劣性*1）および表在性表皮融解性魚鱗癬を含む） | 感染の治療で抗菌薬，抗ウイルス薬，抗真菌薬等の投与が必要となる場合 | 水疱型先天性魚鱗癬様紅皮症 | 160 |
| | 3. 常染色体劣性*2遺伝性魚鱗癬（道化師様魚鱗癬を除く） | | 非水疱型先天性魚鱗癬様紅皮症，葉状魚鱗癬 | |
| | 4. 道化師様魚鱗癬 | | 細分類疾患名に同じ | |
| | 5. ネザートン症候群 | | 細分類疾患名に同じ | |
| | 6. シェーグレン・ラルソン症候群 | | 細分類疾患名に同じ | |
| | 7. 2から6までに掲げるもののほか，先天性魚鱗癬 | | KID症候群，Dorfman-Chanarin症候群，CHILD症候群，IFAP症候群など | |
| 3. 表皮水疱症 | 8. 表皮水疱症 | 常に水疱びらんがあり，在宅処置として創傷被覆材（特定保険医療材料）を使用する必要のある患者 | 単純型・接合部型・栄養障害型表皮水疱症 | 36 |
| 4. 膿疱性乾癬（汎発型） | 9. 膿疱性乾癬（汎発型） | 治療が必要な場合．ただし，軽症型または一過性の場合は対象とならない | 細分類疾患名に同じ | 37 |
| 5. 色素性乾皮症 | 10. 色素性乾皮症 | 疾患名に該当する場合 | 細分類疾患名に同じ | 159 |
| 6. レックリングハウゼン病（神経線維腫症1型） | 11. レックリングハウゼン病（神経線維腫症1型） | 顔面を含めた多数の神経線維腫症もしくは大きなびまん性神経線維腫のいずれかが存在する場合または顔面を含めた麻痺や痛み等の神経症状もしくは高度の骨病変のいずれかが認められる場合 | 細分類疾患名に同じ | 34 |
| 7. 肥厚性皮膚骨膜症 | 12. 肥厚性皮膚骨膜症 | 非特異性多発性小腸潰瘍症がみられる場合，または多汗症，皮膚肥厚，眼瞼下垂，関節症状，リンパ浮腫のいずれかに対し治療が必要な場合 | 肥厚性皮膚骨膜症特発性肥大性骨関節症 | 165 |
| 8. 外胚葉形成不全 | 13. 無汗性外胚葉形成不全症 | 全身の75％以上が無汗（低汗）である場合 | X連鎖劣性*2遺伝性低汗性外胚葉形成不全症<br>常染色体優性・劣性*1遺伝性低汗性外胚葉形成不全症 | *3 |
| 9. スティーブンス・ジョンソン症候群 | 14. スティーヴンス・ジョンソン症候群（中毒性表皮壊死症を含む） | 治療が必要な場合 | スティーヴンス・ジョンソン症候群<br>中毒性表皮壊死症 | 38, 39 |
| 10. 限局性強皮症 | 15. 限局性強皮症 | 次のいずれかに該当する場合<br>ア．四肢または頭部に変形があり継続的な治療を要する場合<br>イ．運動障害，知的障害，意識障害，自閉傾向，行動障害（自傷行為または多動），けいれん発作，呼吸異常，体温調節異常，温痛覚低下のうち1つ以上の症状が続く場合 | 病型分類<br>① circumscribed morphea（斑状強皮症）<br>② linear scleroderma（線状強皮症）<br>③ generalized morphea（汎発型限局性強皮症）<br>④ pansclerotic morphea<br>⑤ mixed morphea | *3 |
| 11. 先天性ポルフィリン症 | 16. 先天性ポルフィリン症 | 疾患名に該当する場合 | 皮膚型<br>急性型 | 254 |

*1：顕性・潜性，*2：潜性，*3：指定難病には登録されていない．

**表 4** 皮膚疾患群以外に含まれる皮膚症状のある疾患〔2021（令和 3）年 11 月現在〕

| 疾患群 | 疾患名 |
|---|---|
| 1. 悪性疾患 | ランゲルハンス細胞組織球症 |
| 2. 慢性腎疾患 | ネイル・パテラ症候群（爪膝蓋症候群） |
| 4. 慢性心疾患 | 不整脈源性右室心筋症[*1] |
| 5. 内分泌疾患 | マッキューン・オルブライト症候群[*2] |
| 6. 膠原病 | 全身性エリテマトーデス，皮膚筋炎 / 多発性筋炎，シェーグレン症候群，抗リン脂質抗体症候群，ベーチェット病 |
| 6. 膠原病 | 高安動脈炎（大動脈炎症候群），多発血管炎性肉芽腫症，結節性多発血管炎（結節性多発動脈炎），顕微鏡的多発血管炎，好酸球性多発血管炎性肉芽腫症 |
| 6. 膠原病 | 再発性多発軟骨炎 |
| 6. 膠原病 | 全身性強皮症，混合性結合組織病 |
| 6. 膠原病 | 家族性地中海熱，クリオピリン関連周期熱症候群，TNF[*3] 受容体関連周期性症候群，ブラウ症候群 / 若年発症サルコイドーシス，中條・西村症候群，高 IgD 症候群（メバロン酸キナーゼ欠損症），化膿性無菌性関節炎・壊疽性膿皮症・アクネ症候群，慢性再発性多発性骨髄炎，インターロイキン I 受容体拮抗分子欠損症[*4] |
| 8. 先天性代謝異常 | ファブリー病[*5] |
| 8. 先天性代謝異常 | レフサム病[*6] |
| 8. 先天性代謝異常 | メンケス病，オクシピタル・ホーン症候群 |
| 8. 先天性代謝異常 | 先天性腸性肢端皮膚炎 |
| 8. 先天性代謝異常 | エーラス・ダンロス症候群，リポイドタンパク症 |
| 10. 免疫疾患 | ウィスコット・オルドリッチ症候群，ブルーム症候群，高 IgE 症候群，先天性角化異常症 |
| 10. 免疫疾患 | チェディアック・東症候群[*7] |
| 10. 免疫疾患 | 遺伝性血管性浮腫（C1 インヒビター欠損症） |
| 10. 免疫疾患 | 慢性活動性 EB ウイルス感染症 |
| 11. 神経・筋疾患 | 結節性硬化症，神経皮膚黒色症，ゴーリン症候群（基底細胞母斑症候群），フォンヒッペル・リンドウ病，スタージ・ウェーバー症候群 |
| 11. 神経・筋疾患 | ウェルナー症候群，コケイン症候群，ハッチンソン・ギルフォード症候群 |
| 11. 神経・筋疾患 | エカルディ・グティエール症候群 |
| 11. 慢性消化器疾患 | ポイツ・ジェガース症候群 |
| 11. 慢性消化器疾患 | カウデン症候群 |
| 12. 慢性消化器疾患 | 非特異性多発性小腸潰瘍症[*8] |
| 13. 染色体または遺伝子に変化を伴う症候群 | CFC（cardio-facio-cutaneous）症候群，マルファン症候群，ロイス・ディーツ症候群，コステロ症候群，色素失調症 |
| 15. 骨系統疾患 | 点状軟骨異形成症（ペルオキシソーム病を除く）[*9] |
| 16. 脈管系疾患 | 青色ゴムまり様母斑症候群，クリッペル・トレノネー・ウェーバー症候群 |
| 16. 脈管系疾患 | 遺伝性出血性末梢血管拡張症（オスラー病） |

[*1]: デスモソーム構成蛋白の PKP-2（plakophilin-2）の遺伝子異常が多い（掌蹠角化症），[*2]: 皮膚カフェオレ斑，[*3]: 腫瘍壊死因子，[*4]: 以上，本カラムは自己炎症性疾患，[*5]: 発汗異常，被角血管腫，[*6]: 症候性魚鱗癬，[*7]: 症候性眼皮膚白皮症，[*8]: 肥厚性皮膚骨膜症を合併する，[*9]: 伴性優性魚鱗癬.

13 小児慢性特定疾病

## Ⅳ 移行支援について

「移行支援」という言葉は，以前は「移行期支援」あるいは「キャリーオーバー」と呼ばれていた．「移行期」=「トランジション」とは小児診療から成人診療へと移り変わる段階を指し，そこでなされる医療を「移行期医療」=「トランジション医療」と呼ぶ[8].

小児総合医療施設において小児科の対象年齢を超えた患者は，わが国では「キャリーオーバー」と呼ばれていたが，この用語は本来の意味とは異なる和製英語であり，使用が躊躇されるようになった[8].

皮膚病診療では原則あらゆる年齢の皮膚疾患を診察することが求められるため，移行支援は馴染みのない概念であるが，小児診療にとっては近年切実な問題となっている[8]. 小児医療の進歩により多くの命が救われるようになった一方で，慢性疾患をもち成人する患者が増え，このような「大人になった」（小児期発症の）患者が高血圧症，がんといった成人病を発症しても，小児科医には診療経験がない（少ない）からである.

ところで，移行「期」というと，ある特定の時期と思われがちであるが，患者あるいは疾患ごとにその時期が異なり，思春期に一致するとは限らない．たとえば小学校低学年から始まる自立支援もあれば，重症心身障害児（者）のように20代で始まる支援もあることから，「移行期医療」ではなく「成人移行支援」と呼ぶことが多くなっている[9].

成人移行支援にはおおまかに2つの側面があり，あたかも車の両輪のように動いて初めてうまくいくと考えられている.

①患者主体の成人診療への移行支援.
②診療連携の調整，支援.

従来は後者のみが注目されてきたが，前者がむしろ患者にとっては障壁になることが多く，主治医が成人になっても変わらない場合でも配慮すべき点であろう．たとえば小児医療では必ず保護者が中心になって疾患を理解し，医療に同意するが，成人医療に向けて本人自身の理解・同意へと「移行」する．この際，医師だけでなく多彩な医療スタッフの援助が必要である．また，小児期主治医（小児科医）にとっても，いつか主治医を交代することを考えて，自分の担当患者を手渡すためのサステナブルな決意と手順を必要とする[9].

このような状況下にあって，わが国では日本小児科学会「移行期の患者に関するワーキンググループ」[8] が立ち上がり，現在も移行支援委員会として活動している．すでに移行支援ガイドの総論が国立成育医療研究センターを中心としてまとめられている[9]. 各論については小慢疾患を中心に移行支援が必要と考えられる疾患について，疾患共通のひな形を用いた疾患別移行支援ガイドが日本小児科学会のもとで作成された[10]. 第14疾患群（皮膚疾患群）については日本小児皮膚科学会が担当した[11].

### 文　献

1) 新関寛徳:「小児慢性特定疾病」制度について. 日小児皮会誌 2016; **35**: 13-18.
2) 小児慢性特定疾病情報センター: 疾患群別一覧.
　　https://www.shouman.jp/disease/search/group/（2024 年 5 月 5 日最終閲覧）
3) 小児慢性特定疾病情報センター: 小児慢性特定疾病の医療費助成に係る自己負担上限額.
　　https://www.shouman.jp/assist/expenses（2024 年 5 月 5 日最終閲覧）
4) 小児慢性特定疾病情報センター: 重症患者認定基準.
　　https://www.shouman.jp/assist/accreditation（2024 年 5 月 5 日最終閲覧）
5) 小児慢性特定疾病情報センター: 指定小児慢性特定疾病医療機関.
　　https://www.shouman.jp/institution/hospital（2024 年 5 月 5 日最終閲覧）

6）小児慢性特定疾病情報センター: 医療意見書の一括ダウンロード.
https://www.shouman.jp/disease/download（2024 年 5 月 5 日最終閲覧）
7）新関寛徳，他: 活かそう！ 小慢の医療費助成. 日小児皮会誌 2022; **41**: 13-20.
8）横谷　進，他: 小児期発症疾患を有する患者の移行期医療に関する提言. 日小児会誌 2014; **118**: 98-106.
9）窪田　満: 成人移行支援. 小児内科 2020; **52**（増）: 12-19.
10）日本小児科学会移行支援委員会: 移行期医療における疾患別ガイド. 2024.
https://www.jpeds.or.jp/modules/guidelines/index.php?content_id=153（2024 年 5 月 19 日最終閲覧）
11）日本小児皮膚科学会小児慢性特定疾病委員会: 疾患別移行支援ガイド　皮膚疾患群. 2024.
http://jspd.umin.jp/pdf/skin_diseases.pdf（2024 年 5 月 19 日最終閲覧）

（新関寛徳）

# 14 遺伝学的皮膚疾患とその対応

## ココがポイント!!

- まずは臨床的診断を正しく行い，遺伝学的検査の必要性について，遺伝カウンセリングを含めて検討することが重要である．
- 診断に基づき，血液，皮膚生検検体，初代培養細胞など，遺伝学的検査を行う検体を正しく選択する必要がある．
- 致死的な転帰をとりうる疾患など，見逃してはならない疾患を見逃さない臨床眼の育成が何よりも大切である．
- 子への遺伝性についての誤った知識は，クライアントの人生の選択に大きな影響を与えてしまうことを肝に銘じる必要がある．

本項では，遺伝学的検査が必要もしくは望まれる小児の皮膚疾患について概説する．遺伝学的検査は，外来性検査と内在性検査に分けられる．外来性検査とは本来患者がもっていない病原体などの検査であり，内在性検査が患児の細胞がもつゲノム情報の検査である．ゲノム情報はまさに個人情報であり，その取り扱いには十分な注意が必要である．

## I 用語

近年，遺伝学に関係するいくつかの用語が変わりつつあるので，まず用語について説明する．

「優性遺伝」，「劣性遺伝」はそれぞれ，「顕性遺伝」，「潜性遺伝」に変わった．現在は移行期であるため，「顕性（優性）遺伝」，「潜性（劣性）遺伝」と表記されることも多い．

次に，「変異」という単語の使用は推奨されず「バリアント」を使う．海外でも "mutation"，"mutant" を使わず，"variation"，"variant" を使うようになっている．これは "mutant" という言葉に化け物といったニュアンスが含まれているためである．われわれのゲノム配列を標準配列と比較すると，多くの違いがある．これがすべてバリアントである．バリアントのほとんどは病気とは関係のない個人差である．そこで病気と関わるバリアントを「病的バリアント（pathogenic variant）」と呼ぶ．精子や卵子，受精卵がもつバリアントを「生殖細胞系列バリアント」と呼ぶ．受精卵の時点から存在していて，基本的に自分のすべての細胞がもっているバリアントは，50% の確率で次世代に伝わるバリアントである．一方，体細胞において生じたバリアントは「体細胞バリアント」と呼ばれる．「体細胞バリアント」は基本的に次世代には伝

78 第Ⅰ部 ● 知っておきたい小児の皮膚の診かた・考えかた

わらない．ただし，体細胞バリアントが発生の極めて初期に生じると，生殖細胞系列の細胞（生殖細胞の源である始原生殖細胞から最終産物である卵子や精子に至るまでの生殖細胞の総称）の一部が，その体細胞バリアントをもつこ とになる．この場合は，次世代にそのバリアントが伝わる可能性がある．生殖細胞系列の細胞が病的バリアントをもつか否か，この違いは遺伝カウンセリングにおいてとても重要である．

## Ⅱ 全身性に遺伝学的変化を有する皮膚疾患の遺伝学的検査

いわゆる先天性の遺伝学的疾患では，全身の細胞がその原因となる遺伝学的変化（例：病的バリアントや染色体異常）を有するため，検体採取が比較的簡便な血液を材料として検査を行う．末梢血白血球からゲノム DNA を精製し，臨床診断から絞られたいくつかの原因遺伝子の病的バリアントを検索する（現在は全エクソーム解析が安価になったため，研究として行う場 合はすべての遺伝子のエクソンおよびエクソン/イントロン境界をシーケンシングして病的バリアントを探すことも多い）．病的バリアントがみつからない場合には，MLPA 法[*1]や SNP アレイ法[*2]などを用いた染色体欠失・重複の検索や，皮膚生検サンプルを用いた mRNA レベルの遺伝学的変化の検索が必要となる．

## Ⅲ モザイク疾患の遺伝学的検査

モザイク疾患とは，1 つの受精卵に由来する同一個体の中に，接合後の発生過程で生じた遺伝学的変化（体細胞バリアント等）を有する細胞群と有しない細胞群が存在し，それぞれが異なる表現型を示す疾患である．遺伝学的モザイクにより生じる先天性皮膚疾患では，遺伝学的変化を有する細胞が分布する皮膚に症状が現れるため，原因となる遺伝学的変化をもつ細胞が高い割合で含まれるサンプルを用いて，遺伝学的検査を行う必要がある．

たとえば，ブラシュコ線（Blaschko lines）[*3]に沿った皮疹を生じる疾患（表皮母斑，脂腺母斑，面皰母斑等）では，表皮角化細胞（ケラチノサイト）に原因となる遺伝学的変化が存在するため，病変部を皮膚生検し，プロテアーゼ処 理により表皮と真皮を分離し，表皮からゲノム DNA を精製して検索することが必要になる．

一方，チェッカーボードパターンを示す色素性母斑の場合は，病変部に分布する母斑細胞やメラノサイトが原因となる遺伝学的変化をもつ．このうち母斑細胞が遺伝学的変化をもつ場合であれば，多くの場合，真皮からのゲノム DNA 取得で検索可能である．一方，メラノサイトのみが遺伝学的変化をもつ場合は，病変部の生検組織からメラノサイトを単離して初代培養し，十分に増殖したメラノサイトからゲノム DNA を精製して解析する必要がある．なお，この場合はメラニンが PCR の反応を阻害するため，メラニンの除去が必要である．

---

[*1]: multiple ligation-dependent probe amplification. ゲノムの広い範囲の欠失や重複をスクリーニングできる.
[*2]: DNA の塩基配列のうち 1 塩基のみ異なるタイプの多型（一塩基多型，SNP）をスクリーニングする方法.
[*3]: それぞれが 1 つの前駆細胞に由来する皮膚の領域で，全身に線状・帯状に分布する.

14 遺伝学的皮膚疾患とその対応

## Ⅳ 遺伝学的検査の保険適用

遺伝学的検査が保険適用となっている皮膚科関連の疾患には，先天性表皮水疱症，神経線維腫症，遺伝性血管浮腫，結節性硬化症，家族性良性慢性天疱瘡，肥厚性皮膚骨膜症，マルファン症候群（Marfan syndrome），エーラス・ダンロス症候群（Ehlers-Danlos syndrome），オスラー病（遺伝性出血性末梢血管拡張症），ポルフィリン症，色素性乾皮症などがある．保険が適用されるには，厚生労働大臣が定める施設基準を満たす検査機関での検査が必要である．現在，保険適用されている皮膚科関連疾患の遺伝学的検査の多くは，しかるべき要件を満たした医療施設から，公益社団法人かずさDNA研究所のかずさ遺伝子検査室にオーダーすることで検査可能となっている．

なお，保険の適用には病型が限定される場合がある．たとえば，先天性表皮水疱症は栄養障害型に，エーラス・ダンロス症候群は血管型と古典型に限定されている．しかし，かずさ遺伝子検査室では，鑑別診断のために関連疾患や当該疾患の他の病型の遺伝子も参考情報としてシーケンシングするため，鑑別すべきいくつかの疾患についてのシーケンシング情報も得ることができる．具体的には，栄養障害型表皮水疱症の鑑別として，単純型，接合部型，筋ジスト

ロフィー合併型表皮水疱症，キンドラー症候群（Kindler syndrome）などの病原性遺伝子のバリアント情報を得ることができる．

さらに，保険収載はされていないが，ウェルナー症候群（Werner syndrome），ゴーリン症候群（Gorlin syndrome，基底細胞母斑症候群），無汗（低汗）性外胚葉形成不全症などの多くの疾患において，自費での検査が可能である．

ただし，かずさ遺伝子検査室の検査は基本的に次世代シーケンサを用いたショートリードシーケンシング解析であり，染色体の微小欠失などは同定することができないことは注意する必要がある．たとえば色素失調症の約65〜80%は*IKBKG*のエクソン4〜10の欠失が原因であるが，これはショートリードシーケンシングでは検出できない．現在のところ，ショートリードシーケンシングでみつけることができない遺伝学的変化については，研究として実施している医療施設に依頼して，研究同意を得たうえで解析することが必要である．

また，表皮母斑などのモザイク疾患では，皮膚生検組織からの遺伝学的診断が必要であり，現状では研究としてしか実施されていない．その他の希少な遺伝性皮膚疾患の遺伝学的検索は，限られた施設で研究としてのみ行われている．

## Ⅴ 遺伝カウンセリングと診療プロセス

遺伝医学的知識の普及はまだまだ進んでいない．爆発的に拡大する遺伝学的情報をわかりやすく正確に，中立な立場から非指示的にクライアントに伝え，クライアント自身の問題解決能力を高めていくプロセスが，遺伝カウンセリングである．

心理カウンセリングなど他のカウンセリングと同様に，遺伝カウンセリングにおいても，非指示的対応・共感的理解・受容的態度のカウンセリング三原則を守る必要がある．遺伝カウン

セリングの結果によっては，クライアントの一生や家族の運命をも左右する可能性があり，カウンセリングの前提となる遺伝学的診断を含めて，専門的トレーニングを受けた者が行うことが望ましい．日本人類遺伝学会・日本遺伝カウンセリング学会では，定期的に講習会を開催しロールプレイ実習を行うことで，遺伝カウンセリングのトレーニングを積む機会を提供している．この分野に興味のある方はぜひ臨床遺伝専門医の資格を取るための勉強を始めてもらえ

第Ⅰ部 ● 知っておきたい小児の皮膚の診かた・考えかた

れば幸いである.

　一般の診療医の方に望むことは，日常の診療行為のなかで，遺伝が関与する疾患を見抜く眼を磨いていただくこと，そして常に患者のニーズに耳を傾け，遺伝学的診断や遺伝カウンセリングが必要な患者をみつけた場合には，適切な施設を紹介していただくことである．日常的に行う，いわゆる「ムンテラ」のなかで処理してしまうべきではない.

## 1. 正しい診断をつけ，遺伝要因を明らかにする

　遺伝要因の存在に気づくことが第一歩である．明らかな先天性の要因がある場合は，たとえ家族歴がなくても遺伝性疾患を考える．小児期には見逃されやすいが重大な疾患（血管型のエーラス・ダンロス症候群など，気づかれずに致死的な転機をとることもある），思春期以降に発症する疾患〔例：ダリエ病（Darier disease），ポルフィリン症等〕を見逃さない臨床眼をもつことが大切である．色素性乾皮症のバリアント型など，日本人に多いが気づかれずに見逃されている疾患も多い．たとえその症状を主訴として来院したのでなくても，先天的要因の存在に気づいてあげることで，合併症の予防が可能な場合がある.

　遺伝カウンセリングを行うためには，遺伝学的原因を明らかにする正しい診断をつけることが必須である．臨床症状，皮膚生検，家族歴の聴取に加えて，遺伝学的診断を行うことが望ましい．顕性遺伝，潜性遺伝，伴性遺伝など，疾患の遺伝形式によってカウンセリングの内容は全く異なってくる．間違った診断は時にクライアントの人生を大きく左右してしまう．たとえば，栄養障害型表皮水疱症には顕性遺伝のものと潜性遺伝のものがあるのは有名であるが，単純型表皮水疱症の一部は潜性遺伝であることはあまり知られていない．最終的に，遺伝学的診断を行わなければ遺伝形式を確定できない場合もある．遺伝形式が異なれば再発率（遺伝性疾患が同一家系内に再び現れる確率）は大きく異なってくる．再発率を見誤ると，クライアントが子をもつかどうかという選択に大きな影響を与えてしまいかねない.

## 2. 詳細な家族歴を聴取し，家系図を作成する

　正確な家系図の作成は，正確な診断の助けとなる．家族歴の聴取，特に皮膚症状の聴取については，何歳頃にどのような症状があったのか，正確に聴取することが必要である．「自分と同じ症状がある」と患者が述べても，よくよく聞き出してみると，患者の疾患とは異なる疾患による症状であるようなこともしばしば経験するので注意が必要である．家系図の記載方法は，国際的に標準化が図られている．表1に標準的な記載方法を示す．家系図は古い世代を上に，新しい世代を下に記し，夫婦は原則的に夫が左で妻が右，同胞は左が年長者である．世代ごとにローマ数字を振り，同一世代のなかで構成員には左から順にアラビア数字を振る（図1）.

## 3. 再発率を推定する

### a. 常染色体顕性遺伝（AD）病の再発率（図1）

　常染色体顕性遺伝（autosomal dominant: AD）病の再発率は，「片親がヘテロ接合体である確率」×1/2×浸透率（p）である.

1. 片親が罹患者で，完全浸透（p＝1）の場合，子どもにおける再発率は1/2となる.
2. 罹患者の親を含めて先祖に罹患者がいない場合（すなわち健康な両親から，*de novo* に生じた病的バリアントにより AD 病の子どもが生まれた場合（図1のII-3）は，次子（図1のII-5）の再発率はほとんどゼロに近い．なぜならば，罹患者の AD 病を引き起こした病的バリアントは，親の卵子 / 精子いずれかのごく一部で *de novo* に生じた病的バリアントである可能性が高いからである.

　ごく稀に，その病的バリアントが親の卵子 / 精子の発生過程のごく初期に生じた場

14　遺伝学的皮膚疾患とその対応　　81

**表1　家系図の書き方**

| | 男性 | 女性 | 性別不明 | 備考 |
|---|---|---|---|---|
| 家系員 | □ 60y | ○ 24y | ◇ 1y5m | 年齢は記号の外側に記載する. |
| 罹患者 | ■ | ● | ◆ | 黒く塗りつぶす. |
| 来談者 | ■ ↗ | ○ ↗ | | 遺伝カウンセリングまたは遺伝学的検査を希望している家系員. 罹患者とは限らない. 矢印は左下から右上へ. |
| 発端者 | P ■ ↗ | P ● ↗ | | 来談理由となった, 家系図の中の罹患者. 来談者とは異なる場合もある. 矢印は左下から右上へ. |
| 保因者 | ⊡ | ⊙ | | 遺伝形式に関係なく, 生涯にわたって疾患が発現しないと考えられる病的バリアント保有者. 例:常染色体潜性遺伝病の保因者, 伴性潜性遺伝病の女性保因者など. |
| 未発症者 | ⊟ | ⊘ | | 将来に発症する可能性が高い病的バリアント保有者. 例:ハンチントン舞踏病の保因者など. |
| 死亡者 | ⊠ d.70y | ⊘ d.30y | ◇ d.1y7m | 十字マークは使用しない. 死亡時の年齢がわかれば記載する. |
| 死産児 | ⊠SB 30w | ⊘SB 14w | ◇SB | SB: stillbirth 死産時の妊娠週数がわかれば記載する. |
| 妊娠中（胎児） | P □ | P ○ 30w | P ◇ 10w | 妊娠週数がわかれば記載する. |
| 自然流産 | ▲ 10w | △ | | 妊娠週数がわかれば記載する. 性別が判明していれば文字で記載する. 罹患者は塗りつぶす. |

| | 一卵性双胎 | 二卵性双胎 | 卵性不明 | 備考 |
|---|---|---|---|---|
| 多胎 | | | | |

| | 夫婦 | 血族婚 | 離婚 | 備考 |
|---|---|---|---|---|
| 婚姻 | | | | 通常, 夫を左側, 妻を右側に書く. 離婚の中断線については, 子どもが一方の親に養育されている場合は, 養育していない親の側に中断線を入れる. |

（Bennett RL, *et al*.: *J Genet Couns* 2008; **17**: 424-433 より改変）

合（すなわち, 親の精子または卵子の何パーセントかが, AD病の原因となる病的バリアントをもっている性腺モザイクの場合）は, AD病罹患児が兄弟で生まれてくることがあるので, 完全にゼロとはいえない. 注意が必要である.

3. 浸透率が1より小さいときは, 非常に複雑

である. たとえば片親の先祖にAD病の罹患者がいるが, その親には表現型がない場合, 親が当該AD病の病的バリアントをもっていないのか, それとも病的バリアントをもっているが発症していない未発症者なのか, 両方の可能性を考慮する必要がある.

なお, 同一家系内で表現型が多様な疾患

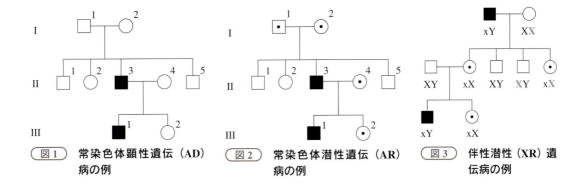

図1 常染色体顕性遺伝（AD）病の例

図2 常染色体潜性遺伝（AR）病の例

図3 伴性潜性（XR）遺伝病の例

（例：神経線維腫症1型，結節性硬化症，基底細胞母斑症候群等）は，カウンセリングにおいて注意が必要である．クライアントは子どもに伝わっても自分と同じような症状だと思い込んでいる場合があるが，実際には子どものほうがずっと重症であったり，親には精神発達遅滞がなくても子どもでは精神発達遅滞が生じたり，ということがしばしば起こる．

### b. 常染色体潜性遺伝（AR）病の再発率（図2）

常染色体潜性遺伝（autosomal recessive: AR）病では，同一家系内での罹患者の症状は比較的似通っていることがほとんどであり，AD病とは異なり，浸透率はあまり問題にならない．基本的に罹患者の両親は2人とも病的バリアントのヘテロ接合体（保因者）であり，次子における再発率は25％である（図2のI-1とI-2の夫婦の次子は25％の率で罹患者となる．また，II-1，2，5が健康な場合，II-1，2，5が保因者である率はそれぞれ2/3）．

ただし，ごく稀に染色体の片親性ダイソミー（2本の染色体が2つとも片親由来の染色体になること）により，片親のみがヘテロ接合性にもっていた病的バリアントが，子においてホモ接合性になって発症する場合がある．この場合は次子の再発率はほぼゼロである．

片親性ダイソミーによる罹患者が第三者と結婚する場合，彼らの子の再発率は一般には高くない．ただし一般人口に保因者の多い疾患では有意な再発率となるので注意が必要である．たとえば長島型掌蹠角化症では，日本人の50～100人に1人が保因者と考えられるので[1]，罹患者は1/50～1/100の確率で保因者と結婚する（図2のII-3とII-4の夫婦）．すると罹患者の子どもの再発率は（罹患者からは必ず病的バリアントが子に伝わり，保因者からは1/2の確率で伝わるため），$1 \times (1/50 \sim 1/100) \times 1/2 = 0.5 \sim 1\%$ となる．

次に，長島型掌蹠角化症患者の正常同胞（すなわち罹患していない兄弟姉妹）が結婚する場合を考えてみよう．罹患者の正常同胞（たとえば図2のII-5）は2/3の確率で保因者なので，結婚相手が保因者である確率（1/50～1/100）とかけ合わせて，彼らの子どもの再発率は，$2/3 \times (1/50 \sim 1/100) \times 1/4 = 0.2 \sim 0.3\%$ である．ただし，何らかの先天性疾患をもって生まれてくる確率が2～3％といわれているので，この再発率をカウンセリングにおいてことさらに強調するのは望ましくないと考えられる．

### c. 顕性遺伝か潜性遺伝かを決めるために遺伝学的診断が必要となる場合

たとえば，栄養障害型先天性表皮水疱症は7型コラーゲンの病的バリアントにより発症するが，7型コラーゲンの病的バリアントには潜性遺伝性のバリアントと顕性遺伝性のバリアントとが存在する．健康な両親から罹患者が生まれた場合で，家系内に同症がなかった場合，保因者同士の結婚により生まれた潜性遺伝性の表皮水疱症なのか，*de novo* に生じた病的バリアントをもつことにより非保因者の両親から生まれ

た顕性遺伝性の表皮水疱症なのか，臨床症状と家系図のみから鑑別することは困難な場合がある．前者であれば次子の再発率は 25% であり，後者であれば次子の再発率はほとんど 0% となる．このような場合は遺伝カウンセリングのために遺伝学的診断が必要となる．

### d. 伴性顕性（優性）遺伝病の再発率

皮膚科領域の伴性顕性（優性）遺伝病としては色素失調症が最も有名である．ほかには CHILD 症候群，巣状皮膚低形成〔focal dermal hypoplasia，ゴルツ症候群（Goltz syndrome），ゴルツ・ゴーリン症候群（Goltz-Gorlin syndrome）〕などがある．いずれも男性は致死であり〔ただし de novo に生じた体細胞バリアントによるモザイク例やクラインフェルター症候群（Klinefelter syndrome）合併例では男性例がありえるので注意〕，罹患女性は 1/4 の確率で罹患男子を妊娠し，流産となる．また，1/4 の確率で同じ疾患に罹患した女子を妊娠し，出産する．生まれてくる子のみを考えると，罹患女子，非罹患女子，非罹患男子がそれぞれ 1/3 ずつとなる．

### e. 伴性潜性（劣性）遺伝病の再発率

皮膚科領域の伴性潜性（劣性）遺伝病としては，伴性遺伝性魚鱗癬があげられる．基本的に男性のみが罹患し，罹患男性の子は，1/2 の確率で非罹患男子，1/2 の確率で保因者女子である（つまり，罹患男性から罹患男性は生まれない）（図 3）．保因者女子からは 1/4 の確率で罹患男子，1/4 の確率で保因者女子が生まれる．難しいのは罹患男性の同胞の女性の遺伝カウンセリングである．遺伝学的診断によって保因者

診断ができればはっきりするが，家系図のみから判断する場合が難しい．まず，罹患男性の家系内に同症がいない場合，母が保因者であったのか，それとも de novo に生じた病的バリアントにより生まれた孤発例なのか，区別がつかないため，再発率は経験によることとなる．伴性遺伝性魚鱗癬では，孤発例の多くは母が保因者であり，de novo に生じた病的バリアントによる孤発例は少ないことがわかっている．

## 4. 遺伝カウンセリングについてのまとめ

以上，遺伝カウンセリングの前提となる，再発率の考えかたについて概略をみてきた．実際のカウンセリングは，クライアント一人ひとりの知識，理解力，思想信条，信頼関係によって様々である．特に罹患者が子どもの場合は，たとえば親が患児の同胞についての保因者診断を希望する場合（その病的バリアントをもつことが成人前の発症につながらず，予防法もない場合など，成人前に病的バリアントをもつことを証明しても本人の利益にならない場合は，本人が成人してから本人の意思によって，検査を行うかどうかを決めるべきである）など，気を配らねばならないことが数多くある．また，夫か妻か，どちらかが一方的に悪いのではないか，妊娠中に何かいけないことをしてしまったからではないかなど，自責的になったり他者を責めたり，遺伝性疾患に対する様々な誤解から生まれるトラブルを防ぐことも，カウンセリングの大切な役割である．

（久保亮治）

# 第Ⅱ部
知っておきたい小児の皮膚疾患

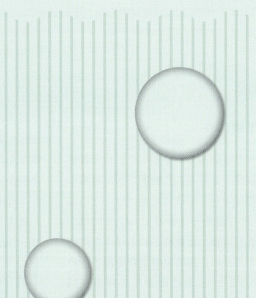

## A 湿疹・皮膚炎群

# 1 乳児湿疹・おむつ皮膚炎

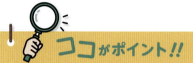

### ココがポイント!!

- 「乳児湿疹」は，広義では乳児期に生じた湿疹の総称として用いられることもあるが，狭義では新生児期からの痤瘡を含む脂漏性変化を指すことが多い．
- アトピー性皮膚炎に移行する場合もあり，分布の拡大とかゆみがあれば，早期介入して炎症をコントロールする．
- おむつ皮膚炎は，時間がたった排泄物，また水様便でおむつ内がアルカリ性に傾き，浸軟と摩擦で皮膚バリア障害を生じた刺激性接触皮膚炎である．
- おむつ皮膚炎は凸面に生じ，乳児寄生菌性紅斑（皮膚カンジダ症）はしわに生じやすい．開口部や指趾にも皮膚炎があれば亜鉛欠乏症を鑑別する．

## I 乳児湿疹

### 1．疾患概念

　乳児期に生じる顔面を中心とした湿疹を総称して「乳児湿疹」と呼ぶことが多いが，日本の教科書や洋書において明確に定義づけたものはない．生後2～3週から2か月くらいまでは，いわゆる「乳児湿疹」と総称される様々な湿疹あるいはそのほかの生理的皮膚変化を起こしやすい時期である[1]．広義には新生児痤瘡（図1a），新生児中毒性紅斑，汗疹，乳児脂漏性皮膚炎（図1b），アトピー性皮膚炎，接触皮膚炎などを含むとする考えもあり，一方でアトピー性皮膚炎の確定診断前の状態を示す際にも使用される[2]．一方，海外の論文で "infantile eczema" を検索すると，基本的にはアトピー性皮膚炎と同義として記載されている．

　日本におけるいわゆる「乳児湿疹」という概念は，乳児期特有の湿疹・生理的変化として，新生児期からの痤瘡を含む脂漏性変化を示すことが多い．生後2か月以降，脂漏部位である頭部・顔面や間擦部だけでなく，湿疹病変の分布が拡大した場合，また瘙痒を伴う場合は，アトピー性皮膚炎の診断を検討すべきである．

### 2．臨床症状

　生後初めての皮膚トラブルとして生後2週頃から新生児痤瘡を生じることがある．新生児痤瘡は，健康な新生児の20％以上に生じ，生後3か月以内に一過性に軽快する場合が多い[3]．新生児痤瘡は面皰を形成することは稀であり，小さな丘疹を顔面に生じる．頸部や上半身に生じることもある．

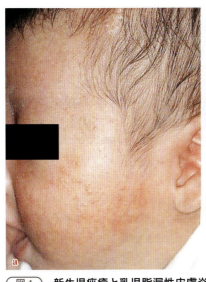 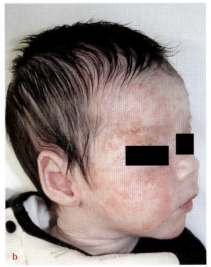

**図1** 新生児痤瘡と乳児脂漏性皮膚炎
a：新生児痤瘡，b：乳児脂漏性皮膚炎．

痤瘡と同時期（早い場合は生後1週頃）から被髪頭部や眉毛部，前額部といった脂漏部位に炎症性変化を伴う乳児脂漏性皮膚炎を生じることがあり，数か月間持続しうる．アトピー性皮膚炎との違いは，発症が早いこと，分布パターンが異なること，そして最も重要なこととして，瘙痒はあっても軽微であり，過敏性，不眠がないことによってアトピー性皮膚炎と鑑別される．アトピー性皮膚炎とは対照的に，脂漏性皮膚炎の乳児は一般的に哺乳量が十分で，発育も良好である[4]．

## 3. 鑑別診断

新生児痤瘡は1mm程度の小丘疹を呈することが多く，炎症がない場合は稗粒腫と類似している．新生児稗粒腫は一般的によくみられ，硬い白色小丘疹でケラチンを含む囊腫であり，通常2～3週間で自然脱落するが1年以上持続する場合もある．1～2mmで紅暈を伴う場合は新生児中毒性紅斑も鑑別にあがる．

乳児脂漏性皮膚炎は，被髪頭部において黄色い鱗屑が厚く付着し，軽度の炎症を伴うが，乾燥した鱗屑性局面は乾癬様であり，一方で湿潤した間擦部の浸軟局面はカンジダ症に類似する．

また湿疹性変化で瘙痒がある場合は疥癬を，瘙痒が軽微にも関わらず拡大傾向がある場合はランゲルハンス細胞組織球症（Langerhans cell histiocytosis: LCH），ブドウ球菌性熱傷様皮膚症候群（staphylococcal scalded skin syndrome: SSSS）などを鑑別する．

## 4. 治療と経過

いわゆる「乳児湿疹」は脂漏性変化が主体であるため，泡洗浄と油分が少ない保湿剤の使用が推奨される．しかしながら炎症を伴った場合には，やはりステロイドを含む抗炎症外用薬を使用して，炎症に早期介入することで，その後のアトピー性皮膚炎への移行，食物などの経皮感作の進行を抑えていくことが重要である．非ステロイド性抗炎症薬（NSAIDs）の外用薬は接触皮膚炎を生じやすく，感作のリスクがあることから使用しない．

山本らは，新生児痤瘡を生じた乳児の皮脂RNAプロファイルによって，生後2か月時点でアトピー性皮膚炎に移行した乳児では，皮膚バリア機能に関連する分子群の発現が減少していることを示し，生後1か月の痤瘡がある時点ですでにアトピー性皮膚炎に近い皮脂RNAプ

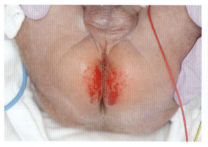 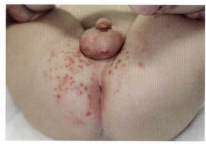

図2 おむつ皮膚炎

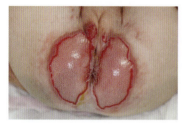 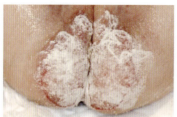 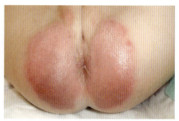

図3 おむつ皮膚炎（皮膚潰瘍）に対するストーマパウダー製剤の使用例
処置開始後2週間で上皮化した．

ロファイルを有していることを報告した[4]．新生児痤瘡すべてが自然軽快するわけではなく，一定数はアトピー性皮膚炎へ移行することを念頭に置いて診療を行う必要がある．

## II おむつ皮膚炎

### 1. 疾患概念

おむつに接触する臀部・外陰部に生じる紅斑，丘疹，びらんなどの皮疹で，皮膚カンジダ症などの感染症を除外したものを指す．「おむつかぶれ」とも呼ばれる．一般的に1歳以下では70%が経験し，1歳から1歳半では50%，1歳半から2歳では20%へ減少するともいわれる．性別や人種による有病率に違いはなく，母乳で育てられた乳児のほうが重症度は低いとされる．発症機序として，汗や尿による高温多湿な環境のなかで，排泄物との接触により刺激性接触皮膚炎を生じる．さらに過度の洗浄やウェットティッシュなどによる摩擦刺激で皮膚バリアを破壊するケースも多い．尿が皮膚に付着し時間がたつとおむつ内のpHを上げる．便からのプロテアーゼ，リパーゼも皮膚の紅斑やびらんに寄与する[5]．さらに軟便，水様便になると一気におむつ内はアルカリ性に傾き，皮膚バリアを損傷する．

### 2. 臨床症状

臀部，下腹部，大腿内側部，大陰唇，陰嚢など，おむつと接触する凸面に紅斑，丘疹，びらんなどを生じる（図2）．初期には紅斑，丘疹が散在し，中等症以上になると浸軟し，びらんを伴う広範な紅斑となり，重症では打ち抜き様潰瘍または堤防状隆起を伴うびらん局面を生じる．びらんや潰瘍があると痛いため，おむつ交換時に啼泣する．

### 3. 鑑別診断

おむつ内の凸面よりも鼠径部のしわや陰嚢・陰唇基部などのひだやしわに一致した症状があ

れば，乳児寄生菌性紅斑（皮膚カンジダ症）を疑い，直接鏡検を行う．紅斑を縁取るように堤防状の鱗屑局面を伴うことが多い．

おむつ内だけでなく顔面の開口部皮膚炎や指趾末端の湿疹様皮膚炎を生じていれば亜鉛欠乏症を疑い，低亜鉛母乳を鑑別するため完全母乳栄養かどうか問診し，児の採血を行う．アトピー性皮膚炎との鑑別が難しい場合もある．

## 4. 治療

排泄の度にこまめにおむつを交換し，排泄物との長時間接触を避ける．1日1回やさしく泡洗浄とし，洗いすぎ，拭きすぎに注意する．便はつまみとり，押さえ拭きを心がける．エモリエント剤[*1]を使用して刺激を最小限に抑えることも有効である．浸軟を避けるため，皮膚を乾かしてからおむつを着用する．炎症を生じたら，紅斑には弱いランクのステロイド外用薬，浸軟や軽度のびらんには亜鉛華軟膏やワセリン，ジメチルイソプロピルアズレン（アズノール®）軟膏などを使用する．重篤な潰瘍形成にはストーマパウダー（親水性ポリマー，バリケア®パウダーやプラバ®パウダー等）が有効である（図3）．ゲル化して固着するため痛みにも即効性がある．

徹底した対策を行っても，水様便・下痢が続いている間は難治である．感染症やアレルギー，乳糖不耐症などの鑑別を要する．

## 文　献

1) 佐々木りか子: 乳児湿疹とアトピー性皮膚炎の見分け方と外用療法のポイント. 治療 2023; **105**: 496-499.
2) 馬場直子: 乳児湿疹，おむつかぶれ. *Medicina* 2014, **51**: 906-910.
3) Nicole WK, *et al*.: Vesiculopustular and Erosive Disorders in Newborns and Infants. Bolognia JL, *et al*.（eds）, *Dermatology Essentials*, 2nd ed, Elsevier, 2022; 34: 568-585.
4) Yamamoto-Hanada K, *et al*.: mRNAs in skin surface lipids unveiled atopic dermatitis at 1 month. *J Eur Acad Dermatol Venereol* 2023; **37**: 1385-1395.
5) Shin HT: Diagnosis and management of diaper dermatitis. *Pediatr Clin North Am* 2014; **61**: 367-382.

（工藤恭子）

---

[*1]: 皮膚からの水分蒸散を抑えることで皮膚のうるおいを保つ油溶性の保湿剤.

A 湿疹・皮膚炎群

# 2 汗疹

## ココがポイント!!

- 汗疹は，多量に発汗した際に汗管の閉塞によって汗が汗管外に漏れ出ることにより生じる．
- エクリン汗管の閉塞する部位により「水晶様汗疹」，「紅色汗疹」，「深在性汗疹」の3つのタイプに分けられる．
- 乳幼児は単位面積当たりの発汗量が多いため，特に夏に紅色汗疹（あせも）が発症しやすい．
- 高温多湿を避け，入浴，シャワー浴などで皮膚を清潔に保ち，吸水性のよい下着を選択することが悪化の予防になる．

## I 汗疹

### 1. 疾患概念

汗疹は汗貯留症候群の1つである．エクリン汗腺は温熱刺激によって発汗をきたし，体温調節の役割を担っているが，多量に発汗した際に汗管（分泌部で作られた汗の，体表の開口部までの通り道）が閉塞することにより，汗管に貯留した汗が汗管外に漏出することで発症する．

汗管の閉塞部位によって「水晶様汗疹」，「紅色汗疹」，「深在性汗疹」の3つに分類されている[1]．

### 2. 臨床症状と合併症

#### a. 水晶様汗疹（図1）

角層で汗管が閉塞し，角層の下に汗が漏出する状態である．体温が38℃以上の高熱後や高温下に炎症（赤み）を伴わない透明な数ミリ大の小水疱が頸部，体幹などに多発する．皮膚の最外層直下に病変があるので，小水疱の天蓋は

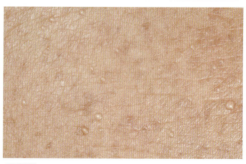

図1 水晶様汗疹
成人例．高熱後に前胸部に出現した透明な小水疱（直径3〜4 mm程度）．解熱後，鱗屑を残して自然に消退した．

非常に薄く，治癒していく過程で鱗屑が生じるのも特徴である．名称のごとく一つひとつの皮疹は，小さな水晶のようにみえる．かゆみは伴わないことが多い．

#### b. 紅色汗疹（図2）

表皮有棘層で汗管が閉塞し，表皮内に汗が漏

れ出すため炎症を起こす．1〜数ミリ大の紅色の小丘疹が，大量発汗後に頸部や体幹，四肢屈側を中心に多数生じる．軽度かゆみを伴うことがあり，一般的に「あせも」といわれるものに該当する．皮膚バリア機能異常が背景にあるアトピー性皮膚炎などの乾燥しやすい肌の場合は，汗疹が湿疹化することがある（汗疹性湿疹）．また，汗疹を掻破することにより黄色ブドウ球菌やレンサ球菌による細菌感染を生じた場合には伝染性膿痂疹（とびひ）を合併することがある．また，エクリン汗腺内に黄色ブドウ球菌感染が生じたものが多発性汗腺膿瘍（あせものより）である．

### c. 深在性汗疹

表皮真皮接合部で汗管が閉塞するため，汗は真皮内に漏出する．紅色汗疹を繰り返すことにより発症するとされている．熱帯地方や高温下での長時間作業などで生じることが多く，日本で発症することは稀である．正常皮膚色〜蒼白色の丘疹が多発するのが特徴である．体温上昇，悪心・嘔吐などの熱中症の症状の合併にも注意が必要である．

## 3. 鑑別診断

### a. 伝染性軟属腫（水いぼ）

伝染性軟属腫ウイルスによる皮膚感染症である．乳幼児から学童に好発する数ミリ大の正常皮膚色〜白色の，表面に光沢を伴い，時に中心臍窩を呈する孤立性の丘疹で，プールなどでの直接接触により感染する．かゆみはあっても軽度である．鑷子で丘疹の内容物であるモルスクム小体（molluscum body，軟属腫小体）が摘除できるようなら診断は容易である．

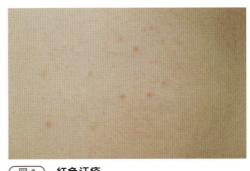

**図2　紅色汗疹**
発汗後に大腿に生じた淡紅色の孤立性丘疹（直径2 mm程度）．軽度のかゆみを伴った．ステロイド外用で速やかに治癒した．

### b. ランゲルハンス細胞組織球症（LCH）

ランゲルハンス細胞組織球症（Langerhans cell histiocytosis: LCH）は，ランゲルハンス細胞と同様の形質をもつ異型性のある組織球系細胞が増殖・活性化して，皮膚や骨，多臓器に浸潤する疾患である．皮疹は多彩で高温多湿と関連なく出現し，鑷子で内容物を摘除できない．

## 4. 治療と経過

### a. 水晶様汗疹

数日で自然に治癒するので治療は必要ない．

### b. 紅色汗疹

室温，衣服，寝具などを調整し発汗過多になりすぎないように心がける．汗をかいたらシャワーで流すか濡らしたガーゼなどで優しく汗を拭きとる．かゆみが強い場合や湿疹化している場合は，ステロイド外用薬を使用し，時に抗ヒスタミン薬の内服を併用する．

### c. 深在性汗疹

体温調節が障害されて生じるため，水分補給などの全身管理が必要となる．熱中症様症状を伴う際には，速やかに医療機関を受診する．

### 参考文献

1) 嵯峨賢次：貯留症候群．玉置邦彦（総編集），付属器・口腔粘膜の疾患（最新皮膚科学大系17），中山書店，2002; 178-180.

（堀　仁子）

# A 湿疹・皮膚炎群

# 3 蕁麻疹

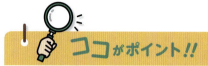

- 蕁麻疹は瘙痒を伴う膨疹からなる疾患であり，24時間以内に消失することが多い．
- 蕁麻疹の診断自体は容易だが，治療法は病型により異なるため，病型診断が重要である．
- 小児の蕁麻疹では急性特発性蕁麻疹，アレルギー性蕁麻疹が多い．
- 治療法は大人に準じて，脳内移行性の少ない第二世代抗ヒスタミン薬を用いる．刺激誘発性蕁麻疹の場合は刺激を避けることも重要である．
- 12歳以上で既存の治療が無効の慢性特発性蕁麻疹では，抗IgE抗体（オマリズマブ）または抗IL-4/13受容体抗体（デュピルマブ）も検討する．

## I 疾患概念

蕁麻疹は瘙痒を伴った皮疹が出没を繰り返す日常診療で最もよく遭遇する皮膚疾患の1つである[1]．

年齢分布をみると16歳以下の蕁麻疹は全体の9.1%ほどしか存在せず，それほど多くはない[2]．病型としては食物依存性運動誘発アナフィラキシーを含むアレルギー性蕁麻疹が成人と比べると多い．また，成人と比べると急性蕁麻疹，感染症に伴う蕁麻疹も多いとされる[1]．

血管性浮腫と蕁麻疹関連疾患は小児ではそれほど多くはない．しかし，クリオピリン関連周期熱症候群は出生直後から発症することが多く，発熱やかゆみを伴わない蕁麻疹などが特徴であり小児科で診断することが多い．

## II 臨床症状と合併症

症状は紅斑と膨疹で定義される．わが国のガイドラインでは「膨疹，すなわち紅斑を伴う一過性，限局性の浮腫が病的に出没する疾患であり，多くはかゆみを伴う」と定義されている．診断は他の皮膚疾患と比べると容易である．アレルギー性の蕁麻疹ではアナフィラキシーに至ることもある．

## Ⅲ 鑑別診断

蕁麻疹は病型ごとに治療法が異なるので，病型を診断することが重要である．わが国のガイドラインでは16種類に分類される．病型分類に特異的な検査はなく，基本的には問診により分類する．誘発因子が不明の特発性蕁麻疹と誘発因子が特定される蕁麻疹（寒冷蕁麻疹，アレルギー性蕁麻疹等）に分けると問診がしやすい．

また，虫刺症や多型滲出性紅斑など，蕁麻疹様の浮腫性紅斑を伴う疾患の鑑別を行うが，24時間以内に跡形もなく消失すれば蕁麻疹と診断できる．

## Ⅳ 治療と経過

小児の蕁麻疹はアレルギー性が多いため，問診が重要となる．蕁麻疹が出現するまでのエピソードを細かく聴取し，可能な限り誘発因子を同定し，避けることが望ましい．

原因が同定できない特発性の蕁麻疹では薬物療法がメインとなり，成人の治療に準じる（図1)[1]．わが国の蕁麻疹診療ガイドラインには「基本的には成人のガイドラインに準じて治療を行う．ただし，小児では成人に比べて各種治療薬のエビデンスが乏しく，特に抗ヒスタミン薬の増量やステロイドの使用については十分その安全性を考慮する必要がある」と記載されている[1]（推奨度1，エビデンスレベルC）．したがってエビデンスレベルは低いものの，小児でも治療は成人と同様に第一選択には非鎮静性の第二世代抗ヒスタミン薬とするのが望ましい（図1のStep 1)．

第二世代抗ヒスタミン薬は脳内移行率が低く脳内ヒスタミン受容体の占拠率が低く，眠気などの副作用が少ない．特に小児は脳内のヒスタミン受容体の阻害によりけいれんの副作用が起こりやすいため，脳内ヒスタミン受容体占拠率の低い第二世代抗ヒスタミン薬が望ましい[3]．ただし，メキタジン，オキサトミド，ケトチフェンは開発時期からは第二世代に分類されるものの，脳内受容体占拠率は20%を超えており，鎮静性が比較的高いので注意が必要である．特発性の蕁麻疹の場合，症状が治まるまで内服を継続させることが重要である．急性特発性蕁麻疹の場合は症状が完全に消えてからもさらに数日間内服させる．慢性特発性蕁麻疹の場合は1～2か月症状が出ないことを確認したのちに漸減することが望ましい．1日2回の薬剤の場合，1日1回に減量し，1か月ほど問題がなければ2日に1回に減量する．さらに3日に1回まで減量して問題なければ頓用にする．

抗ヒスタミン薬で効果不十分の場合は図1のStep 2に移行するが，蕁麻疹に保険適用がないものが多い．

12歳以上で既存の治療（抗ヒスタミン薬等）に抵抗性の慢性特発性蕁麻疹の場合は，抗IgE抗体（オマリズマブ）の使用を検討する（図1のStep 3)．皮下注射であること，高価であることなど注意すべき点も多いが，効果は非常に高い．オマリズマブは成人と同量の300 mgを4週ごとに1回皮下注射する．抗IL-4/13受容体抗体（デュピルマブ）も2024年2月より12歳以上の慢性特発性蕁麻疹に保険適用になった．まだガイドラインには記載されていないが，図1のStep 3に相当すると考えられる．デュピルマブは体重により投与量が異なり，30 kg以上60 kg未満では初回に400 mg，その後は1回200 mgを2週間隔，60 kg以上では初回に600 mg，その後は1回300 mgを2週間隔に皮下注射する．

内服ステロイドの使用は副作用の観点からも極力避けるべきである．

小児の蕁麻疹では感染症に伴う急性蕁麻疹が

治療内容は，蕁麻疹の症状と効果に応じてステップアップし，症状軽減が見られれば原則として患者負担の高いものから順次減量，中止する．
＊：蕁麻疹に対する健康保険適用は未承認
＊＊：速やかに症状の軽減を図ることが必要な場合
＊＊＊：1ヶ月以上減量または中止の目途が立たない場合は他の治療への変更を検討する
＊＊＊＊：皮膚科専門医またはアレルギー専門医が，当該施設で，あるいは近隣医療機関と連携して，喘息，アナフィラキシー等の有害事象に対応できる体制のもとで使用する
#：慢性例に対する保険適用は未承認

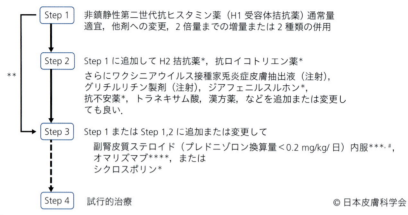

**図1** 特発性の蕁麻疹に対する薬物治療手順
小児でも基本的には成人のガイドラインに準じた治療を行う．
（日本皮膚科学会蕁麻疹診療ガイドライン改定委員会：日皮会誌 2018; **128**: 2503-2624）

多い．明らかに感染症が疑われる場合は感染症の治療を同時に行う必要があるが，ウイルス性の場合は対症療法となる．

外用薬はエビデンスレベルが低く，基本的に勧められないが，局所のクーリングは瘙痒の軽減のために行ってもよい．

日常生活においては増悪因子と考えられる疲労やストレスを避けることが重要である．また症状がひどいときは香辛料の摂取や長時間の入浴，激しい運動は避ける．

刺激因子がわかっている蕁麻疹の場合は原因を避けることが望ましいが，抗ヒスタミン薬は症状を緩和するのに有効である．

### 文　献

1) 日本皮膚科学会蕁麻疹診療ガイドライン改定委員会: 蕁麻疹診療ガイドライン 2018. 日皮会誌 2018; **128**: 2503-2624.
2) 森桶　聡, 他: 蕁麻疹の統計. アレルギー・免疫 2016; **23**: 904-910.
3) アトピー性皮膚炎診療ガイドライン作成委員会: アトピー性皮膚炎診療ガイドライン 2021. 日皮会誌 2021; **131**: 2691-2777.

（葉山惟大）

# A 湿疹・皮膚炎群

# 4 アトピー性皮膚炎

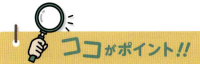

- アトピー性皮膚炎は，増悪と軽快を繰り返す瘙痒（かゆみ）のある湿疹を主病変とする疾患である．
- 治療の最終目標は，症状がないか，あっても軽微で，日常生活に支障がない状態に到達し，それを維持することである．
- 抗炎症外用薬であるステロイド，タクロリムス，デルゴシチニブ，ジファミラストなどの使用が治療の基本である．
- 難治例には，バリシチニブ，ウパダシチニブ，アブロシチニブなどのヤヌスキナーゼ（JAK）阻害薬の内服を検討する．
- 難治例には，デュピルマブ，ネモリズマブ，トラロキヌマブなどの生物学的製剤の皮下注を検討する．

## I 疾患概念

アトピー性皮膚炎は，増悪と軽快を繰り返す瘙痒（かゆみ）のある湿疹を主病変とする疾患であり，患者の多くは「アトピー素因」をもつ[1]．アトピー素因とは，①家族歴・既往歴にみられる素因（気管支喘息，アレルギー性鼻炎・結膜炎，アトピー性皮膚炎のうちいずれか，あるいは複数の疾患），または②IgE抗体を産生しやすい素因を指す．

## II 診断

日本皮膚科学会による「アトピー性皮膚炎の定義・診断基準」では，①瘙痒，②特徴的皮疹と分布，③慢性・反復性経過の3基本項目を満たすものをアトピー性皮膚炎と診断する[1]．

②特徴的皮疹と分布の具体的な内容として，皮疹は湿疹病変であり，急性病変（湿潤性紅斑，漿液性丘疹など「じくじく」した病変）と慢性病変（苔癬化病変，痒疹など「皮膚が厚くなった」病変）が混在する．多くは左右対称性に生じ，肘や膝の内側などの「屈側部」に出やすい．乳児期は頭，顔に始まり，しばしば体幹，四肢に下降する．幼小児期は頸部，四肢関節部の病変が目立つ．思春期・成人期は上半身（頭，頸，胸，背）に皮疹が強い傾向がみられ

## Ⅲ 臨床症状と合併症

### 1. 皮疹の特徴

#### a. 乳児期（2歳未満）

アトピー性皮膚炎の症状の始まりは，被髪頭部と顔の紅斑と鱗屑（「ふけ」のようなもの）で，丘疹（「ぽつぽつ」した盛り上がり）・漿液性丘疹（「じくじく」した丘疹）が混在することも多い．顔面の症状にやや遅れて頸部や腋窩に滲出性紅斑（「じくじく」した赤み）が生じ，さらに胸腹部・背部・四肢にも紅斑・丘疹が生じてくる．

#### b. 乳児期・学童期（2〜12歳）

幼児期から学童期にかけては，顔面の皮疹は減少し，かわって頸部，腋窩，肘の内側，膝の内側，鼠径部，手首，足首などの皮疹が典型的となる．体幹，四肢には乾燥皮膚や鳥肌様の毛孔一致性丘疹がみられる[1]．

#### c. 思春期・成人期（13歳以上）

思春期以降の成人では顔面，頸部，胸部，背部など，上半身に皮疹が強い傾向がみられるようになる．皮疹が顔面から頸部に顕著である顔面型や，瘙痒の強い丘疹が体幹，四肢に多発する痒疹型の皮疹を呈する場合もある．全身に拡大して紅皮症に至る重症例もある[1]．

### 2. 合併症

#### a. 気管支喘息

小児のアトピー性皮膚炎患者における気管支喘息の合併率は，一般有病率の1.8倍とされている．気管支喘息の合併が疑われる場合には，皮膚科単独ではなく，小児科・内科とも協働で診療にあたるべきである[1]．

#### b. アレルギー性鼻炎

アトピー性皮膚炎にアレルギー性鼻炎を合併することも多く，スギ花粉に対するアレルギー性鼻炎を有している場合，スギ花粉の接触によりアトピー性皮膚炎が増悪することがある[1]．アレルギー性鼻炎が難治である場合，耳鼻科との連携をとるべきである．

#### c. 眼合併症

アレルギー性結膜炎の合併は眼瞼の皮膚症状の増悪因子である．その他の眼合併症として，眼瞼炎，白内障，網膜剝離などがある．眼合併症の予防のために顔面，特に眼囲の皮疹を十分にコントロールすることが重要である[1]．

#### d. 皮膚感染症

アトピー性皮膚炎では皮膚バリア機能の低下により，細菌，真菌，ウイルス感染症を合併しやすい[1]．細菌感染症としては，伝染性膿痂疹（とびひ），蜂窩織炎などが，ウイルス感染症としては，カポジ水痘様発疹症（ヘルペスが多発したもの），伝染性軟属腫（水いぼ）などがあげられる．皮膚感染症はアトピー性皮膚炎の治療が不十分な症例に合併することが多いので，十分な治療により皮膚を良好な状態に保つことが重要である．

## Ⅳ 鑑別診断

### 1. 脂漏性皮膚炎

脂漏部位（頭皮，眉間，額等）に紅斑と鱗屑が出現する疾患である．乳児では，黄色の痂皮を付着した落屑性紅斑が生後1か月頃からみられ，その後1〜2か月の間に自然に軽快することが多い[1]．

### 2. 疥癬

ヒゼンダニが人の皮膚に寄生して生じる疾患

で, 激しい瘙痒を伴う丘疹が体幹, 四肢にみられるほか, 手掌や指間などに線状の鱗屑 (疥癬トンネル) がみられる[1]. 鱗屑を水酸化カリウム (KOH) 水溶液で溶かして顕微鏡で観察し, 虫卵や虫体を検出すれば診断が確定する.

## 3. 汗疹

エクリン汗管の閉塞によって紅色の丘疹が多発する疾患 (あせも) で, 乳幼児に好発する[1].

## 4. 魚鱗癬

全身の皮膚が乾燥, 粗造化して魚の鱗のようにみえる落屑を生じる状態で, 尋常性魚鱗癬は乳幼児期に発症する常染色体顕性 (優性) 遺伝の皮膚疾患である[1]. アトピー性皮膚炎に合併することがある.

## 5. 免疫不全による疾患

### a. ウィスコット・オルドリッチ症候群

ウィスコット・オルドリッチ症候群 (Wiskott-Aldrich syndrome) は *WASP* の病的バリアント (遺伝子変異) による X 染色体連鎖潜性 (劣性) 遺伝疾患で, 免疫不全 (T 細胞機能不全), 血小板減少, 難治性湿疹三主徴とする. 血小板減少による紫斑もみられる[1].

### b. 高 IgE 症候群

細菌による皮膚膿瘍 (冷膿瘍) と肺炎 (肺嚢胞), アトピー性皮膚炎様の湿疹病変, 血清 IgE の高値がみられる[1]. 遺伝学的検査 (*STAT3*, *TYK2*, *DOCK* 等) で診断が確定する.

## 6. 膠原病

### a. 全身性エリテマトーデス (SLE)

全身性エリテマトーデス (systemic lupus erythematosus：SLE) は, 多臓器に炎症性病変が出現する自己免疫疾患である. 皮膚症状として, 頬部紅斑, 円盤状皮疹が代表的である. 頬部紅斑は鼻背を中心に両頬部に左右対称性の浮腫性紅斑を呈し, 「蝶形紅斑」と呼ばれる[1].

### b. 皮膚筋炎 (DM)

皮膚筋炎 (dermatomyositis：DM) は, 皮膚と筋肉を侵す自己免疫疾患である. 皮膚病変は顔面, 特に眼瞼の浮腫性紫紅色斑 (ヘリオトロープ疹) や手関節背面の角化性紅斑〔ゴットロン徴候 (Gottron sign)〕が代表的である[1]. 掻破痕に一致した浮腫性紅斑がみられることもある.

## 7. ネザートン症候群

ネザートン症候群 (Netherton syndrome) は *SPINK5* の病的バリアントで生じる常染色体潜性 (劣性) 遺伝性疾患で, アトピー性皮膚炎様の皮疹を生じる[1]. 毛は結節性裂毛を呈し, 短く折れやすい.

# Ⅴ 検査所見

## 1. 血清 IgE 値

アトピー性皮膚炎患者では 500 IU/mL 以上となることが多い. また, ダニ, ハウスダスト (家の埃), 花粉, 真菌, 食物など複数のアレルゲンに対して特異的 IgE 抗体が高値を示すことが多い[1].

## 2. 末梢血好酸球数

アトピー性皮膚炎では気管支喘息やアレルギー性鼻炎よりも末梢血好酸球増多がより著しいことが多い[1]. 重症度に相関して増加するので, 病勢のマーカーとなりうる.

## 3. 血清 LDH 値

重症例では血清 LDH 値も上昇し, 病勢のマーカーの 1 つとされている[1].

## 4. 血清 TARC 値

アトピー性皮膚炎患者の血清中 TARC (thymus and activation-regulated chemokine）[1] は重症度に一致して上昇し，病勢を鋭敏に反映する[1]．ただし，小児では低年齢，特に2歳以下で基準値が高くなるため，検査値の解釈には注意が必要である．

## 5. 血清 SCCA2 値

血清 TARC 値と同様，重症度に一致して上昇し，病勢を鋭敏に反映する．TARC と異なり，基準値は年齢によらず単一（1.6 ng/mL 未満）である．

## Ⅵ 治療と経過

### 1. 治療の目標

治療の最終目標（ゴール）は，症状がないか，あっても軽微で，日常生活に支障がなく，薬物療法もあまり必要としない状態に到達し，それを維持することである[1]．

### 2. 治療方法

治療で最も大切なのは，現存する皮膚の炎症とかゆみを速やかに抑える寛解導入療法である．そのために抗炎症外用薬であるステロイド，タクロリムス，デルゴシチニブ，ジファミラストなどを用いる．寛解に導入できた場合には，次に寛解を維持することが重要である．炎症の再燃を繰り返しやすい場合には，保湿外用薬によるスキンケアに加え，間隔を空けつつ定期的に抗炎症外用薬を使用することで炎症の再燃を抑制するプロアクティブ療法[2]が有効である．

外用療法の適正化を行っても寛解に導入できない中等症以上の難治状態に対しては，外用療法に加えて，バリシチニブ，ウパダシチニブ，アブロシチニブなどのヤヌスキナーゼ（JAK）阻害薬の内服，デュピルマブ，ネモリズマブ，トラロキヌマブなどの生物学的製剤の皮下注の併用を検討する．

### 3. 抗炎症外用薬

#### a. ステロイド

ランク（強さ）はストロンゲスト（Ⅰ群），ベリーストロング（Ⅱ群），ストロング（Ⅲ群），ミディアム（Ⅳ群），ウィーク（Ⅴ群）の5段階に分類される．個々の皮疹の重症度に見合ったランクの薬剤を選択する[1]．重症の場合にはⅡ群のステロイド外用薬を第一選択とする．中等症の場合にはⅢ群ないしⅣ群のステロイド外用薬を，軽症の場合にはⅣ群以下のステロイド外用薬を第一選択とする（図1）．

必要十分な量を外用することが重要である．第2指の先端から第1関節部までチューブから押し出された量が，手掌で2枚分に対する適量である（finger tip unit）．急性増悪の場合には1日2回を原則とする．炎症が落ち着いてきたら1日1回に外用回数を減らし，寛解導入を目指す[1]．

ステロイド外用薬を適切に使用すれば，日常診療における使用方法では全身の副作用は通常起こらない．ステロイド外用薬の局所副作用には，毛細血管拡張，皮膚萎縮，紫斑，酒皶様皮膚炎，毛包炎などがある．多くの局所副作用は，ステロイド外用薬の中止または適切な処置により回復する[1]．顔面や頸部はステロイド外用薬の局所副作用が起きやすい部位なので，使用期間は短期間とし，ステロイド以外の抗炎症

---

[1]: TARC は，サイトカインのうち特に白血球の遊走を誘導するケモカインの一種．病変局所での IgE 産生や好酸球の浸潤・活性化を導きアレルギー反応を亢進させる因子の1つ．
[2]: 起こった症状に対して治療を行うことを「リアクティブ療法」というのに対し，症状が再発しないよう予防的に行う治療をいう．

98　第Ⅱ部 ● 知っておきたい小児の皮膚疾患

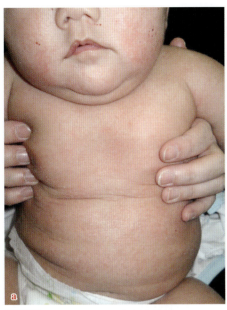
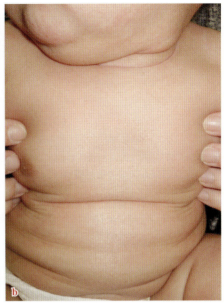

図1 ステロイドによる治療例
3歳男児.
a：治療前．顔面，体幹に紅斑，紅色丘疹が多発し，搔破痕も混在する．軽症～中等症の皮疹である．
b：治療後．ミディアム（IV群）のステロイドを1週間外用したところ，皮疹は著明に改善した．

外用薬への切り替えを積極的に考慮する．

### b．タクロリムス

タクロリムス軟膏には，16歳以上に使用可能な0.1％軟膏と2～15歳の小児用の0.03％軟膏がある（図2）．0.1％軟膏の1回使用量の上限は5gである（1日2回まで）．小児では体格に応じた設定をし，体重をもとに，0.03％軟膏の使用量は2～5歳（20kg未満）で1回1gまで，6～12歳（20～50kg）では2～4g，13歳以上（50kg以上）は5gまでである（1日2回まで）[1]．

しばしば塗布部位に一過性の灼熱感，ほてり感などの刺激症状が現れることがあるが，これらの症状は使用開始時に現れ，皮疹の改善に伴い消失することが多いので，あらかじめそのことを患者や保護者に説明しておく[1]．

### c．デルゴシチニブ

デルゴシチニブ軟膏は種々のサイトカインのシグナル伝達に重要な役割を果たすJAKの阻害外用薬であり，JAKファミリーのキナーゼ〔JAK1，JAK2，JAK3，チロシンキナーゼ（TYK）2〕をすべて阻害する．成人には0.5％製剤を1日2回，適量を患部に塗布する．1回当たりの塗布量は5gまでとする．小児には0.25％製剤を1日2回，適量を患部に塗布する．症状に応じて，0.5％製剤を1日2回塗布することができる．1回当たりの塗布量は5gまでとするが，体格を考慮する[2]．なお，2021年3月に小児（2歳以上）に適応拡大され，2023年1月から生後6か月以上の小児にも使用可能となった．

### d．ジファミラスト

ジファミラストはホスホジエステラーゼ4（PDE4）を阻害する外用薬である．炎症細胞内の環状アデノシン一リン酸（cAMP）濃度を高め，炎症性サイトカインの産生を制御することにより皮膚の炎症を抑制する．成人には1％製剤を1日2回外用する．小児には0.3％製剤を1日2回外用するが，症状に応じて，1％製剤を1日2回外用することができる．塗布量の制限はないが，皮疹の面積0.1m²当たり1gを目安とする[3]．

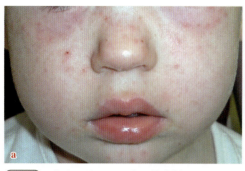
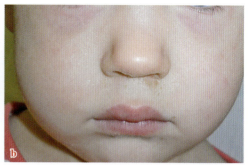

**図2** タクロリムスによる治療例
2歳女児．
**a**：治療前．顔面に紅斑を認め，掻破痕も混在する．
**b**：治療後．0.03% タクロリムス軟膏を2週間外用したところ，皮疹は改善した．

## 4．抗炎症内服薬

### a．バリシチニブ

バリシチニブは JAK1/JAK2 の経口阻害薬であり，これらを介して行われる IL-4, IL-13, IL-22, IL-31 などの細胞内シグナル伝達を阻害することで，炎症，免疫反応を抑制する．既存治療で効果不十分な2歳以上のアトピー性皮膚炎患者に対し，4 mg（30 kg 以上）または 2 mg（30 kg 未満）を1日1回経口投与する（成人は 4 mg）．中等度の腎機能障害がある場合など，患者の状態に応じて 2 mg に減量する[4]．

### b．ウパダシチニブ

ウパダシチニブは JAK1 の経口阻害薬であり，これを介して行われる IL-4, IL-13, IL-22, IL-31 などの細胞内シグナル伝達を阻害することで，炎症，免疫反応を抑制する．既存治療で効果不十分な成人（15歳以上）および12歳以上かつ体重 30 kg 以上の小児のアトピー性皮膚炎患者に対し，15 mg を1日1回経口投与する．なお，患者の状態に応じて 30 mg を1日1回投与することができる．重度の腎機能障害患者には，本剤 15 mg を1日1回投与する[4]．

### c．アブロシチニブ

アブロシチニブも JAK1 の阻害内服薬である．既存治療で効果不十分な成人および12歳以上の小児に対し，100 mg を1日1回経口投与する．なお，患者の状態に応じて 200 mg を 1日1回投与することができる．中等度および重度の腎機能障害を有する患者には，50 mg を1日1回経口投与する[4]．

## 5．生物学的製剤

### a．デュピルマブ

デュピルマブは IL-4 受容体アルファに結合し，IL-4 および IL-13 を介したシグナル伝達を阻害する抗体製剤である．既存治療で効果不十分な成人のアトピー性皮膚炎患者に対し，初回に 600 mg を皮下投与し，その後は1回 300 mg を2週間隔で皮下投与する[5]．

なお，2023年9月に小児に適応拡大された．生後6か月以上の小児には体重に応じて以下を皮下投与する．

- **5 kg 以上 15 kg 未満**：1回 200 mg を4週間隔
- **15 kg 以上 30 kg 未満**：1回 300 mg を4週間隔
- **30 kg 以上 60 kg 未満**：初回に 400 mg，その後は1回 200 mg を2週間隔
- **60 kg 以上**：初回に 600 mg，その後は1回 300 mg を2週間隔

### b．ネモリズマブ

ネモリズマブは抗 IL-31 受容体 A 抗体であり，アトピー性皮膚炎に伴う瘙痒に対して治療効果を発揮する．既存治療で瘙痒に効果不十分な成人および13歳以上の小児に対して，1回 60 mg を4週間隔で皮下投与する[3]．注射器はデュアルチャンバーシリンジで，投与前に凍結

乾燥品を注射用水で溶かす必要がある．また，6歳以上13歳未満の小児に対しては，1回30mgを4週間隔で皮下投与する．

### c. トラロキヌマブ

トラロキヌマブは抗IL-13抗体である．IL-13を標的とすることで，皮膚のバリア機能を回復させ，炎症，かゆみおよび皮膚肥厚を軽減する．既存治療で効果不十分な成人（15歳以上）のアトピー性皮膚炎患者に対し，初回に600mgを皮下投与し，その後は1回300mgを2週間隔で皮下投与する[5]．

## 6. 抗ヒスタミン薬

アトピー性皮膚炎に伴う瘙痒の軽減を期待し

て，非鎮静性第二世代抗ヒスタミン薬の使用は，抗炎症外用治療の補助療法として提案される[1]．

## 7. 予後

適切な治療が行われれば皮疹や生命の予後は良好であるが，小児期，特に乳幼児期は不適切な治療により皮疹が重症化し，死亡する可能性もゼロではない．保護者のステロイド忌避によりステロイド外用薬を使用せず民間療法を行ったことにより，栄養失調を引き起こして死亡した症例の報告もあるので注意が必要である．

### 文　献

1) アトピー性皮膚炎診療ガイドライン作成委員会: アトピー性皮膚炎診療ガイドライン2021. 日皮会誌2021; **131**: 2691-2777.
2) デルゴシチニブ軟膏（コレクチム®軟膏0.5%）安全使用マニュアル作成委員会: デルゴシチニブ軟膏（コレクチム®軟膏0.5%）安全使用マニュアル. 日皮会誌2020; **130**: 1581-1588.
3) ジファミラスト軟膏（モイゼルト®軟膏0.3%，1%）安全使用マニュアル作成委員会®: ジファミラスト軟膏（モイゼルト®軟膏0.3%，1%）安全使用マニュアル. 日皮会誌2022; **132**: 1627-1635.
4) 日本皮膚科学会アトピー性皮膚炎・蕁麻疹治療安全性検討委員会: アトピー性皮膚炎におけるヤヌスキナーゼ（JAK）阻害内服薬の使用ガイダンス. 日皮会誌2022; **132**: 1797-1812.
5) 日本皮膚科学会アトピー性皮膚炎・蕁麻疹治療安全性検討委員会: アトピー性皮膚炎に対する生物学的製剤の使用ガイダンス. 日皮会誌2023; **133**: 1817-1827.

（佐伯秀久）

B 感染症など

# 1 伝染性膿痂疹・ブドウ球菌性熱傷様皮膚症候群・汗腺膿瘍

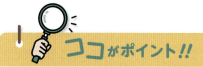

ココがポイント!!

- 水疱性膿痂疹は黄色ブドウ球菌による．夏季に乳幼児～学童期に多く，弛緩性水疱ができ，びらん，痂皮となり拡大していく．
- 痂皮性膿痂疹はレンサ球菌による．年齢・季節を問わず，膿疱から厚い痂皮になる．
- ブドウ球菌性熱傷様皮膚症候群は黄色ブドウ球菌の産生する表皮剝脱毒素による疾患で，新生児・乳幼児にみられる．
- 汗腺膿瘍は黄色ブドウ球菌による汗管・汗腺の化膿性炎症で，高温多湿の夏季に新生児や乳幼児の前額部や頭部に好発する．

## I 伝染性膿痂疹

### 1. 疾患概念

伝染性膿痂疹（とびひ）は臨床的に水疱性膿痂疹と非水疱性膿痂疹に分けられ，水疱性膿痂疹は黄色ブドウ球菌，非水疱性膿痂疹は黄色ブドウ球菌やレンサ球菌による．レンサ球菌によるものを「痂皮性膿痂疹」という．

### 2. 臨床症状と合併症

#### a. 水疱性膿痂疹

乳幼児～学童期に好発し夏季に多い．四肢，顔面などの露出部に多い．小外傷や虫刺症がきっかけとなる．その部のびらんが拡大し，その辺縁や離れた部に弛緩性の水疱ができ，拡大していく．乾燥するにしたがい，縁取るように鱗屑を形成する（図1）．全身症状はほとんど伴わない．皮膚局所で増殖した黄色ブドウ球菌の産生する表皮剝脱毒素が接着因子のデスモグレイン1を特異的に分解するため，表皮上層で棘融解[*1]を起こし，弛緩性の水疱を生じさせる[1]．局所的に黄色ブドウ球菌が伝播し，水疱を形成し広がっていく．

#### b. 痂皮性膿痂疹（レンサ球菌性膿痂疹）

年齢・季節を問わない．周囲の赤みを伴う膿疱が出現し（図2），急速に痂皮化する．痂皮は厚く，下床に膿汁が溜まる．水疱性膿痂疹とは異なり，咽頭痛，発熱，所属リンパ節腫脹などの全身症状を伴うことが多い[2]．アトピー性皮膚炎に合併することがある．A群溶血性レンサ球菌によることが多いが，A群以外のレンサ

---

[*1]: 表皮角化細胞間の接着が障害された病態．

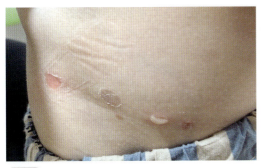

**図1　水疱性膿痂疹**
2歳男児．浅い水疱，びらん，縁取るように鱗屑を付す紅斑，痂皮．

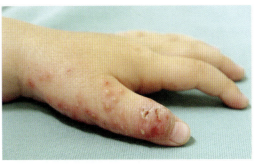

**図2　痂皮性膿痂疹**
6歳女児．左母指背～手掌にかけて紅暈を伴う膿疱が散在し，集簇している．

球菌（B, C, G群や肺炎球菌）が分離されることもある．黄色ブドウ球菌が同時に検出される場合も多い．感染後，腎炎を起こす可能性がある．

## 3. 鑑別疾患

### a. 単純疱疹
皮膚粘膜移行部に好発し，中心に臍をもつ小水疱が集簇して出現し，びらん，痂皮化する．細胞診が鑑別に役立つ．

### b. 落葉状天疱瘡
デスモグレイン1に自己抗体をもつ自己免疫性水疱症である．小児では稀である．脂漏部位に浅い水疱が，破れてびらんになり痂皮が付着する．

## 4. 検査所見

水疱や膿疱から細菌培養を行う．グラム染色ではグラム陽性球菌を貪食した好中球を多数認め，黄色ブドウ球菌かレンサ球菌かを推測することはできる．レンサ球菌の迅速キットも有用である．

## 5. 治療と経過

水疱性膿痂疹は黄色ブドウ球菌をターゲットとした抗菌薬（セフェム系，ペネム系，マクロライド系）の内服が主体となる[3]．軽症の場合は外用だけでも軽快する．外用は抗菌外用薬（オゼノキサシン，ナジフロキサシン，フシジン酸ナトリウム），亜鉛華軟膏が使用されている[3]．拡大を防ぐため，可能な場所は包帯で覆う．

市中感染型のメチシリン耐性黄色ブドウ球菌（methicillin-resistant *Staphylococcus aureus*: MRSA）による膿痂疹が増加傾向といわれているが，頻度は黄色ブドウ球菌全体の20～40%にとどまっている．院内感染型MRSAとは異なり，種々の抗菌薬に感受性が残っている．3日たっても効果がない場合やMRSAが判明すれば，ホスホマイシン（ホスミシン®）単独または併用したり，塩酸ミノサイクリンやニューキノロン系抗菌薬に変更する．ただし，塩酸ミノサイクリンは8歳未満，ノルフロキサシン以外のニューキノロン系薬は16歳未満には使用できない．小児が多いので，飲みやすく副作用の少ない薬剤を選択するべきである．また，βラクタム系抗菌薬投与のままで軽快することも多く経験する．

痂皮性膿痂疹はペニシリン系抗菌薬が第一選択であり，レンサ球菌にも黄色ブドウ球菌にも抗菌力の優れたβラクタマーゼ阻害薬配合ペニシリン系抗菌薬，セフェム系抗菌薬，ペネム系抗菌薬から選択する．10日間程度治療が必要となる．

## 6. 専門医紹介のタイミング

膿痂疹の鑑別として，ごく稀に小児の落葉状天疱瘡の報告もあり，抗菌薬に反応しない場

合，免疫学的な検索などを実施して診断の再考が必要になる．また，膿痂疹が遷延する場合は，不適切な局所処置も原因である．十分な洗浄や湿疹の治療との併用も必要になる．

### 7. 保護者への説明

伝染性膿痂疹は学校保健安全法のなかで「学校感染症，第三種（その他の感染症）」として扱われている．他の園児・学童にうつす可能性があるが，基本的には，治療して，病変部をガーゼや包帯できちんと覆って露出していなければ，登校・登園は可能である．しかし，病変が広範囲の場合は休むように指導する．プールの水を介した黄色ブドウ球菌の伝播の報告はなく，水を介した感染拡大はきたさないと考えられる．しかし，直接接触による感染や，保菌者からタオル，プラスチック製品，木材などを介して間接的に感染拡大をきたしうるため，痂皮が脱落し治癒するまでタオル・ビート板などの共有を含めプールの使用は禁止すべきである[4]．

## II ブドウ球菌性熱傷様皮膚症候群

### 1. 疾患概念

ブドウ球菌性熱傷様皮膚症候群（staphylococcal scalded skin syndrome: SSSS）は，咽頭，鼻腔，結膜，外耳，皮膚などに感染・定着した黄色ブドウ球菌の産生する表皮剥脱毒素が血流を介して全身の皮膚に到達し，デスモグレイン1を分解することにより，表皮の浅いレベルで広範囲に剥離する疾患である．SSSSの限局型が水疱性膿痂疹である．

### 2. 臨床症状と合併症

通常，新生児や乳幼児にみられるが，稀に成人にも生じる．成人の場合には腎不全や免疫抑制患者にみられることが多い．軽い全身倦怠感，発熱，不機嫌などの全身症状を伴って，口囲，眼囲，鼻入口の発赤，びらんが出現し，顔面は浮腫状となり特有な顔貌を呈する（図3）．その後，種々の程度の潮紅，表皮剥離，落屑をきたす．潮紅は頸部，腋窩，鼠径などの間擦部で赤みが強く，触ると痛がる．急速にシート状に剥離する．かんなくず様や濡れティッシュ様の表皮剥離を起こす．最近は全身表皮剥離する重症型は少なく，軽症型が多い．

### 3. 鑑別疾患

スティーヴンス・ジョンソン症候群（Stevens-Johnson syndrome: SJS）/中毒性表皮壊死症（toxic epidermal necrolysis: TEN）があがる．

いずれも高熱や全身倦怠感を伴い，口唇・口腔，眼，外陰部など粘膜を含む全身に紅斑や水疱，びらんが広範囲に拡大する疾患である．重症の多形滲出性紅斑に含まれる．SSSSの皮疹の経過を念頭に置きながら，皮疹の経過や薬剤歴を問診していくことが大切である．皮膚科専

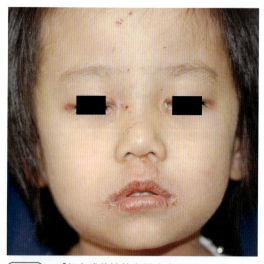

図3 ブドウ球菌性熱傷様皮膚症候群
口囲，眼囲，鼻入口の発赤，びらんが出現し，顔面は浮腫状となり特有な顔貌を呈する．

門医に紹介することが望ましい．

### 4. 検査所見

血液検査で血算，C反応性蛋白（CRP）を指標にする．皮膚，咽頭，鼻腔などの細菌培養を施行する．理論的には皮膚の定着部以外の病変部では無菌性で黄色ブドウ球菌は検出されないし，血液培養も陰性である．定着部の黄色ブドウ球菌の毒素の検索も必要である．

### 5. 治療と経過

原則として入院で全身管理を十分行う．抗菌薬は点滴で行うが乾燥傾向となれば内服に切り替える．メチシリン感受性黄色ブドウ球菌（methicillin-susceptible Staphylococcus Aureus: MSSA）を念頭に置いて開始し，MRSAが検出されれば，抗MRSA薬への変更を考慮するが，臨床的に軽快傾向であれば変更の必要はない．乳幼児の場合は生命予後がよいが，成人の場合は致死率が高い．

## III 汗腺膿瘍

### 1. 疾患概念

汗腺膿瘍はエクリン汗管および汗腺の化膿性炎症で黄色ブドウ球菌感染症である．浅在性の汗孔周囲炎が深部に拡大する場合と深部病変として発症する場合がある．「あせものより」と呼ばれる．

### 2. 臨床症状と合併症

高温多湿の夏季に新生児や乳幼児の前額部，頭部，鼻背，耳後部，項部，背部，臀部に好発する．毛孔とは無関係に赤みを伴った浅い膿疱，紅色丘疹が多発する．深部病変はドーム状に隆起する有痛性紅色結節となる（図4）．増大すると波動を触れ，自潰して排膿することがある．単発あるいは多発性となる．全身症状としては，発熱やリンパ節腫脹を伴うことがある．

発汗の増大，汗の汗管内のうっ滞が誘因となり，黄色ブドウ球菌が感染して生じる．角層下汗孔入口部から表皮内汗管が病変の主座となる．住環境が整備され冷暖房が行き届いた昨今では，多量の発汗をきたすようなことがなくなったため稀である．

### 3. 鑑別疾患

診断は年齢，時期，好発部位などから容易であろうが，毛包炎，せつ（癤）腫症が鑑別となる．毛包一致性丘疹，膿疱，尖形の紅色結節であり，乳幼児では稀である．また，大型の病変は腫瘍性病変との鑑別も必要になってくる．

### 4. 検査所見

膿疱，膿瘍部より細菌培養し，薬剤感受性試験に提出する．全身症状が強ければ，血液検査で白血球数，CRPなどで炎症反応をチェックする必要がある．

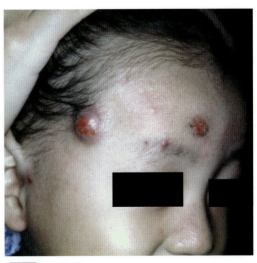

図4 汗腺膿瘍
前額，頭部に母指頭大までの結節を認める．
（山﨑 修: 日皮会誌 2012; 122: 1743-1746）

## 5. 治療と経過

浅在性〜深在性膿皮症に準じて行う．セフェム系抗菌薬を中心とする$\beta$ラクタム系抗菌薬の内服が有効である．過敏症がある場合はマクロライド系抗菌薬も適応になる．せつ（癤）や伝染性膿痂疹と同様にMRSAの可能性にも留意しておく．波動を触れたり，熟している病変は穿刺・排膿が必要である．しかし，波動を触れない場合は穿刺や切開はしないで，抗菌薬で経過をみていくことになる．3〜4日後の再診時に軽快傾向がない場合は，抗菌薬の変更や切開の追加を考慮する．局所は切開の範囲や排膿の量に応じて，短期間のガーゼなどドレッシングが必要であろうが，シャワーでの洗髪は奨める．乳幼児は発汗量が多いので汗を大量にかかないように，涼しい環境づくりに留意する．また発汗のあと汗を流すこと，清潔に心がけることが大切である．

## 文　献

1) Amagai M, *et al.*: Toxin in bullous impetigo and staphylococcal scalded-skin syndrome targets desmoglein 1. *Nat Med* 2000; **6**: 1275-1277.
2) 山﨑　修: 小児の皮膚細菌感染症. 日皮会誌 2012; **122**: 1743-1746.
3) JAID/JSC 感染症治療ガイド・ガイドライン作成委員会（編）: JAID/JSC 感染症治療ガイド 2023. 日本感染症学会，日本化学療法学会，2023.
4) 説明文書作成ワーキンググループ: 学校感染症　第三種　その他の感染症：皮膚の学校感染症とプールに関する統一見解に関する解説. 日皮会誌 2015; **125**: 1203-1204.

（山﨑　修）

## B 感染症など

# 2 伝染性軟属腫

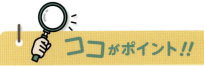

- 伝染性軟属腫（水いぼ）は，伝染性軟属腫ウイルスの接触感染で生じる小丘疹である．
- 小児の common skin disease の代表的な 1 つで，集団生活のなかで感染すると考えられることからプール遊びの可否などが問題となることがある．
- いわゆる「水いぼとり」が主な治療法であるが，患児に精神的かつ肉体的苦痛を強いる点が解決すべき課題となっている．
- 軟属腫反応と BOTE サインは，知っておくべき重要な伝染性軟属腫の随伴症状である．

## I 疾患概念

伝染性軟属腫（水いぼ）[1-3]は伝染性軟属腫ウイルス（molluscum contagiosum virus: MCV）の接触感染で生じる小丘疹で，小児の体幹や四肢に生じることが多い．基本的に自然消退する軽症疾患であり，性感染症などとして成人にも生じる[1-3]．

## II 臨床症状

典型像は 1〜5 mm の水様光沢を帯びた表面平滑な小丘疹で（図1），中心臍窩を有し，ピンセットでつまむと臍窩から白色粥状物が圧出される．ドライスキンやアトピー性皮膚炎患児では，角層のバリア機能低下で感染しやすい．全身に生じるが，掻破による自家接種で肘窩や膝窩に生じやすい．通常無症状だが，時に周囲に湿疹病変（軟属腫反応）（図2a），強い瘙痒，発赤や腫脹を伴い（図2b），疼痛を訴えることもある[1-3]．ともに細胞性免疫機序による治癒機転の現れであるが，後者（瘙痒，発赤，腫脹，疼痛）は「BOTE サイン（beginning of the end sign）」と呼ばれ，伝染性軟属腫が近々治癒する前兆であり[1]，細菌性二次感染と誤診しないよう注意が必要である．免疫不全などの基礎疾患による伝染性軟属腫の非典型化，多発化，巨大化，難治化が知られている[1-3]．

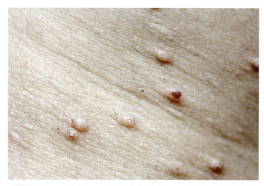

図1 アトピー性皮膚炎患児に多発した伝染性軟属腫
中心臍窩と水様光沢を有する小丘疹．

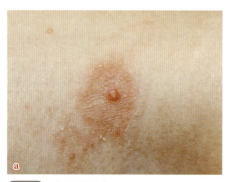 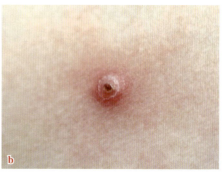

図2 軟属腫反応と BOTE サイン
a：軟属腫反応（molluscum reaction）．伝染性軟属腫周囲にみられる湿疹反応．b：BOTE サイン．伝染性軟属腫に認められる急激な発赤と腫脹．

## III 鑑別診断

通常，診断は臨床所見のみから容易であるが，小児の場合，光沢苔癬，汗管腫，白色面皰，稗粒腫，若年性黄色肉芽腫やウイルス性疣贅などとの鑑別を要することがある．

## IV 検査

ピンセットを用いて中心臍窩から粥状物が圧出されれば伝染性軟属腫の診断はほぼ確定する．必要に応じてダーモスコピー検査や病理組織学的検査が，基礎疾患が疑われる場合に全身精査が行われる[1]．

## V 治療

MCV 特異的な治療はない．必要に応じて，ピンセットを用いた摘除術（水いぼとり）（保険適用あり），サリチル酸外用療法，液体窒素凍結療法や硝酸銀ペースト外用などが行われる

が，無治療で自然治癒を待つことも治療選択肢の1つとなる．「水いぼとり」に伴う疼痛軽減のために，ペンレス®テープ（リドカインテープ薬）貼付（保険適用あり）も併用される．アトピー性皮膚炎などの合併症があれば，並行して治療を行う．

## Ⅵ 予後

数か月～数年（時にそれ以上）で，自然に，あるいは外傷，細菌やウイルス感染などを契機に自然消退することが知られている．「水いぼとり」の予後については，初回摘除後3か月未満で多くが治癒したとする報告[4]がある．

## Ⅶ 悪化予防

ドライスキンやアトピー性皮膚炎など，リスク因子や悪化因子があればそのコントロールを行う．軟属腫反応は瘙痒，搔破によるアトピー性皮膚炎の悪化や伝染性膿痂疹（とびひ）などの誘発因子にもなり，早期の治療が必要である．

## Ⅷ 集団生活・プールの可否

集団生活やプールは基本的に制限されないが，病変部が隠れる水着を着用する，ビート板やタオル等の共有をしないなど感染拡大予防対策が必要である[5]．感染拡大予防の観点から，早期の治療介入も考慮される．

### 文　献

1) 江川清文: 伝染性軟属腫の治療の工夫. 皮膚科 2023; **3**: 303-311.
2) 江川清文: 軟属腫 BOTE サイン（仮称）. 西日皮 2021; **83**: 501-502.
3) 竹村　司, 他: 伝染性軟属腫の自然治癒. 皮病診療 1983; **5**: 668-670.
4) 横山眞爲子, 他: 伝染性軟属腫の予後 天草市の一皮膚科診療所における調査. 日臨皮医誌 2015; **32**: 574-579.
5) 江川清文: 子どもの水いぼ対策. 日小児皮会誌 2016; **35**: 188-189.

（江川清文）

B 感染症など

# 3 尋常性疣贅・扁平疣贅・尖圭コンジローマ

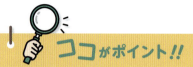
**ココがポイント!!**

- ヒトパピローマウイルス（HPV）には，現在230以上の異なる遺伝子型（HPV型）が確認されており，臨床病型はHPV型とある程度相関する．
- 尋常性疣贅は，HPV-2，27，57などの感染で生じる表面乳嘴状角化性丘疹で手足に多い．小児足底例は，ミルメシアや鶏眼との鑑別が重要である．
- 扁平疣贅は，HPV-3，10，28などの感染で生じる扁平丘疹で顔面や四肢に多い．線状配列現象（ケブネル現象）や自然治癒現象が観察されやすい．
- 尖圭コンジローマはHPV-6，11などの感染で生じる外陰・肛門部の丘疹・結節で，基本的に成人に性感染症として生じるが稀に小児にも生じる．
- いずれも保険適用治療薬（法）が限られ，治療に難渋することが多い一方，自然治癒もある疾患である．

## I 尋常性疣贅

### 1．疾患概念

　尋常性疣贅は主にヒトパピローマウイルス（human papillomavirus：HPV）-2，27，57の感染で生じる角化性丘疹で，俗に「いぼ」と呼ばれている．外来疣贅患者の90％以上を占め，30％ほどが学童期に発症している．HPVの感染は小外傷を通じて成立するとされ，尋常性疣贅が小外傷を受ける機会の多い手足に多い理由となっている．

### 2．臨床症状

　典型疹は手足や肘膝に多い数ミリ～1 cm程度の表面乳嘴状[*1]角化性丘疹である．顔面や頸部では，外方性増殖が顕著となり，指を窄めた手のようになった指状疣贅を生じる．一方，足底では，逆に外方性増殖の目立たない表面粗造な角化性丘疹や局面となり，足底疣贅を生じる．ほかに小児に多い病型として，いわゆる「さかむけ」に一致して生じる爪囲疣贅がある（図1）．

[*1]：乳頭状．

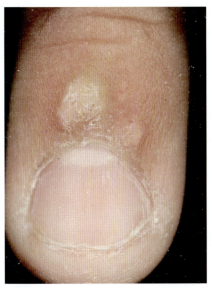

図1 尋常性疣贅
「さかむけ」のあとに生じた尋常性疣贅（爪囲疣贅）．

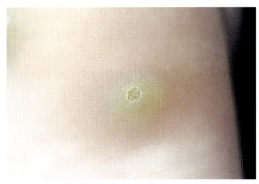

図2 ミルメシア（HPV-1感染疣贅）
小児の足底に多いミルメシア．

## 3. 鑑別診断

疣状を呈する様々な皮膚疾患が鑑別にあがるが，小児の場合，特にミルメシアとの鑑別機会が多い．成人と異なり，小児の場合，鶏眼（うおのめ）や胼胝腫（たこ）は稀である．ミルメシアはHPV-1感染で生じる疣贅の一型で，頂上部に噴火口様陥凹を有するドーム状丘疹である（図2）．尋常性疣贅とは自然経過や治療に対する反応性が異なることがわかっており鑑別の必要がある．後二者（鶏眼，胼胝腫）については，視診あるいはメスなどを用いて表層の角質を除去して古い点状出血や閉塞血管像を認めれば基本的に疣贅と診断される．このことはダーモスコピーでより明瞭となる（図3a, b）．そのほか，必要に応じて病理組織学的検査やポリメラーゼ連鎖反応（polymerase chain reaction: PCR）法などを用いたウイルス学的検査が行われる．汎発例，治療抵抗性例や非典型的臨床像例では，免疫不全をきたす基礎疾患に注意する．

## 4. 治療と経過

治療は症例に応じて，ヨクイニンエキス内服，凍結療法，電気焼灼法やサリチル酸絆創膏外用といった保険適用治療のほか，活性型ビ

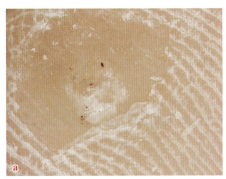
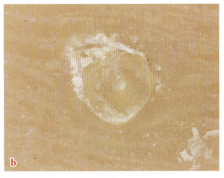

図3 足底疣贅と鶏眼の鑑別（角質剪除後のダーモスコピー所見）
a：足底疣贅．中心部に複数の血管閉塞像を認める．b：鶏眼．中心に角質芯を認めるのみ．古い出血や血管閉塞像はない．

タミン$D_3$外用，ビダラビン外用，SADBEやDPCPによる接触免疫療法[*2]などの保険適用外治療が行われるが，小児についてはなるべく痛みを伴わない内服や外用療法が用いやすい．のちに醜形を残さない治療を心がける必要もある．また，尋常性疣贅は基本的に自然治癒する疾患であり，長期にわたり治療抵抗性のものが，突然自然消退することも多い．状況によっては無治療で自然治癒を待つ選択肢もある．

予後については，2〜6か月で35％，1年以内に63％，2年以内に67％の患者が自然治癒した報告や，13週間にわたる経過観察で尋常性疣贅（HPV-2，27，57疣贅）の3％，足底疣贅（HPV-2，27，57疣贅）の7％，足底に生じたミルメシア（HPV-1疣贅）の58％が自然治癒した報告がある．

## II 扁平疣贅

### 1. 疾患概念

扁平疣贅はHPV-3，10，28などを主な原因とする疣贅で，顔面や手背に多発することが多い．顔や四肢の剃毛に伴う微小外傷が，この部に発症しやすい一因となっている．細胞性免疫による自然消褪を起こしやすく，腫瘍免疫の数少ない自然モデルとして重要視されている．

### 2. 臨床症状

小児や若年女性の顔面や手背に多発することの多い皮膚常色〜淡褐色の扁平隆起性丘疹で，「ケブネル現象（Köbner phenomenon）」と呼ばれる線状配列像を伴うことが多い（図4）．多発する扁平疣贅が一斉に発赤，腫脹や瘙痒などの炎症症状を呈する場合，通常その数週間後に自然消退する．

### 3. 鑑別診断

尋常性痤瘡（にきび），若年性黄色肉芽腫やPringle病（血管線維腫）などが鑑別にあがる．扁平疣贅が広汎に及ぶ例では，免疫不全をきたす基礎疾患や遺伝性高発がん性疾患（中年期以降，約半数に日光裸露部に皮膚がんを発症）である疣贅状表皮発育異常症を鑑別する必要がある．必要に応じて，病理組織学的検査やPCR法などを用いたウイルス学的検査が行われる．

### 4. 治療と経過

基本的に尋常性疣贅に準じた治療が行われるが，顔面に生じることの多い本症については後に醜形を遺すおそれのある治療はなるべく避けたほうがよい．小児に用いやすい治療法としては，ヨクイニンエキス内服（扁平疣贅に保険適用あり），ビダラビン外用，活性型ビタミン$D_3$外用，SADBEやDPCPなどを用いた接触免疫療法（いずれも保険適用外）などがある．

治療と無治療とを問わず急激な炎症症状の出現は自然消退の兆しであることが多く，通常その数週後に治癒する．

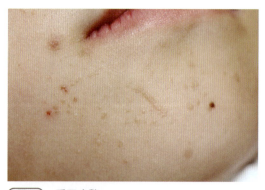

図4　扁平疣贅
下顎部に生じた扁平疣贅とケブネル現象．

---

[*2]：スクワレン酸ジブチルエステル（squaric acid dibutyl ester: SADBE）やジフェニルシクロプロペノン（diphenylcyclopropenone: DPCP）を患部に塗布して人工的に接触皮膚炎を生じさせる方法．

## III 尖圭コンジローマ

### 1. 疾患概念

尖圭コンジローマは，主にHPV-6，11の感染により肛門・外陰部に生じる疣贅である．多くは成人に性感染症として生じるが，小児例もある．小児例の感染経路として分娩時の経産道的感染や性的虐待などが指摘されているが，不明のことが多い．

### 2. 臨床症状

外陰・肛門部に生じる「鶏冠状」や「カリフラワー状」と形容されることもある表面乳嘴状の丘疹や結節である（図5）．

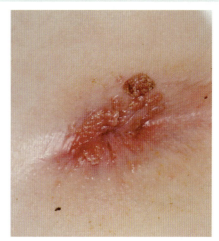

図5　尖圭コンジローマ
小児の肛門周囲に生じた尖圭コンジローマ．

### 3. 鑑別疾患

図5に示した尖圭コンジローマの典型像は，HPV-6，11が皮膚粘膜移行部の湿った皮膚や粘膜に感染した場合の所見であり，乾いた完全角化の皮膚では常色〜褐色の丘疹・結節の臨床像を呈し，脂漏性角化症やHPV-16感染症などいわゆる「ハイリスク粘膜型HPV感染症」であるボーエン様丘疹症（Bowenoid papulosis）様となることを知っておく．小児ではまた，伝染性軟属腫（水いぼ）も鑑別を要することがある．必要に応じてダーモスコピー，病理組織学的検査やPCR法などを用いたウイルス学的検査が行われる．

が，尖圭コンジローマにはイミキモド5%クリームが保険適用を有する．日本性感染症学会の示すガイドラインでは，凍結療法，80〜90%トリクロロ/ジクロロ酢酸外用や電気メス（電気焼灼）がファーストラインの治療法として推奨されている．

予後については，20〜30%が自然消退するとされる一方，治療抵抗性で再発を繰り返すこともある．いずれの治療法も70%前後の有効率を示すものの，30%前後が再発するとする報告もある．約25%が治療後3か月以内に再発するとされ，最低でも3か月間ほどは経過観察する必要のあることを示唆している．

### 4. 治療と経過

基本的に尋常性疣贅に準じた治療が行われる

#### 参考文献
1) 江川清文（編著）：疣贅［いぼ］のみかた，治療のしかた．学研メディカル秀潤社，2017.
2) 日本皮膚科学会尋常性疣贅診療ガイドライン策定委員会：尋常性疣贅診療ガイドライン2019（第1版）．日皮会誌 2019; **129**: 1265-1292.
3) 日本性感染症学会2016ガイドライン委員会：尖圭コンジローマ．性感染症 診断・治療ガイドライン2016. 日性感染症会誌 2016; 27（Supple）: 69-72.

（江川清文）

B 感染症など

# 4 単純ヘルペスウイルス感染症

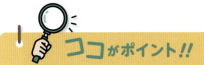

## ココがポイント!!

- 単純疱疹は単純ヘルペスウイルス（HSV）により皮膚粘膜に疼痛を伴う小水疱およびびらん性の病変が形成される疾患である．
- 初感染ではヘルペス性歯肉口内炎が，再発例では口唇ヘルペスが典型的である．
- カポジ水痘様発疹症は先行する皮膚疾患に合併する急性の播種状病変である．
- 診断にはイムノクロマト法が有用である．
- 治療の基本は抗ヘルペスウイルス薬の全身投与である．

## I 疾患概念

単純疱疹は単純ヘルペスウイルス（herpes simplex virus: HSV）により皮膚粘膜に疼痛を伴う小水疱およびびらん性の病変が形成される疾患である．HSVは皮膚粘膜より初感染し，病変を形成した後，知覚神経終末から逆行性に移動し，知覚神経節に潜伏する．そして，潜伏感染したウイルスが何らかの刺激で再活性化すると，神経細胞内で増殖したウイルスは神経線維を順行性に進み，再び皮膚粘膜で増殖して病変を形成する．HSVにはHSV-1，2の2つのウイルスがあり，HSV-1は主として口唇ヘルペスの，HSV-2は主として性器ヘルペスの原因となる．HSV-1の初感染は，母親からの移行抗体が消失する生後4〜6か月から，3〜4歳頃までの期間に起こるが，不顕性感染に終わることが多い．HSV-2は性行為感染症の側面が大きい．

## II 臨床症状

### 1. ヘルペス性歯肉口内炎（図1）

主としてHSV-1による小児の初発病変の代表的な疾患であり，6か月〜6歳頃までの小児に発症するものが典型的である．前駆症状として不機嫌，発熱，食思不振，倦怠感といった感冒様症状が2〜3日間みられた後，口唇部や口腔粘膜に小水疱が出現し，舌・咽頭・頬粘膜などに白苔がみられる．歯肉は腫脹し，易出血性となる．顎下・頸部リンパ節は有痛性に腫脹し，発熱，倦怠感などの全身症状を伴う．口腔内の水疱はすぐに破れてびらんになるため疼痛

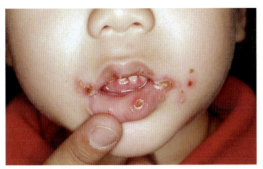

図1　ヘルペス性歯肉口内炎

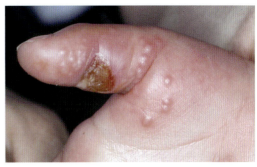

図2　ヘルペス性ひょう（瘭）疽

が激しく，食物の経口摂取が困難になるため脱水や栄養障害に対する対応も必要となる．口腔内の急性症状は1週間から10日程度続く．

## 2. ヘルペス性ひょう（瘭）疽（図2）

　手指に生じた微細な外傷部位にHSV-1もしくはHSV-2が感染して発症する．腫脹を伴う紅斑がみられ，数日内に多房性の水疱，膿疱へ進展し，強い痛みを伴う．水疱は破れにくく，細菌性ひょう（瘭）疽と比較して病変は遷延化する．腋窩など所属リンパ節に有痛性の腫脹を伴うことが多い．感染経路として乳幼児ではヘルペス性歯肉口内炎や再発性の口唇ヘルペスから指しゃぶりを介し，自家播種により感染する．親子などの家族間では口唇ヘルペスを介した接触により感染することがある．

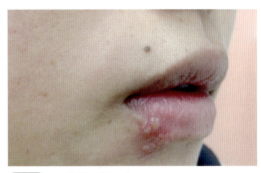

図3　再発性口唇ヘルペス

## 3. 口唇ヘルペス（図3）

　主としてHSV-1の再活性化により起こる．再発性口唇ヘルペスでは発症1〜2日前からムズムズ，チクチクした違和感（前駆症状）が出現することが多い．一般に再発性の皮膚病変は初感染に比べ軽症であり，痛みも軽度である．再発頻度は数年に1回から年に10回以上と患者により異なる．

## 4. カポジ水痘様発疹症（図4）

　先行する皮膚疾患に合併する急性のウイルス感染症（ほとんどがHSV）として認識されている．基礎疾患にはアトピー性皮膚炎，ダリ

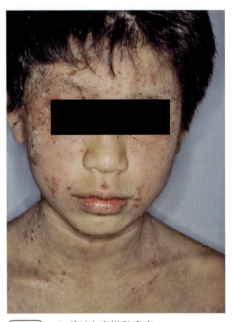

図4　カポジ水痘様発疹症

エ病（Darier disease），尋常性魚鱗癬，熱傷などの皮膚疾患があげられるが，特にアトピー性皮膚炎が多い．症状は小水疱が主として基礎疾患の皮膚病変上に播種性に多発し，経過とともに膿疱，びらん，痂皮へと変遷する．症状は顔面・頸部に好発し，全身症状が認められる場合や合併症を併発することも多い．全身症状としては発熱や倦怠感などが認められ，合併症としては角膜炎，脳炎や，細菌の二次感染による伝染性膿痂疹などがあげられる

### 5. 新生児ヘルペス（図5）

新生児ヘルペスはTORCH症候群[*1]の1つとして知られる．わが国では分離ウイルスはHSV-1が多いのに対し，欧米では2型が多いとされる．発生頻度は日本では14,000～1/20,000出生に1人と推定される．新生児ヘルペスは，その臨床症状より①ウイルスが全身に広がり多臓器不全を発症する最も予後不良な全身型，②中枢神経系に感染し脳炎を生じ神経後遺症を残す中枢神経型，③皮膚の水疱，角膜炎などの限局性病変を呈する予後良好な表在型〔SEM型（skin-eye-mouth form）〕の3型に分類される．全身型では呼吸障害・肝機能異常・

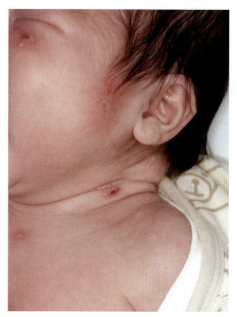

図5　新生児ヘルペス（SEM型）

播種性血管内凝固（disseminated intravascular coagulation: DIC）などの多臓器障害を呈し，約半数に脳炎を合併する．中枢神経型では，主な症状は，けいれん・哺乳不良・嗜眠・不穏・不安定な体温・大泉門膨隆などである．SEM型は一般に予後良好だが，経過中全身型に移行することがある．

## III 鑑別診断

単純疱疹は典型例では詳細な問診と視診で診断が可能である．鑑別すべき疾患としてアフタ性口内炎やヘルパンギーナ，接触皮膚炎，虫刺症，固定薬疹（fixed drug eruption: FDE）[*2]，帯状疱疹などがあげられる．また，カポジ水痘様発疹症の鑑別疾患としては水痘や伝染性膿痂疹がある．

---

[*1]：胎児期における下記病原体への感染を原因として重篤な形成異常・障害を呈する症候群．原因となる病原体の頭文字をとって名づけられた．T：toxoplasma gondii（トキソプラズマ原虫），O：others（B型肝炎ウイルス，パルボウイルスB19，梅毒トレポネーマ等），R：rubella virus（風疹ウイルス），C：cytomegalovirus（サイトメガロウイルス），H：herpes simplex virus（単純ヘルペスウイルス）．
[*2]：同一の薬剤を服用する度に同一部位に同じ薬疹を生じる疾患．

## IV 検査

代表的な検査にウイルス抗体価測定とイムノクロマト法によるウイルス蛋白迅速検出法がある。再発性単純疱疹はウイルスの再活性化による病変であるため，抗体価による診断は慎重に判断する必要がある。抗体価が陽性になったからといっても，それは単に過去に感染既往歴があったことを証明するに過ぎず，現在の感染を示すものではないことに注意する。

最近，単純疱疹のすべての病型に使える，着色セルロース粒子を用いたイムノクロマト法を測定原理とする迅速診断キットであるデルマクイック® HSV が使用できるようになった。皮疹部から検体を採取し 10 分以内に判定可能である。臨床試験では，リアルタイムポリメラーゼ連鎖反応（polymerase chain reaction: PCR）法に対する本キットの陽性一致率，陰性一致率，全体一致率はそれぞれ 78.8%，99.2%，88.4% と精度は比較的高い。

## V 治療と経過

治療の基本は抗ヘルペスウイルス薬の全身投与である。内服薬の代表的なものにバラシクロビル顆粒がある。通常体重 10 kg 未満の小児には体重 1 kg 当たりバラシクロビルとして 1 回 25 mg を 1 日 3 回，体重 10 kg 以上の小児には体重 1 kg 当たりバラシクロビルとして 1 回 25 mg を 1 日 2 回経口投与する。ただし，1 回最高用量は 500 mg とする。

新生児ヘルペスが疑われる場合，確定診断前から本症としてアシクロビルによる治療を直ちに開始する。全身型または中枢神経型の患児には，アシクロビル 20 mg/kg を 8 時間ごとに 21 日間静注投与する。投与終了後は，中枢神経型の患児には経口 ACV を 300 mg/m$^2$ を 1 日 3 回，6 か月継続する。SEM 型には，アシクロビル 20 mg/kg を 8 時間ごと，14 日間静注投与する。

再発性の口唇ヘルペスには抗ヘルペスウイルス外用薬が用いられる。

（渡辺大輔）

B 感染症など

# 5 白癬・カンジダ・癜風

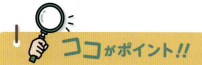

- 小児も成人と同様に，皮膚真菌症は白癬，カンジダ，マラセチアの3菌種が重要である．
- 小児では毛に感染しやすく，動物好性の白癬菌による頭部白癬や体部白癬が生じやすい．
- カンジダは皮膚粘膜の常在菌であり，カンジダ性間擦疹はおむつ皮膚炎の合併症として生じることが多く，口腔カンジダやカンジダ性指間びらん症なども遭遇する．
- マラセチアは癜風と思春期のマラセチア毛包炎の頻度が高い．

## I 白癬

### 1. 疾患概念

白癬菌は，椎茸の仲間である菌界[*1]に含まれる真菌である．①土壌好性，②動物好性，③ヒト好性の3群に分類される．特に②は獣医との協力が必要である．③はわが国では2000年以降，柔道，レスリングなどの格闘技を介して広がった *Trichophyton tonsurans* をあげたい．毛髪の鏡検で毛内・毛外の寄生観察から菌種をある程度推定できるが，菌の同定には培養が必要である．ネコ由来が多い *Microsporum canis*（以下，*M. canis*）による頭部白癬のスクリーニングにはウッド灯（Wood lamp）検査が有用である．

症例1（図1）として，ウッド灯での診察で毛髪が蛍光を呈し（図1b），スライド培養で大分生子（図1c），巨大培養でのレモンイエローの集落（図1d, e）を確認したケルスス禿瘡（kerion celsi）を提示する．ウッド灯下では，図1bのごとく感染毛が蛍光を呈し検体採取にも有用である．わが国では頭部白癬が減少し，忘れ去られた診断法となっているが，動物病院でも利用されている．スライド培養の大分生子の観察で，菌の形態的な同定を行う．スライド培養を米粒で行うと大分生子ができやすい．ヒト好性菌は，足白癬，爪白癬の *Trichophyton rubrum* が最も頻度が高い[1]．*T. tonsurans* は，毛内性に感染し，宿主は無症候性キャリアとなりうる．*T. tonsurans* は，頭皮ブラシ培養で陽性であればダーモスコピーで「black dots（黒点）」と呼ばれる感染毛が観察できるが，一般に毛内性寄生のためウッド灯陰性である．

---

[*1]: 真核生物の分類群として，動物界，植物界と並んで菌界がある．真菌は菌界に属する．細菌は原核生物であり，真核生物とは細胞構造が異なる．

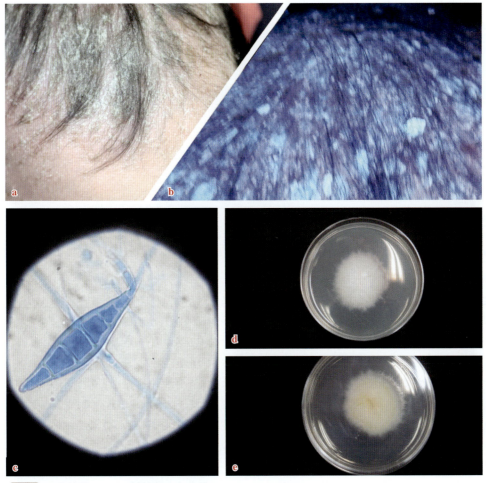

**図 1** 白癬菌による皮膚真菌症（症例1）
a：乳児の頭部．*M.canis* によるケルスス禿瘡．黄褐色の厚い鱗屑を付す脱毛局面を認める．
b：ウッド灯検査．頭髪に青緑色蛍光を認める．
c：米粒でのスライド培養．ラクトフェノールコットンブルー染色．*M.canis* の壁の厚い大分生子．
d, e：巨大培養所見（d：表面，e：裏面）．白色綿花様集落で，裏面（e）ではレモンイエローの色素産生を認める．

## 2. 臨床症状

白癬は，部位ごとに頭部白癬，顔面白癬，体部白癬，手白癬，足白癬，爪白癬などに分類されている．頭部白癬は炎症，非炎症に分類できる．頭部白癬の臨床的特徴と鑑別診断をまとめる．

現在の小児頭部白癬の原因菌種は *M. canis* がトップで，ネコの多頭飼育例を経験する．ヒト好性菌では *T. tonsurans* である[2]．ペットの多様性にも注意喚起している．特にげっ歯類のデグーなど稀なペットからの *T. mentagrophytes /T. interdigitale* complex，*T. benhamiae*，ハリネズミから感染する *T. erinacei*[3] に注意することが大切である．

## 3. 診断

菌名の変遷が続いているが，現時点での小児頭部白癬に関連する白癬菌の毛髪寄生形態を考慮した分類を（表1）に示す[4]．近年ではテルビナフィン耐性白癬菌[5]が海外からの持ち込みと国内発生例[6]の報告が出てきた．まだわが国でヒトからのテルビナフィン耐性 *M.canis* の報

表1　白癬の生態学的分類と頭部白癬の原因菌

| 菌種 | in vivo 毛髪寄生形態 | ウッド灯での蛍光 | わが国での分離例 | 宿主 |
|---|---|---|---|---|
| *Nannizzia gypsea* | 毛外性 | 緑または無 | ネコ, イヌ, サル, ウサギ, ウマ, ヒト | 土 |
| *Microsporum canis* | 毛外性 | 緑 | ネコ, イヌ, サル, ウサギ, ヒト | ネコ, イヌ |
| *Trichophyton erinacei* | 毛外性 | 無 | ハリネズミ, ヒト | ハリネズミ |
| *Trichophyton equinum* | 毛外性 | 無 | ウマ, ヒト | ウマ |
| *Trichophyton verrucosum* | 毛外性 | 無 | ウシ, ウマ, ヤギ, ヒト | ウシ |
| *Trichophyton benhamiae* | 毛外性 | 無 | デグー, ウサギ, モルモット, ヒト | げっ歯類 |
| *Trichophyton mentagrophytes/ interdigitale* | 毛外性 | 無 | ネコ, イヌ, サル, ウサギ, ヒト | ヒト, ウサギ, げっ歯類 |
| *Trichophyton violaceum* | 毛内性 | 無 | ヒト | ヒト |
| *Trichophyton tonsurans* | 毛内性 | 無 | ヒト | ヒト |
| *Trichophyton rubrum* | 毛内／毛外 | 無 | ヒト | ヒト |

告はないが，ネコに発見された[7]ことから，いずれヒトにも出現する可能性がある.

診断に際し頭部白癬では必ず培養を行う．また集団感染コントロールが重要となる.

診断には鏡検が最も重要である[1]が，必ず培養を施行する．black dots（黒点）があれば，その毛髪を採取する．抜けやすい毛髪を鏡検する．先行して抗真菌薬の内服治療がされている症例では鏡検の判断に注意が必要である．臨床所見，鏡検所見，培養所見を総合的に判断して診断を確定する.

鑑別疾患としては，伝染性膿痂疹（とびひ），円形脱毛，脂腺母斑，先天性皮膚欠損以外にもアタマジラミ症，皮膚悪性リンパ腫，トリコチロマニア，脂漏性皮膚炎，瘢痕性脱毛，全身性エリテマトーデス（systemic lupus erythematosus: SLE），扁平苔癬，乾癬などがあがる．乾癬では頭皮病変と爪甲病変を伴うこともある.

ウッド灯は毛外性が陽性であり〔M. canis は水酸化カリウム（KOH）直接鏡検で毛外性の所見〕，毛への寄生形態や菌の蛍光物質産生能などが関与している．ケルスス禿瘡などで真菌の有無に迷う際には，皮膚生検も考慮する.

稀な例だが，学生柔道部員で手湿疹にステロイドを外用し，爪甲に感染した T. tonsurans による頭部白癬の症例もある[8]．手爪白癬は人目

に付きやすく自家播種をきたしやすい．さらに手から頭髪へと感染が拡大する.

ダーモスコピー所見も原因菌種によって異なる．円形脱毛症に認める tapering hairs（漸減毛）はなく，頭部白癬では broken hairs や毛内性寄生による black dots を認める．T. rubrum は毛外性および毛内性寄生のいずれもあるため，一定のダーモスコピー所見は得にくい.

土壌や動物由来の白癬菌による体部白癬では炎症を伴うことが多く，貨幣状湿疹などが鑑別疾患となるが，基本は落屑性環状紅斑であり鏡検を行う必要がある[9].

## 4. 治療

治療については各国の事情に応じて考える必要がある．頭部白癬には内服治療がよい[1]．T. tonsurans の無症候性キャリアに注意が必要であるが，わが国でテルビナフィン耐性の T. tonsurans の報告は今のところない[10]．わが国においてグリセオフルビンが使用できなくなり，イトラコナゾール（頭部白癬での用量は3〜5 mg/kg/日，体重10〜20 kgで50 mg/日，20〜40 kgで100 mg/日，40 kg以上で200 mg/日であるが，わが国では半分量である），テルビナフィン（頭部白癬での用量は体重10〜20 kgで62.5 mg/日，20〜40 kgで125 mg/日，40 kg以

上で250 mg/日であるが、わが国では半分量である）が主体である。内服期間は症例の薬剤反応性によって異なる[1]。病変消失、培養陰性までは内服する。ホスラブコナゾールへの期待はあるが、まだ爪白癬のみの適応であり、現時点では小児での安全性の確認がされていない。

### 5. 予防

温泉やプールなど感染機会も多くなる環境では、足白癬の予防のためタオルや足ふきマットを共有しない。3～7歳頃は頭髪が感染しやすく、再発予防が重要である。手足白癬の自家播種に注意が必要である。予防法は足白癬に準じる。湿度が大敵で、通気性をよくし靴を履く時間を短くする。まめな掃除と床拭きを行い、格闘技、プール、公衆浴場利用後には自宅でシャワー。趾間をごしごしと洗って傷つけることは逆効果で、感染を誘発する。ペットと濃厚な接触をしない。寝床を共にしない。

## Ⅱ カンジダ

### 1. 疾患概念

皮膚粘膜の常在菌である *Candida* spp.（カンジダ属菌）の異常増殖によって生じる皮膚または粘膜感染症である。

### 2. 臨床症状

口腔カンジダ症、カンジダ性指（趾）間びらん症、カンジダ性間擦疹およびおむつ皮膚炎（図2a）などがある。乳児のおむつ装着部に生じたものは「乳児分芽菌性紅斑」と呼ばれ、おむつ皮膚炎に合併しやすい。

主な原因菌は *Candida albicans* である。

口腔カンジダ症と陰部カンジダ症では白苔、皮膚カンジダ症では、小膿疱と膜様鱗屑、散布疹がポイントである。尋常性白斑、炎症後色素沈着、診断にはKOH直接鏡検で偽菌糸や菌糸（図2b）、ブドウの房様酵母集団（図2c）、出芽酵母の検出が特徴である。スワブでの培養で、微生物検査室での菌種の決定も可能である。カンジダ属菌試験用の培地クロモアガー™カンジダで、緑色の集落が *C. albicans* である（図2d）。

### 3. 鑑別診断

口内炎、白癬、伝染性膿痂疹など。

### 4. 治療

治療は外用治療が中心である。アゾール系抗真菌薬が中心である。病変にびらんがあれば軟膏基剤を考慮する。また常在菌であるので、局所の乾燥が必要である。小児では基礎疾患がない場合でも認めるが、肥満の糖尿病患児などでは特に注意する。

## Ⅲ 癜風

### 1. 疾患概念

皮膚の常在菌である *Malassezia* spp.（マラセチア属菌）の異常増殖によって生じる。

### 2. 臨床症状

癜風は脂漏部位の色素斑（図3a）、脱色素斑が重要で、カンナ屑現象を確認し、必要に応じて鏡検を行う。サブロー培地での培養は困難であり、脂質要求性に応える培地、クロモアガー™マラセチアなどの培地が必要となる。一般診療では鏡検までで十分である。癜風はKOH直接鏡検で診断可能であるが、酸性メチレンブルー染色で観察すると短い菌糸と酵母が

B　感染症など／5　白癬・カンジダ・癜風　　121

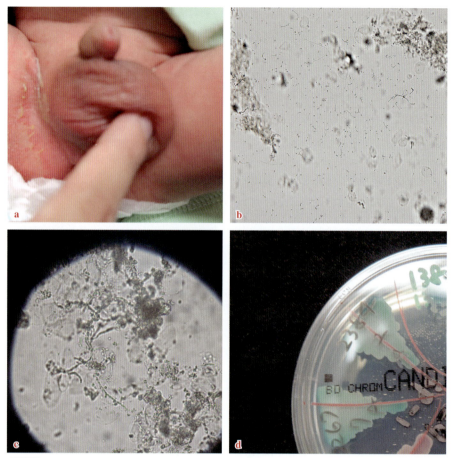

**図2** カンジダ属菌による皮膚粘膜感染症（症例2）
a：乳児おむつ皮膚炎合併カンジダ性間擦疹（乳児分芽菌性紅斑）．右鼠径部に膜様鱗屑を伴うびらんを認める．陰嚢辺縁には白苔を伴う．
b：KOH 直接鏡検所見（100倍）．
c：KOH 直接鏡検所見（400倍）．
d：クロモアガー™ カンジダ培地で緑色の集落を形成する *C. albicans*.

観察しやすい（図3b）．難治性の痤瘡を診察した際にはマラセチア毛包炎も鑑別を要する．

### 3. 鑑別診断

尋常性白斑，炎症後色素沈着，貨幣状湿疹，伝染性膿痂疹など．

### 4. 治療

アゾール系抗真菌薬の外用．マラセチア毛包炎では難治例ではイトラコナゾール内服も考慮する．

## Ⅳ まとめ

真菌症診療はまず疑うところから始まる．頭部白癬にウッド灯は毛外性寄生菌の *M. canis* で有用である．確定診断には KOH 直接鏡検が必須であり，感染源の特定のためには真菌培養．ペットの数や種類も増えており，*T. benhamiae*, *T. erinacei* などの動物好性菌も目が離せな

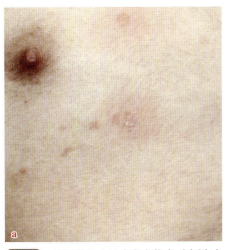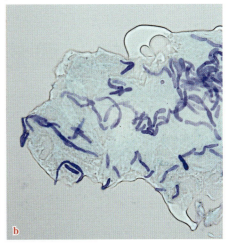

**図3** 癜風菌による皮膚真菌症（症例3）
**a**：前胸部の色素斑で，粃糠疹様鱗屑を認める．
**b**：鱗屑の酸性メチレンブルー染色．「スパゲッティ＆ミートボール所見」と表現される短い菌糸と酵母を認める．

い．テルビナフィン耐性白癬菌も出現し，難治例では培養が必要である．

診断における蛍光や培養で育てる楽しみなど，本稿で真菌に少しでも興味をもっていただき，日々の診療に役立てていただければ幸いである．

## 文　献

1) 日本皮膚科学会皮膚真菌症診療ガイドライン改訂委員会：日本皮膚科学会皮膚真菌症診療ガイドライン 2019．日皮会誌 2019; **129**: 2639-2673.
2) 竹田公信，他：金沢医科大学皮膚科で経験した小児の tinea capitis 21 例の検討．日小児皮会誌 2021; **40**: 24-30.
3) Le Barzic C, et al.: Detection and Control of Dermatophytosis in Wild European Hedgehogs（*Erinaceus europaeus*）Admitted to a French Wildlife Rehabilitation Centre. *J Fungi*（*Basel*）. 2021; **7**: 74.
4) 佐藤友隆：小児の皮膚真菌症，特に頭部白癬について．日小児皮会誌 2023; **42**: 29-36.
5) Kano R, et al.: *Trichophyton indotineae* sp. nov.: A New Highly Terbinafine-Resistant Anthropophilic Dermatophyte Species. *Mycopathologia* 2020; **185**: 947-958.
6) Kitauchi Y, et al.: Tinea corporis caused by terbinafine-resistant *Trichophyton rubrum* successfully treated with fosravuconazole. *J Dermatol* 2021; **48**: e329-e330.
7) Hsiao YH, et al.: The first report of terbinafine resistance *Microsporum canis* from a cat. *J Vet Med Sci* 2018; **80**: 898-900.
8) Sato T, et al.: Onychomycosis of the Middle Finger of a Japanese Judo Athlete due to *Trichophyton tonsurans*. *Med Mycol J* 2019; **60**: 1-4.
9) 佐藤友隆：白癬診療における直接鏡検．*MB Derma* 2021; **310**: 7-15.
10) Futatsuya T, et al.: Genotyping of *Trichophyton tonsurans* strains isolated between 2016 and 2020, and terbinafine susceptibility of the species in Japan. *J Dermatol* 2022; **49**: 691-696.

（佐藤友隆）

## B 感染症など

# 6 麻疹・風疹・突発性発疹

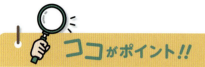

### ココがポイント!!

- 麻疹ウイルスによって発症する急性発疹性感染症で，感染力が非常に強い．
- 典型的麻疹は，10〜14日（平均11日）の潜伏期ののち，カタル期を経て発疹期になる．
- 非典型的麻疹としては，異型麻疹と修飾麻疹，亜急性硬化性全脳炎（SSPE）などがある．
- 予防接種法で定期接種として，1期（生後12〜24か月），2期（小学校就学前1年間＝5〜7歳未満）に予防接種を義務づけている．
- 学校保健上の扱いで，出席停止期間は「解熱後3日を経過するまで」とされている．

## I 麻疹

### 1. 概要

麻疹は麻疹ウイルスによって発症する急性発疹性感染症である．原因ウイルスはパラミクソウイルス（paramyxovirus）群のRNAウイルスで，飛沫核による空気感染，飛沫感染，接触感染などにより経気道的に感染し，感染力が非常に強い．免疫のない個体では，感染でほぼ100％発症する．一度感染すれば終生免疫を得るとされる．

2007〜2008年に大きな流行があったが，2008年から5年間，中学1年，高校3年対象に2回目の麻疹ワクチン接種の機会をつくったことによって，2009年以降は減少した．

2010年11月以降は日本古来の遺伝型D5がみられないため，2015年3月27日，世界保健機関（WHO）西太平洋地域事務局によって日本が麻疹の排除状態[*1]にあると認定された．

### 2. 臨床症状

#### a. 通常の典型的麻疹

典型的麻疹は，感染すると10〜14日（平均11日）の潜伏期の後，前駆期（カタル症状[*2]が強いため，カタル期ともいう）に入る．39〜40℃の発熱，全身倦怠感が3〜4日続く．その後いったん少々下熱したのち，再度発熱し，発疹期になる．この時期に，口内に粘膜・歯肉の白色点状丘疹〔コプリック斑（Koplik spot）〕がみられる．ほぼ同時に発疹が出現する．発疹は初期は示指頭大までの浮腫性紅斑で，顔面，頭部など上半身から急激に増数・拡大し，全身に及ぶ（図1，図2）．咽頭痛，咳などの上気道

---

[*1]: 土着ウイルスによる麻疹が3年以上発生していない状態．
[*2]: 発熱，上気道炎症状（咳，鼻汁等），眼瞼結膜炎症状など．

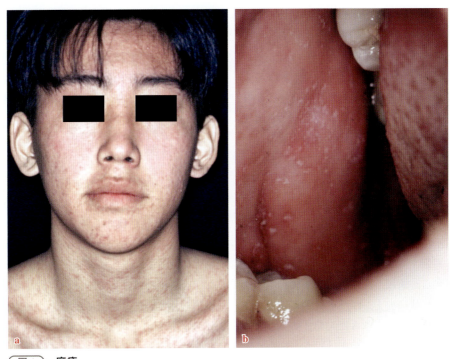

図1 麻疹
a：15歳男児．顔面の紅斑，丘疹．b：16歳男児．コプリック斑．

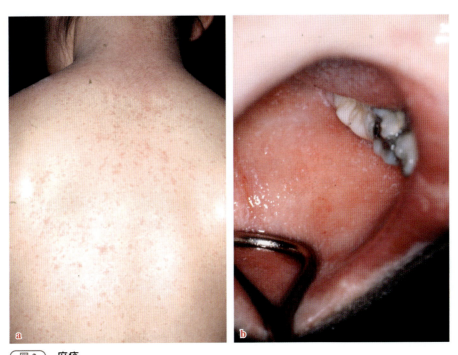

図2 麻疹
a：6歳女児．体幹の紅斑，丘疹．b：成人．コプリック斑．

症状，下痢，嘔吐などの消化器症状などの粘膜症状も激しい．ほとんどの例で肝機能障害，白血球数・血小板数の減少などがみられる．この発疹期は5〜6日続いて下熱し，回復期に入る．ウイルスはカタル期の初期から発疹出現後6日程度まで咽頭に証明される．発疹は色素沈着を残して消退し，時に粃糠様落屑を伴うこともある．全身症状，臨床検査値異常も急激に軽快していく．

### b. 非典型的麻疹

#### 1）異型麻疹と修飾麻疹

かつて不活化ワクチンを接種された者が，後に麻疹に感染すると，通常の臨床とは異なった病態を呈する．頭痛，関節痛，39〜40℃の高熱などの全身症状に加え，四肢末梢から始まり体幹へと拡大する発疹，さらに大葉性肺炎などの肺の病変が顕著である．発疹は丘疹，紅斑，紫斑，小水疱などが混在して多彩である．麻疹のウイルス抗体価は，はじめから著しい高値を示す．異型麻疹の発生が問題となり，1971年からは不活化ワクチンに代え，高度弱毒生ワクチンが使用されている．

一方，麻疹の生ワクチンを接種しても十分な免疫が得られない場合（primary vaccine failure），接種後いったん抗体獲得は成立したが，その後抗体が消失した場合（secondary vaccine failure）などの条件下で，麻疹に曝露し，罹患してしまう場合がある．そのような場合は，発症しても軽く経過する．これを「修飾麻疹」という．乳児期に予防接種を受け，抗体ができても，以後大きな流行に合わずに成長し，ブースター効果が生じずにきてしまったことに起因する．

#### 2）その他の非典型的麻疹

出血性麻疹は，発疹に出血斑を混じ，播種性血管内凝固（disseminated intravascular coagulation: DIC）を合併することもある重症麻疹の一型である．また，麻疹の内攻は発疹の消退と同時に，呼吸困難，チアノーゼを起こし，麻疹肺炎に循環器系障害を合併した症状を呈する．

亜急性硬化性全脳炎（subacute sclerosing panencephalitis: SSPE）は，スローウイルス感染症（slow virus infection）[3] として重症の麻疹の一型で，記憶すべきである．

### 3. 診断

診断は，前駆期から発疹期のはじめにかけての咽頭ぬぐい液や血液からのウイルス分離，または口腔・鼻粘膜からの蛍光抗体法やポリメラーゼ連鎖反応（polymerase chain reaction: PCR）法でのウイルス遺伝子の検出などでウイルスの存在を見出せば確実であるが，施行可能な施設が限られていて実用的ではない．一般的には抗体の上昇をペア血清[4] で測定する．麻疹特異的IgM抗体検査キットでは，発疹出現後4〜28日頃に血清中抗体の陽転または抗体価の有意な上昇をみる必要がある．麻疹特異的IgM抗体検査キットは，風疹やヒトパルボウイルスB19（human parvovirus B19: PVB19）で偽陽性を呈した例の報告があったが近年は改善されてきている．

### 4. 治療と経過

麻疹の治療は対症療法であり，高熱に対してはアセトアミノフェンなどの解熱剤，全身管理には十分な補液が必要である．麻疹の抗体がない個体が麻疹に曝露した場合は，予防的に，受働免疫として，ガンマグロブリンを用いることもある．

予後は，合併症さえなければ，8〜10日で回復する．抗菌薬の投与は二次的な感染徴候がなければ必要はない．

### 5. 予防・予防接種

2019年に大きな流行があって以来，わが国

---

[3]: 長期間の潜伏期ののちに発病するウイルス感染症の総称．遅発ウイルス感染症．
[4]: 急性期と回復期に採取した血清中の抗体価を比較し，特異抗体価の有意な上昇からウイルス感染を診断する方法．

での麻疹の流行はないものの，母体移行抗体の消失し始める生後6か月以降では，麻疹ウイルスに曝露すれば罹患する可能性がある．世界的にみれば小児期の麻疹の罹患は決して少なくなっているわけではない．わが国では，予防接種法で定期接種として，1期（生後12か月から24か月），2期（小学校就学前1年間＝5歳から7歳未満）に予防接種を義務づけている．

新型コロナウイルス感染症（coronavirus disease 2019: COVID-19）の流行により海外との交流が減少した時期には麻疹の海外からの持ち込みも減少したが，交流の再開増大により成人麻疹の持ち込みが散発し始めていることは注意を要する．

## 6. 学校保健上の扱い

麻疹は学校保健安全法において第二種感染症に分類されている．出席停止期間は「解熱後3日を経過するまで」とされているが，患児の状態をみて判断する．

# Ⅱ 風疹

## 1. 概要

風疹ウイルスは *Togaviridae* 科 *Rubivirus* 属の一本鎖RNAウイルスで，直径は60〜70 nmである．飛沫を介し経気道的に感染する．2018〜2019年に大きな流行があったが，COVID-19流行がこれにとって代わり，以後流行はなかったが，近年，インバウンド渡航者を中心に成人の風疹感染例が散見される．

## 2. 臨床症状

潜伏期は2〜3週間で，前駆症状はほとんどみられない．成人では，軽度の全身倦怠感，頭痛などを伴うこともある．軽度の発熱とともに皮疹が出現し，急激に全身に拡大する．

皮疹は，粟粒大までの紅色小丘で，融合傾向はない．皮疹は3〜4日で，色素沈着を残さず消失する（図3）．皮疹の出現と同時に，口内には，軟口蓋に点状の丘疹，出血斑がみられることがある．「フォルヒハイマー斑（Forchheimer spots）」といい，風疹のみならず他のウイルス感染症においてもみられるが，風疹の際に最も出現率が高い．リンパ節の腫脹は高率にみられるが，特に耳後が腫大し，疼痛を訴えることもある．麻疹に比べ，全身症状は比較的軽く，全経過4〜5日で軽快する．

## 3. 臨床検査

急性期には白血球数の減少，血小板数の減少，肝機能の低下などがみられ，回復期には正常化する．

## 4. 診断

診断の確定は，咽頭ぬぐい液からウイルスを分離する．発疹出現前後1週間はウイルスの排泄があるといわれているが，限られた施設においては可能ながら，日常診療におけるウイルス分離は実際的ではない．

血清学的には，血中抗体価の上昇を証明する．赤血球凝集抑制（hemagglutination inhibition: HI）やEIA法（enzyme immunoassay, 酵素抗体法）で風疹特異的IgG，IgM抗体の検出を行う．症状出現後，初期では抗IgM抗体が陽性になりにくく，第3病日頃から陽性率が上昇してくるため，ペア血清の抗体価検査は第5〜7病日に採血するとよい．

## 5. 治療と経過

通常は対症療法でよいが，解熱などにはもっぱらアセトアミノフェンが使われる．瘙痒が強い場合は抗ヒスタミン薬を用いる．予後は合併症さえなければ良好である．

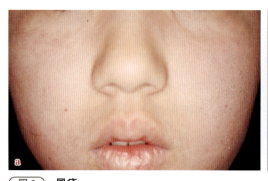
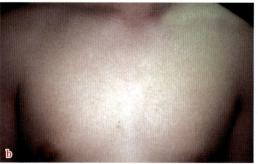

図3 風疹
a：11歳女児．顔面の紅斑，b：13歳男児．胸部の丘疹，紅斑．

## 6. 先天性風疹症候群（CRS）

1964～1965年に沖縄で風疹が大流行した際に，先天性風疹症候群（congenital rubella syndrome: CRS）が多数発症した．

風疹ウイルスは催奇形成があり，妊娠早期に妊婦が罹患すると，経胎盤的に胎児が風疹に感染し，先天奇形を生じたり時には死に至ったりする．妊婦が感染した時期により胎児の受ける影響も種々である．妊娠1か月では奇形の発生率は50～60％以上といわれる．妊娠2か月では30～35％，3か月では15～20％，4か月では8～10％，5か月でも発生するという．生じる障害は，感染時期に形成される臓器に起きてくるが，1～2か月では，白内障，心奇形，難聴のうち2つ以上が合併し，3か月以上では難聴が起きやすいといわれる．CRS児は新生児期から幼児期にかけて，鼻，咽頭，髄液，尿などから風疹ウイルスを証明できるといわれ，周囲への感染源にならないように注意が必要である．

## 7. 予防接種

CRS予防の目的で，1977年から女子中学生を対象に風疹予防接種が行われたが，十分な効果が得られなかった．また，1989年からの麻疹・流行性耳下腺炎・風疹（measles-mumps-rubella: MMR）混合ワクチンも1993年に副作用のため中止になった．以前は風疹は終生免疫で，再感染はないとされていたが，ごく稀ながら不顕性感染例や予防接種で抗体獲得後の再感染例が報告されている．また妊婦の再感染でCRSの発症の報告があり，妊娠前の抗体検査はぜひ行われるべきである．抗体のない場合は予防接種を受ける必要がある．ただし接種は妊娠していないことを確かめ，接種後2か月の避妊が必要である．

以上のことから，2006年4月から予防接種（2回接種）が行われている．麻疹・風疹（measles-rubella: MR）混合生ワクチンによる接種方法である．すなわち，第1期は生後12月から24月まで，第2期は5歳以上7歳未満で小学校入学前1年間とされている．

## 8. 学校保健上の扱い

風疹は学校保健安全法では第二種感染症に分類されている．登校停止は発疹が消失するまでとされているが，発疹期には血液・咽頭からのウイルス分離はピークで，発疹が消退するとともにウイルスは減少し抗体は上昇していくゆえに，感染力は低下していると推察される．

## III 突発性発疹

### 1. 概要

突発性発疹（exanthem subitum, roseola infantum）はヒトヘルペスウイルス（human herpes virus: HHV）-6 または HHV-7 の感染症である．ともにヘルペスウイルス科βヘルペスウイルス亜科の二本鎖 DNA ウイルスである．HHV-6 は，DNA 制限酵素切断パターン，DNA 塩基配列，モノクローナル抗体に対する反応，血清疫学，培養細胞の増殖性・病原性の差によって variant A, variant B に分けられ，突発性発疹は variant B による．HHV-7 は唾液中に排出される場合が多く，母親や年長同胞の唾液から感染する例があるという．

生後 2 年ほどの間（平均 6～18 か月）に罹患することが多い．HHV-7 の突発性発疹は，HHV-6 例より遅く発症する例が多いが，母親からの移行抗体が HHV-6 より長期間残存するためとされている．

### 2. 臨床症状

潜伏期は 10～14 日で，急に 38～39℃の稽留熱が数日続き，下熱とともに発疹が出現する．発疹は紅色小丘疹ないし小紅斑で融合傾向がある．体幹から始まり，顔面，四肢へと，全身に拡大した後，数日で色素沈着を残さず消失する（図4）．発熱期にしばしば軟口蓋に点状紅斑が出現し，「永山斑」と呼ばれる．通常は発熱と皮膚病変が症状であるが，高熱期にけいれん発作，眼瞼の浮腫，大泉門膨隆，リンパ節腫大，下痢などがみられる場合がある．脳炎，肝炎，紫斑を合併した例の報告がある．

突発性発疹に 2 回罹患する例に稀に遭遇するが，HHV-6 または HHV-7 によるものかの区別はできない．その確定にはウイルス抗体価の上昇の検索，またはウイルス分離が必要である

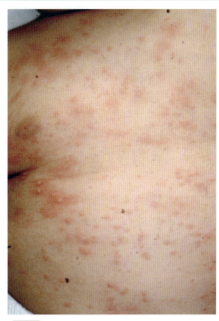

**図4** 突発性発疹
5 か月男児．体幹の丘疹，紅斑．

る．HHV-7 は，感染すると唾液腺，単球・マクロファージ，グリア細胞などに潜伏感染し，唾液中にも出現する．

HHV-6，HHV-7 ともに持続潜伏感染しているが，HHV-6 は様々な条件下で再活性化する．一定の薬剤の投与に引き続いて薬疹の発生に伴い HHV-6 の再活性化が起きる状態，すなわち薬剤性過敏症症候群（drug-induced hypersensitivity syndrome: DIHS）の発症が問題になっている．皮疹は，麻疹様，多形紅斑様など，多彩かつ特徴的である．

### 3. 治療

通常，予後良好ゆえ，特別な治療は必要としない．稀ではあるが，脳炎・脳症，肝炎，心筋炎といった重症合併症を生じた場合には，ガンシクロビル，ホスカルネット，シドフォビル（国内未承認）などを用いることもある．

（日野治子）

B 感染症など

# 7 水痘・帯状疱疹

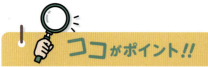

- 水痘は，水痘・帯状疱疹ウイルス（VZV）による初感染の病態で，空気感染，飛沫感染，接触感染により感染し，感染力が強い．
- 皮膚症状は，ほぼ全身に，中心臍窩をもつ小水疱を形成し，経過とともに膿疱を経て，乾燥して，痂皮化し，脱落する．新旧の皮疹が混在する．
- 診断は困難ではないが，迅速検査キット「デルマクイック®VZV」は有用である．
- 治療はアシクロビルまたはバラシクロビルの全身投与，高熱時にはアセトアミノフェンを投与する．
- 水痘は，学校保健安全法において第二種感染症に分類され，「すべての発疹が痂皮化するまで出席停止」とされている．

## I 水痘

### 1. 概要

水痘（chickenpox または varicella）（みずぼうそう）は，水痘・帯状疱疹ウイルス（varicella zoster virus: VZV）による初感染の病態である．小児に好発するが，成人の罹患例も多い．小児例は比較的軽症で，虫刺され程度ですんでしまうほどの例があるが，成人では肺炎や肝機能障害を合併する重症例がある．

### 2. 臨床症状

経気道的に空気感染し，感染力が強い．水疱内のウイルスによる接触感染，飛沫感染もある．潜伏期間は10〜21日，平均2週間ほどである．
気道から感染したウイルスは所属リンパ節で増殖したのちに血液中に移行し，第一次ウイルス血症を生じる．さらに肝臓・脾臓などの網内系組織で増殖したのちに第二次ウイルス血症を起こす．この約2週間の潜伏期を経て，口腔粘膜および皮膚に病変を生じる．

口腔では，軟口蓋・硬口蓋に丘疹・小水疱が出現し，つぶれてびらんになり，疼痛を訴える．

皮膚症状は，体幹には小丘疹が出現するが，中心臍窩をもつ小水疱を形成し，水疱は経過とともに膿疱を経て，乾燥して，痂皮化し，脱落する．

皮疹は次々に出現し，各々の個疹は1〜2週間の間にこの経過をたどるため，新旧の皮疹が混在する．顔面，被髪頭部にまで皮疹が出現する例もある（図1）．軽度の瘙痒を伴う場合も

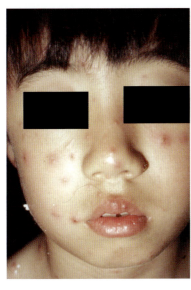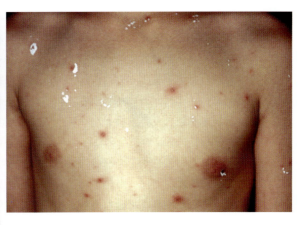

図1 水痘①
7歳男児．顔面，体幹の丘疹，小水疱．一部小膿疱も混在している．

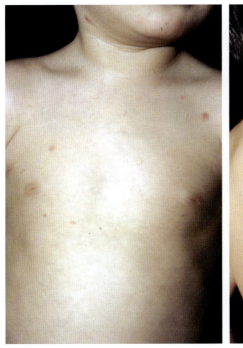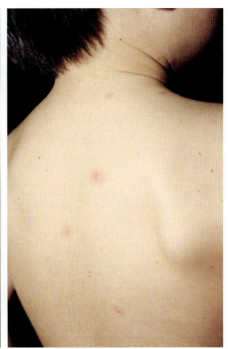

図2 水痘②
2歳男児．体幹の丘疹，軽症例．

ある．頸部，腋窩，鼠径部など表在リンパ節が触知される．

成人の重症例では，初期に白血球・血小板数の減少，肝機能障害でAST，ALTの上昇がみられる場合がある．

## 3. 診断

臨床症状から診断は困難ではないが，鑑別疾患を強いてあげれば虫刺症，伝染性膿痂疹（とびひ），水疱症，単純疱疹などである．

ツァンク試験（Tzanck test）は水疱部を擦過し，得た検体をギムザ染色，メチレンブルー染色，ライト染色などで染色して顕微鏡検査をするものであり，多核巨細胞を見出せば，水痘・帯状疱疹，単純疱疹のいずれかと診断しうる．

近年，ウイルス抗原を用いた迅速検査キット「デルマクイック®VZV」が保険適用になって診断がより正確になった．特に小児の軽症の水痘（図2）やごく初期の水痘では，虫刺されとの鑑別を要するなど診断が困難な場合があり，「デルマクイック®VZV」は有用である．

### 4. 治療

治療は小児例ではかゆみに対して抗ヒスタミン薬の投与，疼痛に対しては，最近はあまり用いられなくなったが，フェノール（カルボール®），チンク油，亜鉛華リニメントの外用程度の対症療法でよい．小児の重症例や成人例ではアシクロビル，バラシクロビルの全身投与が必要である．これらの抗ウイルス薬は腎排泄のため，腎機能低下時には血中濃度の上昇，中枢神経系異常をきたす場合があるため注意を要する．

高熱時に非ステロイド性抗炎症薬（NSAIDs）を用いる場合，サリチル酸系薬剤はライ症候群（Reye syndrome）[*1]を生じるおそれがあるため使用を避ける．やむを得ず抗炎症薬を用いる場合はアセトアミノフェンを投与する．

水痘のワクチンは弱毒生ワクチンで，感染予防効果は90％ともいわれ，効果は高い．接種後に水痘の発症があっても軽くすむ．

1歳以上3歳未満では定期接種で，1歳早期に1回目の接種，1回目の接種後3か月以上あけて2回目の接種を行う．1歳以上で前述以外の年齢では任意接種であり，13歳以上は4週間以上あけて2回目の接種を行う．

### 5. 学校保健における対応

水痘は，学校保健安全法施行規制においては第二種感染症に分類され，すべての発疹が痂皮化するまで出席停止とされている．

なお，重症の水痘で24時間以上の入院を必要とした場合，感染症法により医師は患者の年齢に関わらず最寄りの保健所に届け出る義務がある．

## Ⅱ 帯状疱疹

### 1. 概要

帯状疱疹（herpes zoster）は，初感染は水痘として体内に侵入したVZVが潜伏し，過労，ストレス，重症感染症，悪性腫瘍などの誘引で再活性化した際に，潜伏していた神経支配領域に皮疹を生じたものである．

### 2. 臨床症状

一定の神経支配領域に丘疹・小水疱が集簇する．小水疱は中心臍窩をもつが，次第に膿疱化し，乾燥して，2週間ほどで痂皮化する．

帯状疱疹は高齢者に多いが，近年，免疫抑制のない健常幼小児の発症例もしばしば経験する．免疫が未熟な低年齢層で水痘に罹患した場合，VZVが潜伏感染する例が多く，若年者の帯状疱疹発症の要因になりうるという．VZVは，成人例と同様に，三叉神経，肋間神経などに潜伏することが多い（図3）．

高齢者では，炎症が強く，びらんや潰瘍を形成する例も少なくない．炎症後色素沈着を残す例もある．疼痛は激しい場合が多く，1か月たっても改善しない場合を「帯状疱疹後神経痛（postherpetic neuralgia: PNH）」と呼ぶ．しばし

---

[*1]: 原因不明だが，急性ウイルス感染症（主として水痘，インフルエンザ）の後にみられ，悪心・嘔吐ののち，脳浮腫による嗜眠・錯乱・昏睡，肝不全による高アンモニア血症などを呈し，死に至ることもある症候群．ウイルス感染の治療中にサリチル酸系薬剤（主としてアスピリン）を使用することで発症のリスクが高まることがわかっている．

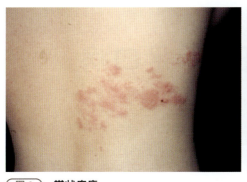 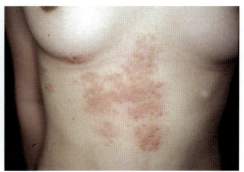

図3 帯状疱疹
13歳女児.

ば麻酔科医によるペインコントロールが必要になる。小児例では皮疹そのものも軽症例が多いようである。神経痛は強い例は少なく，痛みの軽い例が多く，むしろ瘙痒を訴えたりする例もある。

帯状疱疹の合併症として，三叉神経第1枝では結膜炎，角膜炎，角膜潰瘍，眼圧上昇，眼筋麻痺，耳介，顔面神経麻痺などを生じる。第8脳神経ではラムゼイ・ハント症候群（Ramsay Hunt syndrome）[*2]を生じる例があるが，小児では稀である。

### 3. 診断

その特徴的な症状から，典型的な症例の診断は困難ではないが，小児の軽症例では虫刺されなどとの鑑別が必要な場合がある。ツァンク試験で，水疱部を擦過し，巨細胞を見出せば，水痘・帯状疱疹，単純疱疹のいずれかと診断しうる。VZVを診断するには「デルマクイック®VZV」を用いると診断が容易である。

### 4. 治療

治療は，軽症では抗ウイルス薬，NSAIDsを外用させる。中等症，重症例では抗ウイルス薬を全身的に用いる。ごく稀に抗ウイルス薬の副作用として脳炎など中枢神経系への影響があるとされるため注意を要する。小児で瘙痒を訴える場合は抗ヒスタミン薬を投与する。疼痛にはライ症候群を避けるため，サリチル酸系薬剤でなく，アセトアミノフェンを用いる。

### 5. 学校保健における対応

保育所・幼稚園・学校生活において，帯状疱疹はVZVの初感染である水痘ほど空気感染，飛沫感染はなく，感染力は強くない。しかし，稀に接触感染はあり，周囲の小児に水痘の罹患歴，予防接種歴を確認する。予防接種歴のない場合，72時間以内であればワクチン接種によって，水痘の発症の阻止，または軽症化が期待しうる。通常，皮疹が露出部の場合，すべての皮疹が痂皮化するまで登校・登園は避けることが望ましいが，皮疹部が覆ってあれば登校・登園は可能である。

職員の帯状疱疹発症については，水痘罹患歴のない，かつ予防接種歴のない乳幼児がいる場合，水痘の発症のおそれがあるため，乳幼児・小児への直接接触は避け，病変部は覆い，皮疹がすべて痂皮化するまでは乳幼児に接しない部署にて勤務すべきである。

（日野治子）

---

[*2]: 水痘・帯状疱疹ウイルス（VZV）が第8脳神経の神経節に潜伏していた場合，これが再活性化し神経炎を起こすことによって生じる。顔面神経麻痺，耳介帯状疱疹，耳鳴，難聴，めまいなどを呈する症候群。

B 感染症など

# 8 伝染性紅斑・手足口病

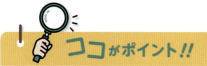

- 伝染性紅斑の原因ウイルスはヒトパルボウイルス B19（PVB19）である．
- 小児の伝染性紅斑における発疹は，顔面の蝶形紅斑（リンゴ病）・四肢の網状紅斑・レース模様の紅斑が特徴的である．
- PVB19 は骨髄の赤芽球系細胞を侵襲するため，稀に血液疾患では aplastic crisis，妊婦の罹患で胎児水腫を生じる例がある．
- 伝染性紅斑は第三種感染症に分類され，出席停止について特に制約はない．
- 手足口病はエンテロウイルス感染症の一形態で，原因ウイルスとして，コクサッキー（Cox）A 群 4，6，10，16 型，エンテロ（Entero）71 が知られている．
- 手足口病では主に手掌・足蹠に小水疱・小紅斑・小丘疹を生じるが，肘頭・膝蓋・臀部にも紅色丘疹・水疱が生じることが少なくない．口腔内では口腔粘膜や舌にアフタ・小潰瘍を形成する．
- 手足口病の症状には全身倦怠感，37〜38℃の発熱などがあり，そのほかにも下痢や嘔吐といった消化器症状を呈することもある．稀に髄膜炎や心筋炎を合併する．
- 学校保健安全法では，手足口病の出席停止を定めていない．本症はウイルスの咽頭からの排泄は数週間，糞便からは約 1 か月も排泄されるため，出席停止の意味がない．

## I 伝染性紅斑

### 1．概要

　伝染性紅斑（erythema infectiosum）は，その特徴的な顔面の発疹から俗に「リンゴ病」と呼ばれる．
　原因ウイルスは，パルボウイルス科パルボウイルス亜科エリスロウイルス属に属する「ヒトパルボウイルス B19（human parvovirus B19：PVB19）」と称される一本鎖 DNA ウイルスである．ヒトへ感染するウイルスのなかで最も小さい（parvo）18〜25 nm のウイルスである．
　PVB19 は赤血球系細胞などの膜表面にある P 抗原を受容体とし，P 抗原がない場合は感染しないといわれている．P 抗原は赤血球系細胞以外にも血管内皮細胞，胎児肝・心筋細胞，胎盤などに存在している．しかし，PVB19 は赤芽球系細胞で増殖し，それ以外の臓器細胞では増殖しない．

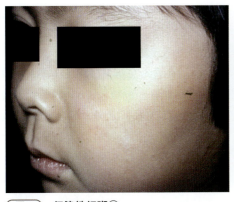
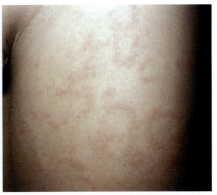

図1 伝染性紅斑①
7歳男児．顔面の紅斑，大腿部の環状紅斑．

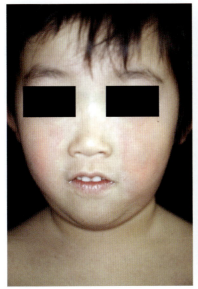
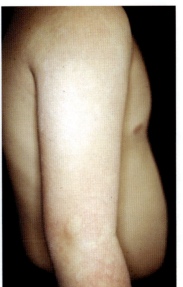

図2 伝染性紅斑②
2歳男児．顔面の紅斑，上腕の網状紅斑．

## 2．臨床症状

### a．伝染性紅斑

　伝染性紅斑は小児・学童に好発するが，成人も罹患することがあり，その病態は多彩である．保育施設，幼稚園，学校で流行して，その職員，時には患児から感染して病院の医療関係者にも流行が及ぶことがある．

　PVB19は通常，経気道的に飛沫感染で侵入する．PVB19に感染すると様々な病態を生じ，伝染性紅斑はその一病型である．

　ウイルス感染後，10〜20日の潜伏期間を経たのち，7〜9日でウイルス血症が起き，1週間ほど続く．ウイルス血症の最高期に発熱などの感冒症状，関節痛，全身倦怠感を呈することがある．この間にウイルス抗体が産生されはじめ，抗IgM抗体，抗IgG抗体が上昇し，感染後17〜18日には血中ウイルスはほとんど消失している．

　小児であればウイルス血症の時期は軽い感冒症状程度であるが，成人では発熱，関節痛，全身倦怠感を呈することがある．

B 感染症など／8 伝染性紅斑・手足口病　135

感染後14〜18日に皮膚症状がみられる．顔面に蝶形ないし平手打ち様の紅斑が出現する．紅斑は下方へ拡大し，上腕外側，体幹，大腿へも出現する．はじめは丘疹で出現するが，融合し，さらに網状を呈する（図1，図2）．5〜7日で色素沈着を残さず消退するが，その後も入浴，緊張，興奮したとき，泣いたとき，日に当たったときなどに再燃し，これは1〜2か月続くことがある．

小児の発疹では顔面の蝶形紅斑（「リンゴ病」と称されるゆえんである），四肢の網状紅斑，環状紅斑が特徴的であるが，成人例では顔面の蝶形紅斑，四肢の網状紅斑は目立たない例が多く，むしろ四肢・体幹では風疹様の発疹やびまん性の浮腫性紅斑が多い．特に膝関節周囲の浮腫を伴った紅斑は特徴的である．倦怠感，発熱，時には貧血，心不全，関節痛や筋肉痛などの全身症状や，関節腫脹，関節炎などの局所症状が強い．関節痛は長期化することがある．

風疹や麻疹，水痘などの他のウイルス感染症と異なり，伝染性紅斑では，前述の通り，皮膚症状の出現時期にはすでに血中のウイルスが消失している場合が多い．

稀に「手袋靴下症候群（gloves and socks syndrome）」と呼ばれる皮膚症状を呈する例がある．靴下や手袋のように足や手に発赤・腫脹が出現する状態で，時には紫斑が混在することもある．

### b．PVB19によって生じるその他の病態

#### 1）aplastic crisis

PVB19は骨髄の赤芽球前駆細胞を侵襲するため，ウイルス血症の時期には赤血球の生成が一時期減少する．赤血球の寿命が正常ならば著変はないが，寿命の短い状態，すなわち溶血性貧血を呈する鎌状赤血球症，サラセミア，ピルビン酸キナーゼ欠損症，地中海貧血などでは，末梢血中の赤血球が減少し，急激な貧血増悪，

全身状態の悪化があり，死に至ることもある．これを "aplastic crisis" という．

#### 2）胎児水腫

造血の盛んな胎児にPVB19が経胎盤的に垂直感染すると一種のaplastic crisisの状態になり，貧血に陥り，胎児水腫（hydropus fetaris）[*1]が起こる．特に妊娠前半期に感染すると生じる頻度が高い．妊娠3〜6か月で感染した場合33〜50%で発症するともいわれている．催奇形性についての報告もあるが，感染胎児の多くは水腫を起こし死亡してしまうため，奇形児の出生率は風疹と比較して低い．

#### 3）紫斑

PVB19が造血系細胞を障害することから，末梢血にも異常を生じることがある．血小板数の減少，ヘノッホ・シェーンライン紫斑病（Henoch-Schönlein purpura）（IgA血管炎），時には血管炎を呈する例の報告もある．gloves and socks syndrome型の紫斑も小児例のみならず成人例の報告がある．

### 3．診断

小児例のように特徴的な顔面の蝶形紅斑・四肢の網状紅斑がみられれば診断は比較的容易であるが，確定診断としては血中ウイルス抗体を測定する．PVB19特異的IgM抗体は，感染14〜15日で上昇し，数か月で低下するが，抗IgG抗体は感染2〜3週で上昇しはじめ，長期間高値が持続するため，ペア血清で測定して上昇を証明する．

ポリメラーゼ連鎖反応（polymerase chain reaction: PCR）法でPVB19 DNAを証明することも診断の一助になる．

### 4．治療

現時点ではPVB19に対する抗ウイルス薬はない．ワクチンは欧米で遺伝子組換えによるも

---

[*1]：全身の浮腫と体腔内水分貯留を呈する胎児異常．原因としては母児の血液型不適合，先天性心疾患，細菌感染，染色体異常などがあげられる．

のが試みられているようであるが，わが国では全く検討されていない．ウイルス疾患としての決定的治療がないため，対症療法である．稀にウイルス血症中に熱発することがあり，非ステロイド性抗炎症薬（NSAIDs）を用いる．皮膚症状のかゆみが強い場合は抗ヒスタミン薬を内服させる．

成人例で関節痛が高度の場合は NSAIDs を内服，時には坐薬として用いる．さらに皮膚の炎症が強く，浮腫が著明で尿量が減少するほどの例では，心肺機能・腎機能に注意が必要な場合や，利尿剤の使用を必要とする場合もある．これらの症状を呈するほどの重症例にはステロイドの全身投与が有効とされる．血液疾患患者のPVB19 感染にはガンマグロブリンの静注，貧血の高度な場合は濃厚赤血球輸血などが行われる．

## 5. 生活指導と学校保健

### a. 生活指導

妊娠 20 週以前の妊婦が PVB19 に感染した場合，経胎盤的に胎児が感染すると，胎児水腫を生じ，死亡・流産を起こす場合がある．前述のように赤芽球系細胞が選択的に障害されるためとされる．母体が罹患した場合の垂直感染の発生率は約 30%，胎児の死亡率は 2～9% といわれている．

たとえ母体が罹患しても約 9 割の妊娠で正常分娩が得られるため，感染すなわち中絶としなくてよいが，詳細な説明をしておくこと，さらに罹患者が妊婦の周辺，血液疾患病棟や産科病棟などに近づかないようにするなどの配慮が必要である．

### b. 学校保健

登校・出勤に対する許可は常に問題になる．通常は皮膚症状が出現する時期はすでに血液中からウイルスが消失しているため，発疹が出現する頃は感染性が衰えているとみなされている．しかし，前述のように，いったん消退した発疹がその後も温熱・日光・興奮などの刺激で再燃することがしばしばあり，数週間も繰り返すため，治癒と判断しにくい．しかも発疹が出現して感染性が失われたとされる頃の血液中や咽頭からウイルスを証明したとの報告が少数ながらあり，感染力が完全に失われているとも限らないため，一体いつ治癒と宣言してよいかの決定が困難である．

伝染性紅斑は学校保健安全法において第三種感染症に分類され，出席については特に制約はなく，主治医の判断に任されているが，周囲に妊産婦や血液疾患患者，免疫不全者がいる場合は接触しないように注意すべきである．

PVB19 は「parvo（小さい）」というだけあり，血液製剤に混入し，ごく稀ながら輸血時に血液製剤を介して伝播することが判明している．現在，これの防ぎようはない．

## Ⅱ 手足口病

手足口病を含めたエンテロウイルス感染症は，臨床症状が比較的軽度の例が多いため安易に考えられがちであるが，重症例や死亡例が時折報告されることもあり，決して安易に考えてよい疾患ではない．

一般的に，エンテロウイルスは，ピコルナウイルス科に属する，腸管で増殖する RNA ウイルスである．ポリオウイルス（1～3 型），コクサッキーウイルス（A 群 1～23 型，B 群 1～6 型，以下 Cox），エコーウイルス（1～9 型，11～27 型，29～34 型，以下 Echo），エンテロウイルス（68～71 型，以下 Entero）に分類されるウイルス群の総称である．

エンテロウイルスは糞便などの排泄物を介し，経口的に，または飛沫によって経気道的に感染する．ポリオウイルス以外は初夏から秋にかけて流行するため，夏風邪症候群ともいわれる．不顕性感染が稀ならず，軽度の感冒症状の

みで経過してしまう例も多い.

エンテロウイルス感染症の臨床型は多彩である. 近年はワクチン接種によってポリオそのものは少なくなったものの, 類似の麻痺を呈する例は報告されている. 無菌性髄膜炎は夏期に, Cox A, Cox B, Echo, Entero 71 などで発症する.

結膜炎は Entero 70 が多いが, Cox A24 も報告されている.

その他の症状としては, 心筋炎, 胃腸炎などの消化器症状の報告がある.

エンテロウイルスの皮膚科への関与で最もよく知られているのは後述のように手足口病であるが, Cox A2〜6, 8, 10 によるヘルパンギーナ, さらにいわゆる「非特異疹」を呈する場合もある. エンテロウイルス感染症では, 風邪症状に加え, 四肢, 体幹, 顔面に風疹・麻疹様の浮腫性丘疹・紅斑がみられる. 特に Echo 16 による場合を "Boston exanthema" という.

## 1. 概要

手足口病は, 単一原因ウイルスによる疾患ではなく, 数種類のウイルスによって発症する疾患である. 原因ウイルスとしてはエンテロウイルスのうち, 特に Cox A16, Cox A10, Entero 71 が知られている. 少数ながら Cox A4, Cox A6 も報告はある.

長期間のサーベイランスではおよそ4〜5年ごとに流行があり, その流行時によって原因ウイルスは異なる. 1982, 1985, 1988, 1990, 1995 年に全国的な流行があったが, それぞれ Cox A16, Entero 71 による手足口病の流行であった. Cox A10, Cox A16 による流行ではさほど大きなピークは作っていない. 1997, 1998 年には Entero 71 による手足口病が目立っていた.

1997 年, マレーシアでは手足口病の流行で 30 例が死亡し, Entero 71 のほかに Cox A16, Cox B 群も見出された. 台湾では 1998 年の前半期に約 9 万人の手足口病患者の発生があり, 少なくとも 55 名が死亡し, ほとんどが Entero 71 であったと報告している.

主に乳幼児・小児に多く発症していたが, 最近では成人の発症も少なくない. 子どもが保育施設で感染し, その親にうつしてしまう例がある.

エンテロウイルスの感染経路は経口的, すなわち手指を介して糞便・唾液などで感染するが, 飛沫による経気道的感染もある. 手足口病の感染経路も同様に経口的感染が最も多いとされている.

ほとんどのエンテロウイルス感染が夏期に流行するのと同様に, 手足口病の流行季節も夏期で, 毎年のサーベイランスにおいても初夏から初秋にピークのある山型を描いている.

経口的にウイルスに感染すると, 腸管で増殖して, 血行性に親和性のある臓器に運ばれて行き, そこでまた増殖する. 潜伏期は3〜5日ほどである. 手足口病では, 腸管で増殖したウイルスが糞便に排泄されるほか, 咽頭, 皮膚の水疱内容にもウイルスを証明できる.

## 2. 臨床症状

### a. 皮膚症状

手足口病は, 手足口に皮疹を生じるウイルス感染症である. その皮疹は主に手掌, 足蹠に小水疱, 小紅斑, 小丘疹を生じるが, 肘頭, 膝蓋, 臀部にも紅色丘疹, 水疱が生じることが少なくない. 掌蹠の水疱は長軸が皮丘, 皮溝に一致する楕円形であるが, 肘頭, 膝蓋, 臀部では円形ないし類円形を呈する. 口腔内では口腔粘膜や舌にアフタ, 小潰瘍を形成する. 疼痛が強く, 小児や乳児では, 歩行困難, 食物・水分摂取不可能にまでなる場合がある (図3, 図4).

手掌, 足蹠の水疱は, 初期は表皮内, 時間の経過とともに表皮下にまで及ぶ. 水疱は多房性で, 表皮細胞は水疱底で球状変性, 上方で網状変性がみられることがあるが, 封入体や多核巨細胞はない. 数日から1週間ほどで乾燥し, 痂皮化する.

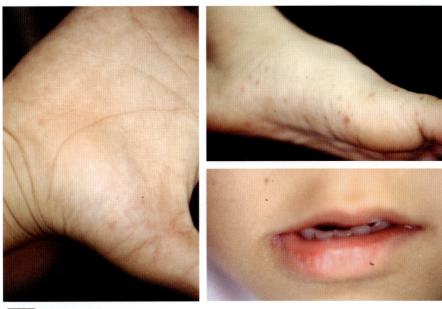

図3　手足口病①
7歳男児．手掌・足底の丘疹・小水疱，下口唇のびらん．

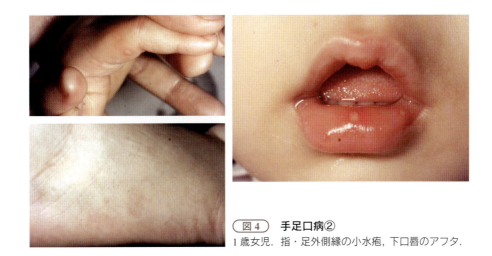

図4　手足口病②
1歳女児．指・足外側縁の小水疱，下口唇のアフタ．

### b. 全身症状・合併症

　全身症状は全身倦怠感，37～38℃の発熱などがあるほか，下痢，嘔吐などの消化器症状を呈することもある．

　ごく稀に髄膜炎や心筋炎を合併することがある．Entero 71による手足口病では髄膜炎，Cox A16による手足口病では心筋炎の合併が多いようである．近年，種々の全身症状を合併した重症のエンテロウイルス感染症が報告されており，単に手足口病として軽く見過ごすことができない場合がある．経過中に下肢の運動障害を呈した例，急性小脳失調症合併例などの神経症状合併の報告では起因ウイルスはEntero 71であった．リンパ節腫脹，副睾丸炎を呈した成人で手足口病の一般的な皮疹はみられず，全身に小水疱を伴う紅斑が播種状に出現し，口内粘膜疹も合併した例の報告があるが，これもEntero 71によるものであった．

また，近年 Cox-A6 による手足口病が問題になっている．通常の手足口病のような手掌・足底の発疹のみならず四肢・体幹にも大型の丘疹・水疱が出現し，一過性の発熱，咽頭炎を呈し，検査で Cox-A6 が検出される．成人にも発症する例が少なくない．さらに数週間ないし数か月後に爪甲の変形，脱落を生じる例があり，注目に値する．

## 3．治療

治療は，ほとんどの例で経過観察のみでよいが，乳児で口腔内の発疹で食物摂取・飲水不可能になってしまう例がある．こういった場合は，補液などの全身管理が必要となる．リドカイン（キシロカイン®ゼリー）やアミノ安息香酸エチルも用いられる．

稀にけいれん発作などの髄膜炎合併では，そ

れに応じた治療を要する．

単純疱疹や水痘・帯状疱疹の治療に用いられるアシクロビルを手足口病に使用して，症状の軽減，早期の快癒を得たとの報告があるが，さらに追試が必要であろう．

## 4．学校保健における取り扱い

本症は成人例があるとはいうものの，圧倒的に乳幼児・学童に多いうえ，感染力が強い．学校・幼稚園・保育施設で発生すると，次々に感染する．本症は学校保健安全法において第三種感染症に分類される．すなわち，学校等の出席停止については「治癒するまで」とされているが，手足口病の場合，ウイルスの咽頭からの排泄は数週間，糞便からの排泄は約 1 か月も続くため，出席停止の意味がないとされる．

（日野治子）

# B 感染症など

# 9 疥癬・アタマジラミ

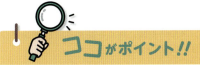

## ココがポイント!!

- ステロイドの効かない，かゆい皮疹があるとき，疥癬を鑑別として考える．
- 小児の疥癬では手足に皮疹をみることが多く，体幹にも広く紅斑や丘疹を伴う．
- 疥癬では家族も一緒に治療することで相互感染を避けられる．
- アタマジラミでは，髪の毛に固着した虫卵を探す．
- シラミ症の治療はフェノトリンのほか，薬剤耐性の場合，ジメチコンも有効である．

## I 疥癬

### 1. 疾患概念

疥癬はヒトの角質層に寄生するヒゼンダニによって引き起こされる．ヒゼンダニの虫体，糞，脱皮殻などに対するアレルギー反応によって皮疹や瘙痒が生じる．疥癬は肌が直接接触することで感染する．成人では医療介護関係の職業で感染が多く，性交渉でうつることもある．小児では幼稚園や保育園で広がることもある．

### 2. 臨床症状

成人では手の疥癬トンネルや，男性における陰部の結節が特徴的な皮疹である．小児では疥癬トンネルが目立たないことがあり，成人に比較して体幹部を含む全身に紅斑・丘疹などの皮疹が分布する．また，日常的に靴を履いていない乳児では足底に皮疹をみることが多い．

### 3. 診断

直接虫体あるいは虫卵を検出して診断する．手足に線状の皮疹を認めたら疥癬トンネルの可能性がある（図1）．ヒゼンダニは疥癬トンネル先端に微細な黒点としてみえる（図2）．ダーモスコピーでは疥癬トンネルは，波うった線状の鱗屑としてうつる．トンネルの幅はヒゼンダニの虫体の大きさで，指紋1つ分程度である．トンネル先端にヒゼンダニの口器および前脚に相当する黒褐色の二等辺三角形をみることができる．トンネルの先端部付近の黒点や三角形を角質ごと切れないメスなどで強く擦り取り，顕微鏡で検索する（図3）．手掌・足底の結節部からも虫体がみつかることがある．

### 4. 鑑別診断

#### a. アトピー性皮膚炎

湿疹を繰り返す疾患であり，アトピー性皮膚

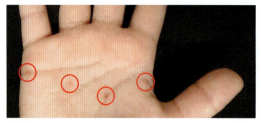

図1 疥癬
手掌に4か所，線状皮疹を認める．紅斑と鱗屑を伴っている．

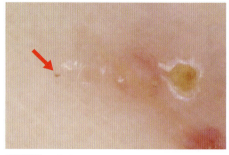

図2 疥癬トンネル
疥癬トンネルの左端に黒点を認める．ヒゼンダニの口器・前脚である．

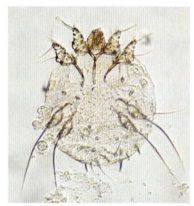

図3 ヒゼンダニ雌成虫
大きさ約0.4 mm．形はほぼ正円形．短い脚が8本ある．前端中央が口器で，隣接して2対の前脚がある．口器と脚は，褐色を帯びている．

炎で定期通院中に疥癬を合併することもあるため注意が必要である．ステロイド外用薬のランクを上げても改善がないとき，家族も同様に瘙痒の症状があるときなどには疥癬かもしれないと疑って検査をする．

b. 異汗性湿疹

手掌・足底に限局して水疱やびらんが生じる．疥癬のように全身の瘙痒は伴わないことが多い．疥癬トンネルの有無を確認する．

c. 水疱性膿痂疹

夏季，小児に好発し集団発生することもある．水疱は疥癬によるものと比べて大型で弛緩性であるため容易に破れ，じゅくじゅくしたびらん局面が全身に点在する．

d. 手足口病

口腔粘膜，手足，膝などに紅斑を伴う水疱を生じる．発熱や感冒様症状を伴うこともある．疥癬では，口腔内に皮疹は生じず，瘙痒以外の全身症状を伴うことは稀である．

e. カポジ水痘様発疹症・水痘

カポジ水痘様発疹症はアトピー性皮膚炎の患者などに痂皮を付す小丘疹を生じる．水痘ではほぼ発熱を伴う．どちらの疾患でも水疱はときに全身に及ぶ．それぞれ単純ヘルペスウイルス（herpes simplex virus: HSV），水痘・帯状疱疹ウイルス（varicella zoster virus: VZV）の迅速抗原検査で除外することができる．

f. 小児肢端膿疱症

疥癬の感染が先行する患者が多い．乳幼児の手掌・足底に膿疱を繰り返す．疥癬の再燃を疑う場合には繰り返し顕微鏡検査を行い虫体の有無を確認する．

## 5. 治療と経過

体重15 kg以上ではイベルメクチン（ストロメクトール®）内服が可能であるが，体重がそれ以下または内服が困難な場合にはフェノトリンローション（スミスリン®ローション）を外用する．いずれも虫体には効果があるが，産みつけられた卵には無効のため1週間隔で2回投与する．フェノトリンローションは成人に対して1回1本（30 g）を使用するが，小児では体表面積に合わせて適宜処方量を減量する．頸部以下の皮膚全体に塗布し，塗布後12時間以上経過したあとに入浴，シャワーなどで洗浄，

除去する方法で使用する．フェノトリンローションの市販後調査では2回の外用で有効率97.8%であり，ほとんどの症例で治癒すると考えられる．ただし，皮疹や瘙痒は，疥癬の虫体が駆除できた後にも遷延することがある．

### 6. 保護者への説明

特に小児では同居家族をはじめとする周囲の人と日常的によく接触する．そのため，同時期に感染が広がっていることがある．小児の疥癬を診断した際には，接触のある家族，友人，保育園の職員などにその旨を共有し，症状がある場合には医療機関を受診してもらう．交互感染を防ぐために同時に治療を行うほうがよい．

### 7. 専門医紹介のタイミング

強いかゆみを伴う，ステロイド外用で軽快しない難治な皮疹をみた際には，疥癬を鑑別にあげ，早期に専門医の紹介を検討する．

## II アタマジラミ

### 1. 疾患概念

アタマジラミはヒトの髪に寄生する．吸血しながら毛に卵を産む．主に小児が罹患する．幼稚園，小学校で流行し，同居する家族にもうつる．治療は市販のフェノトリンシャンプーでたいてい治る．だが近年，薬剤抵抗性のシラミ症が問題となっており，その際は別の治療が必要となる．

### 2. 臨床症状

アタマジラミの症状は，頭部のかゆみである．虫体（図4）が頭皮から吸血するとき，唾液物質に対するアレルギー反応により，頭部にかゆみが生じる．毛髪の根元付近には虫卵が産み付けられている．虫卵は，毛髪にセメント物質で固着しているため，卵の抜け殻は，毛に残ったまま，伸びた髪とともに先端に移動する．

### 3. 診断

アタマジラミの診断は，髪の毛に虫卵やその抜け殻を見つけることである．虫卵は涙形をしており，毛髪に固着している．虫体はみつけにくいが，もちろんみつけてもよい．

### 4. 鑑別診断

頭にかゆみが生じる疾患が鑑別となる．湿疹，アトピー性皮膚炎，脂漏性皮膚炎などである．ヘアキャスト[*1]が，アタマジラミと紛らわしい．ヘアキャストは，髪の毛についた鞘状のフケである．卵はひっぱっても動かないのに対

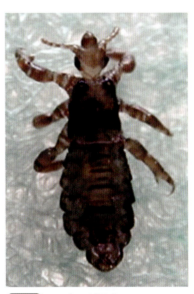

**図4 アタマジラミ**
大きさ2〜4 mmで，体は細長い．色は褐色をしている．髪の毛にまぎれるとみつけにくい．

---

[*1]: 毛根を覆う毛包組織の一部がブラッシングなどの力で裂けて，髪の毛を鞘状に包んだ状態で毛根外に出たもの．

し，ヘアキャストは毛に沿って前後に容易に移動する．

## 5. 治療と経過

治療には市販のシラミ用駆除薬を用いる．

### a. フェノトリンシャンプー（スミスリン®Lシャンプー）

頭髪を水またはぬるま湯であらかじめ濡らす．頭髪には10〜20 mL程度，毛の生え際に十分いきわたるようにシャンプーする．5分間放置した後，水またはぬるま湯で十分洗い流す．この操作を1日1回，3日に一度ずつ（2日おきに），3〜4回繰り返す．

治療初期に，シャンプー時に死んだ虫体が流れ落ちるのがみられるが，次第に虫体はみられなくなる．2週間程度で改善する．

フェノトリンを使用しても虫体がみつかるとき，薬剤抵抗性の可能性がある．以下の治療を検討する．

### b. ジメチコン含有製剤（アースシラミとりローション®）

頭髪は濡らさず，乾いた状態で使用する．毛の生え際に十分いきわたるように，1回に25 mL〜50 mL程度を全体に均等塗布する．眼，耳，鼻，口などに入らないようにして5分間待つ．水またはぬるま湯で十分に洗い流し，通常のシャンプーで洗髪する．この操作を1日1回，2〜3日おきに3回繰り返す．

### c. すき櫛

シラミ用のすき櫛として，Lice Meister®などがある．物理的に虫体や虫卵を除去していくため，薬剤抵抗性のアタマジラミにも有効である．

---

### 参考文献

1) 日本皮膚科学会疥癬診療ガイドライン策定委員会: 疥癬診療ガイドライン（第3版）．日皮会誌 2015; **125**: 2023-2048.
2) 日本皮膚科学会疥癬診療ガイドライン策定委員会: 疥癬診療ガイドライン（第3版追補）．日皮会誌 2018; **128**: 2791-2801.
3) 衣斐菜々，他: 疥癬，アタマジラミ，ケジラミ．小児科診療 2024; **87**（春増刊）: 86-92.
4) 衣斐菜々，他: 小児疥癬．皮膚科の臨床（投稿中，採択通知済み）．

（衣斐菜々／和田康夫）

## B　感染症など

# 10　虫刺症

---

### ココがポイント!!

- 広義の虫刺症は節足動物による吸血や刺咬などによって生じる皮膚炎の総称である.
- 吸血時に注入される唾液腺物質に対するアレルギー反応による皮膚炎を狭義の虫刺症とする.
- 皮疹には即時型(膨疹)と遅延型(浸潤性紅斑や紅色丘疹)があり, 感作状態の違いによって症状の現れかたには個人差が大きい.
- 虫刺症の主な原因はカ, ブユ, ノミ, トコジラミ, ダニなどで, 原因虫が不明の場合は病歴や皮疹分布などから原因虫を推定する.
- 治療の基本はステロイド外用であるが, マダニ刺症では虫体除去が必要で, 地域によってはダニ媒介感染症に注意が必要である.

---

### I　疾患概念

　虫刺症は虫刺性皮膚炎とも表現され, 広義の概念としては, 有害節足動物による吸血や刺咬, 有毒のケムシとの接触などによって生じる皮膚炎をすべて含める. 一方, 吸血性節足動物による皮膚炎を「虫刺症」(狭義)と呼び, それ以外はハチ刺症, ムカデ咬症, 毛虫皮膚炎などのように, 個々の虫の名称によって分けて表現する考えかたもある. 本項では吸血性節足動物による皮膚炎(狭義の虫刺症)を対象疾患とする.

　虫刺症の主な原因であるカ, ブユ, ヌカカ, アブ, ノミ, トコジラミ, ダニなどは吸血の際に皮膚に唾液腺物質を注入する. 虫刺症における炎症はその唾液腺物質に対するアレルギー反応によって生じる. 即時型反応の場合, 吸血の直後～15分で局所にかゆみを伴う膨疹, 紅斑を生じ, 通常は1～2時間で消退する. 一方, 遅延型反応の場合は吸血の1～2日後にかゆみを伴う紅斑や丘疹を生じ, 時には強い腫脹や水疱形成を伴う場合もあるが, 多くは1～2週間以内に軽快する. 虫刺症におけるアレルギー反応は, 原因となった節足動物の種類によって起こり方が異なるだけでなく, 個々の体質や吸血の頻度によって感作の状態が変化するため, 皮膚症状の現れかたには個人差が大きい.

　以下, 小児で問題になることが多いカ, ブユ, ノミ, トコジラミ, そしてダニ類(イエダニ, マダニ)による虫刺症について述べるが, 個々の虫の形態や生態などについては拙著[1]を参照されたい.

B　感染症など／10　虫刺症　　145

## II 臨床症状と合併症

### 1. カ刺症

　屋外ではヒトスジシマカ，室内ではアカイエカが主な原因となる．ヒトスジシマカは卵で越冬し，成虫は5〜11月に出現する．アカイエカは室内で成虫越冬するので，晩秋や春先に刺されることもある．

　カに刺された経験のない乳児では，刺されても皮膚症状が出現しない時期（ステージ1）があるが，何度か刺されることで遅延型反応が出現する時期（ステージ2）に移行する．その後は即時型反応と遅延型反応の両者が出現する時期（ステージ3）になる．そしてさらに刺されることによって即時型反応のみが出現する時期（ステージ4），無反応の時期（ステージ5）へと移行する．小児ではステージ2ないし3が多い．幼児期には，刺された翌日から浸潤性紅斑，腫脹，水疱などの強い遅延型反応を生じる場合がある．皮疹は顔面，手足などの露出部にみられる．

　なお，カに刺されたのちに高熱を生じ，水疱や血疱，硬結などを生じた後に壊死，潰瘍化して瘢痕を形成するような場合は「蚊刺過敏症」と呼ばれ，慢性活動性EBウイルス（Epstein-Barr virus: EBV）感染症に伴う特殊病態であると考えられるので注意が必要である[2]．

### 2. ブユ刺症

　ブユは主に山間部の渓流沿いや高原などに生息する体長2〜5mm程度の昆虫で，ヒトから吸血する種としてはアシマダラブユやキアシツメトゲブユ，ニッポンヤマブユ，キタオオブユなどがある．林間学校やキャンプなどの野外活動の際，主に朝夕に四肢の露出部を刺されることが多い．種類や地域にもよるが早春から晩秋まで被害がある．吸血時には気づかないことが多いが，吸血直後に小出血を認めるのが特徴である．その後は紅色丘疹や浸潤性紅斑を生じ，強い腫脹を伴う．また，かゆみが数か月以上継続して掻破を繰り返すことで慢性痒疹になることもある（図1）．

### 3. ノミ刺症

　ネコノミは体長2〜3mmの羽のない昆虫で，主にネコに寄生するが，ヒトからも吸血する．ノミ刺症の原因はほとんどが本種である．人家周辺や公園など，ノラネコの生息する場所で，地面に待機している成虫がヒトの足元に飛びついて吸血するため，皮疹は足や下腿に好発する．しばしば複数の個体による吸血を受けるため，かゆみを伴う紅色丘疹や浸潤性紅斑が孤立性に多発する．しばしば水疱を形成するのが特徴である（図2）．被害は夏場に多い．

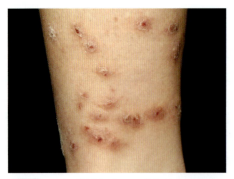

図1　ブユ刺症によって生じた慢性痒疹

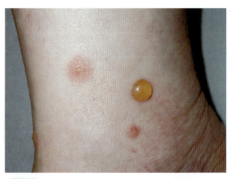

図2　水疱を形成したネコノミ刺症

## 4. トコジラミ刺症

トコジラミは家屋内に生息する昆虫で，成虫の体長は約5mmである．室内の柱や壁，寝具，調度品などのすき間，カーテンのひだ，畳の裏側などに潜み，夜にヒトから吸血する．宿泊施設内での蔓延が問題になっているが，旅行などで宿泊施設から持ち帰った個体が一般家庭の室内で繁殖し，吸血被害を受ける事例が増加している．皮疹は浸潤性紅斑や紅色丘疹で，就寝中の露出部（頸部，手足等）にみられることが多い．

## 5. ダニ刺症（イエダニ刺症，マダニ刺症）

家屋内では，ネズミに寄生するイエダニが寝室内に侵入し，ヒトから吸血することで瘙痒性皮疹を生じる．被害はネズミが生息する古い住宅で発生し，夏場に多い．臨床的には主に体幹部や大腿部などの非露出部に孤立性の紅色丘疹が散在する．イエダニは就寝中に吸血することが多く，体長約0.7mmと小さいために吸血の現場を確認することは困難なので，臨床像から推定診断するしかない．

野外では野生動物に寄生するマダニが森林，草地，笹藪，河川敷などに生息している．体長は成虫で2〜8mmで北日本，東日本ではシュルツェマダニ，ヤマトマダニ，西日本ではタカサゴキララマダニ，フタトゲチマダニが主な原

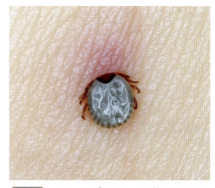

図3 タカサゴキララマダニ若虫によるマダニ刺症

因種となる．マダニに刺されても自覚症状がないことが多く，吸血に気づかない．そして数日から2週間，皮膚に吸着し続けて吸血し，飽血すると脱落する．マダニ刺症は年間を通してみられるが，マダニの活動が活発になる5〜7月に被害が多い．マダニは吸血とともに腹部が膨大するが（図3），脇の周囲や下腹部，陰部などに吸着することが多く，小児では被髪頭部に着くこともある．

マダニは北海道や本州中部山岳ではライム病，西日本では日本紅斑熱や重症熱性血小板減少症候群などの感染症を媒介することがある．一般にマダニの病原体保有率は低いので，過剰な心配は不要であるが，マダニ吸着後1〜2週間は発熱や皮疹，消化器症状などの出現に注意するべきである[3]．

## III 鑑別診断

### 1. 伝染性膿痂疹

小児では主に夏に，虫刺症の皮疹を掻破して二次感染を生じることで伝染性膿痂疹（とびひ）を発症することがある．臨床的には水疱やびらんを生じて，それが周囲に拡大する．

### 2. 蜂窩織炎

虫刺症に伴う炎症反応によって手指や手背，下腿などに強い腫脹を伴う紅斑を生じる場合があり，蜂窩織炎との鑑別が必要になる．虫刺症に伴う強い炎症は遅延型アレルギー反応によるもので，局所熱感は軽く，瘙痒を伴うことが多い．蜂窩織炎では強い局所熱感や拍動性の疼痛

を認める.

## 3. その他

毛包炎，汗疹や水痘の初期など，孤立性の紅色丘疹や小水疱を生じる疾患が鑑別にあがるが，病歴や皮疹分布などで判断する必要がある.

## Ⅳ 治療と経過

軽症であれば無治療で経過観察，あるいは市販の虫刺症用の外用薬の塗布でよい．炎症が強い場合はステロイド外用薬，かゆみに対しては抗ヒスタミン薬を処方する．炎症の程度によっては数日間のステロイド内服を併用してもよい．掻破によって二次感染を生じた場合は抗菌薬の内服を要する.

虫刺症は通常，1〜2週間以内に軽快するが，原因虫が回避できていない場合は次々と新しい皮疹が出現する場合があるので，発生源対策が必要である.

マダニ刺症では，吸血中は容易に虫体を除去できない．ピンセットや異物鑷子で虫体の口器（顎体部）の基部を鋏んでゆっくり引き抜く方法やマダニ除去用の器具を用いる方法がある[3]．無理に引っ張ると，口器がちぎれて皮膚内に残り，異物肉芽腫を形成するので，虫体を完全に除去する必要がある場合は局所麻酔下で周囲の皮膚組織ごとマダニを除去する．マダニ除去後，予防的に抗菌薬を投与することは推奨されないが，念のため，1〜2週間は発熱や皮疹，消化器症状などの出現に注意するべきである．ただし北海道や本州中部山岳でのシュルツェマダニ刺症で，マダニが飽血状態にある場合はライム病の感染リスクを考慮して抗菌薬を投与してもよい[3].

## Ⅴ 生活指導

虫刺症の予防対策として，野外活動の際には長袖，長ズボンなどを着用して肌の露出を避け，ディートあるいはイカリジンなどの忌避剤（虫除け）を活用する．ただしディートには小児での使用制限があり，6か月未満の乳児には使用しないこと，6か月以上，2歳未満では1日1回の使用にとどめることなどの配慮が必要である．イカリジンにはこのような使用制限はないので乳幼児でも使いやすい.

ネコノミやイエダニに対しては，発生源を探して駆除を行う．トコジラミはピレスロイド系殺虫剤抵抗性を獲得しているので，専用の殺虫剤（待ち伏せ式，燻煙式等）を適切に用いる必要がある[4]．駆除が困難な場合は専門の駆除業者に依頼する.

### 文　献

1) 夏秋　優: Dr. 夏秋の臨床図鑑 虫と皮膚炎. 改訂第2版, Gakken, 2023.
2) 日本小児感染症学会監修: 慢性活動性EBウイルス病とその類縁疾患の診療ガイドライン2023. 診断と治療社, 2023.
3) 夏秋　優: マダニ刺症への対応に関する提言. *Visual Dermatol* 2018; **17**: 1064-1070.
4) 夏秋　優: トコジラミ刺症の実情と殺虫剤抵抗性トコジラミの駆除対策. *Visual Dermatol* 2024; **23**: 486-491.

（夏秋　優）

## C 母斑・母斑症など

# 1 太田母斑・異所性蒙古斑・扁平母斑

### ココがポイント!!

- 太田母斑は顔面の三叉神経第1・2枝の支配領域に生じる．自然消退せず，レーザー照射療法により治癒可能である．
- 異所性蒙古斑は腰仙骨部以外にみられる青色～灰青色調の色素斑である．自然消退するが，濃いものはレーザー照射療法が適応である．
- 扁平母斑はレーザー照射療法が効きにくい．神経線維腫症1型（NF1）やマッキューン・オルブライト症候群（MAS）の一症状のことがある．

## I 太田母斑

### 1. 疾患概念

主に顔面の三叉神経第1・2枝の支配領域に生じる先天性色素斑である（図1）．生後1年以内に現れる早発型と思春期以降に現れる遅発型がある．東洋人に多く，女性に多い．胎生期に残存した真皮メラノサイトによる真皮のメラニン増加（真皮メラノサイトーシス）で青みがかった濃い褐色を呈する．自然消退せず濃くなる．肩，鎖骨上部，上背部，上腕に生じたものを「伊藤母斑」と呼ぶ．

### 2. 臨床症状と合併症

前額部，眼瞼，頬，鼻などに片側性（1割は両側性）に褐青色斑がみられる．比較的均一な色調を呈するものや点状の色素斑が集簇したものもあるが，いずれも境界はやや不明瞭であ

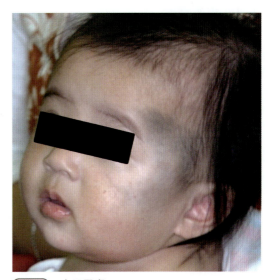

図1 太田母斑
0歳女児．左頬からこめかみにかけて青色調を呈する色素斑がみられる．

る．稀に三叉神経第3枝領域の耳介や頸神経領域にもみられる．半数に眼球メラノーシスを伴い，視力低下や緑内障を引き起こすことがある．鼻粘膜，鼓膜，口腔粘膜にも時にみられる．

### 3. 鑑別診断

#### a. 後天性真皮メラノサイトーシス（遅発性両側性太田母斑様色素斑）

主として成人発症で，顔面に左右対称に褐〜青色の小型斑が多発する．自然消退しない．時に四肢や背部にもみられる．特徴的な左右対称な分布と成人発症から鑑別できるが，思春期発症の両側性太田母斑は時に鑑別が困難である．

#### b. 異所性蒙古斑

時間とともに自然消退する．真皮深層の病変のため比較的均一な青〜灰青色調である一方，太田母斑は真皮浅〜中層の病変のため青〜褐色調の色調が混在していることが異なる．

#### c. 扁平母斑

生下時よりみられる境界明瞭，扁平で均一な色調の褐色斑である．太田母斑に比べレーザー照射療法が効きにくい．太田母斑と異なり真皮メラニン増加なく，表皮のメラニン増加のため青色調ではなく鮮やかな褐色調となる．

### 4. 病理組織学的所見

表皮基底層のメラニン増加と真皮浅〜中層のメラノサイト増加がみられる．

### 5. 治療と経過

レーザーが非常に効果的であり，Qスイッチナノ秒レーザー，ピコ秒レーザーで瘢痕のリスクを最小限に抑えて治療できる．レーザー照射療法の回数が多くなると色素脱失のリスク増える．青色の病変は褐色のものより治療回数が増えるためより合併症に注意する．小児は成人よりも総治療数が少なく合併症の発生リスクも低いため，できるだけ早期に治療を開始するのがよい．眼球メラノーシスについては，QスイッチYAGレーザーによる治療報告もあるが，いまだ確立した治療法はない．

## II 異所性蒙古斑

### 1. 疾患概念

蒙古斑は乳幼児の体幹背面，特に腰仙骨部にみられる青色〜灰青色斑である（図2）．太田母斑と同じく胎生期の真皮メラノサイトの遺残が原因と考えられている．黄色人種ではほぼ100%にみられる．生後1〜2歳頃まで色調が増強するが，その後自然消退し始め，10歳前後には大部分が消失するが，3〜4%は成人でも残存する（「持続性蒙古斑」と呼ぶ）．腰仙骨部以外のものを「異所性蒙古斑」と呼び，蒙古斑よりも自然消退しにくい．

### 2. 臨床症状と合併症

多くの異所性蒙古斑は，全身性疾患とは無関係である．しかし，色調が濃く広範囲で進行性の場合は，$GM_1$-ガングリオシドーシスやムコ多糖症などの先天性代謝異常を考慮する．また，毛細血管奇形と合併して色素血管母斑症の症状を示す場合がある．スタージ・ウェーバー症候

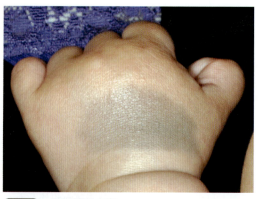

図2　異所性蒙古斑
0歳女児．左手背に青色〜灰青色調の色素斑がみられる．

群（Sturge-Weber syndrome），クリッペル・トレノネー・ウェーバー症候群（Klippel-Trénaunay-Weber syndrome）に合併することもある．

## 3. 鑑別診断

### a. 青色母斑

いわゆる「青いほくろ」である．多くは1 cm 未満であるが，時に数センチに及ぶ．生下〜幼少期に発生するが遅発例もある．消退せず，半球状に隆起していることが多い．ただ，初期は濃い平坦な青色斑であり非常に色調の濃い異所性蒙古斑と鑑別がつかず，レーザー照射療法で改善に乏しく隆起が目立ってきてようやく青色母斑と気づく例もある．真皮内メラノサイトの増殖性腫瘍である．

### b. 太田母斑

三叉神経第 1・2 枝領域にみられる顔面の色素斑である．加齢により自然消退せず時に濃くなることや，異所性蒙古斑は真皮深層の病変のため比較的均一な青〜灰青色調である一方，太田母斑は真皮浅〜深層の病変のため青〜褐色調の色調が時に混在していることから鑑別できる．

### c. 伊藤母斑

肩，鎖骨上部，上背部，上腕にかけてみられる青色斑と点状茶褐色斑が混在する色素斑であり，組織学的に太田母斑と同じである．出生時〜乳幼児期に発症する．点状色素斑を伴うことが多く色調のむらがあり，自然消退しないことが異所性蒙古斑と異なる．

### d. 内出血斑

非特異的な部位にみられる異所性蒙古斑は，内出血斑と間違われ，虐待の可能性を調査されることがありうる．異所性蒙古斑は痛みがなく，短期的な変化はみられないことから区別できる．

## 4. 病理組織学的所見

真皮中層〜下層のメラノサイトの増加がみられる．表皮基底層のメラニン顆粒の増加は認めない．

## 5. 治療と経過

色調が薄い場合は自然消退が期待できるため経過観察する．色調が濃い場合，直径 10 cm 以上の場合，多発病変では残存する可能性があり，レーザー照射療法を行うことを考慮する．治療開始年齢が早いほど治療回数が少なくなる．ただレーザー照射療法により色素沈着や色素脱失が起こることがあり，治療回数が増えると色素脱失しやすくなることから，完全消失を目指して闇雲にレーザー照射療法を繰り返さず，自然消退が望める程度の色調まで薄くすることをゴールにすべきである．

## Ⅲ 扁平母斑

## 1. 疾患概念

出生時あるいは生後まもなく生じる境界明瞭で扁平な褐色斑である（**図 3**）．性差はない．単発のものは 10〜20% の人に存在する．神経線維腫症 1 型〔neurofibromatosis type 1: NF1，レックリングハウゼン病（von Recklinghausen disease）〕やマッキューン・オルブライト症候群（McCune-Albright syndrome: MAS）に伴う色素斑は「カフェオレ斑」と呼ばれ，わが国では扁平母斑と区別される．扁平母斑の英訳は"nevus spilus"だが，欧米では点状集簇性母斑（淡褐色局面上に小さい濃褐色の母斑細胞母斑が散在する色素斑）を"nevus spilus"と呼び，わが国における扁平母斑とカフェオレ斑を一括して"café au lait macules"と呼ぶ．

## 2. 臨床症状と合併症

境界明瞭で扁平な類円形から不整形，均一な色調の褐色斑である．剛毛を伴わない．手掌・

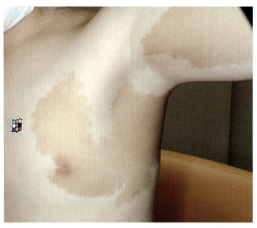

図3 扁平母斑
5歳女児．左胸から上腕にかけて境界明瞭，辺縁不整，扁平な地図状の均一な褐色調を呈する色素斑がみられる．

足底以外の全身の皮膚に発生しうる．色素斑（思春期以前は径5 mm以上，思春期以後は径15 mm以上）が6個以上ある場合，NF1を疑う必要がある．

## 3. 鑑別診断

### a. ベッカー母斑（Becker nevus）

「遅発性扁平母斑」とも呼ぶ．思春期に出現する大きな褐色斑で，表面にざらつきがあり，辺縁は不整で多毛を伴う．好発部位は肩甲部から前胸部であるが，腹部，四肢にも生じる．男性に多い．発症年齢と多毛から扁平母斑と区別される．

### b. 先天性色素性母斑

初期は扁平母斑と同様の扁平な褐色斑で，加齢とともに隆起し色調が濃くなる．乳幼児期の扁平な褐色斑の時期では臨床的な鑑別が非常に困難であり，確定診断には皮膚生検を時に要する．淡褐色局面上に小さい濃褐色の母斑細胞母斑が散在するタイプは「点状集簇性母斑」と呼ぶ．
扁平母斑のダーモスコピーは淡褐色の均一パターンと毛包一致性の色素脱失が特徴的である．先天性色素性母斑のダーモスコピーは小球パターンや網状パターンを示し，基本的に色調が不均一である．

### c. 蒙古斑・異所性蒙古斑

新生児期から乳児期早期に出現する青色から灰青色の色素斑で，主に仙骨部や腰部に好発する．1〜2歳を色調のピークとして加齢とともに色調が薄くなり，自然消退しうる．

### d. 神経線維腫症1型（NF1）

*NF1*の病的バリアント（遺伝子変異）により生じる．カフェオレ斑を6個以上認める場合に考える．神経線維腫[*1]が出てくるのは思春期以降である．常染色体顕性（優性）遺伝だが，孤発例が多く，家族歴がなくても注意する．神経線維腫がみられず，カフェオレ斑と腋窩・鼠径部の雀卵斑様色素斑のみ生じるレジウス症候群（Legius syndrome）（*SPRED1*の病的バリアント）もある．

### e. マッキューン・オルブライト症候群（MAS）

皮膚カフェオレ斑，線維性骨異形成症，ゴナドトロピン非依存性思春期早発症を三主徴とする疾患群である．細胞内情報伝達を担うGsα蛋白の胎生期における体細胞バリアントにより生じる．10歳以下の小児期に発症し，出生時より徴候が明らかな場合と徐々に臨床症状が現れる場合があり，三主徴がすべてそろわないこともある．

## 4. 病理組織学的所見

表皮基底層のメラニン顆粒の増加はあるが，表皮メラノサイトの増加はない．

## 5. 治療と経過

主にレーザー照射療法が試みられているが治療抵抗性である．Qスイッチルビーレーザーとルビーレーザーが保険診療で同一部位に対し2回まで実施可能である（他のレーザーは保険適用外）．

---

[*1]：シュワン細胞や末梢神経を支持するその他の細胞の増殖による良性腫瘍で，思春期以降，全身に多発する皮膚の神経線維腫のほか，皮下の末梢神経内の神経線維腫，びまん性の神経線維腫などがある．

治療効果の予測は困難だが，幼少期に治療を開始し，頭頸部で辺縁不整で地図状の形状のものは比較的奏効しやすい．一方，均一な色調で楕円形，辺縁整のものは無効例が多い（扁平母斑に比べ，ベッカー母斑は治療効果が高い）．レーザー照射療法直後は褐色斑が痂皮化し脱落しても，数週間〜数か月で褐色斑が毛孔一致性に再発してくることがある．これは，レーザー照射により表皮が脱落しても毛包周囲のメラノサイトが残存し，再び色素を産生するために起こると考えられている．

　そのため保護者には，レーザー照射療法の効果が限定的であることを事前に十分に説明し，納得を得たうえで治療を行うことが大切である．

### 参考文献

1) 日本形成外科学会・日本創傷外科学会・日本頭蓋顎顔面外科学会編: 形成外科診療ガイドライン〈1〉皮膚疾患. 金原出版, 2015; 80-122.
2) 肥田野信: 青年にみられる残存性蒙古斑と青色母斑. 医のあゆみ 1973; **84**: 490-491.
3) 鑑　慎司: 母斑・血管腫. *Derma* 2018; **271**: 17-24.
4) 舟橋ひとみ: 小児を対象としたレーザー治療: 異所性蒙古斑. 日レーザー医会誌 2021; **42**, 29-34.

（尾松　淳）

C 母斑・母斑症など

# 2 色素性母斑・爪甲色素線条・青色母斑

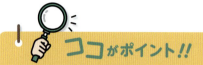

### ココがポイント!!

- 色素性母斑は，色素細胞に類似する機能や形態をもった母斑細胞が異常増殖することにより生じる疾患で，先天性色素性母斑と後天性色素性母斑に分かれる．
- 先天性色素性母斑では大型のものが比較的多く，大型の先天性色素性母斑では悪性黒色腫（メラノーマ）の発生に留意する．
- 小児の爪甲色素線条は悪性所見を思わせる細線の異常，爪甲の破壊，爪周囲への色素の染み出しがみられることもあるが，その大部分が良性である．
- 青色母斑は，真皮を中心として色素細胞が塊状に増殖した病変であり，病理組織学的に通常型青色母斑，細胞増殖型青色母斑，合併青色母斑に分かれる．
- 細胞増殖型青色母斑，大きな局面型の青色母斑では悪性黒色腫の発生に留意する．

## I 色素性母斑

### 1．疾患概念

　色素性母斑は，色素細胞に類似する機能や形態をもった母斑細胞が異常増殖することにより生じる疾患である．経過により退色傾向を示すものもあるが，典型的には褐色や黒色の境界明瞭な色素斑や腫瘤で，表面は平滑あるいは疣状を呈する．生涯様々な時期に生じ，出生時あるいは出生後数か月以内に生じたものを「先天性色素性母斑」（図1），それ以降に生じたものを「後天性色素性母斑」（図2）という．先天性色素性母斑は新生児の1〜3.6%程度に生じるとされ，直径数ミリ程度のものから体表の大部分を覆うものまで様々な大きさがある．後天性色素性母斑は一般的には3〜4歳頃より生じて徐々に増加し，生涯で1人当たり数個〜数十個程度生じる．その多くが1cmを越えない程度の大きさにとどまる．

### 2．臨床症状と合併症

　先天性色素性母斑（図1）は境界明瞭な黒色ないし黒褐色斑で，有毛性のものも多く，成長とともに拡大して一部の例では隆起が生じる．大きさは大小様々であるが，一般的に後天性色素性母斑よりも大きいものが多い．一部の症例では悪性黒色腫が生じることが臨床的に問題となる．大きいものほど，その発生確率は上昇する傾向にあり，大人になった際に20cmを

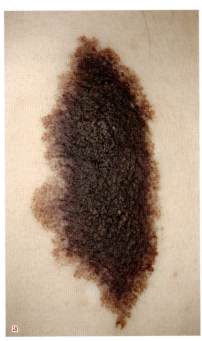
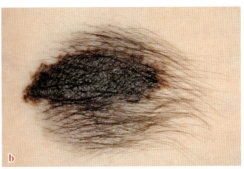
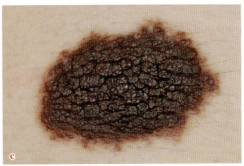

図1　先天性色素性母斑
後天性色素性母斑と比較して大きいものが多く，有毛性のもの，隆起を伴うものがある．
a：背部に生じた 20 cm 大の先天性色素性母斑．　b：腹部に生じた有毛性の先天性色素性母斑．
c：隆起を伴う先天性色素性母斑．

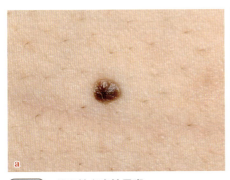
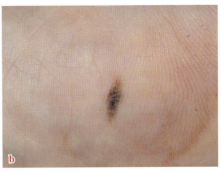

図2　後天性色素性母斑
小型のものが多く，境界明瞭な褐色〜黒色の色素斑あるいは腫瘤を呈する．
a：背部にできた 4 mm 大の色素性母斑．　b：足底にできた 7 mm 大の色素性母斑．

超えると想定される大型の先天性色素性母斑では悪性黒色腫の発生率は9％程度になると報告している文献もある[1]．そのほか，大型の先天性色素性母斑の5〜10％程度で軟膜に色素細胞が増加する軟膜メラノーシスを合併し，頭痛，てんかん発作，水頭症，振戦などを呈することがある．軟膜メラノーシスの合併例は「神経皮膚黒色症」と呼ばれ，予後不良である．全身症状を伴わず，悪性黒色腫の発生もない先天性色素性母斑では，予後は健常者と変わらず良好である．

後天性色素性母斑（図2）は小型で境界明瞭な色素斑や腫瘤で，20〜30代以降は退色傾向がみられるものが多い．4〜5歳頃から生じてその後思春期には数千の色素斑が生じる，多発性黒子を伴う「ヌーナン症候群（Noonan syndrome）」という疾患があり，その場合は肥大型心筋症，眼奇形，てんかん発作，停留精巣などを合併することがあるが，通常の後天性色素性母斑は健常者と変わらず予後良好である．

## 3. 鑑別診断

### a. 悪性黒色腫

色素細胞ががん化して発生する悪性腫瘍である．左右非対称で不規則な形，病変の境界が不明瞭，病変内部の色調に濃淡がある，表面が隆起あるいは潰瘍化している，拡大傾向を呈するなどの特徴がある．大型の先天性色素性母斑のように，母斑から悪性黒色腫が生じる例があるため，鑑別では特に注意を要する．診察では肉眼での観察を行い，その後，ダーモスコピー[*1]を用いて，詳細な構造，形態を観察する．ダーモスコピーを用いることで色素構造の詳細を把握でき，母斑と悪性黒色腫の鑑別に役立つ．中には肉眼所見やダーモスコピー所見で区別がつかない症例もあるが，その場合には外科的に病変全体を切り取る全切除生検を行い，病理組織学的検査を行って判断する．

### b. 扁平母斑

色素細胞が活発化し，表皮の基底層でメラニン色素が増強している病態で，多くは生下時に出現する．色素性母斑と異なり生涯を通じて扁平で隆起することはなく，病変は淡褐色で均一，通常有毛性のものはない．

### c. 表皮母斑

表皮角化細胞の過形成が生じた結果，疣状の丘疹，小結節が生じ，それらが線状に配列したり，限局性にまとまった分布を示す．多くは「ブラシュコ線（Blaschko lines）」という，胎生期に皮膚が形成される際に皮膚を構成する細胞が増殖進展する線状の分布領域に沿った配列を示す．肉眼所見や病変の分布から色素性母斑と鑑別がつくことが多い．

### d. 脂腺母斑

表皮，毛包，脂腺，汗腺などの細胞が異常増殖してできる病態で，頭部や顔面に好発する．黄褐色調のわずかに隆起した局面や疣状の局面を呈する．頭部の先天性色素性母斑で疣状となったもので，時に鑑別のあがる疾患であるが，脂腺母斑は黄褐色調でダーモスコピーでは色素病変はみられないため鑑別可能である．

## 4. 治療と経過

数ミリ大までの小型の色素性母斑では，無治療もしくは整容目的のための治療が行われる．治療では，外科的切除，電気焼灼，レーザー照射療法が一般的に行われる．外科的切除ではメスで切り取る方法やトレパンなどの円形に穴を開ける器械などで切除する．電気焼灼では高周波電気メスなどの先端に焼灼用のハンドピースを接続して病変を削り取っていく．レーザー照射療法では炭酸ガスレーザーなどで削り取る方法やアレキサンドライトレーザー，YAGレーザー，ルビーレーザーなどで色素を取る方法が行われる．

上記より大きい色素性母斑においても，通常は無治療あるいは整容目的のための治療が行われるが，特に大型の先天性色素性母斑に対しては悪性黒色腫の発生予防を目的とした治療も考慮される．日本皮膚科学会の皮膚悪性腫瘍診療ガイドライン第2版では，「巨大型先天性色素細胞母斑に対してメラノーマの発生予防を目的とした予防的切除は勧められるか」というクリニカルクエスチョンに対して，「行うことを考慮してもよい（ただし十分な根拠はない）」としている．20 cm以上の大型の先天性色素性母斑の患者では，悪性黒色腫の発生するリスクが有意に高いが，一方で併発する神経皮膚黒色症を含めた皮膚以外から発生する悪性黒色腫に関しては予防ができず，また大型の母斑では治療が複数回にわたり時間を要する症例が多いが，

---

[*1]：皮膚表面の光の反射を減らすことで真皮浅層くらいまでの構造を拡大してみることができる特殊な拡大鏡．

母斑からの悪性黒色腫は若年発症が多く，予防切除が間に合わない例も散見されるといったことが理由にあげられている．

悪性黒色腫の発生予防を目的とした治療では，母斑の取り残しがないように外科的に完全切除を目指す．メスで病変を切り取った後は，欠損部の再建を行うが，単純に縫い寄せられる場合は縫い寄せ，難しい場合は周囲の皮膚と軟部組織を皮弁として移動させる方法や，場合によっては皮膚移植を行う方法をとる．大型の先天性母斑では，無治療にしても治療するにしても，十分に保護者と話し合うことが大事である．無治療の場合においても，悪性黒色腫の新規発生がないかどうかの観察のため，定期的な外来通院をしてもらう．

# II 爪甲色素線条

母斑に関連して，以下に爪甲色素線条（図3）について記載する．

## 1. 疾患概念

爪甲色素線条は，誘因なく手指や足趾の爪に線状や帯状の色素異常を生じた病態を指す．外傷，感染，代謝異常などによって爪甲に色素異常をきたすことがあるが，それらのように誘因が明らかなものは除外される．足趾よりも手指の爪に生じることが多く，その中でも母指の爪に生じるのが最多である．爪甲色素線条をきたす機序については様々で，以下に示すような機序が報告されている[2]．

- 色素細胞の数は通常と同じであるが，活性化してメラニン色素が増えて生じる
- 色素細胞が孤立性に基底層で増えることで生じる
- 色素細胞が胞巣を作って増生し母斑を形成することで生じる
- 悪性化した色素細胞が増殖して，悪性黒色腫となることで生じる

## 2. 臨床症状と合併症

爪甲色素線条では通常爪甲内に褐色調〜黒色調で線状あるいは帯状に縦走する色素性病変がみられる．線条は1本1本の細線から構成さ

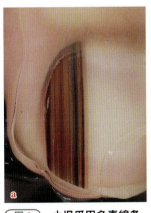 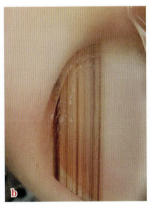 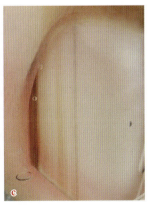

図3　小児爪甲色素線条
経過により消退傾向がみられた症例．
a：10歳時の所見．細線ごとに色調の違いはみられるが，1本の細線内では近位から遠位にかけて細線の太さや色調は均一であり，周囲に色素の染み出しなどはみられず，典型的な良性の色素線条の所見である．
b：12歳時の所見．色素線条が薄くなってきている．
c：14歳時の所見．色素線条はさらに薄くなってきている．

れ，典型的な良性の爪甲色素線条では，細線が近位から遠位にかけて均一の太さで，均一な色調を呈し，爪の破壊や爪周囲への色素の染み出し〔ハッチンソン徴候（Hutchinson sign）〕はみられない．細線の太さや色調が近位や遠位で異なっている所見，爪の破壊，ハッチンソン徴候は通常，悪性黒色腫を疑う所見となるが，小児の爪甲色素線条に関しては特殊で，しばしばそれらの所見がいられることもある．システマティックレビューを行った論文によると，細線の異常がみられた割合は38%，爪の破壊がみられた割合は18%，ハッチンソン徴候がみられた割合は24%と記載されている[3]．

### 3. 鑑別診断

爪甲色素線条では，母斑などの良性病変由来なのか，悪性黒色腫から生じた悪性病変由来のものなのかについて鑑別することが最も重要である．しかしながら，システマティックレビューを行った論文では，1,391例の小児爪甲色素線条のうち悪性黒色腫であった例は8例

（0.58%）とされており，小児においては悪性黒色腫由来の爪甲色素線条は非常に稀であることがわかる[3]．

### 4. 治療と経過

上述の通り，悪性黒色腫を思わせるような臨床症状を時に呈することがあるが，悪性黒色腫由来の小児爪甲色素線条は非常に稀であること，また小児爪甲色素線条が悪性黒色腫であったとされる症例もすべて早期病変である *in situ* の症例と報告されていること[3]，から考慮すると，まずは定期的な経過観察を行うことが妥当と思われる．小児の爪甲色素線条では，色調や幅を変化させながら，数年の経過で自然退縮する例も多い．他部位にできた病変と異なり，爪に対する外科的侵襲は爪甲変形を一生涯残すリスクがあるため，安易な侵襲は避ける必要がある．定期観察においては，病変を詳細に観察するとともに，臨床写真やダーモスコピー写真の撮影，保存を行っておき，病変の変化を経時的に確認できるようにしておくとよい．

## Ⅲ 青色母斑

### 1. 疾患概念

青色母斑は，主に真皮中層を中心として色素細胞が塊状に増殖した病変であり，通常単発で青色～青黒色の結節や局面を呈する．顔面，手背，足背，背部，腰臀部に好発する．病理組織学的には，**表1**に示す通り，通常型，細胞増殖型，合併青色母斑の3型に分かれる．

臨床所見と病理組織学的所見の両方を加味し

た分類では多くの亜系がある．以下に代表例を示す[4]．

- 衛星病変を伴うタイプ（common blue nevus with satellite lesions）
- 巨大な局面を呈するタイプ（large plaque type blue nevus）
- 10 cm程度の限局した範囲に多数の青色母斑が集簇するタイプ（agminated blue nevus）

遺伝学的には，8割以上の症例で *GNAQ*（gua-

**表1** 病理組織学的にみた青色母斑の3型

| 通常型青色母斑 | 真皮内に，メラニン顆粒を含有する紡錘形～樹枝状の色素細胞が増殖し，間質の線維化がみられる． |
| --- | --- |
| 細胞増殖型青色母斑 | 通常型の所見に加え，メラニンに乏しく，豊富な胞体を有する楕円形状の細胞が密に集簇し，二層構造を呈する． |
| 合併青色母斑 | 青色母斑と同一部位に，色素性母斑や扁平母斑などを合併したもの． |

nine nucleotide-binding protein alpha-q）の病的バリアント（遺伝子変異）がみられる．

## 2. 臨床症状と合併症

通常型青色母斑（図4）の典型例では，10 mm以下で青色～青黒色の小結節や局面を呈する．局面は平坦なものやわずかに隆起しているものもある．触診でやや硬めに触れることが多く，表面は平滑である．顔面，手背，足背，背部に好発する．30代頃より発生することが多いとされるが，小児期の発生もみられる．

細胞増殖型青色母斑では，通常型より大きく，隆起も目立つものが多いのが特徴で，通常10 mm～数センチ程度のやや硬めに触知する青色～青黒色の腫瘤や隆起局面を呈する．腰臀部，手背，足背，頭部に好発する．出生時や幼少期の発生が多いとされる．時にリンパ節にも青色母斑の細胞がみられる症例があるが，それ自体では生命予後に寄与しない[5]．細胞増殖型では時に悪性黒色腫が続発することがあり，臨床的に注意を要する．また通常型であっても，巨大な局面を呈するタイプでは悪性黒色腫が発生したとする報告がみられる[4]．

## 3. 鑑別診断

### a. 太田母斑

真皮上層を中心とした色素細胞の増殖で，表皮基底層のメラニン沈着もみられる．生来あるいは1歳くらいまでに明らかになるタイプと思春期に明らかになるタイプに分かれる．顔面の三叉神経第1，2枝領域に灰青色斑がみられる．稀に両側性のこともあるが，通常は片側性である．青色母斑と異なり隆起はせず，特徴的な分布や色素斑の広がりから鑑別可能である．

### b. 蒙古斑・異所性蒙古斑

真皮中～下層を中心とした色素細胞の増殖で，腰臀部に生じたものを蒙古斑，腰臀部以外に生じたものを「異所性蒙古斑」という．青色母斑と異なる特徴として，隆起はせず，自然退色傾向を呈し，生下時よりみられる，といった点があげられる．

### c. 外傷性刺青

外傷で異物が混入した状態で傷が治癒した結果，残存した異物の色素が透見される状態を指す．学童期に鉛筆やシャープペンが皮膚に刺さった後に，青黒色の色素が残存する例が典型である．外傷性刺青では小型の病変で大きさの

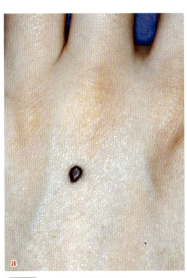 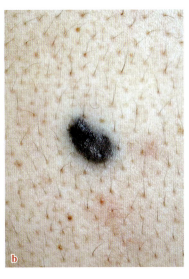

図4 通常型青色母斑
a：手背にできた5 mm大の青黒色結節．触診で硬く触れる．
b：背部にできた10 mm大の青色局面．触診で硬さを触れ，わずかに隆起している．

変化はなく，外傷の既往を有することから青色母斑と鑑別する．

### d. 悪性黒色腫

色素細胞ががん化して発生する悪性腫瘍である．左右非対称で不規則な形，病変部境界が不明瞭，病変内部の色調に濃淡がある，表面が隆起あるいは潰瘍化している，拡大傾向を呈するなどの特徴がある．青色母斑から悪性黒色腫が生じる例があるため，鑑別では特に注意を要する．肉眼所見，ダーモスコピー所見で典型的な青色母斑から外れる所見がある場合は，悪性黒色腫を疑い積極的に生検あるいは切除を行う．

## 4. 治療と経過

通常型青色母斑の典型例では，無治療あるいは整容目的のための治療が行われる．

治療は通常，外科的切除を行うが，平坦で色調の薄いものはアレキサンドライトレーザー，YAG レーザー，ルビーレーザーなどで色素を取る方法が行われることもある．それ以外の青色母斑では，切除治療を行うか，定期的に経過観察を行う．

先述のように，細胞増殖型青色母斑や，通常型ではあるが，巨大な局面を呈するタイプなどでは，悪性黒色腫が続発したとする報告がある．切除治療では原則，母斑の取り残しがないように外科的に完全切除を目指す．また，経過観察する場合においては，急な臨床的変化を呈する場合や肉眼あるいはダーモスコピーで悪性黒色腫を疑う所見がみられた場合には積極的に外科的介入を行う．

### 文　献

1) Zaal LH, *et al.*: Classification of congenital melanocytic naevi and malignant transformation: a review of the literature. *Br J Plast Surg* 2004; **57**: 707-719.
2) Goettmann-Bonvallot S, *et al.*: Longitudinal melanonychia in children: a clinical and histopathologic study of 40 cases. *J Am Acad Dermatol* 1999; **41**: 17-22.
3) Tsai SY, *et al.*: Melanoma-like features in pediatric longitudinal melanonychia: A systematic review and meta-analysis. *Pediatr Dermatol* 2024; **41**: 613-620.
4) Savoia F, *et al.*: The long history of a melanoma associated with a congenital large plaque type blue nevus with subcutaneous cellular nodules. *Dermatol Pract Concept* 2015; **5**: 17-21.
5) Colebatch AJ, *et al.*: comprehensive clinical, histopathologic, and molecular analysis and long-term follow-up of patients with nodal blue nevi. *Am J Surg pathol* 2022; **46**: 1048-1059.

（宮川卓也）

# C 母斑・母斑症など

# 3 毛細血管奇形・サーモンパッチ・ウンナ母斑

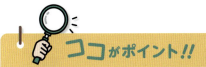

## ココがポイント!!

- 出生時より存在し，出生後増殖傾向のない淡紅色斑は，乳児血管腫ではなく，毛細血管奇形の可能性を考える．
- 毛細血管奇形が疑われる場合は，第一選択治療は色素レーザー照射療法であることを保護者に説明し，早期（1歳以下）に治療相談を勧める．
- 毛細血管奇形は経年性の変化として，肥厚性の局面や結節を生じたり，骨や軟部組織の肥大を生じたりすることがある．
- サーモンパッチは自然消退することが多いが，自然消退せずに成人で残存する例も少なくない．
- 後頭部，後頸部の湿疹病変とウンナ母斑・正中部母斑の鑑別が必要である．治療の適応は湿疹病変の改善後に検討する．

## I 毛細血管奇形

### 1．疾患概念

　毛細血管奇形は，出生時より存在する拡大傾向のない淡紅色斑（**図1**，**図2**）で，病理組織学的には真皮浅層部に多数の類円形の拡張した毛細血管像がみられる低流速性の血管拡張性の病変である．全身のどの部位にもみられ，病変の大きさ（面積）は様々で，広範囲にわたる場合は1肢全体や半身以上に及ぶ場合もある．加齢性の変化をきたし，成人期には色調が濃くなり，肥厚性の局面や結節を生じる場合もある．従来は「単純性血管腫」，「ポートワイン母斑（port-wine stain: PWS）」，「火炎状血管腫」などの名称が使用されてきたが，近年の疾患概念の変遷に伴い，世界的な基準とされている国際血管異常学会（International Society for the Study of Vascular Anomalies: ISSVA）分類では「毛細血管奇形（capillary malformation: CM）」という病名に統一されつつある．血管腫や脈管奇形病変の分類については，わが国においても厚生労働科学研究費難治性疾患政策研究事業の1つとして，ISSVA分類をもとに「血管腫・脈管奇形・血管奇形・リンパ管奇形・リンパ管腫症 診療ガイドライン2022」[1]がインターネット上に公開されている．

　この分類での毛細血管奇形には，いわゆる皮膚や粘膜についての病変のみならず，他の混合脈管奇形であるクリッペル・トレノネー症候群

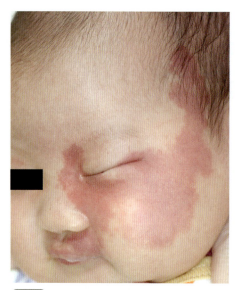

**図1** 毛細血管奇形①
1か月女児．左眼内眼角部周辺から左上下眼瞼，左頬部，左上口唇上部から左こめかみにかけて比較的境界明瞭な紅色斑がみられる．

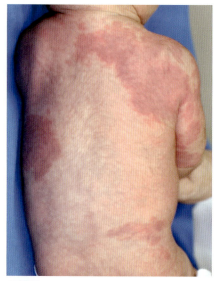

**図2** 毛細血管奇形②
日齢22日男児．左側背部，右腰部，右上背部から右上腕にかけて広範囲の比較的境界明瞭な地図状不整形の淡紅色～紅色斑がみられる．

**表1** 毛細血管奇形（CM）に含まれる疾患

| |
|---|
| ・正中部母斑，サーモンパッチ，ウンナ母斑 |
| ・皮膚や粘膜の毛細血管奇形（単純性血管腫） |
| 　無症候性毛細血管奇形 |
| 　中枢神経や眼の異常を伴う毛細血管奇形（スタージ・ウェーバー症候群） |
| 　骨や軟部組織の過成長を伴う毛細血管奇形 |
| 　過成長を伴うびまん性毛細血管奇形（DCMO） |
| ・網状毛細血管奇形 |
| 　小頭症・毛細血管奇形 |
| 　巨脳症・毛細血管奇形・多小脳回症 |
| ・毛細血管奇形・動静脈奇形（CM-AVM） |
| ・先天性毛細血管拡張性大理石様皮斑 |
| ・その他 |
| ・血管拡張症 |
| 　オスラー病（遺伝性出血性末梢血管拡張症） |
| 　その他 |

DCMO：diffuse capillary malformation with overgrowth.
（令和2～4年度厚生労働科学研究費難治性疾患政策研究事業「難治性血管腫・脈管奇形・血管奇形・リンパ管腫・リンパ管腫症および関連疾患についての調査研究」班：血管腫・脈管奇形・血管奇形・リンパ管奇形・リンパ管腫症 診療ガイドライン2022．第3版，2023を参考に作成）

（Klippel-Trenaunay syndrome），スタージ・ウェーバー症候群（Sturge-Weber syndrome）の症状の1つとしての毛細血管奇形や，表1に示すように毛細血管奇形・動静脈奇形（capillary malformation-arteriovenous malformation: CM-AVM），先天性毛細血管拡張性大理石様皮斑，オスラー病〔遺伝性出血性末梢血管拡張症（hereditary hemorrhagic telangiectasia: HHT）〕にみられる毛細血管拡張性病変も含まれる．

## 2. 臨床症状

　毛細血管奇形は，出生時より存在する淡紅色斑（図1，図2）で，全身のどこにでも発生しうる．病変の大きさは様々で，小児期に成長以上の増殖傾向や拡大傾向を示すことはない．成長に伴う面積の拡大はあり，加齢性変化として色調が濃くなったり，境界が明瞭になったり，頭頸部では肥厚による局面の形成や結節が生じることもある[2]．また，広範囲の病変や粘膜部の病変では，骨や軟部組織の肥大が生じる場合がある（図3）．

## 3. 保護者への説明

　毛細血管奇形は自然消退しない，消えないことを説明する．ただし，消えない病変であるが，変わらないわけではなく，患児の成長に伴い病変の面積が大きくなるほか，色調が濃くなったり，辺縁部の境界が明瞭になったり，中年期以降では局面や結節を形成するなどの経年性の変化をきたすことを説明しておく必要がある．また片側の下肢全体に病変が及ぶような症例では成長とともに軟部組織や骨の肥大を生じることがあり，左右の脚長差を生じる可能性がある（図3）ことを説明しておく．治療法については，診療ガイドライン上の第一選択治療は色素レーザー照射療法であるが，病変の完全消失は難しく，淡紅色斑が残ること（図4）や病変の再発があること，色素レーザー照射療法が無効の場合もあることを治療前に説明しておくほうがよい．

## 4. 鑑別診断

### a. 乳児血管腫

　生後2週目ぐらいに淡紅色斑として発生し，生後6か月ぐらいから1歳ぐらいまで増殖傾向を示し，その後数年かけて自然消退傾向を示す良性の腫瘍性病変．出生後出現し，増殖傾向を示す点が毛細血管奇形との鑑別点となるが，1か月検診では鑑別が難しく，毛細血管奇形が乳

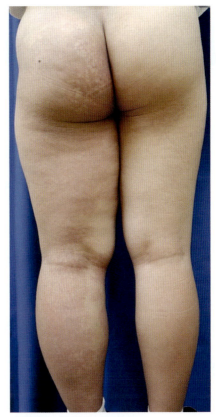

図3　毛細血管奇形③
14歳女性．左臀部から左下肢全体に淡紅色斑を認め，軟部組織肥大による左右差を認める．

児血管腫と誤診されていることもある．

### b. 後天性ポートワイン母斑（acquired port-wine stain）

　出生時はなく，後天性に毛細血管拡張を伴う淡紅色斑が出現する．はっきりした誘因がない場合もあるが，外傷をきっかけに生じることが多く，「Fegeler症候群」と呼ばれる．

### c. 蛇行状血管腫（angioma serpiginosum）

　小児期に発症し，女子が多いといわれている．四肢片側性に暗紅色〜紫紅色の点状病変が集簇し，線状，環状，蛇行状に配列する．病変は体幹部やブラシュコ線（Blaschko lines）に沿って出現する場合や両側四肢に出現する場合もある．ダーモスコピーではred lagoons像[*1]を呈するのが特徴的な所見で鑑別に有用である．

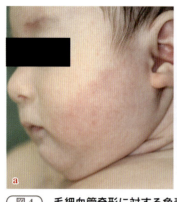 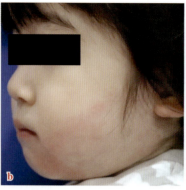 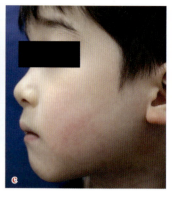

図4　毛細血管奇形に対する色素レーザー照射療法（同一症例）
a：1か月男児．左頬下半分に淡紅色斑を認める．
b：2歳．色素レーザー照射療法5回施行後．境界部に帯状の淡紅色斑を認めるが，左頬部の病変の色調は薄くなっている．
c：4歳．8回治療後．左頬部の病変全体はかなり薄くなっているが，境界部に一部帯状の薄い淡紅色斑の残存がみられる．

### d. 片側性母斑性毛細血管拡張症（unilateral nevoid telangiectasia）

顔面，胸部，上肢などの上半身に片側性に紅色斑が斑状，分枝状，丘疹状に分布する．後天性に生じるが，稀に先天性に生じる．思春期，妊娠，肝機能障害に伴って生じることがあり，エストロゲンとの関連が考えられている．ダーモスコピーでは分枝状に蛇行する太い拡張した毛細血管がみられるのが特徴的な所見で鑑別に有用である．

### e. 遺伝性良性毛細血管拡張症（hereditary benign telangiectasia）

常染色体顕性（優性）遺伝が推定される家族歴がある．臨床的に淡茶色の色素斑を伴う淡紅色斑としてみられ，ある一定の年齢までは病変の数が増加する．病変部よりの出血はなく，良性のオスラー病とも考えられている．

## 5. 治療と経過

1歳以下での色素レーザー照射療法開始が勧められる．繰り返しのレーザー照射療法が必要であり，有効であっても完治はなく，淡いピンク色の紅色斑が残存する（図4）ことが多く，また再発する．四肢末端部や下肢病変は色素レーザー照射療法の有効性が低く，手指の病変は色調が赤いためよく目立つが，色素レーザー照射療法はほぼ無効といわれている[3]．2，3歳以降10歳ぐらいまでの間は，治療に対する患児の拒否反応が強くなるため，患児の精神面を考慮し個々のケースに応じて治療が可能かどうかを検討する．拒否反応の強い場合は無理やりの治療は避け，しばらく経過観察を行うか，場合によっては全身麻酔での治療を検討する[4]．無治療経過観察では色調が次第に濃くなり，病変の境界が明瞭になるほか，部位によっては肥厚した局面や結節を生じる場合がある．口唇部の病変は軟部組織の肥大も伴う大唇症（macrocheilia）となることもある．大唇症や結節性病変に対しては色素レーザー照射療法は無効で，外科的切除による治療が必要となる．また片側の下肢全体に病変が及ぶ場合は，軟部組織の肥大による左右差，脚長差を生じることもある（図3）ため，整形外科へのコンサルトを行うほか，定期的な経過観察が必要である．

---

[*1]：比較的境界明瞭な円形〜楕円形の赤いlagoons（潟，沼）が病変部の毛細血管に観察される．

### 6. 専門医紹介のタイミング

毛細血管奇形の第一選択治療は色素レーザー照射療法であり，早期治療開始するほうが治療効果が高い場合もあるため，毛細血管奇形が疑われる場合は出生後早期にレーザー照射療法の専門医に相談することを勧める．

## II サーモンパッチ・ウンナ母斑

### 1. 疾患概念

出生後，正中線上に淡紅色斑として生じる毛細血管拡張性の病変を「正中部母斑」と呼び，そのうち前額部や両上眼瞼部の病変をサーモンパッチ（図5），後頭部にみられるものをウンナ母斑（図6）と称する．サーモンパッチについては2歳までに自然消退することが多いとされているが，実際は成人でも残存している症例は多くみられる．ウンナ母斑については被髪部位にあるため，放置経過観察されるが，残存している高齢者は多い．ISSVA分類では，これら正中部母斑も毛細血管奇形に含まれる．

### 2. 臨床症状

サーモンパッチ（図5）は出生時より前額部や両上眼瞼，鼻下部に生じている淡紅色斑で，ウンナ母斑（図6）は後頭部に生じる[5]．ほかに後頚部や腰部に淡紅色斑が生じる（図7）こ

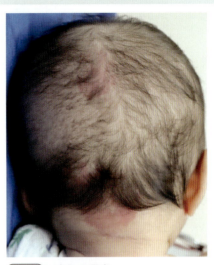

図6 ウンナ母斑
3か月女児．後頭部の頭頂部よりと襟足部にかけての部位に楕円形から円形の淡紅色斑を認める．

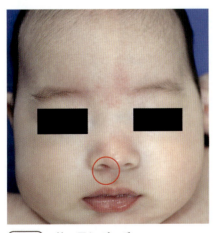

図5 サーモンパッチ
4か月女児．眉間から前額部，外鼻孔部下方に淡紅色斑がみられる．

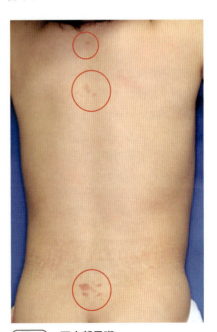

図7 正中部母斑
11か月男児．上背部および腰部の正中部に斑状，島状に淡紅色斑がみられる．

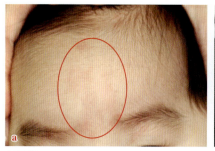
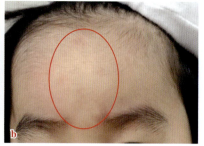

図8 サーモンパッチに対する色素レーザー照射療法（同一症例）
a：9か月男児．眉間部から前額部正中部に帯状の淡紅色斑がみられる．
b：2歳．色素レーザー照射療法2回施行後．一部うっすらした淡紅色斑はみられるが自然消退があるため薄くなった時点で治療を終了する．

ともあり，総じて「正中部母斑」と呼ばれる．

### 3. 保護者への説明

サーモンパッチは顔面に生じるため，外見上目立つことから保護者が非常に心配される場合が多い．出生後早期に保護者より相談があった場合は，疾患の特徴として自然消退があること，ただし残存例もあることを説明し，生後半年程度までは経過観察を勧める．6か月以降，特に色調が濃い場合について，色素レーザー照射療法（図8）を検討する．

### 4. 鑑別診断

正中部母斑ではなく，いわゆる「毛細血管奇形（従来の単純性血管腫）」が正中部に生じる場合もあり，鑑別が必要な場合もある．前額部正中部に生じている円形の紅色斑で，色素レーザー照射療法の有効性が低い場合は，サーモンパッチではなく毛細血管奇形と考えられる．

### 5. 治療と経過

サーモンパッチについては生後6か月から1歳程度までは経過観察とし，色調が濃い場合，ダーモスコピーではっきりした毛細血管拡張像がみられる場合は色素レーザー照射療法（図8）を検討する．レーザー照射治療を施行しても，入浴時や啼泣時には淡紅色斑がみられることを事前に説明しておく必要がある[6]．過度の照射治療を施行すると脱色素斑を生じることがあるため，注意が必要である．

ウンナ母斑について被髪部内はレーザー照射療法の必要性はなく放置経過観察でよい．後頸部や腰部の正中部母斑について，色調が濃い場合はレーザー照射療法を検討する．ただし，乳児期には後頭部から後頸部にかけての部位に小児乾燥型湿疹を生じ，より赤みが強くなっている場合も多い．不要な治療を避けるために，湿疹病変が認められる場合はまず湿疹病変の治療を行い，その後にレーザー照射療法の適応を検討したほうがよい．

## III スタージ・ウェーバー症候群

### 1. 疾患概念

顔面の三叉神経領域における毛細血管奇形と脳軟膜および眼の脈絡膜の血管奇形を特徴とする混合型脈管奇形症候群で，小児慢性特定疾病の対象疾患とされている．病因として*GNAQ*の病的バリアント（遺伝子変異）が指摘されている．

## 2. 臨床症状

出生時より顔面に色調の濃い，境界明瞭な毛細血管奇形病変がみられ，三叉神経の第1枝もしくは第2枝領域が多いとされている．合併症として脳内に石灰化病変を認め，けいれん発作や精神発達遅滞を生じる．ほかに脈絡膜の血管奇形により緑内障を生じる．

## 3. 治療と経過

毛細血管奇形に対しては色素レーザー照射療法となるが，通常の毛細血管奇形に比し，有効性が低く，またけいれん発作のある症例ではレーザー照射療法が困難な場合がある．経年性に病変部の肥厚や軟部組織肥大を生じることがあり，整容面や機能面で外科的切除が必要となる場合もある．けいれん，精神発達遅滞，緑内障などの合併症に応じ脳神経外科，小児科，眼科などへのコンサルトや加療が必要である．

## 文　献

1) 令和2～4年度厚生労働科学研究費難治性疾患政策研究事業「難治性血管腫・脈管奇形・血管奇形・リンパ管腫・リンパ管腫症および関連疾患についての調査研究」班: 血管腫・脈管奇形・血管奇形・リンパ管奇形・リンパ管腫症 診療ガイドライン 2022. 第3版, 2023. https://issvaa.jp/wp/wp-content/uploads/2024/02/456f4401fc4d6ae2872da1dd57563868.pdf（2023年3月24日最終閲覧）
2) 中馬久美子: 毛細血管奇形. 皮膚科 2023; **4**: 659-666.
3) 長濱通子, 他: Vビームレーザー. 大原國章, 他編, 血管腫・血管奇形 臨床アトラス, 南江堂, 2018; 25-30.
4) 野村　正: 色素レーザーによる体表血管性病変の治療－毛細血管拡張症と毛細血管奇形を中心に. *Derma* 2022; **328**: 31-39.
5) 浅井晶子, 他: サーモンパッチ. 大原國章, 他編: 図解こどものあざとできもの, 全日本病院出版会, 2020; 86.
6) 長濱通子: 小児のレーザー治療について. *Derma* 2022; **328**: 31-39.

（長濱通子）

C 母斑・母斑症など

# 4 乳児血管腫

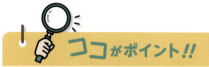

- 臨床像や臨床経過で診断が難しい場合は，画像検査や一部生検を考慮する．
- 治療適応は，整容面と機能面の両者を考慮して判断する．
- 治療介入が必要な症例に対しては，パルス色素レーザー照射療法とプロプラノロール内服が主に考慮される．

## I 疾患概念

乳児血管腫（infantile hemangioma）は乳児期の皮膚腫瘍で最も多いものの1つで，国際血管異常学会（International Society for the Study of Vascular Anomalies: ISSVA）分類において脈管性腫瘍（vascular tumors）に属する．胎盤絨毛膜の微小血管を構成する細胞と類似したGLUT（glucose transporter）-1陽性の血管内皮細胞が増殖する良性腫瘍で，わが国で従来用いられていた病名である「イチゴ状血管腫」と同義である．他の脈管性腫瘍や脈管奇形と異なり，後述のように増殖期（～1歳頃），退縮期（～5歳頃），消失期（5歳以降）の3期にわたる特徴的な自然経過を有する．

乳児血管腫の病因はいまだ不明であり，当初は「母親の胎盤由来の細胞が血流に乗って胎児の皮膚で塞栓を起こし，そこで増殖する」という説が提唱されたが，たとえば，男児の乳児血管腫の病変部で母親由来のXXの染色体の細胞が検出されるなどの直接の証拠は近年においてもみつかっていない．一方，腫瘍細胞にはX染色体の不活性化パターンにおいてmonoclonalityが認められるため，反応性の増殖ではなく，局所でclonalに増殖する「真の腫瘍」であることは示されている．中胚葉系前駆細胞の分化異常あるいは分化遅延による発生学的異常とする説，さらには血管内皮細胞の増殖関連遺伝子における生殖細胞系列バリアント（変異）と体細胞バリアントあるいは出生前後の一過性のイベントのコンビネーションとする説など，様々な仮説が提唱されている[1]．

多くは孤発例で，家族性の発生は極めて稀であるが，家族歴が1親等に存在する場合は乳児血管腫の発生率が2倍程度となる．また，発生頻度には性差や人種差が存在し，女児や早期産児・低出生体重児に多く，また白人での発症は2～12%なのに対しわが国での発症は0.8～1.7%とされている[1]．そのため，何らかの遺伝的素因や環境要因が発症に関係している可能性がある．

## II 臨床症状と合併症

わが国では局面型，腫瘤型，皮下型とそれらの混合型という分類が頻用されるが，欧米では superficial type（表在型），deep type（深在型）および mixed type（混合型）といった臨床分類が一般的である．superficial type では赤く小さな凹凸を伴い，イチゴのような性状の表面を有する（図1）．一方，deep type では病変が皮下に生じるため皮表の変化に乏しい（図2）．好発部位は頭部・顔面であることが知られる．

特徴的な臨床経過をたどる．出生時には存在しないか，あるいは小さな前駆病変として紅色丘疹，紫斑，貧血斑，または周囲が蒼白な毛細血管拡張が出生時にみられることがある．生後2週間程度で病変が明らかとなり増殖期に入るが，特に生後1～2か月頃に増殖スピードが早くなる[2]．1歳前後に退縮期に移行して病変が徐々に縮小し，そして消失期には5歳時点で50％，7歳時点で70％，そして9歳時点で90％が退縮傾向を完了する[3]が，広範囲な病変では皮表の樹枝様血管が，隆起が強い病変では弛緩性で表面がチリメン状となったたるみが残存しうる．加えて，deep type では皮下に線維化や脂肪変性（fibrofatty residue）を残す場合がある．

合併症として，特定の部位で急速に増大した場合，気道閉塞，視野障害，哺乳障害，体重増加不良，難聴，排尿排便困難，そして高拍出性心不全などをきたす場合がある．また，大きな病変はしばしば潰瘍を形成し，出血や二次感染を伴うこともある．

加えて，特殊型として，

- 後頭蓋窩の異常（Posterior fossa malformations）
- 顔面や頸部の血管腫（Hemangiomas of face and neck）
- 動脈異常（Arterial anomalies）
- 心奇形（Cardiac anomalies）
- 眼奇形（Eye anomalies）
- 胸骨分離（Sternal cleft）

を特徴とする PHACE（S）症候群や，

- 下半身の血管腫（Lower body hemangioma）
- 尿生殖器異常（Urogenital anomalies）
- 潰瘍（Ulceration）
- 脊髄症（Myelopathy）
- 骨変形（Bony deformities）
- 肛門直腸奇形（Anorectal malformations）
- 動脈異常（Arterial anomalies）
- 腎異常（Renal anomalies）

をきたす LUMBAR（SACRAL, PELVIS）症候群に注意する必要がある．

そのほか，乳児血管腫は約20％の症例で多発するが，3臓器以上の複数臓器に多発するものは "diffuse neonatal hemangiomatosis" と称する

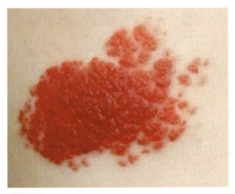

**図1　superficial type**
イチゴのような性状の表面を有する．

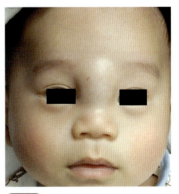

**図2　deep type**
病変が皮下に生じるため皮表の変化に乏しい．

ことがある．一方，皮膚のみに多発する場合は "benign neonatal hemangiomatosis" とし，あるい はこれらをまとめて "multifocal infantile hemangioma" とする概念も存在する．

## Ⅲ 鑑別診断

多くの症例では，上記のような特徴的な臨床像により容易に診断が可能であるが，ISSVA 分類における他の脈管性腫瘍および脈管奇形との鑑別を要することがある．たとえば乳児血管腫の superficial type と毛細血管奇形，あるいは deep type と静脈奇形やリンパ管奇形は臨床像が類似することがあり，混同されている場合がある．また，比較的稀な脈管性腫瘍の房状血管腫（tufted angioma）とカポジ肉腫様血管内皮細胞腫（kaposiform hemangioendothelioma），そして先天性血管腫も，時に乳児血管腫と同じように単発の局面もしくは腫瘤を呈することがある．しかし乳児血管腫以外は，乳幼児では多くは出生時から明らかな病変を有することが多い．さらに，先天性血管腫のうち急速退縮性先天性血管腫（rapidly involuting congenital hemangioma: RICH）は，出生時にすでに腫瘍が完成しており，生後数日から数週間で消退が始まる一方，非退縮性先天性血管腫（non-involuting congenital hemangioma: NICH）は自然退縮傾向を有さない．RICH は表面紫紅色の腫瘤で皮表に毛細血管拡張を伴い，中央部が潰瘍化することがある．NICH は RICH に比べて隆起に乏しく，辺縁が蒼白な被覆表皮を有する[4]．

しかし，それぞれ非典型例も存在し，加えて deep type の乳児血管腫については皮表の変化に乏しく，皮様嚢腫や毛母腫，脳瘤など嚢腫・過誤腫・腫瘍など他の範疇に属する病変と，臨床像のみでは鑑別できないこともあるため，画像検査や病理組織学的検査で鑑別を進める．

まず画像診断のうち，superficial type の乳児血管腫のダーモスコピー所見では，増殖期には tiny lagoon が集簇した "イチゴ" 様外観を呈し，特に均一な血管構造を呈する毛細血管奇形との鑑別に有用である．一方，MRI では T1 強調画像と脂肪抑制画像（STIR 法）の併用は静脈奇形やリンパ管奇形との鑑別に有効で，増殖期の乳児血管腫は微細な顆粒が集簇したような形状の境界明瞭な T1 強調画像低信号，T2 強調画像高信号，STIR 法高信号の病変として描出される[1]．

また，乳児血管腫の病理組織像は病期により異なり，増殖期の病変では真皮〜皮下にかけて腫瘍細胞の集塊とともに細かい脈管構造が密に増生する．その後，内皮細胞と周皮細胞により構成される大小様々な脈管構造の存在が顕在化してくる．そして退縮期になると次第に血管構造の密度が減少および拡張し，肥厚した基底膜が目立つようになる．最終的に，消失期には前述の fibrofatty tissue を呈することがある．

腫瘍細胞は全病期にわたり血管内皮細胞のマーカーである CD31 陽性，およびグルコーストランスポーターの一種である GLUT-1 が陽性である．後者は特に本疾患に特異性が高く，診断的価値が高い細胞マーカーとして知られており，たとえば RICH と NICH は病理組織学的にも乳児血管腫と似ることもあるが，GLUT-1 染色は陰性である．しかし，血管肉腫や被角血管腫，verrucous hemangioma（疣状血管腫）などの他の脈管異常でも時に GLUT-1 が陽性となるため注意する[5]．

## Ⅳ 治療と経過

本腫瘍は他人から好奇の目にさらされたり虐待を疑われるなど，本人や保護者が不快な思いをする機会も多い．まず，前もって自然経過・起こりうる合併症について十分説明しつつ，精神的なサポートを行う必要がある．加えて，機能障害や潰瘍，出血，感染，敗血症の危険性，また将来的に整容的な問題を惹起する可能性のある病変では，早期の治療介入を検討する．診療ガイドラインでは，機能面の問題があれば治療介入の絶対適応，整容面の問題であれば治療介入か経過観察かのどちらか，両者が乏しければ経過観察が基本になる[1]．

治療介入の選択肢としては，プロプラノロール，手術療法（全摘・減量手術），ステロイド（外用・局所注射・全身投与），各種レーザー照射療法，塞栓 / 硬化療法，イミキモド（外用薬），液体窒素凍結療法，さらにはインターフェロン，シクロホスファミド，ブレオマイシン，ビンクリスチン，ベカプレルミン（国内未承認），シロリムス，放射線療法，持続圧迫療法などの有効例が報告されている[1]．大きさ・部位・病型・病期・合併症の有無などによって，治療の有用性を評価して治療方針を決定する必要がある．実臨床では，特にパルス色素レーザーとプロプラノロールを用いた治療が重要となる．

### 1. パルス色素レーザー

近年，比較的エビデンスレベルの高い臨床試験が散見されるものの，毛細血管奇形と異なり乳児血管腫が自然消退傾向を有することや，論文ごとの機器の性能や照射の強さの違い，冷却装置の有無などにより，レーザーの有用性についていまだ議論がある．とはいえ，レーザーの深達度には限界があり deep type に対しては効果が乏しいという点と，退縮期以降も毛細血管拡張が残った症例ではレーザー照射療法のメリットがある点については，おおよそ意見が一致していると思われる．有害事象として局所の炎症，腫脹，疼痛，出血，色素脱失および色素沈着，瘢痕，そして潰瘍化などに注意する必要があり，上記のような背景をもとに米国小児科学会のガイドラインでは moderate な推奨にとどまっている[1]．

### 2. プロプラノロール

プロプラノロールはわが国でも 2016 年に承認されており，診療ガイドラインにおいては機能面や整容面で問題となる乳児血管腫に対して第一選択として推奨されている．一方，血圧低下，徐脈，睡眠障害，低血糖，高カリウム血症，呼吸器症状などの副作用の発現に対し，十分な注意・対応が必要である．望ましい開始・中止時期として，ガイドラインの推奨文としては「生後 6 か月未満で治療を開始すると効果が高く，生後 12〜15 か月未満の間に治療を終了すると再増大のリスクが低くなる可能性がある」となっているが，実臨床では治療適応があると判断されれば生後 5 週以降にできるだけ早く投与することも多い．特に，増大傾向が最も強い生後 1〜2 か月を意識して投与のタイミングを考慮する必要があると考える．また，低血糖発作の頻度は他の人種よりも日本人で高いこと，重度の低血糖は 1 歳以上で 6 か月以上の投与例でみられること，そして午前 5 時から 9 時までの間にみられ，絶食，粗食，体調不良と関連することがわかっている[1]ため，1 歳以上も継続する場合は十分な注意が必要である．

### 3. 治療選択

診療ガイドラインでは，どの治療を選択するかの基準については明記されていない．ヘマンジオル®シロップ小児用の適応症例に関しては，皮膚科，小児科，形成外科などのエキスパートの意見を総合して作成された適正使用ガイドが存在し，治療介入の適応がある症例のうち，まず「治療が強く推奨される乳児血管腫」

として，生命や機能を脅かす合併症を伴う乳児血管腫，たとえば気道の病変で生命を脅かす合併症，眼周囲で機能障害をきたす合併症を伴う例などがあげられている[6]．さらに，潰瘍を伴う乳児血管腫は，感染や瘢痕形成の可能性があること，そして顔面の広範な乳児血管腫は未治療の場合，整容面で問題を残す可能性があることから，やはり絶対適応となる．

「場合によって治療が必要な乳児血管腫」，すなわち相対適応としては，腫瘤型乳児血管腫が，局面型に比べると皮膚のたるみが残りやすいこともあり投与の対象となる．そして手や腕など露出部の乳児血管腫も，顔面ほどではないものの整容的に問題になりうるため，保護者が強く希望する場合にやはり治療の相対適応となる．

レーザー照射療法との使い分けが問題となるが，各々の医師が自らの治療経験に従って最善と考える治療を選択するということになる．十分なスキルを有すればレーザー照射療法を選択してもよい一方，内服療法は誰が用いても一定の効果が期待できる．また，近年はレーザー照射法とプロプラノロールとの併用療法の有用性が注目されている．

## 文　献

1) 令和 2-4 年度厚生労働科学研究費難治性疾患政策研究事業「難治性血管腫・脈管奇形・血管奇形・リンパ管腫・リンパ管腫症および関連疾患についての調査研究」班: 血管腫・脈管奇形・血管奇形・リンパ管奇形・リンパ管腫症診療ガイドライン 2022．第 3 版，2023．
   https://issvaa.jp/wp/wp-content/uploads/2024/02/456f4401fc4d6ae2872da1dd57563868.pdf（2024 年 3 月 22 日最終閲覧）
2) 神人正寿: 乳児血管腫のプロプラノロール治療のタイミング．日レーザー医会誌 2023; **43**: 275-278．
3) Chamli A, *et al.*: *Hemangioma*. StatPearls, last update: June 12, 2023.
4) 金子高英: Congenital hemangioma（先天性血管腫）．大原國章，他，血管腫・血管奇形 臨床アトラス．南江堂，2018．
5) van Vugt LJ, *et al.*: The utility of GLUT1 as a diagnostic marker in cutaneous vascular anomalies: A review of literature and recommendations for daily practice. *Pathol Res Pract* 2017; **213**: 591-597.
6) 神人正寿: 乳児血管腫に用いられる内服薬．*Derma* 2020; **302**: 55-63．

（神人正寿）

## C 母斑・母斑症など

# 5 脱色素性母斑・伊藤白斑・白色粃糠疹

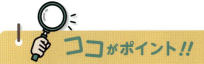

### ココがポイント!!

- 乳幼児期の脱色素性白斑と，一病変のみの初期進行期の尋常性白斑を鑑別する．
- 伊藤白斑を疑った際は，小児科などと連携し，発育異常・精神発達遅滞の有無を評価する．
- アトピー性皮膚炎に伴う白色粃糠疹では，メラノサイトの活性も低下傾向にある．

## I 脱色素性母斑（図1，図2）

### 1. 疾患概念

脱色素性母斑[1,2]は，出生時もしくは生後早期に気づかれる限局性の先天性不完全脱色素斑[*1]である．遺伝性はない．メラノサイト数は健常部と比べ，ほぼ同数かやや減少している．メラノサイトは存在するが，メラノソームでのメラニン産生能低下によりメラニン量が低下して白色調を呈する．

### 2. 臨床症状

不完全脱色素斑で病変境界部での色素増強を認めない．病変部皮膚表面の構造と知覚に異常はない．

臨床病型に孤発型，分節型，全身型がある．孤発型は辺縁鋸歯状，環状もしくは不正型外観を示す．分節型はブロック状外形もしくはブラシュコ線（Blaschko lines）に沿う病変部を示す．全身型はらせん状やしま状に分布し，伊藤白斑ともオーバーラップしうる．

### 3. 鑑別診断

#### a. 先天性疾患

- **伊藤白斑**：後述．
- **まだら症**：*KIT* の病的バリアントにより生じる常染色体顕性遺伝性皮膚疾患．前頭部・前額部・胸腹部・四肢に白斑が生じる．前頭部から前額部にかけて菱形の白斑と白毛（white forelock）が生じやすい．
- **ワールデンブルグ症候群**（Waardenburg syndrome）：前頭部・前額部・胸腹部・四肢の白斑，white forelock に加え，先天性難聴，虹彩異色症を伴う．内眼角解離，上肢などの発育異常，ヒルシュスプルング病（Hirschsprung disease）を併発しうる．
- **葉状白斑**（結節性硬化症）：乳幼児期に気づ

---

[*1]：白斑（leukoderma）にもメラニンの減少の程度により色調の違いがあり，メラニンが完全に消失して真っ白になり周囲の皮膚との境界がはっきりしたものを「完全脱色素斑」，メラニンがある程度残存しているが，周囲の皮膚よりは白っぽくなっているものを「不完全脱色素斑」という．

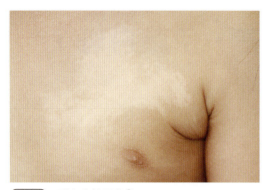

図1　脱色素性母斑①
3歳女児．辺縁鋸歯状の不完全脱色素斑．

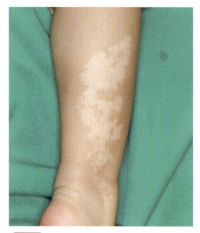

図2　脱色素性母斑②
2歳女児．辺縁鋸歯状の不完全脱色素斑．

かれる木の葉状の白斑．結節性硬化症〔プリングル病（Pringle disease）〕で生じる皮膚症状の1つ．顔面の血管線維腫，粒起革様皮（シャグリンパッチ），爪囲線維腫〔ケネン腫瘍（Koenen tumor）〕を併発する．結節性硬化症は主に *TSC1*，*TSC2* の病的バリアントにより生じる常染色体顕性（優性）遺伝性疾患である．

- **眼皮膚白皮症**（oculocutaneous albinism: OCA）：非症候性と症候性〔ヘルマンスキー・パドラック症候群（Hermansky-Pudlak syndrome），チェディアック・東症候群（Chediak-Higashi syndrome）〕がある．非症候性の OCA IA 型ではメラニンが全く産生されないが，それ以外のタイプではメラニンが産生されるものの，その量が低下している．

b. 後天性疾患

- **白色粃糠疹**：後述．
- **炎症後色素脱失**：尋常性乾癬，アトピー性皮膚炎などの皮膚疾患の症状改善時に生じうる．
- **白色癜風**：直径2〜3cm大までの境界明瞭な円形・楕円形不完全脱色素斑で，わずかに粃糠様落屑を伴う．メスで擦ると微細な落屑が多くみられる（カンナ屑現象）．真菌鏡検でマラセチアを同定する．

- **尋常性白斑**：完全脱色素斑である．進行期初期では不完全脱色素斑となりうる．分布により，非分節型，分節型，未分類型がある．生後に生じ，病変部範囲は変動しうる．辺縁は鋸歯状ではなく，色素増強しうる．病理組織学的評価でメラノサイトとメラニンは消失する．
- **サットン母斑**（Sutton nevus）：色素性母斑の周囲に白斑が生じる．サットン現象として同様の白斑が悪性黒色腫（メラノーマ），脂漏性角化症，尋常性疣贅，青色母斑，神経線維腫症などで生じうる．
- **化学白斑**：ロドデンドロールなどの化学物質により誘導される白斑である．不完全脱色素斑と完全脱色素斑が生じうる．
- **フォークト・小柳・原田病**（Vogt-Koyanagi-Harada disease）：メラニンを産生する細胞に対する自己免疫反応が発症に寄与する．皮膚では尋常性白斑の症状が生じる．ぶどう膜炎，髄膜炎，難聴，白毛などを併発する．

## 4. 治療と経過

通常，経過観察する．生涯にわたって分布や形態は変動しない．稀に脱色素性母斑病変部内に後天性色素性母斑や色素斑が生じうる．

## II 伊藤白斑（図3）

### 1. 疾患概念

伊藤白斑[1-3]は出生時もしくは生後早期に気づかれる，複数の線状分布もしくは斑を呈する先天性不完全脱色素斑である．遺伝性はない．色素関連遺伝子を含む領域の染色体異常で生じる．"pigmentary mosaicism of the hypopigmented type" とも呼称される．

### 2. 臨床症状と合併症

不完全脱色素斑で病変境界部での色素増強を認めない．病変部皮膚表面の構造と知覚に異常はない．線状病変部はブラシュコ線に沿い，らせん状やしま状に分布する．

染色体異常に伴い，筋骨格系疾患や神経系疾患など様々な随伴症状が生じうる．症例ごとに随伴症状が異なる．

### 3. 鑑別診断

- **脱色素性母斑**：前述．
- **pigmentary mosaicism**：色素関連遺伝子を含む領域の染色体異常で生じ，結果として皮膚色に変化が生じる．伊藤白斑を含むより幅広い疾患概念である．色素脱失するタイプが伊藤白斑で，色素増強するタイプ（pigmentary mosaicism of the hyperpigmented type）が linear and whorled nevoid hypermelanosis（LWNH）である．色素脱失と色素増強が混在するタイプが pigmentary mosaicism of the hypo- and hyperpigmented type である．
- **phylloid hypomelanosis, phylloid hypermelanosis**：先天性で特徴的な葉状（phylloid）型を呈する色素異常である．色素脱失が生じる phylloid hypomelanosis，色素増強が生じる phylloid hypermelanosis がある．phylloid hypomelanosis で染色体解析が実施された報告例は，すべて第13番染色体の染色体異常が同定されている．

### 4. 治療と経過

皮膚病変は脱色素性母斑と同様の経過を示す．色素脱失はカモフラージュにより外観を整えることができる．

随伴症状の治療は小児科などの専門科と連携する．

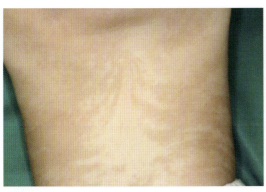
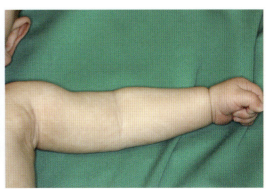

**図3** 伊藤白斑
1歳未満男児．複数のブラシュコ線に沿う不完全脱色素斑．

## Ⅲ 白色粃糠疹

### 1. 疾患概念

白色粃糠疹（pityriasis alba）[4]は小児期，思春期に生じる不完全脱色素斑である．

### 2. 臨床症状と合併症

アトピー性皮膚炎もしくはアトピー素因を有する皮膚に生じる粃糠を伴う境界不明瞭で円形ないし卵円形の白斑．顔面，上胸背部，上腕外側などに生じやすい．病変部内のメラノサイト数に変動はないが，メラノソームが減少し，機能が低下している．

### 3. 鑑別診断

- **脱色素性母斑**：前述．

- **尋常性乾癬**：粃糠様落屑を伴い炎症が少ない軽症型や，軽快傾向を示し炎症後色素脱失に移行する過程の病変部を鑑別する．
- **体部白癬**：炎症を伴わない初期の体部白癬を鑑別する．真菌鏡検で白癬菌を同定する．白癬菌を同定したら，培養にて菌種を確認する．*Trichophyton tonsurans* や *Microsporum canis* 感染症にも留意する．

### 4. 治療と経過

基本的に経過観察する．数か月から1年以内に自然消退することが多いが，時に数年にわたり経過することもある．保湿剤で保護する．時にカルシニューリン阻害薬外用やビタミン $D_3$ 製剤外用も検討する．

### 文　献

1) 大磯直毅: 脱色素性母斑・伊藤白斑．小児科診療 2019; **82**: 1516-1520.
2) 大磯直毅: 脱色素性母斑，伊藤白斑．小児科診療 2015; **78**: 1555-1558.
3) 大磯直毅: 伊藤白斑．*Derma* 2022; **317**: 45-49.
4) Givler DN, *et al*: *Pityriasis Alba*. StatPearls, last update: January 25, 2024.

（大磯直毅）

## C 母斑・母斑症など

# 6 脂腺母斑・表皮母斑・表皮母斑症候群

### ココがポイント!!

- 脂腺母斑は頭部や顔面に好発する先天性の母斑の一種で，新生児の0.3%でみられる．
- 脂腺母斑から二次性腫瘍の発生する場合があるため，思春期以降は慎重に経過観察する．
- 表皮母斑は表皮角化細胞の増殖，表皮肥厚を主徴とする過誤腫的性格を有する疾患でブラシュコ線に沿った配列を示す．
- 表皮母斑症候群は表皮母斑に，①中枢神経，②眼，③骨格，④その他の病変を合併する症候群である．

## I 脂腺母斑

### 1. 疾患概念

主に頭部や顔面に出現する先天性の「あざ」の一種である．表皮，付属器，結合組織など種々の成分由来の細胞が異常に増殖して生じる[1]．「類器官母斑（organoid nevus）」とも呼ばれる．

### 2. 臨床症状と合併症

頭部や顔面に好発し，新生児の0.3%でみられる[1]．生下時には平坦で色調も淡黄色や淡褐色にみえる（第Ⅰ期）ので，脱毛斑にみえることがある．乳児期以降は表皮肥厚が軽度で小さな脂腺が増加する（第Ⅱ期）（図1）が，思春期になると表皮の乳頭腫状増殖が顕著になり，脂腺小葉も成熟する（第Ⅲ期）．脂腺が増殖してくるため黄色くみえる．思春期以降は毛芽腫や基底細胞上皮腫などの二次性腫瘍が発生する

ことがある．

### 3. 鑑別診断

#### a. 円形脱毛症

頭部に生じると，脂腺母斑の部位には毛が生えないので，脱毛斑にみえる．円形脱毛症と思い，医療機関を受診する場合が多い．脂腺母斑では脱毛部をダーモスコピーで観察すると黄色の点状病変を認める．

#### b. 先天性皮膚欠損症

先天性皮膚欠損症は，生下時にみられる表皮〜皮下組織，時には骨に達する欠損である．表皮，付属器，弾性線維を欠く疾患である．頭頂部に好発し，境界明瞭な萎縮局面やびらん，潰瘍としてみられる．

### 4. 治療と経過

脱毛斑と間違えられやすいため，整容的な目

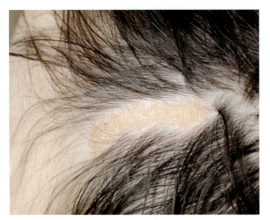

図1　脂腺母斑（第Ⅱ期）
表皮肥厚が軽度あり，小さな脂腺が増加している．

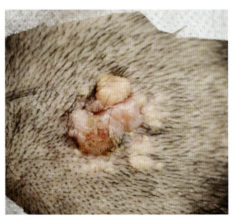

図2　脂腺母斑の二次性腫瘍
基底細胞がんを発症している．

的で外科的切除を勧めるが緊急性はない．
　幼稚園入園や小学校入学など集団生活が始まり，周囲から指摘され心的ストレスになるようであれば早めの切除を勧める．外科的切除は小さいものであれば単純縫縮できるが，幅が広い場合は皮弁形成で再建することになる．
　思春期以降は，二次性腫瘍の発生の予防目的で外科的切除を勧める．
　脂腺母斑の二次性腫瘍の合併率は，わが国243例の検討によると，良性腫瘍は11〜18歳では2.0％と稀だが，思春期以降増加し，50歳以上では52.4％とある．悪性腫瘍は29歳までは0.0％だが，50歳以上では33.0％と増加する[2]．合併した二次性腫瘍は，良性では毛芽腫が最多で脂腺腫，乳頭状汗管囊胞腺腫，汗管腫などであった．一方，悪性腫瘍は基底細胞がん（図2）やアポクリン腺がん，有棘細胞がん，脂腺がんなどがある．

## Ⅱ　表皮母斑・表皮母斑症候群

### 1. 疾患概念

　表皮母斑とは表皮角化細胞の増殖，表皮肥厚を主徴とする過誤腫的性格を有する疾患で，体細胞モザイクによって生ずると考えられている．皮膚の発生はブラシュコ線（Blaschko lines）に沿って進行するといわれており，その発生途上に突然変異が生じるために，同線に一致して本症病変が線状・列序性に配列すると考えられている．
　発症頻度は出生1,000人に1人と推定されている．病変は出生時に存在しているか，生後2〜3か月以内に生ずる．男女間に頻度差はないが，炎症性線状疣贅状表皮母斑だけは男女比1：4と女児に多い[3]．

　表皮母斑症候群は表皮母斑，時に炎症性線状疣贅状表皮母斑に，①中枢神経（脳波異常，精神遅滞，てんかん，脳萎縮，脳室拡大），②眼（眼瞼類脂肪腫，虹彩欠損，斜視，小眼球，眼瞼下垂，角膜血管増生），③骨格（肋骨四肢骨変形）④その他（色素性母斑，血管狭窄，骨巨細胞腫，耳下腺がん）の病変を合併する．
　発症頻度は極めて稀である．診断は困難ではないが，治療はそれぞれの病変の対症療法にとどまることが多い[3]．

### 2. 臨床症状

　表皮母斑は褐色調の疣状の小丘疹が線状，列序性に集簇するのが基本的な臨床像である．次の3型に分類される．

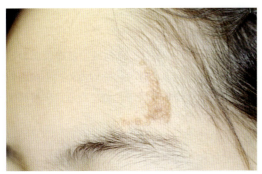

図3　表皮母斑（限局性疣状母斑）

### a. 限局性疣状母斑（図3）

淡褐色から黒褐色の丘疹が，径1〜2cmの疣贅状小結節を形成する．結節は単発または複数で，複数の場合は線状，帯状に配列する傾向がある．自覚症はない．

### b. 広範囲に生じる列序性表皮母斑

疣状母斑の範囲がより広範囲で，線状，帯状，列序性の配列を示すものを指す．個々の皮疹は疣贅状小丘疹からなり，色調は黄褐色から暗褐色である．軽度隆起し，硬さは弾性硬である．皮疹はブラシュコ線沿った列序性配列を示す．好発部位は体幹，四肢で片側性が多い．自覚症はない．

### c. 炎症性線状疣贅状表皮母斑

米粒大の淡紅色調で硬い疣贅様小丘疹が集簇・融合してブラシュコ線に沿って線状に配列する．角化が強く，硬く厚い鱗屑を付着したり苔癬化をきたすことがある[3]．以下に特徴を示す[4]．
1. 幼小児期に発症する（5歳までに75%が発症）．
2. 女児に好発する（男女比1：4）．
3. 下肢，特に左側に好発する．
4. かゆみが強い．
5. 乾癬様の炎症反応が組織学的に顕著である．
6. 治療抵抗性である．

## 3. 鑑別診断

### a. 線状苔癬

小児に好発し，主に片側四肢のブラシュコ線に沿い，線状に配列する．最初は淡紅色〜暗紅色で2〜4mm径の丘疹が数個生じ，それが多発融合して線状あるいは帯状の皮疹となる．幅は1〜2cm程度で自覚症状はない．

列序性表皮母斑と皮疹の分布は似ているが，個々の丘疹が表皮母斑は色調が濃く，隆起している点で鑑別できる．

### b. 汗孔角化症

四肢や体幹，顔面に散在する，辺縁がふちどり状に隆起した，円形かつ褐色の角化性病変をきたす．線状型の汗孔角化症は出生時から幼児期に初発し，列序性に帯状や線状に配列する．

### c. 色素失調症

生下時から生じる紅斑，水疱→丘疹→色素沈着→消退という特徴的な経過の皮疹を生じる疾患で，皮疹はブラシュコ線に沿って存在する．

*NEMO*（NF-kB essential modulator）の病的バリアント（遺伝子変異）により発症し，X連鎖顕性（優性）遺伝の形式をとり，圧倒的に女子に多い．

水疱期，疣状期，色素沈着期，色素消退期に分類されるが，疣状期が列序性表皮母斑と皮疹の分布が似ており，鑑別が必要である．

## 4. 治療と経過

表皮母斑は症状が安定してしまえば，それ以上増えることはない．自然消退もしない．

表皮母斑に上皮系腫瘍が続発することは知られており，稀ではあるが悪性腫瘍の発生の報告もある[5]．米山ら[6]は先行する表皮母斑に対し，衣類などによる慢性の機械的刺激が悪性変化をもたらす誘引となった可能性を指摘している．したがって，幼少期から存在している表皮母斑は，長時間刺激を受けると悪性化する可能性もあるため，専門医による定期的な観察や，症例によっては積極的な治療が必要であると思われる．

治療は内服薬，外用薬ではあまり効果なく，手術療法が主体となる．

### a. 外科的切除

表皮母斑が限局性で範囲が狭い場合は，有効な治療である．幅が広い場合は縫縮できないの

で，植皮しなければならない．

### b. 液体窒素凍結療法

尋常性疣贅（いぼ）の治療で用いる方法である．患部に－196℃の液体窒素をあてて凍結する．綿棒の先端に浸透させてあてる方法が一般的であるが，痛みが強い．ボンベの中に液化窒素を入れ，0.1〜0.5 kg/cm² の圧力で病巣に噴霧するスプレー法もある．

### c. 炭酸ガスレーザー

炭酸ガスレーザー[*1] は水分を含むものに吸収される性質をもっている．皮膚には水分が多く含まれるため，炭酸ガスレーザーを照射すると一瞬にして熱エネルギーに転換して組織を蒸散させることが可能である．短時間に高エネルギーをピンポイントで照射することができるため，治療時間が短く，皮膚組織の損傷を最小限にできる．炭酸ガスレーザーでの治療は保険適用外である．

### d. 皮膚剝削術

「グラインダー」という機械で皮膚表面の凹凸を削るが，痛みを伴う治療のため，小範囲のもの以外は全身麻酔での治療になる．皮膚剝削術は保険適用の治療法である．

### e. 外用薬

限局性疣状母斑に対しては，活性型ビタミンD₃軟膏外用やフルオロウラシル（5-FU®）軟膏外用を使用することもある．

炎症性線状疣贅状表皮母斑に対しては，ステロイド軟膏，活性型ビタミンD₃軟膏，イミキモドクリームの外用も報告されている．

### f. 経口薬

広範囲のものに対しては，エトレチナートの内服を行うこともある．

### 文　献

1) 清水　宏: 脂腺母斑. 清水　宏編, あたらしい皮膚科学, 第3版, 中山書店, 2018; 386-387.
2) 安齋眞一, 他: 脂腺母斑の臨床病理学的検討. 日皮会誌 2007; **117**: 2479-2487.
3) 大塚藤男: 表皮母斑・脂腺母斑・表皮母斑症候群（線状脂腺母斑症候群）. 小児科診療 2009; **72**: 2113-2118.
4) Altman J, *et al.*: Inflammatory linear verrucose epidermal nevus. *Arch Dermatol* 1971; **104**: 385-389.
5) 山内　瑛, 他: 左上腕の表皮母斑上に生じた有棘細胞癌の1例. 皮膚臨床 2018; **60**: 310-311.
6) 米山　啓, 他: 表皮母斑上に生じたボーエン病. 皮膚臨床 2002; **44**: 323-326.

（岩澤うつぎ）

---

[*1]: レーザー増幅の媒質に二酸化炭素を用いて高出力を可能にしたガスレーザー. 医療用としては外科, 歯科, 形成外科, 皮膚科などで用いられる.

# C 母斑・母斑症など

# 7 神経線維腫症1型

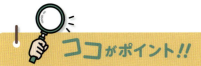

- 出生まもなくあるいは生後3か月までに気づかれる多発性カフェオレ斑から始まる．
- 多発するカフェオレ斑をきたす疾患は多々あるので，他の症候を注意深く観察しながら除外していく．ほとんどの神経線維腫症1型（NF1）は6歳までに臨床的に診断されるが，一部は遺伝学的診断をしないと鑑別できない．
- 遺伝学的診断（*NF1*, *SPRED1*, *NF2*, *SMARCB1*, *LZTR1*）は保険収載されたが，事前に遺伝診療部などで遺伝カウンセリングを受けることが必須となっている．
- 近年，びまん性神経線維腫（dPN）と神経の神経線維腫（nPN）をまとめて "PN（plexiform neurofibroma）" と称する傾向がある．
- 腫瘍性病変に対しては手術療法以外に効果的な治療法はないが，2022年にセルメチニブ（MEK1/2阻害薬）が上市された．その効果は，best response として，腫瘍体積が20％以上減少した患者が約7割にも達する．

## I 疾患概念

神経線維腫症1型〔neurofibromatosis type 1：NF1，レックリングハウゼン病（von Recklinghausen disease）〕は，カフェオレ斑と神経線維腫を主徴とし，脊椎側弯症などの骨病変，虹彩小結節などの眼病変，視路の膠腫（optic pathway glioma）をはじめとする頭蓋内腫瘍，MRIにおけるFASI（focal area of signal intensity）などの中枢神経病変，発達障害や知的障害の合併，低い発生率ながら若年型骨髄単球性白血病，急性骨髄性白血病などの骨髄増殖性疾患，褐色細胞腫，消化管間質腫瘍，そして血管病変（仮性動脈瘤，真正動脈瘤，類もやもや病）をみることがある．

原因遺伝子は *NF1* である．*NF1* はヒト染色体17q11.2に座位し，その病的バリアント（遺伝子変異）によりNF1を発症する．単一遺伝性疾患で遺伝形式は常染色体性顕性（優性）であるが，個々の患者にすべての症候が生じるわけではなく，重症度も様々である．たとえ同じ病的バリアントをもっていると考えられる同一家系内でも重症度が異なる．修飾遺伝子や環境要因などの関与があるといわれているが，結論は出ていない．

発生頻度は人口10万人当たり30〜40人程度であり，3,300出生に1人生じ，わが国の患者数はおよそ4万人と推定されている．その浸透

率は 20 歳までにほぼ 100% である．つまり，両親のいずれかが *NF1* の病的バリアントを有していれば，理論上，子どもの半数は NF1 を発症することになる．約半数の NF1 症例において両親は健常である．なお，散発例における NF1 の発症率は 8,000 出生に 1 人とされている．厚生労働省が指定する指定難病の 1 つである．

## Ⅱ 診断基準の解釈

2018 年に日本皮膚科学会より提出された NF1 のための臨床的診断基準が知られている．

以下の 7 項目中 2 項目以上で NF1 と診断できるが，色素性病変のみではレジウス症候群（Legius syndrome）を否定できない．場合によっては，NF1 のモザイクも考慮するべきである．

1. 6 個以上のカフェオレ斑
2. 2 個以上の神経線維腫（皮膚の神経線維腫や神経の神経線維腫等）またはびまん性神経線維腫
3. 腋窩あるいは鼠径部の雀卵斑様色素斑（freckling）
4. 視神経膠腫（optic glioma）
5. 2 個以上の虹彩小結節〔リッシュ結節（Lisch nodule）〕
6. 特徴的な骨病変の存在（脊柱・胸郭の変形，四肢骨の変形，頭蓋骨・顔面骨の骨欠損）
7. 第一度近親（両親，同胞，子）に同症

しかしながら，6 個以上のカフェオレ斑があれば，95% 以上の確率で NF1 と診断できる．

2021 年 5 月，*Genetics of Medicine* に NF1 診断基準の update が発表された．それによると，「視神経膠腫」は訂正され「視路の膠腫（optic pathway glioma）」となり，「2 個以上の虹彩小結節」は「2 個以上の虹彩小結節あるいは 2 か所以上の脈絡膜異常」と追記された．特徴的な骨病変の存在は，「蝶形骨の形成異常に加えて，脛骨の前外方弯曲（脛骨形成異常）あるいは四肢骨の偽関節」の存在をあげている．「第一度近親に同症」から「片親に同症」と実際的になった．遺伝学的検査の発達から新しい項目として「一見正常な組織（末梢血の白血球等）において *NF1* 遺伝子に頻度 50% のヘテロ接合性病的バリアント」が追加された．以上の 8 つの項目のうち 2 つ以上で診断される．ただし，*NF1* の病的バリアントの存在だけでは診断に至らない．

## Ⅲ 臨床症状と合併症

### 1. カフェオレ斑

カフェオレ斑（café au lait spots）は，生下時あるいは生後まもなく気づかれる（図 1）．大きさは手拳大以下のことが多い．色は淡いミルクコーヒー色から濃い褐色に至るまで様々で，色素斑内に色の濃淡はみられない．

### 2. 雀卵斑様色素斑

「小レックリングハウゼン斑」ともいう．雀卵斑（そばかす）に似た小豆大以下の色素斑で，暗褐色のものが多く鋸歯状の輪郭を呈する．雀卵斑と異なり被覆部にもみられるのが特徴で，特に腋窩，鼠径部などの skinfold にみられるものは診断的価値が高い．

### 3. 大型の褐色斑

カフェオレ斑と同時期に生じてくるが，カフェオレ斑と比べて褐色調が強く，その不規則な辺縁を観察すると多数の小さい斑が融合して形成されている．

比較的早期（早いと 1 歳前後）に，その下床

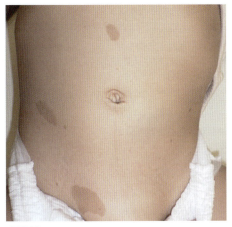

図1 神経線維腫症1型①
1歳男児．生後1か月頃から気づく．カフェオレ斑が多発している．

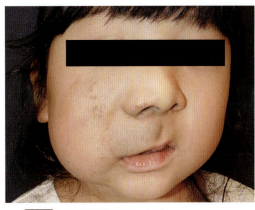

図3 神経線維腫症1型③
5歳女児．3歳頃から気づく．右頬部の腫脹がある．有毛性で表面にわずかな点状の色素沈着がある．浸潤部はMRIにてPNがみられる．

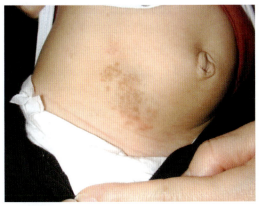

図2 神経線維腫症1型②
1歳女児．生来ある点状の色素沈着部に紅色の丘疹が生じてきた．この部位はのちにびまん性神経線維腫（dPN）となった．

にびまん性神経線維腫（diffuse plexiform neurofibroma: dPN）や神経の神経線維腫（nodular plexiform neurofibroma: nPN）を伴ってくることが多い（図2）．

### 4. 皮膚の神経線維腫

皮膚の神経線維腫（cutaneous neurofibroma）は，正常皮膚色から淡紅色の軟らかな腫瘍で，有茎性のもの，半球状に隆起するもの，隆起せずヘルニア状に触れるものなどがあり，極めてゆっくりと増大する（図3）．圧痛などの自覚症状に乏しい．

はっきりしてくるのは10〜15歳であるが，6歳前後に腰背部に観察されることも多い．年齢とともに数を増し，高齢者では全身に無数の神経線維腫をみることがある．しかし，皮膚の神経線維腫の数は患者により大きく異なる．

### 5. びまん性神経線維腫（dPN）

dPNは，1〜10歳頃に，出生時からあった大型の褐色斑部に一致して徐々に増大する軟らかい境界不鮮明な腫瘍で，大きいものでは外方に突出し下垂する．

顔面，頭部に生じた場合，その下床の骨変形や骨欠損を伴う場合がある．四肢にみられると，神経線維腫は皮下から筋肉内に及び，全体が肥大し，骨の肥大も伴って巨肢症の状態となる．

時に腫瘍内に生じた仮性動脈瘤から大量に出血し，急激な拡大を示す．

### 6. 神経の神経線維腫（nPN）

nPNは，被膜に覆われた紡錘形の腫瘍ないし，蛇行して走行する神経の肥厚として観察され，圧痛，自発痛をしばしば訴える．時に筋肉内さらに後腹膜腔内，骨盤腔内，脊髄神経などに大きな腫瘍塊をつくることもある．

nPNがdPN内に生じてくることは，しばしば経験される．

| 表1 | 神経線維腫症1型（NF1）に合併する稀な疾患（合併症） |
|---|---|

- GIST（消化管間質腫瘍）
- 褐色細胞腫
- 乳がん
- 視路の神経膠腫．視路以外の毛様細胞性星細胞腫（pilocytic astrocytoma）をはじめとする良悪性の頭蓋内腫瘍
- キアリ奇形と脊髄空洞症
- （側方）髄膜瘤
- 類もやもや病などの脳血管病変
- 動脈瘤や（腫瘍内）仮性動脈瘤
- 消化管に発症するganglioneuromatosisやカルチノイド
- 多発性硬化症
- 腰ヘルニア
- 気胸

| 表2 | 鑑別診断（カフェオレ斑を多発する疾患） |
|---|---|

- 神経線維腫症1型（NF1，レックリングハウゼン病）
- 神経線維腫症1型のモザイク
- 扁平母斑（いわゆる扁平母斑，斑状扁平母斑，丘疹状扁平母斑）
- レジウス症候群
- まだら症（ぶち症，部分的白皮症）
- 先天性ミスマッチ修復欠損症候群
- 神経線維腫症2型（NF2）
- マッキューン・オルブライト症候群
- RAS/MARK症候群に分類される疾患（ヌーナン症候群，CFC症候群等）
- ファンコニ貧血
など

近年は世界的にdPNとnPNをまとめて"PN"と称する傾向がある．

## 7. 悪性末梢神経鞘腫瘍（MPNST）

悪性末梢神経鞘腫瘍（malignant peripheral nerve sheath tumor: MPNST）の生涯発生率は10〜15％と高率である．PNや深部の神経から発生することが多いとされる．

紡錘形細胞肉腫の1つである．横紋筋芽細胞，骨，軟骨，あるいは上皮成分の腺組織や類上皮への分化や神経周膜細胞への分化をみることがあるが，多くは特徴に乏しく組織学的診断は難しい．免疫染色は手がかりを与えてくれる．シュワン細胞のマーカーであるS100蛋白とSOX10が有用である．新しい診断マーカーとして注目されているH3K27me3がMPNSTで発現消失していることがある．

主に30歳以降にみられ急速増大する硬い腫瘍で，表面の皮膚に発赤がみられることが多いが，10歳以下の小児にも生じる．

深部に発生した場合は，放散痛，自発痛，圧痛を訴える．予後は極めて悪く，多くは肺，骨などに血行転移し数年内に死亡することが多い．手術成績は，5年全生存率は20〜50％，5年局所再発率は27〜49％であり，治療成績は不良である．

2017年にMPNSTの新しい病理組織学的診断基準が発表された．これによると，良性と悪性の境界領域の鑑別は困難であるため，"ANNUBP（atypical neurofibromatous neoplasm of uncertain biological potential)"という概念でまとめようという動きがある．ANNUBPは悪性転化をきたすおそれのある病変として取り扱う必要がある一方，ANNUBPの範疇に入る腫瘍は辺縁切除で十分というもので，手術範囲に対する提案を示すものである．しかしながら，臨床の現場では，急速な腫瘍の拡大，FDG-PETの集積，痛みの持続などがあれば適宜，生検をしてANNUBPなのか，high-grade MPNSTなのか区別を怠らず，それぞれ機能温存の辺縁切除か，広範囲切除かを選択するべきである．

NF1の稀な合併症を表1にまとめた．また，鑑別診断として，カフェオレ斑を多発する疾患を表2にまとめた．

## Ⅳ 検査と治療

　良性の神経線維腫の治療は整容的な手術療法が主体となる．

　PN（dPN, nPN）に対しては，定期的な画像診断で長期にわたり診ていく必要がある．特に3 cm以上ある結節性の神経線維腫に対しては，悪性転化のおそれがあるため，その大きさなどをMRIで診ていく必要がある．増大傾向がある場合，可能な限り病理組織学的検査により評価を行う．

　腫瘍性病変に対しては，手術療法以外に効果を期待できる治療はないが，2022年11月，NF1のPN（dPN, nPN）に対して，新規治療薬セルメチニブ（MEK1/2阻害薬）が保険収載された．その適応は，疼痛や外観上の変形などの臨床症状を有し，重大な合併症のリスクを伴うことなく切除できないPNを有するNF1患者で，投与開始年齢は3〜18歳である．現在，19歳以上のNF1患者を対象として臨床治験中である．

　dPNは血管に富むので，その切除の際には，大量出血に対する輸血（自己血）などの用意をしておくべきである．LigaSure®やハーモニック®などの血管凝固システムを使用して，出血量を減らす試みもなされている．術前に腫瘍に分布する血管を塞栓物質により閉塞できれば，術中出血量をかなり少なくすることが期待される．

　また，dPNは急速に拡大することがあるが，これは腫瘍内仮性動脈瘤から大量に出血して血腫をつくったためである．IVR（interventional radiology）による塞栓術は出血している血管を可視化して止血することが可能である．

　色素斑に対しては，ルビーレーザーなどが試みられているが成績はよくない．

　下腿骨の変形，骨折には血管柄付き腓骨移植術やイリザロフ法（Ilizarov method）を用いた仮骨延長法が選択される．進行性の脊椎変形には，braceによる矯正をまず行い，脊椎後側弯の程度を示すコブ角（Cobb angle）が50度以上にて椎体固定術を考える．成長期の小児ではgrowing-rod法による固定術[1]が推奨される．

　視神経膠腫は，進行性で症状を示す場合（視症状や思春期早発症等）は，白金製剤による化学療法で治療することが多い．

　放射線照射はNF1の小児では禁忌とされる．照射によって二次性腫瘍と血管障害のリスクがあるためである．ただし，視路以外に生じたhigh-grade glioblastomaなどでは放射線療法を選択することがある．

（太田有史）

---

[1]：側弯変形の近位と遠位に設置したアンカーをrodで連結し，rodを延伸させることで患者の身長の伸びに合わせながら側弯の矯正を行う方法．

C 母斑・母斑症など

# 8 結節性硬化症

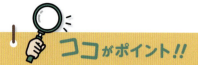

## ココがポイント!!

- 原因遺伝子 *TSC1*, *TSC2* の異常の結果, 下流の mTORC1 が恒常的に活性化するために, 全身に過誤腫と精神神経症状, 白斑を生ずる疾患である.
- 常染色体顕性（優性）遺伝性疾患であるが, 孤発例が多く, 同一遺伝子でも個人差が大きく症状や程度は様々である.
- 皮膚症状の頻度は高いが, 特異性が低く, 生下時より出現するのは白斑のみであるため, 皮膚以外の症状と合わせて診断基準を用いて診断する.
- mTORC1 阻害薬を用いた治療が可能になり, 全身投与で全症状に効果があるが, 副作用も全身性であり, 投与中止で症状は再燃する.
- 副作用軽減のため, 皮膚病変に特化した治療薬として, mTORC1 阻害薬の外用薬が開発され使用されている.

## I 疾患概念

結節性硬化症（tuberous sclerosis complex: TSC）は, 有病率 0.014%, 推定患者数 15,000 人の常染色体顕性（優性）遺伝の疾患である. 発症原因は, 9番染色体上の *TSC1* または 16番染色体上の *TSC2* の病的バリアント（遺伝子変異）である.

本症では,「ハマルチン」または「チュベリン」と呼ばれる蛋白質に異常が生じ, 下流の mTORC1（mechanistic target of rapamycin complex 1）が恒常的に活性化するためにリボソーム蛋白質 S6 キナーゼ 1（S6K1）, リボソーム蛋白質 S6 や 4E-BP1/eIF-4E が活性化して細胞の増殖が起こり, 全身に過誤腫を生じると同時にオートファジーが抑制され, てんかん,「TSC 関連神経精神症状（TSC associated neuropsychiatric disorders: TAND）」と呼ばれる自閉症や発達障害などを総括した精神神経症状, および白斑を生じる（図1）. 60%近くが孤発例で 20%ほどは病的バリアントがみつからない. 腫瘍性病変と異なり, てんかんや TAND などの精神神経症状と白斑の機序は未解明の部分が多い. *TSC1* と *TSC2* は全く異なる遺伝子であるが, 現在のところ臨床的に TSC1, TSC2 を区別することはできない. さらに, 同一遺伝子であっても本症の症状は程度が様々で, 全身に症状が出現するため, 診断基準を用いて診断する[1].

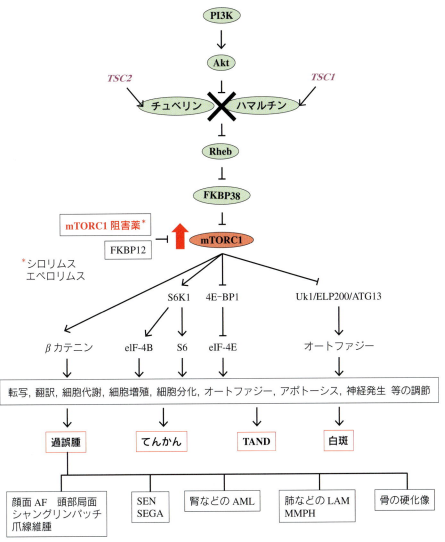

**図1 結節性硬化症(TSC)の病態と治療薬**
TAND：TSC関連神経精神症状，AF：血管線維腫，SEN：上衣下結節，SEGA：上衣下巨細胞性星細胞腫，AML：血管筋脂肪腫，LAM：リンパ脈管筋腫症，MMPH：multifocal micronodular pneumocyte hyperplasia.

## II 臨床症状と合併症

### 1. 全身症状

TSCでは前述した機序で，様々な時期に全身の臓器に多様な症状が出現する．

最も早期に出現するのが心臓の横紋筋腫で，胎児期に出現し，最近では多発性の心横紋筋腫で出生前にTSCと診断されることも多い．新生児期，乳幼児期に著明になり，心臓超音波検査で小児のTSC患者の60%以上に認められるとの報告があるが，加齢に伴って自然退縮する．

上衣下結節(subependymal nodule: SEN)は，側脳室や第3脳室の壁の小さな結節で，TSC患者の70〜80%に認められる．胎児期から出現し，時に増大して径が1cm以上の増大傾向のある上衣下巨細胞性星細胞腫(subependymal giant cell astrocytoma: SEGA)になる．TSC患

者の 5〜15％ に認められる．モンロー孔の付近に出現してモンロー孔を閉塞すると水頭症になり，頭痛，嘔吐，両側の乳頭浮腫などの頭蓋内圧亢進症状を呈するが，20 歳を過ぎての増大は稀である．

てんかんは TSC 患者の 84％ にみられ，生後 4〜6 か月頃に気づかれて，初発症状のことも多い．多彩な発作を生じ，中でも乳児てんかん性スパズム症候群（infantile epileptic spasms syndrome: IESS）〔旧称 点頭てんかん / ウエスト症候群（West syndrome）〕は TSC の乳児に好発する発作型で，脳波ではヒプスアリスミア[*1]を示し，大部分が知的発達障害を伴う．4 歳以下で高頻度に全般起始発作を生じ，治療に抵抗性の場合には，知的発達障害を伴う確率が高い．

腎病変は TSC 症例の 60〜80％ に認められ，血管筋脂肪腫（angiomyolipoma: AML）と腎囊胞，腎細胞がんがある．多発性の腎囊胞の原因遺伝子の 1 つである PKD1（polycystic kidney 1）は TSC2 に隣接しており，隣接遺伝子症候群として TSC と多発性囊胞腎の両方の疾患を発症する．多発性囊胞腎は TSC に合併すると重篤になり，TSC2/PKD1 隣接遺伝子症候群患者は乳幼児期から両側腎に囊胞が発生し，急速に増加増大し，早期に腎機能が低下する．本症の腎 AML は両側多発性に生じ，無症状で腎機能も正常のことが多いが，10 代で急激に頻度も大きさも増悪するため注意する．腫瘍内の動脈瘤破裂で，大出血をきたすと激痛と，急速な貧血，血圧低下を起こす．

肺病変で問題になるリンパ脈管筋腫症（lymphangioleiomyomatosis: LAM）は通常，成人女性に起こり，幼小児期に問題になることは少ない．

## 2. 皮膚症状

本症の皮膚病変で，生下時より認められる症状は白斑で，長径 5 mm 以上の葉状から楕円，円型のいわゆる葉状白斑と，紙吹雪様の小白斑の多発があり，しばしば混在する．頭部にできれば白毛になる．

次いで幼児期より顔面血管線維腫（angiofibroma: AF）が出現し，初期は赤い血管の拡張で，学童期以降隆起，増大，増加する．通常 10 代で著明になるが，その程度は様々である．下顎や前額部の局面は，生下時には赤紫色の斑として認められ，加齢に伴い隆起してくることも多い．頭部に局面を認めることもある．

シャグリンパッチ（shagreen patches）は思春期以降に出現する遅発性病変で，典型的な場合は TSC に特異的で，敷石状の局面が背部，特に腰仙部に非対称性に出現するが，幼小児期では長径 1 cm 以下の瘢痕様のこともある．腫瘍の中に囊腫様の病変を呈する場合は "folliculocystic and collagen hamartoma" と呼ぶ．

爪線維腫もシャグリンパッチと同様に遅発性の皮膚病変で，思春期以降に増加し，爪の上，下，周囲に出現する．初期には爪の陥凹，溝，red comets/splinter hemorrhages（爪下の小出血斑）として長年認められることが多い．先端がしゃもじ状の「モルスクムペンドゥールム（molluscum pendulum）」と呼ばれるスキンタッグの多発や，ガチョウの肌様の皮疹も本症患者では若年で高頻度に認められる．

歯肉や口腔内にも線維腫が認められる．歯のエナメルピッティング[*2]の多発も本症の特徴である．

本症の皮膚病変は，98％ の患者に認められ頻度が高く簡単に認められ，診断に重要であるが，特異性が低い．したがって，前述した他臓器の症状と合わせて診断基準を参照し診断することが重要である[1]．

---

[*1]: 乳児てんかん性スパズム症候群（IESS）に特異な高振幅で不規則性の脳波波形．
[*2]: 歯のエナメル質の小腔，小窩状欠損．

## Ⅲ　鑑別診断

本症の白斑は尋常性白斑と異なり，不完全脱色素斑で周囲の色素増強はない．小白斑は老人性白斑との違いは出現時期のみで，小児期以降に出現した小白斑は診断的価値が低い．

若年の子どものAFは診断的価値が高いが，思春期以降の顔面AFは多発性内分泌腫瘍症1型（multiple endocrine neoplasia type 1：MEN1）やBHD症候群（Birt-Hogg-Dube syndrome）の皮膚病変との鑑別が必要である．MEN1のAFはTSCほど皮疹が著明でなく，鼻唇溝に集簇することは少ない．BHD症候群患者の顔の皮疹はTSCのAFより出現時期が遅く，通常病理組織学的には線維毛包腫（fibrofolliculoma）もしくは毛盤腫（trichodiscoma）である．尋常性痤瘡との鑑別も必要である．出現時期の遅いAFは鑑別診断のために皮膚生検による病理組織学的診断を行う．

頭部局面は脂腺母斑との鑑別が必要なこともある．典型的なシャグリンパッチを伴わない場合は家族性のコラーゲノーマやeruptive collagenoma，MEN1などとの鑑別が必要である．

爪線維腫は爪甲下に生じた場合は，爪の変形や脆弱化を起こし，爪白癬との鑑別が必要となる．外傷性爪線維腫との鑑別も重要で，そのために診断基準では2個以上が必要となっている．5趾爪は外傷性の爪線維腫が生じやすい．

歯肉や口腔内の線維腫はフェニトインなどの抗てんかん薬の副作用との鑑別が必要である．

## Ⅳ　治療と経過

以前は各症状に特化した治療法がほとんどで，皮膚病変に対しては，AFに対するレーザ治療やアブレージョン，植皮術など，ほとんどが外科的治療であった．しかしながら最近は，mTORC1阻害薬が本症の治療に使用されるようになり，実際にはシロリムス（ラパリムス®）がLAMに，エベロリムス（アフィニトール®）がTSCに対して承認されている．mTORC1阻害薬の内服薬はAML，SEGA，LAMやAFなどの腫瘍性病変のみならず，てんかんにも有効であるが，TANDに対する効果は確立されていない．また，副作用は全身に及ぶ．さらにmTORC1阻害薬は投与で腫瘍は縮小するが，投与中止で病変が再増大する．その結果，長期間の投与が必要となり副作用が問題となる．

そこで，副作用の軽減を目的として，本症の皮膚病変に対しては治療薬としてmTORC1阻害薬の外用薬が開発された[2]．シロリムス外用薬は，顔面のAFだけでなく，AF以外の皮膚病変にも有効である．本外用薬は大阪大学で開発され，わが国では2018年にラパリムス®ゲル0.2%が承認された．また2022年にUSAで，2023年にEUでHyftor®が，さらに2023年には中国でも纤洛丽®（シエンルォリ）が承認された（いずれもノーベルファーマ）．シロリムス外用による血中シロリムス濃度は検出限界値以下で，副作用は塗布部位の刺激感，乾燥，痤瘡で，安全性に優れ，特に盛り上がりの少ない紅い小さなAFに対しては治療指針でも治療薬として推奨されている[3]．効果は12週までに急速に赤みの消退と腫瘍の縮小が起こり，その後緩徐になるが，1年以上の外用継続では大きな腫瘍も縮小効果が得られる．ただし，内服薬と同様に外用中止で皮疹が再燃する．

桑の実状あるいはブドウの房状の局面を呈する重篤なAFは手術療法の適応である．下顎部や前額部，頭部に認められる大きな局面，いわゆる"FCP（fibrous cephalic plaque）"も結合織成分が多く，手術療法が適応である．

爪線維腫も外科的切除の対象となるが，切除してもすぐ再発してくる．シロリムス外用薬を切除1週間後の創部治癒後に塗布することで再

発や増大が抑制できる.

同様に最近は，大きな AF や FCP などは外科的切除を行い，創部治癒後に創部と周辺の小皮疹にシロリムス外用薬を塗布する外科的処置と外用の併用で，良好な治療効果が得られている.

## 文　献

1) 「結節性硬化症の診断基準及び治療ガイドライン」改訂委員会（金田眞理，他）: 結節性硬化症の診断基準及び治療ガイドライン—改訂版—. 日皮会誌 2018; **128**: 1-16.

2) Wataya-Kaneda M, *et al*.: Sirolimus gel treatment vs placebo for facial angiofibromas in patients with tuberous sclerosis complex: A randomized clinical trial. *JAMA Dermatol* 2018; **154**: 781-788.

3) Northrup H, *et al*.: Updated International Tuberous Sclerosis Complex Diagnostic Criteria and Surveillance and Management Recommendations. *Pediatr Neurol* 2021; **123**: 50-66.

（金田眞理）

## C 母斑・母斑症など

# 9 色素失調症

## ココがポイント!!

- 色素失調症（IP）は *IKBKG* の病的バリアント（遺伝子変異）によって生じる X 染色体顕性（優性）遺伝の疾患で，女児に生じる．
- IP の皮膚症状は新生児期より始まり，第 1 期（水疱期），第 2 期（疣状期），第 3 期（色素沈着期），第 4 期（色素消退期）と特徴的な症状が変化する．
- IP 患者では，網膜剝離などの眼合併症，けいれん発作などの中枢神経合併症に注意する．

## Ⅰ 疾患概念

　色素失調症（incontinentia pigmenti: IP）は「ブロッホ・サルツバーガー症候群（Bloch-Sulzberger syndrome）」とも呼ばれ，皮膚，髪，歯，爪，眼，中枢神経に症状が出現する疾患である．X 染色体顕性（優性）遺伝の遺伝形式をとる遺伝性疾患で，10 万人出生当たり 0.7 人の頻度で発症する比較的稀な疾患である．X 染色体に存在する *IKBKG*（inhibitor of nuclear factor kappa B kinase subunit gamma）が IP の原因遺伝子として同定されている[1]．*IKBKG* は「*NEMO*（NF-κB essential modulator）」とも呼ばれる．*IKBKG* は，IP とは異なる疾患である免疫不全を伴う無汗（低汗）性外胚葉形成不全症

（ectodysplasin A with immunodeficiency: EDA-ID）の原因遺伝子でもある．IP では特異的な皮膚症状を呈し，眼，中枢神経などが系統的に侵されるが，特に免疫不全は生じない，比較的予後良好な疾患である．一方，EDA-ID では 1 歳までに細菌感染，サイトメガロウイルス感染症などの日和見感染を繰り返し，2〜3 歳までに死亡することが多い．*IKBKG* は X 染色体に存在する．したがって，病的バリアント（遺伝子変異）の相違と X 染色体の不活性化機序により，基本的に IP は，罹患男児は胎生致死となり女性のみに生じる．ただし，少数ながら IP の男児例も報告されている[2]．

## Ⅱ 臨床症状と合併症

　国際基準として用いられている診断基準（表 1）[3]と小児慢性特定疾病センターの診断の手引きに記載されている診断基準がある（表 2）．

わが国の診断基準では，*IKBKG* の病的バリアントを認めた場合は，主要徴候 1 項目を満たすのみで確定診断とされ，*IKBKG* の病的バリアン

**表1** 色素失調症（IP）の診断基準（国際基準）

家族歴がない場合，少なくとも1つ以上の主要項目を満たせばIPと診断できる．1親等の女性に家族歴がある場合，1つ以上の副項目があればIPと診断できる．

**主要項目**
- 第1期の典型的な新生児期の紅斑と水疱
- 第2期のブラシュコ線に沿ったいぼ様の丘疹や局面
- 第3期の青年期にはうすくなるブラシュコ線に沿った典型的な色素沈着
- 第4期の四肢にみられる線状萎縮性脱毛性病変，あるいは第3期，第4期の頭頂部の瘢痕性脱毛
- 歯：発育不全（歯数不足症，部分性無歯症），形態異常（栓状歯，円錐歯，大臼歯咬頭パターンの変化），萌出遅延
- *IKBKG*のエクソン4からエクソン10の大規模欠失

**副項目**
- 第1期の好酸球増多症
- 毛髪：脱毛や羊毛状の毛髪
- 爪：点状陥凹，爪甲鉤弯症
- 乳腺組織の合併症（低形成，非対称，乳汁分泌過少）かつ/あるいは，乳頭の合併症（陥没乳頭，多乳頭，授乳障害）
- 特徴的な皮膚組織所見
- 網膜周辺部の血管新生

（Bodemer C, *et al.*: *J Eur Acad Dermatol Venereol* 2020; **34**: 1415-1424 より改変）

**表2** 色素失調症（IP）の診断基準（小児慢性特定疾病センター）

**診断基準**

**A. 症状**

**・主要徴候**
1. 顔以外に出現する紅斑：生後1週から4か月の間に出現し一般に線状に分布する．後に小水泡となる．
2. 線状，渦巻状の色素沈着：生後4か月から16歳の間にみられる．主に体幹に，ブラシュコ線に沿って出現し思春期に消退する．
3. 線状または斑状に脱色し萎縮した皮膚：思春期から成人期にみられる．

**・副徴候**
1. 歯牙異常（歯牙欠損，部分または完全無歯症，小歯症，歯牙形態異常等）
2. 毛髪異常（脱毛，羊毛状の毛）
3. 爪の異常（隆起状または陥没状の爪，爪鉤弯症）
4. 網膜周辺部の血管新生

**B. 検査所見** なし

**C. 遺伝学的検査等** *IKBKG*に病的バリアント（遺伝子変異）を認める．

**D. 鑑別診断** 水痘．水痘ではブラシュコ線に沿うことはない．

**E-1. 確実例**
- 主要徴候のうち少なくとも1つを満たし，原因遺伝子（*IKBKG*）に病的バリアントを認める場合は色素失調症と確定診断される．
- 病的バリアントを認めない場合もあり，その場合は主要徴候のうち項目2と副徴候のうち1つ以上を満たす場合を色素失調症と診断する．

**E-2. 疑い例** なし

**当該事業における対象基準**

基準（ア）を満たす場合

【基準（ア）】症状として，けいれん発作，意識障害，体温調節異常，骨折または脱臼のうち1つ以上続く場合であること．

（小児慢性特定疾病情報センター: 対象疾病 診断の手引き23 色素失調症より改変）

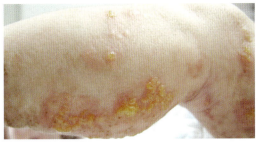

図1　色素失調症（IP）の第1期の皮疹
四肢を中心として広い範囲に紅斑と水疱，一部は膿疱も混在する．水疱は集簇しているものもあるが孤立しているものもある．水疱が破れた部はびらんとなっている．列序性，線状の配列と記載されていることもあるが，この時期の皮疹は配列がはっきりしないことも多い．
（Okita M, et al.: J Dermatol 2012; 39: 940-941）

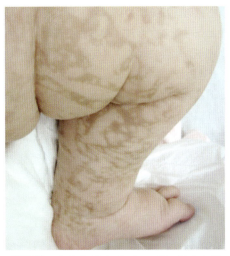

図2　色素失調症（IP）の第3期の皮疹
図1と同一症例の4か月後の経過．紅斑や水疱はみられず，渦巻状，泥はね様の特徴的な配列の褐色調の色素斑を認める．
（Okita M, et al.: J Dermatol 2012; 39: 940-941）

トを認めない場合は，主要徴候2項目と副徴候1項目以上を満たした場合に診断できる．

皮膚病変は4期に分類され，それぞれの時期の皮疹は混在し，時に反復してみられる[4]．

- **第1期（水疱期）**：生下時から生後2週間までに，紅斑を伴う小水疱が「ブラシュコ線（Blaschko lines）」と呼ばれる特徴的な方向に沿って線状，列序性に生じ，その後，膿疱やびらんを混じる．しかし，小水疱やびらんについては線状や列序性の配列がはっきりしないことも多い．反復して生じ，数週から数か月の期間続く（図1）[5]．
- **第2期（疣状期）**：手背や足背など四肢末端に過角化を伴う疣贅状丘疹が多発する．
- **第3期（色素沈着期）**：渦巻き状，泥はね様，大理石様と表現される特徴的な色素斑を生じる（図2）[5]．
- **第4期（色素消退期）**：4～5歳頃より皮疹は消退し始め，思春期頃に消退することが多

い．時に脱色素斑瘢痕を残す．

また，以下のような症状，合併症がある．

- **毛髪の異常**：脱毛や「羊毛状」と呼ばれる縮毛などが報告されている．
- **口腔内の異常**：ほとんどは歯の発育異常や形態異常であるが，一部には口蓋裂や高口蓋などの異常も報告されている．
- **眼合併症**：網膜周辺部の血管新生とそれに続く網膜剥離を生じる．乳児期から幼児期に網膜剥離のリスクが最も高い．
- **中枢神経合併症**：知的障害，けいれん発作，痙性四肢麻痺などの報告があるが，多くのIPの患者は知能は正常である．
- **爪甲の異常**：爪甲欠損，脆弱化，陥凹などは年齢とともに改善することが多い．

## III　鑑別診断

### 1. 先天性ヘルペスウイルス感染症

多くは産道感染による単純ヘルペスウイルス（herpes simplex virus: HSV）感染症で出生後1週間から10日間以内に発症する．全身型，中枢神経型，表在型と分類されるが発熱，肝機能障害，呼吸困難などを伴った全身型の頻度が最も高い．皮膚に浮腫性の紅斑とともに集簇した

水疱を認め，短期間の経過で，痂皮やびらんも伴うようになる．血液，口腔内，鼻腔，水疱からウイルス培養によるウイルスの検出，ポリメラーゼ連鎖反応（polymerase chain reaction: PCR）法による HSV DNA の検出，水疱部の細胞診で多核巨細胞，水疱から抗原キットにて HSV 抗原が検出される．高用量アシクロビルの静注療法が行われるが，致死率，神経学的後遺症の比率は高い．

### 2. 先天性表皮水疱症

生後まもなくより全身の機械的刺激を受けやすい部位に水疱，びらんを形成する遺伝性疾患である．ケラチンや 7 型コラーゲン，ラミニンなどの異常に関わる種々の原因遺伝子の相違と

それぞれの異なった遺伝子の病的バリアントによって異なった型があり，臨床症状も水疱が手足に限局する型，水疱が全身に形成される型など様々である．皮膚生検による病理組織検査や遺伝子検査などによって診断確定が必要である．治療は対症療法となる．

### 3. 伊藤白斑

生後まもなく，あるいは，出生早期に気づかれる 2 領域以上のブラシュコ線に沿った線状分布もしくは斑を呈する不完全脱色素斑で胎生期染色体異常や病的バリアントで発症するモザイク疾患である．神経系疾患や筋骨格系疾患などの様々な随伴症状を併発することがあり，それらに対する治療が主体となる．

## Ⅳ 検査所見

### 1. 皮膚の病理組織学的所見

4 期に分類できる皮膚症状それぞれに次のような特徴的な所見がある[4]．第 1 期では，「好酸球性海綿状態」と呼ばれる表皮内への著明な好酸球の浸潤を伴う表皮内水疱がみられる．水疱近くに個細胞角化を生じた細胞が時にみられる．第 2 期では，過角化，表皮の肥厚，軽度の不規則な乳頭状の表皮の増殖があり，多数の個細胞角化がみられる．第 3 期では，真皮上層に多数のメラノファージ[*1]を認める．第 4 期では，真皮上層のメラノファージの減少と，時に

表皮萎縮がみられる．

### 2. 遺伝学的検査

最も頻度の高いのは *IKBKG* の半分以上が欠失してしまう病的バリアントで，海外ではおおよそ 80% の患者にみられると報告されている．しかし，それらの大規模な欠失以外にも，点突然変異や小欠失の病的バリアントも報告されている[2]．

### 3. その他の検査

血液検査，画像検査，眼科検査など．

## Ⅴ 治療と経過

皮膚，眼，神経，歯などのそれぞれの臓器の障害に応じて治療と経過観察が必要である．皮膚科的な経過観察は，それぞれの症例の症状に応じてであるが，生後 6 か月までは毎月，生後

1 年までは 3 か月，5 歳までは 1 年に 1 回といったように定期的な経過観察が進められている．眼症状については，IP の診断がついた時点でなるべく早く眼科への紹介が必要であり，

---

[*1]：メラニンを貪食したマクロファージ．メラニンは消化されにくく，メラノファージは長く真皮にとどまり，これが色素沈着として認められる．

194　第Ⅱ部 ● 知っておきたい小児の皮膚疾患

眼病変がみられれば専門医による検査，治療が必要とされる．神経症状については，けいれん発作や他の神経学的異常に注意して，必要であれば専門医を受診し，MRI などの検査が必要である[2].

## 文　献

1) Smahi A, *et al*.: Genomic rearrangement in NEMO impairs NF-kappaB activation and is a cause of incontinentia pigmenti. The International Incontinentia Pigmenti（IP）Consortium. *Nature* 2000 25; **405**: 466-472.
2) 中西　元: 色素失調症. *Derma* 2022; **317**: 35-44.
3) Bodemer C, *et al*.: Multidisciplinary consensus recommendations from a European network for the diagnosis and practical management of patients with incontinentia pigmenti. *J Eur Acad Dermatol Venereol* 2020; **34**: 1415-1424.
4) 中西　元: 色素失調症. 古江増隆総編集，金田眞理専門編集，母斑と母斑症（皮膚科臨床アセット 15），中山書店，2013; 245-252.
5) Okita M, *et al*.: Incontinentia pigmenti with *NEMO* mutation in a Japanese family. *J Dermatol* 2012; **39**: 940-941.

（中西　元）

C 母斑・母斑症など

# 10 眼皮膚白皮症・まだら症

## ココがポイント!!

● 眼皮膚白皮症（OCA）は，メラニン生合成に関わる様々な遺伝子の病的バリアント（遺伝子変異）により全身の色素低下，眼症状を伴う常染色体潜性（劣性）遺伝性疾患である.

● 合併症を伴う症候型 OCA の 1 つにヘルマンスキー・パドラック症候群（HPS）があり，出血傾向をはじめ，サブタイプにより肺線維症や大腸炎，免疫不全などを合併する.

● 日本人 OCA 患者全体の約 15% は HPS 1 であり，成人期以降の肺線維症の合併がほぼ必発である.

● まだら症は，*KIT* の病的バリアントにより，生下時より完全脱色素斑や前頭部の白毛を呈する常染色体顕性（優性）遺伝性疾患である. 原則合併症を伴わない.

## I 眼皮膚白皮症

### 1. 疾患概念

　眼皮膚白皮症（oculocutaneous albinism: OCA）は，先天的に眼・皮膚・毛髪の色素低下・欠失を呈する常染色体潜性（劣性）遺伝性疾患であり，メラニン生合成に関わる遺伝子の病的バリアント（遺伝子変異）が原因である. 皮膚症状が明らかでなく，眼症状のみ呈する「眼白皮症」と呼ばれる病型もある. OCA は非症候型と症候型に大別される. 後者には出血傾向を示すヘルマンスキー・パドラック症候群（Hermansky-Pudlak syndrome: HPS），白血球巨大顆粒と免疫不全を伴うチェディアック・東症候群（Chédiak-Higashi syndrome: CHS）が含まれる. 非症候型 OCA はチロシナーゼ遺伝子（*TYR*）をはじめとして，原則メラニン生合成のみに関

わる分子をコードする遺伝子が原因であり，これまでに 8 個の遺伝子ないし座位が報告されている. 症候型 OCA はメラニン合成器官であるメラノソームを含むライソゾーム関連器官の機能に関わる遺伝子の病的バリアントにより発症し，これまでに HPS で 11 個，CHS で 1 つの原因遺伝子が同定されている.

### 2. 臨床症状と合併症

#### a. 非症候型 OCA

　非症候型 OCA では様々な程度の色素低下と眼症状を呈し，特に眼症状の程度は患者の生活の質（QOL）を左右する. 日本人の場合，OCA 4 ＞ OCA 1 ＞ OCA 2 の順に頻度が高く，そのほかのサブタイプは非常に稀である[1].

　OCA 1 はメラニン生合成の律速酵素である

196　第Ⅱ部 ● 知っておきたい小児の皮膚疾患

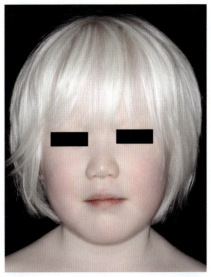

図1　眼皮膚白皮症1A型（OCA 1A）
5歳女児．毛髪は完全に白色であり，皮膚も白色調である．

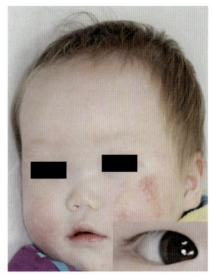

図2　眼皮膚白皮症2型（OCA 2）（軽症型）
10か月男児．毛髪は淡褐色から金色で，虹彩は褐色である．この時点で明らかな眼症状は認めなかった．*OCA2*のA481Tアリルともう一方の病的アリルとのコンパウンドヘテロ接合性バリアントによって発症した例である．

チロシナーゼをコードする*TYR*の病的バリアントによるものであり，メラニン色素が全く合成できないOCA 1Aと，ある程度合成能が保たれているOCA 1Bに大別できる．OCA 1Aの臨床像は特徴的であり，毛髪は白色，虹彩は青〜灰色で，眼振や弱視などの眼症状が重症である（図1）．

OCA 2やOCA 4は，各病的バリアントの場所や種類によりその重症度が大きく異なる．日本人OCA 2患者の特徴は，原因遺伝子である*OCA2*にA481Tのミスセンスバリアントをヘテロ接合性ないしホモ接合性で保有し，もう1つ病的バリアントを合わせもつ場合に発症するパターンが多いことである．A481TアリルはOCA 2蛋白としての機能が7割程度保たれており，このバリアントを含んだOCA 2患者では，色素低下の程度および眼症状が軽度であることが多い（図2）．

日本人OCA 4患者で最も多い病的バリアント（原因遺伝子：*SLC45A2*）はD157Nであり，これは機能喪失型変異であるため，特にホモ接合性で有する場合は重症型となる（図3）．一方で，最近*SLC45A2*のプロモーター領域に位

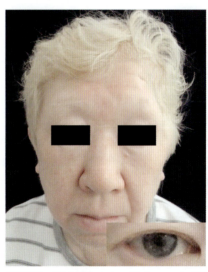

図3　眼皮膚白皮症4型（OCA 4）（重症型）
56歳男性．毛髪は金色で虹彩は灰色調である．眼振，弱視などの重篤な眼症状を認めた．OCA 4の原因遺伝子である*SLC45A2*のD157Nにホモ接合性バリアントを認めた．

置する遺伝子多型（c.-492_489delAATG; rs984225803）が，もう1つの病的バリアントと組み合わさることにより軽症型OCA 4の発症に関与していることが明らかとなった[2]．

### b. 症候型OCAの臨床的特徴

上述の通り，症候型OCAにはHPSとCHSが含まれる．

HPSは，OCA症状に加えて出血傾向など全身性の合併症を伴う症候群である．これまでに11の原因遺伝子が特定されているが，そのどれもが膜輸送に関わる分子をコードしている．特筆すべきは，日本人OCA患者の約15％がHPS 1であることである．HPS 1患者の色素低下および眼症状は，多くの場合重症である．HPS 1では，II型肺胞上皮細胞の機能不全により，成人期以降にほぼ全例で致死的な肺線維症を合併する．重症型OCAに出血傾向（下腿伸側など外的刺激を受けやすい部位に多くの紫斑がみられることが多い）（図4）を認めた際は，本病型を疑う必要がある．

また，HPS 3，HPS 5，HPS 6など比較的色素低下が軽度で重篤な合併症を伴わない病型も日本でも稀ではないことがわかってきた[1]．しかし，HPSではいずれの病型でも眼振を含め中等症以上の眼症状を伴うことがほとんどであり，単なる「色白」との鑑別には眼症状の有無がポイントとなる．免疫不全を伴う病型としてHPS 2とHPS 10があり，日本人ではHPS 2の報告が数例ある．病的バリアントの種類や場所により重症度にばらつきはあるが，重症例では新生児期より免疫不全症状や間質性肺病変を呈することがある[3]．

CHSは様々な程度の色素低下，白血球の機能異常による免疫不全，それに続発する血球貪食症候群，遅発性の進行性神経症状を呈する症候群である．通常の白皮症と異なり，露光部は逆に色素沈着をきたし，毛髪が銀灰色の光沢をもつことも臨床的な特徴である．

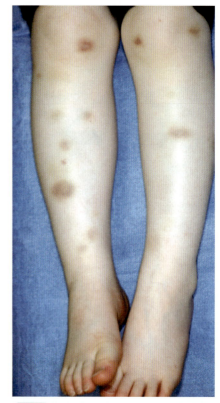

図4 ヘルマンスキー・パドラック症候群1型（HPS 1）患者にみられた下腿の紫斑
4歳女児．両側下腿から膝にかけて複数の大小様々な紫斑を認める．

### 3. 鑑別診断

OCAは通常，他の疾患と鑑別を要することは少ない．最終的には遺伝学的診断が最も確実ではあるが，非症候型OCAと症候型OCAの鑑別は予後予測の観点から非常に重要である．

### 4. 治療と経過

OCAに対する根本的な治療はなく，主に生活指導や対症療法がその主体となる．まずOCA患者では，皮膚がん発症のリスクが高い．したがって，適切な紫外線対策の指導，特に中高年以上の場合は定期的な皮膚科診察が必要である．紫外線対策として，サンスクリーン剤の適切な使用，紫外線量の多い時間帯（午前10時〜午後2時）の外出をなるべく控えること，

紫外線を通さない衣服や帽子（全周性につばの広い帽子がよい）の着用などがあげられる．コンクリートや砂，雪などから反射した紫外線にも注意が必要である．

眼症状に対しては，弱視に対する矯正眼鏡の装用，斜視や眼振に対する外科的治療，羞明に対する遮光眼鏡の装用などが行われる．

HPS 1 に伴う肺線維症に対しては，現時点で肺移植以外に有効な治療法はない．重篤な消化器症状に対してはインフリキシマブ（レミケード®）の投与が考慮される．

CHS では免疫不全が生命予後に直結し，適切な治療がなされなければ小児のうちに様々な感染症あるいは血球貪食性リンパ組織球症で死亡する．この免疫不全に対する唯一の治療法は造血幹細胞移植であり，特にヒト白血球抗原（HLA）のマッチする兄弟がある場合は，積極的に推奨される．

## II まだら症

### 1. 疾患概念

まだら症は，発生時のメラノブラストの遊走障害による分布異常により，先天的に皮膚あるいは毛髪のメラノサイトが限局的に消失する常染色体顕性（優性）遺伝性疾患である．原因遺伝子は，受容体型チロシンキナーゼをコードする *KIT* である．この遺伝子はメラノサイトの遊走や分化，生存などに関わるとされ，病的バリアントにより胎生期に体の背側の神経堤で発生・分化したメラノサイトが正常に腹側まで遊走しきれずに主に正中部に白斑を生じると考えられている．

### 2. 臨床症状

出生時より前頭部の白毛（white forelock），前額部や胸腹部，膝などの白斑，時に多発するカフェオレ斑様の色素斑を認める（図 5）．病的バリアントのタイプや場所により白斑の範囲（重症度）が異なることが知られているが[4]，基本的に色素異常以外の合併症を伴わない．

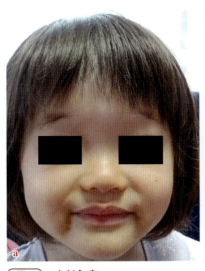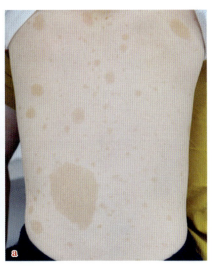

図 5　まだら症
2 歳女児．前頭部の白毛（white forelock）および前額部正中に完全脱色素斑をみる（a）．また，躯幹（背部）の大半に脱色素斑を認め，色素が残ったまだらな色素斑が神経線維腫症 1 型（NF1）患者にみられるカフェオレ斑と類似する（b）．

### 3. 鑑別診断

虹彩の色素異常や感音性難聴などを合併するワールデンブルグ症候群（Waardenburg syndrome），先天性の不完全脱色素斑を呈する脱色素性母斑，不完全脱色素斑がブラシュコ線（Blaschko lines）に沿い，マーブルケーキ模様のような配列を示す脱色素性色素失調症（伊藤白斑），結節性硬化症に伴う白斑などを鑑別する．また，カフェオレ斑様の色素斑を認める場合は神経線維腫症1型（neurofibromatosis type 1: NF1）を鑑別する．

### 4. 治療と経過

まだら症の白斑は通常，生涯を通じて不変とされているが，徐々に色素再生がみられることもある[5]．有効な内服薬や外用薬は確立されておらず，健常部からの皮膚移植やカモフラージュメイクなどが有効である．

### 文　献

1) Okamura K, *et al*.: Current landscape of Oculocutaneous Albinism in Japan. *Pigment Cell Melanoma Res* 2021; **34**: 190-203.
2) Okamura K, *et al*.: A 4-bp deletion promoter variant（rs984225803）is associated with mild OCA4 among Japanese patients. *Pigment Cell Melanoma Res* 2019; **32**: 79-84.
3) Matsuyuki K, *et al*.: Novel AP3B1 mutations in a Hermansky-Pudlak syndrome type2 with neonatal interstitial lung disease. *Pediatr Allergy Immunol* 2022; **33**: e13748.
4) Oiso N, *et al*.: Piebaldism. *J Dermatol* 2013; **40**: 330-335.
5) Hattori M, *et al*.: In-frame $Val^{216}$-$Ser^{217}$ deletion of KIT in mild piebaldism causes aberrant secretion and SCF response. *J Dermatol Sci* 2018; **91**: 35-42.

（岡村　賢）

**D　全身性疾患・薬剤などによる皮膚症状**

# 1 エリテマトーデス・シェーグレン症候群

## ココがポイント!!

- 小児の全身性エリテマトーデス（SLE）では，蝶形紅斑や脱毛などの成人と同様な皮膚症状もあれば，円板状エリテマトーデス（DLE）のように成人と小児では臨床像が異なる皮膚症状もある．
- 小児のシェーグレン症候群（SS）では，成人と大きく異なり，ドライアイやドライマウスは伴わず，発熱，関節痛，皮疹を主訴とすることが多い．
- 小児の SS では，虫刺様紅斑や環状紅斑を呈することが多く，特徴的な皮疹であるため，診断的価値が高い．

## I　エリテマトーデス

### 1. 疾患概念

全身性エリテマトーデス（systemic lupus ery-thematosus: SLE）は，遺伝的素因，環境要因，免疫系が関与する多因子疾患であり，その発症機序として，抑制性 T 細胞（regulatory T cell: Treg）機能異常と B 細胞による自己抗体産生，Toll 様受容体を介した I 型インターフェロン（IFN）産生誘導など，自然免疫と獲得免疫の双方の異常が複雑に絡み合って発症すると推測されている[1]．皮膚症状を含めた様々な臓器病変を呈し，特に小児では腎病変に注意が必要である．

また，全身性の症状を呈する SLE に対して，皮膚症状に限局する皮膚エリテマトーデス（cu-taneous lupus erythematosus: CLE）がある．以下では，SLE および CLE の皮膚症状について述べる．

### 2. 臨床症状と合併症

エリテマトーデスに伴う皮膚症状は，SLE に伴うものと CLE に伴うものに大別される．皮疹は，次の 3 つの型に分類される．

- **急性皮膚エリテマトーデス**（acute CLE: ACLE）：蝶形紅斑が代表的である．鼻根部を挟んで両頬に広がる紅斑である．小児例では初期には頬部の滲出性紅斑が数個みられる程度であるが，1～2 週間で典型的な蝶形紅斑を呈するようになる．
- **亜急性皮膚エリテマトーデス**（subacute CLE: SCLE）：環状型，丘疹鱗屑型がある．
- **慢性皮膚エリテマトーデス**（chronic CLE: CCLE）：円板状エリテマトーデス（discoid lupus erythematosus: DLE）が代表的である．

D　全身性疾患・薬剤などによる皮膚症状／1　エリテマトーデス・シェーグレン症候群　　201

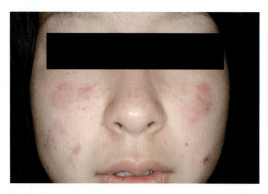

図1 円板状エリテマトーデス（DLE）の臨床像
成人例とは異なり，色素脱失や皮疹辺縁の色素沈着が目立たない．

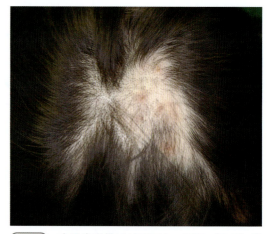

図2 小児全身性エリテマトーデス（SLE）患者にみられた非瘢痕性脱毛
頭皮に滲出性の紅斑を伴うことがSLEの特徴である．

小児SLEにおける代表的な皮膚症状には，蝶形紅斑，DLE，SCLE，びまん性脱毛などがある．また，小児のCLEは比較的稀であるが，そのなかではDLEが多くみられる．

蝶形紅斑は，ACLEの代表的皮膚症状であり，通常CLEではみられない．小児SLEに伴う皮膚症状として重要である．

DLE（図1）は，CCLEの代表的皮膚症状である．CLEに多いがSLEにおいても同様な皮膚症状はみられ，この場合は便宜的に「DLE型皮疹」と呼んで区別する[2]．DLEは顔面や手背などの露光部に好発する．成人例では脱色素斑を伴う萎縮性角化性の紅斑を呈し，皮疹を縁取るような色素沈着がみられることが特徴であるが，小児例では軽度角化性の紅斑が主体で，わずかに皮膚萎縮を呈するが，脱色素斑や皮疹を縁取る色素沈着は目立たないことに留意する[3]．

SCLEは丘疹鱗屑型と環状型の2型に分類され，丘疹鱗屑型SCLEは体幹，特に背部にかゆみを伴う紅斑角化性の多発性皮疹としてみられ，経過が長い症例では淡褐色の色素沈着を伴う．

SLEの脱毛は，瘢痕性脱毛（頭部にDLEを生じ，瘢痕を伴って脱毛を生じる例など）と非瘢痕性脱毛（図2）の2つに分類される．非瘢痕性脱毛で特徴的な所見は，頭皮に滲出性の紅斑を伴う脱毛斑を呈することであり，通常はSLEに伴う皮膚症状である．SLEの病勢と相関する症例が多いため，経過中に非瘢痕性脱毛が出現した場合は病勢の悪化を疑う．

## 3. 鑑別診断

### a. 蝶形紅斑

小児例ではSLEとともに若年性皮膚筋炎（juvenile dermatomyositis: JDM）でもみられる代表的症状である．そのほか，菊池病，伝染性紅斑などとの鑑別を要する．蝶形紅斑のみからSLEと他疾患を鑑別することは極めて困難であるが，JDMでは高率にゴットロン丘疹（Gottron papules）を認めるため，手の症状を確認すればSLEかJDMかを鑑別することが可能である．菊池病の鑑別ポイントとしては著明なリンパ節腫脹（特に頸部）の有無，伝染性紅斑であればヒトパルボウイルスB19（human parvovirus B19: PVB19）IgM抗体価を確認する．

### b. 円板状エリテマトーデス（DLE）

接触皮膚炎，顔面の白癬などがあげられる．両者ともに通常かゆみを伴うこと，接触皮膚炎であれば問診でウルシやオブコニカなどの植物に触っていないかを確認する．白癬では柔道やレスリングなどのスポーツ歴を確認する．白癬では皮疹辺縁に鱗屑を伴うことも鑑別点である．

## 4. 治療と経過

小児の CLE では数年の経過で SLE に移行する可能性があるため，初診時に抗核抗体，補体，抗 dsDNA 抗体が陰性であっても，定期的な採血による経過観察は重要である．また，遮光指導は CLE，SLE ともに極めて重要であり，病勢悪化の予防につながる．SPF（sun protection factor）20〜40，PA（protection grade of UVA）＋＋〜＋＋＋の日焼け止めを購入するように勧め，特に汗をかく季節では数時間ごとに重ね塗りするように指導する．

治療に関しては皮膚限局型であればステロイド外用薬や 0.03% タクロリムス軟膏などを用いて外用療法を行う．皮疹が多発しており，6 歳以上であればヒドロキシクロロキン 1 日投与量 5 mg/kg/ 実体重（400 mg を超えないこと）で内服加療する[4]．病勢の強い SLE 症例では原病の治療によって皮疹も改善することが多いが，5 歳以上の治療抵抗例ではベリムマブ投与を考慮する．

---

## Ⅱ シェーグレン症候群

### 1. 疾患概念

シェーグレン症候群（Sjögren syndrome: SS）は，唾液腺や涙腺などの外分泌腺の炎症による障害を主体とし，多彩な腺外臓器病変を伴う自己免疫疾患である．成人例ではドライアイ，ドライマウスなどの乾燥症状が主症状となるが，小児例では乾燥症状を伴うことは稀であり，発熱，関節痛，皮疹を主訴に来院することが多い[5]．

### 2. 臨床症状と合併症

虫刺様紅斑，環状紅斑，高ガンマグロブリン血症性紫斑，クリオグロブリン血症性血管炎などが小児 SS でみられる代表的な皮膚症状である．

#### a. 虫刺様紅斑（図 3）

顔面，上肢に好発する一見虫刺され様の紅斑である．5〜10 mm 大の滲出を帯びた浸潤のある紅斑であるが，本症では虫刺症とは異なって数週間以上持続することが特徴である．

#### b. 環状紅斑（図 4）

発熱を伴う皮疹として受診することが多く，皮疹は顔面や上肢，体幹に好発し，1 か所のこともあれば，多発する例もある．環状，弓状，馬蹄形などを呈する環の幅が広い滲出性の紅斑であり，数か月の経過で出没し，遠心性に拡大することが多い．かゆみは通常ない．

#### c. 高ガンマグロブリン血症性紫斑

下腿前面にみられる多発する 2〜3 mm 大の紫斑である．IgA 血管炎とは異なり，通常浸潤は触知しない平らな紫斑である．高ガンマグロブリン血症に伴って出現する紫斑であり，ガンマグロブリンが 2 g 以上になると出現するといわれている．クリオグロブリン血症とは異なって全身の病勢とは相関しないことが多い．

#### d. クリオグロブリン血症性血管炎

クリオグロブリンが産生することに伴って出現する血管炎である．Ⅰ〜Ⅲ型に分類され，Ⅰ型は過粘調性に伴う血栓像が主体になり，皮膚潰瘍を呈することが多い．Ⅱ型，Ⅲ型では細小血管の核破砕性血管炎を呈することが多い．クリオグロブリン血症性血管炎の紫斑は下肢，特に下腿に小型の紫斑が多発し，高ガンマグロブリン血症性紫斑とは異なって軽度に浸潤を触知することが多い．また，クリオグロブリン血症性血管炎では末梢神経障害や腎病変を伴うことが多いことにも留意する．

### 3. 鑑別診断

#### a. 虫刺様紅斑

虫刺症，皮膚良性リンパ球腫，悪性リンパ腫などが鑑別としてあげられる．虫刺症であればかゆみを伴うこと，通常は 1〜2 週間以内に皮

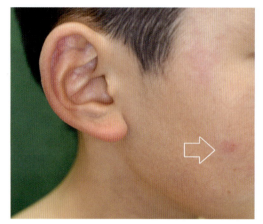

図3　小児シェーグレン症候群（SS）の虫刺様紅斑（⇨の先）
通常の虫刺症とは異なり，数日では消退しない．

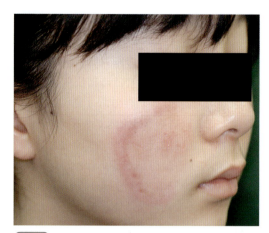

図4　小児シェーグレン症候群（SS）の環状紅斑
環の幅が広い大型の環状紅斑が特徴である．

疹は消退することから鑑別可能である．皮膚良性リンパ球腫は通常単発型，時に多発する反応性のリンパ球腫である．悪性リンパ腫も含めて臨床像のみから鑑別することは困難であり，皮膚生検も含めた組織学的な検討が必要である．

b．環状紅斑

ライム病（Lyme disease）に伴う遊走性紅斑，遠心性環状紅斑，環状肉芽腫などの環状を呈する皮膚疾患との鑑別が必要である．ライム病に伴う遊走性紅斑では流行地域への旅行の有無，遠心性環状紅斑では環の幅が狭いこと，環状肉芽腫では足関節などに多く，顔面発症例は稀であることなどが鑑別ポイントである．

### 4．治療と経過

a．虫刺様紅斑

ステロイド外用薬による加療を行う．効果に乏しければ保険適用外ではあるがヒドロキシクロロキン内服，短期中等量ステロイド内服などを行う．

b．環状紅斑

皮疹は数か月で消退するが，整容面から治療が必要なことが多い．ヒドロキシクロロキンや中等量プレドニゾロンの内服とステロイド外用薬を併用する．

c．高ガンマグロブリン血症性紫斑

軽度であれば経過観察．皮疹が広範囲にみられる場合はきつめの長い靴下の着用を勧める．

d．クリオグロブリン血症性血管炎

中等量プレドニゾロン内服加療を行い，症状により適宜増減する．

### 文　献

1) 中山田真吾，他: 全身性エリテマトーデスの病態と新規治療戦略．医のあゆみ 2021; **277**: 717-723.
2) 土田哲也，他: エリテマトーデスの診断名と皮疹名．皮膚臨床 1990; **32**: 1139-1149.
3) 新井　達，他: 小児に生じた円板状エリテマトーデス．皮病診療 2024; **46**: 418-421.
4) Fanouriakis A., et al.: EULAR recommendations for the management of systemic lupus erythematosus: 2023 update. Ann Rheum Dis 2024; **83**: 15-29.
5) 冨板美奈子: 小児のシェーグレン症候群の特徴．炎症と免疫 2013; **21**: 419-422.

〈新井　達〉

# D 全身性疾患・薬剤などによる皮膚症状

## 2 限局性強皮症・全身性強皮症・皮膚筋炎

### ココがポイント!!

- 小児期発症の限局性強皮症は，再発率・自己免疫疾患合併率が成人期発症例よりも高く，成長障害などの小児特有の合併症に注意が必要である．
- 欧米では，小児期発症の全身性強皮症は「発症早期に急速に進行する予後不良群」と「慢性に経過する予後良好群」の2群に分類される．
- 「慢性に経過する予後良好群」であっても，間質性肺疾患合併例では長期予後は決して良好ではない．
- 若年性皮膚筋炎（JDM）は，成人の皮膚筋炎（DM）と同様に典型的皮膚症状を呈するが，石灰化病変がより高頻度にみられる．
- JDMは，成人のDMと同様に筋炎特異的自己抗体による病型分類が可能であるが，その分布と特徴は成人例と異なる．

## I 限局性強皮症

### 1. 疾患概念

限局した領域の皮膚およびその下床の組織（皮下脂肪，筋，腱，骨等）の免疫学的異常を基盤とした損傷とそれに続発する線維化を特徴とする疾患である．体細胞モザイクが自己免疫の対象となり組織傷害が生じると考えられており，免疫の賦活化（外傷，ワクチン接種等）が誘因となる場合がある．

### 2. 臨床症状と合併症

典型例では「皮膚硬化」を特徴とするが，色素沈着や色素脱失あるいは皮膚の萎縮のみで硬化がはっきりしない病変，脂肪の萎縮のみを認める病変，皮膚の変化はないが下床の筋や骨の強い炎症や破壊を認める病変など，その臨床症状は多彩である．

その外観や広がり，深達度に基づき，**表1**に示す5つの病型に分類される．

組織の傷害が深部に及ぶ場合，患肢の萎縮・拘縮，骨髄炎，顔面の変形，筋けいれん，小児では患肢の発育障害，頭部では永久脱毛斑・脳波異常・脳出血・けいれん発作などが生じる．抗リン脂質抗体がしばしば陽性となり，実際に血栓症を伴う場合がある．

### 3. 検査所見

診断確定のために皮膚生検を行う．抗核抗体

表1　限局性強皮症の病型

| | |
|---|---|
| ① circumscribed morphea（斑状強皮症） | 通常は1〜数個の境界明瞭な局面が躯幹・四肢に散在性に生じる. |
| ② linear scleroderma（線状強皮症） | ブラシュコ線に沿って線状あるいは帯状の硬化局面を呈し，しばしば下床の筋肉や骨にも病変が及ぶ.<br>剣創状強皮症（図1）：前額部から頭部のブラシュコ線に沿って生じた亜型. 瘢痕性脱毛を伴う. |
| ③ generalized morphea（汎発型限局性強皮症） | ①，②のすべてのタイプの皮疹が全身に多発する. |
| ④ pansclerotic morphea | 躯幹・四肢に皮膚硬化が出現し，進行性に頭頸部も含めた全身の皮膚が侵され，関節の拘縮，変形，潰瘍，石灰化をきたす. |
| ⑤ mixed morphea | ①〜④の4病型のうち2つ以上の病型が共存するもの. |

は陽性例が多い．抗一本鎖DNA抗体が陽性の場合は，多くの症例で抗体価が疾患活動性および関節拘縮と筋病変の重症度と相関し，治療効果を反映して抗体価が下がる．病変の深達度を評価するため，頭部ではCT，MRI，脳波検査，四肢や関節周囲ではMRIなどの画像検査を行う．頭頸部に病変がある場合は，眼科的・顎歯科的診察が必要である．

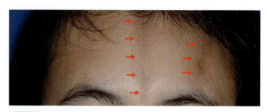

図1　剣創状強皮症

## 4. 鑑別診断

全身性強皮症，好酸球性筋膜炎，硬化性萎縮性苔癬，ケロイド，（肥厚性）瘢痕，硬化性脂肪織炎との鑑別を要する（前三者と限局性強皮症は合併する場合あり）．限局性強皮症は血管障害，強指症，内臓病変を伴わず，全身性強皮症とは明確に区別される．

## 5. 治療と経過

活動性のある皮疹に対しては，局所療法としてステロイド外用薬・タクロリムス外用薬・光線療法などを行う．活動性のある皮疹が関節周囲・小児の四肢・顔面にある場合で，関節拘縮・成長障害・顔面の変形がすでにあるか将来生じる可能性がある場合は，ステロイド内服（成人でプレドニゾロン換算20 mg/日），あるいはステロイドパルス療法を行う．わが国では保険適用はないが，海外ではメトトレキサートが標準治療薬として用いられている．

皮疹の活動性はないが，顔面の変形・四肢の拘縮や変形をきたしている場合は，機能障害や整容的問題に対して理学療法や外科的治療を考慮する．

一般に皮疹の活動性は3〜5年以内に消失する場合が多いが，30％の症例で皮疹の再燃がみられ，特に小児期に発症したlinear scleroderma（線状強皮症）（図1）は再燃率が高い．また，小児期発症例では他の膠原病・自己免疫疾患の合併率が高い．

## 6. 保護者への説明

内臓病変を伴うことはないが，機能障害，成長障害，整容面が問題となる可能性のあることを説明する．患者の希望を失わせず，じっくりと治療を続ける必要性，病勢が落ち着いたら外科的治療も視野に入れることを話す．

## Ⅱ 全身性強皮症

### 1. 疾患概念

皮膚および内臓諸臓器の血管障害と線維化を特徴とする原因不明の全身性自己免疫疾患である．わが国における患者数は3万人弱，男女比は1：7～12，好発年齢は30～60代である（小児期発症例は3%）．

### 2. 臨床症状と合併症

レイノー現象（Raynaud phenomenon），手指腫脹，手指潰瘍，皮膚硬化，間質性肺疾患，肺高血圧症，胃食道逆流症，吸収不良症候群，心線維化，強皮症腎クリーゼなど，臨床症状は多岐にわたる．間質性肺疾患と肺動脈性肺高血圧症が疾患に関連した死因として最も多い．90%以上で抗核抗体が陽性となり，自己抗体と臨床症状に相関がある[1]．現在，抗トポイソメラーゼⅠ（Scl-70）抗体，抗セントロメア抗体，抗RNAポリメラーゼⅢ抗体が保険収載されている．わが国においては，小児期発症例では成人期発症例と比較して，①男児例が多い，②びまん皮膚硬化型[*1]が多い，③抗トポイソメラーゼⅠ抗体陽性例が多い，④抗セントロメア抗体陽性例が少ない，⑤指尖部虫喰状瘢痕と手指潰瘍が多い，⑥間質性肺疾患が少ないなどの特徴がある[2]．

### 3. 診断

実臨床において本症を診断する際には「診断確実例を抽出するための基準」と「早期例を抽出するための基準」を症例によって使い分けるとよい．現時点では，前者としては「2013 ACR/EULAR分類基準」[3]が最も優れており，後者としては「早期診断基準案」[4]が使用しやすい．わが国における「診断基準」[5]は，医療費公費負担の対象となる定型例を抽出するために作成されており，早期例や非定型例の診断には無力である．

### 4. 鑑別診断

「2013 ACR/EULAR分類基準」および「診断基準」に除外すべき疾患（これらの基準を満たしてしまう類縁疾患）が記載されている．腎性全身性線維症，汎発型限局性強皮症，好酸球性筋膜炎，糖尿病性浮腫性硬化症，硬化性粘液水腫，ポルフィリン症，硬化性萎縮性苔癬，移植片対宿主病，糖尿病性手関節症，クロウ・深瀬症候群（Crow-Fukase syndrome），ウェルナー症候群（Werner syndrome）の11疾患である．

### 5. 治療と経過

2020年にSHARE（Single Hub and Access point for paediatric Rheumatology in Europe）から，小児期発症の全身性強皮症のマネージメントに関する14の提言が発表された[6]．治療に関しては8項目の提言があり，次のように述べられている．

①炎症期の皮膚硬化には，ステロイド全身療法と疾患修飾性抗リウマチ薬（disease modifying anti-rheumatic drug: DMARD）の併用が有用である．

②診断時に免疫調節薬（メトトレキサート等）の全身投与を考慮すべきである．

③メトトレキサートに不応性の場合は，免疫調節薬〔ミコフェノール酸モフェチル（MMF）等〕の追加を考慮すべきである．

④心病変や肺病変に対しては，シクロホスファミドの投与は許容される．

⑤手指虚血や手指潰瘍に対して，イロプロストの投与は許容される．

---

[*1]：全身性強皮症の病型は，典型的な症状を示す「びまん皮膚硬化型」と，比較的軽症で進行の遅い「限局皮膚硬化型」に分けられる．

⑥ NYHA 分類 II 度の肺高血圧症と治療抵抗性の手指潰瘍に対しては，ボセンタンの投与を考慮すべきである．

⑦ 重症あるいは治療抵抗性の場合は，生物学的製剤（特にトシリズマブとリツキシマブ）を考慮すべきである．

⑧ 免疫抑制療法に抵抗性で進行性の場合は，自家幹細胞移植が選択肢の1つとして許容される．

予後に関する海外の報告では，小児期発症の患者は「発症早期に急速に進行し，発症1～2年で死亡する群（心病変が死因の25～50%を占める）」と「慢性に経過し，成人期発症例よりも予後が良い群」の2群に分類できるとされている[7]．小児期発症例の長期予後については，10年生存率は98%（成人期発症例75%），20年生存率は限局皮膚硬化型では95%，びまん皮膚硬化型では59%であり，死因は間質性肺疾患が最も多かったと報告されている[8]．

## III 皮膚筋炎（DM）

### 1. 疾患概念

免疫学的機序により骨格筋に炎症をきたす筋疾患（自己免疫性筋炎）の1つである．従来，皮疹を伴う筋炎を皮膚筋炎（dermatomyositis: DM），皮疹を伴わない筋炎を多発性筋炎（polymyositis: PM）とする臨床的分類に基づき，両疾患は一連のスペクトラムで捉えられてきたが，近年の血清学・筋病理学の進歩により，現在では少なくとも以下の4つの病態の異なる疾患が存在すると考えられている．

- 皮膚筋炎（DM）
- 抗アミノアシル tRNA 合成酵素（ARS）抗体症候群
- 封入体筋炎
- 免疫介在性壊死性ミオパチー

皮膚病変を伴う筋炎は，主として DM と抗 ARS 抗体症候群である．本項では特に記載しない限り，両者を一括して広義の DM として述べる．

### 2. 臨床症状と合併症

わが国の診断基準[9]に含まれる皮疹として，ヘリオトロープ疹[*2]とゴットロン丘疹・徴候（Gottron papules/sign）[*3]がある．特徴的な皮疹

として，蝶形紅斑，爪上皮出血点を伴う爪囲紅斑，V ネック徴候（前頸部～前胸部の紅斑），ショール徴候（上背部の紅斑），scratch dermatitis/flagellate erythema（体幹部，特に背部に掻破部位に一致して多発する線状の紅斑），脂漏性皮膚炎様皮疹（鼻翼～鼻唇溝・眉毛部・耳前部の紅斑）などがある．レイノー現象や光線過敏症も高頻度に伴う．石灰化病変は，若年性皮膚筋炎（juvenile dermatomyositis: JDM）では成人の DM に比べてより高頻度にみられる．好発部位は肘頭，膝蓋，肢端，臀部などであるが，どの部位にも起こり，潰瘍を伴うことが多い（図2）．

筋炎の症状は，近位筋の筋力低下や筋把握痛・自発痛である．階段でつまずく，鉄棒ができなくなるなどで発症し，進行例では起床困難となり，嚥下障害・呼吸筋障害・構音障害といった体幹筋の障害も伴う．血液検査では筋原性酵素の上昇がみられ，造影 MRI が病勢の判定に有用である．

JDM では間質性肺疾患は比較的稀だが，抗 MDA5 抗体陽性例では急速進行性間質性肺疾患を伴う場合がある．JDM では抗 TIF-1 γ 抗体陽性例が多いが，成人例とは異なり悪性腫瘍の合併は極めて稀である．心筋障害・心膜炎，非

---

[*2]：眼囲，特に上眼瞼にみられる浮腫を伴う紫紅色斑．
[*3]：手指・肘・膝関節背側に発症する扁平に軽度隆起する萎縮性紅斑や小丘疹，軽度角化性の紅斑．

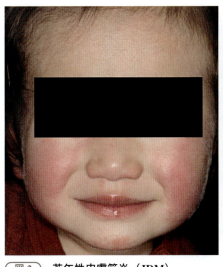 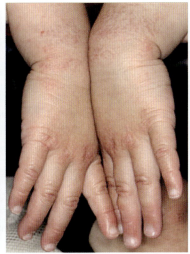 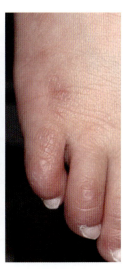

図2　若年性皮膚筋炎（JDM）

破壊性関節炎などを伴うことがある．

### 3. 鑑別診断

ヘリオトロープ疹よりも蝶形紅斑のほうが顕在化する場合，全身性エリテマトーデス（systemic lupus erythematosus: SLE）との鑑別に注意が必要である．一般にDMでは紅斑が鼻唇溝にかかるが，SLEでは紅斑が鼻唇溝を避ける．

JDMの皮疹はしばしば強いかゆみを伴うため，アトピー性皮膚炎などの湿疹性疾患との鑑別を要する．皮膚生検で鑑別可能である．

筋ジストロフィーなどの先天性筋疾患，および感染性，代謝内分泌異常に伴う筋疾患など，他の筋疾患との鑑別も重要である．筋生検を積極的に行う必要がある．

### 4. 治療と経過

JDMでは間質性肺疾患や悪性腫瘍の合併は稀であり，予後は比較的良好である．第一選択薬はステロイドだが，JDMではメトトレキサートを初期治療から併用することで，ステロイドの早期漸減に有効であることが示されている．

初期治療に不応である重症例，嚥下障害・呼吸筋障害・間質性肺疾患を伴う症例に対しては，メチルプレドニゾロンパルス療法を行い，カルシニューリン阻害薬，シクロホスファミド静注療法，免疫グロブリン大量静注療法（intravenous immunoglobulin therapy: IVIg）の併用が選択される．特に抗MDA5抗体陽性で急速進行性間質性肺疾患を伴う場合は，メチルプレドニゾロンパルス療法，カルシニューリン阻害薬，シクロホスファミド静注療法の3剤併用療法を行い，IVIgの併用も考慮する．筋炎への治療が奏効したら，速やかに運動を再開して筋再生を促すとともに，できるだけ早期にステロイド離脱を図る．

## 文　　献

1）浅野善英: 強皮症の診断と治療の極意. *Derma* 2022; **326**: 1-10.
2）Hatta Y, *et al*.: The clinical characteristics of juvenile-onset systemic sclerosis in Japanese patients. *Mod Rheumatol* 2014; **24**: 377-379.
3）van den Hoogen F, *et al*.: 2013 classification criteria for systemic sclerosis: an American College of Rheumatology/European League against Rheumatism collaborative initiative. *Arthritis Rheum* 2013; **65**: 2737-2747. *Ann Rheum Dis* 2013; **72**: 1747-1755.
4）東京大学皮膚科学教室: 全身性強皮症早期診断基準案. https://dermatology.m.u-tokyo.ac.jp/w1/wp-content/uploads/2021/07/kyouhishou.pdf（2024 年 8 月 23 日最終閲覧）
5）全身性強皮症 診断基準・重症度分類・診療ガイドライン委員会: 全身性強皮症 診断基準・重症度分類・診療ガイドライン. 日皮会誌 2016; **126**: 1831-1896.
6）Foeldvari I, *et al*.: Consensus-based recommendations for the management of juvenile systemic sclerosis. *Rheumatology*（*Oxford*）2021; **60**: 1651-1658.
7）Rabinovich CE: Challenges in the diagnosis and treatment of juvenile systemic sclerosis. *Nat Rev Rheumatol* 2011; **7**: 676-680.
8）Foeldvari I, *et al*.: Characteristics of patients with juvenile onset systemic sclerosis in an adult single-center cohort. *J Rheumatol* 2010; **37**: 2422-2426.
9）厚生労働省難治性疾患政策研究班: 概要・診断基準等 50 皮膚筋炎 / 多発性筋炎. 2024.
　　https://www.nanbyou.or.jp/wp-content/uploads/upload_files/File/050-202404-kijyun.pdf（2024 年 8 月 23 日最終閲覧）

（浅野善英）

D　全身性疾患・薬剤などによる皮膚症状

# 3　血管炎・血管症

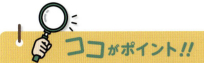

## ココがポイント!!

- 小児の皮膚血管炎・血管症のほとんどは IgA 血管炎である．
- IgA 血管炎の症状は palpable purpura（触知可能な紫斑）が主体である．
- IgA 血管炎の腎病変（紫斑病性腎炎）への移行は要注意で，可能な限り回避を図る．
- 鑑別としてあげられる acute hemorrhagic edema of infancy は斑状出血が主体である．

## I　疾患概念

　血管炎と血管症の違いは，病理組織学的所見で壊死性血管炎が確認できたか否かで鑑別される．皮膚科では，皮膚生検から採取された病理組織学的所見で壊死性血管炎（真皮上層であれば白血球破砕性血管炎）が検出された場合が血管炎となる．一方，血管症は血栓症を基盤とすることが多く，皮膚生検で壊死性血管炎が検出されない．

　小児期発症の血管炎としては，IgA 血管炎〔旧称　ヘノッホ・シェーンライン紫斑病（Henoch-Schönlein purpura）〕や川崎病の頻度が高い．川崎病については，第Ⅱ部「D-7　川崎病」で述べられている．また，皮膚の血栓症は小児では少ないので，本項では IgA 血管炎を中心とした血管炎について述べる．

　2013 年に発表された Chapel Hill Consensus Conference 2012（CHCC2012）分類は，現在の血管炎学会では中心的存在である[1]．原発性血管炎は，罹患血管サイズにより大型血管炎，中型血管炎，小型血管炎の 3 つのカテゴリーに分類される（図1）．CHCC2012 分類では，IgA 血管炎（Henoch-Schönlein）を次のように定義した．「小血管（主に毛細血管，細静脈，細動脈）を侵す IgA1 優位の免疫沈着を有する血管炎．しばしば皮膚と消化管を侵し，よく関節炎を起こす．IgA 腎症と見分けのつかない糸球体腎炎が起きてもよい」．

　一方，2006 年，欧州小児リウマチ学会（Paediatric Rheumatology European Society: PRES）では，皮膚症状の palpable purpura（触知可能な紫斑）を必須項目に定め，それ以外の 4 項目をあげ，そのうち少なくとも 2 項目を満たせば IgA 血管炎と診断できるとした[2]．以下に示す．

　palpable purpura は必須項目．それ以外の項目は下記の通り．
1. 広範囲の腹部疼痛．
2. 生検における IgA 優位の沈着．
3. 関節炎（急性で関節部位は問わない）または関節痛．
4. 腎症状（血尿または蛋白尿）．

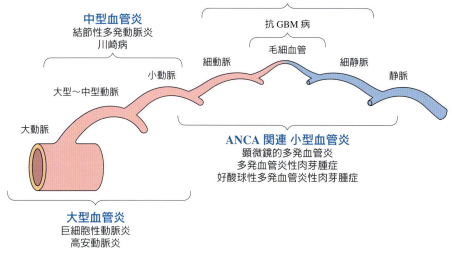

**図1** Chapel Hill Consensus Conference 2012（CHCC2012）分類
GBM：糸球体基底膜，ANCA：抗好中球細胞質抗体．

## II 臨床症状と合併症（IgA 血管炎）

### 1．皮膚症状

両下肢の palpable purpura が特徴である．触診（palpation）できる（able）軽度に盛り上がった紫斑である（図2）．紫斑とはガラス板で圧迫しても消退しない皮疹であり，消える紅斑とは異なる．すなわち，血管炎からの出血で，色調は赤紫色調であるが，上からガラス板で押し付けても色が消えない（「硝子圧法」という）紫斑である．時に搔破などの外的刺激によって，palpable purpura がその刺激に沿って線状に配置するケブネル現象（Köbner phenomenon）がみられる．たとえば，ソックスの跡に一致して線状に palpable purpura が並んだりする．発症部位はほとんど下肢であり，時に上肢，体幹であり，顔頸部は稀である．また，点状の紫斑が融合して斑状の紫斑や出血斑を形成もする．

palpable purpura はそれぞれが独立した感じで，病期の波長が同調しているかのように色調と隆起が均一な同じパターンで存在する．基本

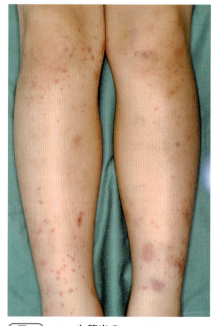

**図2** IgA 血管炎の palpable purpura
7歳男児．palpable purpura は触診（palpation）できる（able）軽度に盛り上がった紫斑．左下肢は融合した斑状出血が散見される．

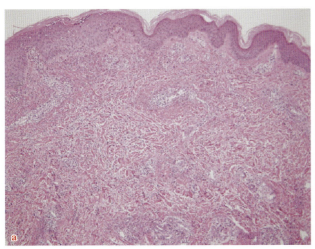
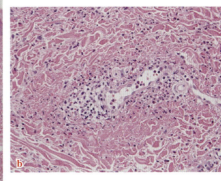

**図3** IgA血管炎の皮膚生検での壊死性血管炎
ヘマトキシリン・エオジン（HE）染色．100倍（a），400倍（b）．

的な形状としては，直径5 mm程度までの発疹で，個々の境界が明瞭で，癒合していない．血管炎の炎症や病勢の強弱を反映して，紫斑が点状からやや広がりをみせる斑状となることもある．こうした臨床像は，病因からみた視点で考えると理解しやすい．すなわち，IgAを含んだ免疫複合体の沈着が，表皮直下，真皮上層の毛細血管という狭い局所に急にピンポイントで激しく起こるため，真皮上層の炎症が表皮を持ち上げるように盛り上がる．これが，さわると浸潤を触れる，といった感覚をよび，palpable purpuraとなる．個々の皮疹は，免疫複合体の発生という病因が一斉に起こるので，ほぼ同時期に生じる．そのため，個々が独立した感じで，色調と隆起，浸潤度で均一な同じパターンとなる．

皮膚病理組織学的検査では，真皮乳頭層から乳頭下層，網状層の血管に壊死性血管炎（血管壁のフィブリノイド変性，核塵を含めた好中球浸潤，赤血球漏出）を認める（図3）．ただ，このレベルの血管は，血管壁が薄いためフィブリノイド沈着を保持できずにフィブリノイド壊死がはっきりせず，核塵などの好中球破壊像が目立つため，特に「白血球破砕性血管炎」と呼ばれる．蛍光抗体直接法では，この壊死性血管

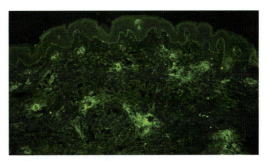

**図4** IgA血管炎のIgA沈着
蛍光抗体直接法．100倍．

炎が生じている部位に一致して血管内皮細胞から血管内腔にIgAの沈着をみる（図4）．顆粒状から帯状まで様々な沈着の形態をとる．同部位にはC3など補体の沈着もよく観察される．また，時にIgMやIgGの沈着を合わせて認める症例がある．

## 2. 血液所見

先行感染の有無を問診し，A群β溶血性レンサ球菌などの感染を想定して，抗ストレプトリジンO（ASLO）抗体，抗ストレプトキナーゼ（ASK）抗体の上昇を調べる．病初期には，白血球増多，C反応性蛋白（CRP）上昇，補体の上昇などが認められる．しかし，血小板数，出血時間など出血性素因に異常はない．

血漿第 XIII 因子を測定し，その低下を確認する．第 XIII 因子はフィブリンの安定化（架橋形成，クロスリンク）に貢献することから「フィブリン安定因子」とも呼ばれる．その主な作用は，止血凝固系最終段階でのフィブリン間のクロスリンクを促進し，安定化フィブリン塊を保ち，過剰な線溶現象を防ぎ，止血の完了維持を行う．IgA 血管炎では，急性に症状が起こり，消化管からの絶え間ない出血から，血漿第 XIII 因子が消費され，その低下が起こる．したがって，血漿第 XIII 因子低下はあくまで IgA 血管炎の結果として生じており，原因とは考えにくい．

### 3. 腎症状

IgA 血管炎に合併する糸球体腎炎は「紫斑病性腎炎」と呼ばれ，小児の二次性糸球体腎炎のなかで最も多く，最も重要な症状である．皮膚症状出現，約 1 か月以内に尿潜血や尿蛋白を指摘され，気づくことが多い．時に急性進行性腎炎，進行するとネフローゼ症候群に到る．このため，その皮膚症状である palpable purpura を確認した際は，その後，定期的に尿検査を施行する．palpable purpura が発症している状態は，すでに腎糸球体にも同様の血管炎という反応が起こっている可能性が想定される（皮膚と腎臓の小血管レベルには類似性がある）．

### 4. 消化器症状

腸管壁の血管炎に起因する腹痛や悪心・嘔吐を訴え，下痢，血便，血性下痢を生じる．皮膚症状とほぼ同時期に起こり，急性腹症で来院することもある．検便での便潜血反応，腹部超音波，内視鏡で消化管の炎症や出血を評価する．腹部症状が生じている症例では，血漿第 XIII 因子の低下が多いといわれる．

## Ⅲ 鑑別診断（IgA 血管炎）

### 1. acute hemorrhagic edema of infancy

多くが 2 歳以下で発症する．三徴として，発熱，顔と四肢の斑状出血，顔と四肢の浮腫が指摘されている．点状出血が出現してから急速に増加し，斑状出血に拡大する．無治療で後遺症を残すことなく数週間で治癒する．

皮膚生検から白血球破砕性血管炎が検出されることや palpable purpura が時に混在することで，しばしば IgA 血管炎との鑑別が議論される．鑑別点として，皮膚所見，浮腫，予後があげられる．IgA 血管炎は palpable purpura が主体である．しかし，IgA 血管炎の palpable purpura が，時に融合した状態から斑状出血と類似して観察されることがある．この際は，皮膚所見からの鑑別が困難かもしれない．IgA 血管炎で顔の浮腫はない．IgA 血管炎は紫斑病腎炎や消化管症状の合併が時に発症するが，acute hemorrhagic edema of infancy は合併症を伴わない．

### 2. IgA 腎症

IgA 腎症と紫斑病性腎炎の間の唯一の違いは，皮膚症状すなわち palpable purpura であり，腎糸球体病変の所見から両疾患を鑑別することは困難である．両疾患ともに糸球体メサンギウム領域を中心に IgA の沈着を認める．

### 3. その他の血管炎

palpable purpura は，真皮上層の壊死性血管炎が起きていることを意味する．したがって，小血管（細動脈から毛細血管，細静脈）レベルの血管炎を起こす疾患すべてが鑑別の対象となる．CHCC2012 分類での抗好中球細胞質抗体（ANCA）関連血管炎（顕微鏡的多発血管炎，多発血管炎性肉芽腫症，好酸球性多発血管炎性肉芽腫症），クリオグロブリン血症性血管炎，皮

膚動脈炎，抗リン脂質抗体症候群，膠原病やがん，薬物に伴う血管炎などの鑑別が必要である．具体的な検査項目では，ミエロペルオキシダーゼ（MPO）-ANCA，プロテイナーゼ3（PR3）-ANCA，クリオグロブリン，抗リン脂質抗体，各種の膠原病関連自己抗体などがあげられる．

## Ⅳ 治療と経過（IgA血管炎）

### 1. 皮膚症状が主体のとき

先行感染が引き金となっている症例が多いことから，まず抗菌薬を投与する．病初期の皮膚生検は，それが可能な限り必須であるので，その際，処方すればよい．安静での経過観察だけで，皮膚病変は消退することも珍しくないので生活指導から介入していく．

ステロイド外用薬は，多くが表皮までの効果であるため，時に処方はするが，多くは期待できない．関節痛を伴う症例には，非ステロイド性抗炎症薬（NSAIDs）などの消炎鎮痛薬を投与し，関節炎にまで進んだ際はステロイドを経口投与する．伝統的に，止血薬，血管強化薬を投与することがあるが，効果は疑問視されている．

繰り返す palpable purpura を呈する症例は，腎への絶え間ない血管炎アタックが起こっていると考えて，腎病変の発症を抑える治療を検討する．ステロイド投与が即効性もあり，候補となる．しかし中期的な治療からは副作用が懸念されるため，まず免疫抑制薬で効果を模索しながら経過観察してもよい．

腎病変が注意すべき重要な合併症であるため，実臨床では皮膚病変の存在のみで，ステロイドの予防的投与により腎病変の発症を抑制したほうがよいのではないかとの指摘があった．2007年，米国フィラデルフィア大学の小児科グループのメタ解析で，数週間のコルチコステロイド全身投与が慢性腎臓病のリスクを減らすことから，「病初期のコルチコステロイド使用（予防的投与も含めて）を推奨する」との報告がなされた[3]．しかし，シドニー大学の小児科グループは，2009年に同じメタ解析で，「ステロイドの予防的投与は腎症状発症を抑える根拠

に乏しい」との結論を提示した[4]．それ以降，多くの臨床研究が出て，ステロイドの予防的投与に否定的な結果が続いている．すなわち，少なくとも小児では，ステロイドの予防的投与はエビデンスが乏しく，副作用を考慮すると控えたほうがよいと結論されつつある．

### 2. 腎病変が出てきたとき

尿検査にて，尿潜血や尿蛋白の状態を定期的にモニタリングし，場合によっては腎生検を施行し，腎炎の重症度を確認する．血尿のみか軽度蛋白尿（1 g/日以下）の場合はジピリダモールなどの抗血小板薬を投与する．高度蛋白尿（1 g/日以上）の持続（1か月以上）を認める場合は腎生検を行い，半月体形成率などの病理組織学的重症度に応じて治療する．通常，プレドニゾロン単独での治療はなく，カクテル療法（プレドニゾロン，ジピリダモールなどの抗血小板薬，ワルファリンなどの抗凝固薬の三者併用療法）のみか，ステロイドパルス療法＋カクテル療法で治療する．半月体形成率50%以上であれば，上記治療に加え，免疫抑制薬の併用，血漿交換療法などのさらなる治療の検討もありえる．

### 3. 消化器症状が出てきたとき

消化管症状を疑わせる場合は，入院治療を意識し，安静を指示する．抗潰瘍薬を投与し，経過をみるとともに，早期に内視鏡などの検査を行い，腸管の病変を確認する．副腎皮質ステロイド薬の全身投与が急性期症状の改善に有効である．ただ，消化管からの吸収が期待できないため，ステロイドは静脈内投与することが多い．その効果が不十分のときや長期のステロイ

ド投与が予測される際は，免疫抑制薬の併用や変更を模索していく．血漿第 XIII 因子低下が確認されれば，ステロイドと併用して XIII 因子製剤投与も選択肢に入れていく．ただし血液製剤であるため，安易な使用は控えたい．

## 4. 経過と予後

IgA 血管炎の多くは短期予後は良好で，通常数週間以内に回復する．しかし再発を繰り返すタイプや治療に抵抗性のタイプが存在するので注意を払う．

IgA 血管炎の予後は，腎病変の合併とその重症度に左右される．腎病理所見が，国際小児腎臓病研究班による重症度分類でグレード III 以上の場合には，約 20% が腎不全に進行している[5]．すなわち，IgA 血管炎において一度，腎病変を起こすと，急速に腎機能が悪化する可能性がある．一般に IgA 血管炎自体は概ね良好であり，多くの症例は数週間以内に改善すると考えられている．しかし，これは短期間の臨床経過に過ぎず，一度，腎病変を発症させてしまうと，ネフローゼ症候群や腎不全に進行する危険が常につきまとう．十分な経過観察が重要である．

## 文　献

1) Jennette JC, *et al.*: 2012 revised International Chapel Hill Consensus Conference Nomenclature of Vasculitides. *Arthritis Rheum* 2013; **65**: 1-11.

2) Ozen S, *et al.*: EULAR/PReS endorsed consensus criteria for the classification of childhood vasculitides. *Ann Rheum Dis* 2006; **65**: 936-941.

3) Weiss PF, *et al.*: Effects of corticosteroid on Henoch-Schönlein purpura: a systematic review. *Pediatrics* 2007; **120**: 1079-1087.

4) Chartapisak W, *et al.*: Prevention and treatment of renal disease in Henoch-Schönlein purpura: a systematic review. *Arch Dis Child* 2009; **94**: 132-137.

5) Goldstein AR, *et al.*: Long-term follow-up of childhood Henoch-Schönlein nephritis. *Lancet* 1992; **339**: 280-282.

（川上民裕）

## D　全身性疾患・薬剤などによる皮膚症状

# 4　薬疹・固定薬疹

## ココがポイント!!

● 小児では，薬剤だけでなく，感染と薬剤の相互作用が皮疹の原因になる可能性がある．

● 小児の薬疹では，NSAIDs や抗菌薬が原因となることが多い．

● 小児でも薬剤性過敏症症候群（DIHS）発症後の回復期に自己免疫性疾患を生ずることがあり，注意深い経過観察を要する．

## I　薬疹

### 1. 疾患概念

　薬疹とは薬物アレルギーの一種で，薬剤を内服や注射などにより摂取した後に生じる発疹と定義される．年代を問わずに生じるが，最近の高齢化を反映し，薬疹の世代別発生頻度でも若年者が減少し，65 歳以上の高齢者の増加傾向が確認されている．全体の原因薬は中枢神経系用薬や抗菌薬などが依然として多い傾向が認められているが，小児では非ステロイド性抗炎症薬（NSAIDs）や抗菌薬が原因となることが多い．

　薬疹には軽症から重症まで様々な病型がある．小児では播種状紅斑丘疹型（maculopapular rash: MP）や多形紅斑型（erythema multiforme: EM），蕁麻疹型，固定薬疹（fixed drug eruption: FDE）などの軽症に分類される病型が多いものの，スティーヴンス・ジョンソン症候群（Stevens-Johnson syndrome: SJS）/ 中毒性表皮壊死症（toxic epidermal necrolysis: TEN）や薬剤性過敏症症候群（drug-induced hypersensitivity syn-

drome: DIHS）などの重症薬疹が生じることも知られている．さらに，小児では MP や EM，SJS/TEN と診断された場合でも，マイコプラズマ感染症を含めたウイルスなどの感染による発疹症が成人と比較して多いことに留意する必要がある．

### 2. 臨床症状と合併症

　頻度の高い播種状紅斑丘疹型 / 多形紅斑型，および重症薬疹につき概説する．

#### a. 播種状紅斑丘疹型（MP）/ 多形紅斑型（EM）

　ほぼ全身に小型の紅斑，丘疹が多発する場合は MP と診断される．

　EM ではやや浮腫性の紅斑が主体をなし，典型的なものでは中央がやや隆起して暗紅色調になり，その周囲に同心円状に紅斑が広がる虹彩状（iris formation, targe lesion）を呈する．四肢伸側に好発し，左右対称性に生じることが多い．薬剤が原因となる以外に，各種感染症〔単

D　全身性疾患・薬剤などによる皮膚症状／4　薬疹・固定薬疹　217

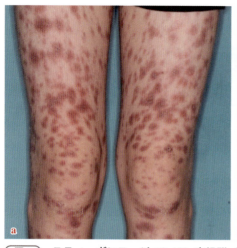
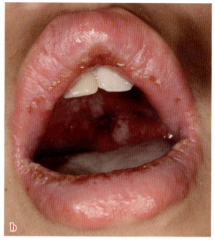

**図1** スティーヴンス・ジョンソン症候群（SJS）
a：下肢に爪甲大までの境界がやや不明瞭な浮腫性紅斑が多発する．b：口唇，口蓋の粘膜疹．

純ヘルペスウイルス（herpes simplex virus: HSV），マイコプラズマ，EBウイルス（Epstein-Barr virus: EBV），コクサッキーウイルス等〕との関連も指摘されている．

#### b. スティーヴンス・ジョンソン症候群（SJS）/中毒性表皮壊死症（TEN）（図1）

皮疹はEM型を基本とするが，全身性に拡大するとともに，眼，口腔粘膜，陰部などの粘膜にも症状を認める．紅斑は"detachment"と呼ばれる表皮壊死性障害に基づく水疱，びらんを認めるようになる．病理組織学的には，表皮の壊死性変化がみられ，正常にみえる皮膚を擦るなどの物理的圧力を加えると容易に剥離するニコルスキー現象（Nikolsky phenomenon）を認める．角膜上皮障害や偽膜形成などの重篤な眼合併症が高率に生じ，後遺症を残すことも多いため，SJS/TENを疑った際には早急に眼科専門医の診察が必要である．

#### c. 薬剤性過敏症症候群（DIHS）

DIHSは，抗てんかん薬などの特定の薬剤を長期間に服用した後に発症する重症薬疹で，ヒトヘルペスウイルス（human herpesvirus: HHV）-6の再活性化を伴うことが特徴としてあげられる．経過中に症状の再燃を繰り返すだけでなく，回復後にも自己免疫疾患などの合併症を発症することがある．

初期の臨床症状はMPが多く，眼囲には皮疹を認めず，鼻背から鼻唇溝，口囲にかけて，膿疱をみることがある．また，頸部リンパ節腫脹も診断基準に含まれる臨床的特徴である．

### 3. 鑑別診断

#### a. 薬剤性とウイルス性の鑑別

MP/EM，SJS/TENとも，マイコプラズマやウイルスによる感染が原因の場合と薬剤による場合があり，その鑑別は難しい．特に小児では，薬剤だけでなく感染と薬剤の相互作用が皮疹の原因になる可能性がある．一般に，ウイルス性の発疹症では末梢優位の皮疹の分布をとりやすい．一方，薬剤性，ことに重症薬疹では，躯幹の正中部に紅斑を認めることが多いとされている．ただし例外もあり，皮疹の分布は薬剤性かウイルス性かの鑑別の目安の1つにすぎない．確定診断には薬剤リンパ球刺激試験（drug-induced lymphocyte stimulation test: LST）などによる精査が必要だが，本検査は偽陽性が多いことや小児では採血が難しいという問題がある．

#### b. EMとSJS/TENの鑑別

EMとSJS/TENの皮疹の違いとして，EMでは紅斑に隆起がみられるのに対し，SJS/TENでは境界が不明瞭で隆起のない中央暗紅色の"flat atypical target"と呼ばれる紅斑が特徴とされる．

また，EM ではニコルスキー現象はみられず，偽膜形成などの強い粘膜症状もない．病理組織学的所見でも，SJS/TEN では多数の表皮細胞のアポトーシスがみられるが，EM では少数か確認できない．血液検査データでは，EM と SJS/TEN を明確に鑑別することはできない．

### c. 毒素性ショック症候群，TSST-1 関連発疹症

外傷，手術，出産後に，突然の発熱，皮疹，ショックで発症する毒素性ショック症候群（toxic shock syndrome toxin: TSST）-1 関連発疹症は，TEN と鑑別が必要な疾患の 1 つである．黄色ブドウ球菌の産生する TSST-1 や staphylococcal enterotoxin（SE）などの外毒素が作用し，高サイトカイン血症を誘導するとされている．

TSST-1 関連発疹症では，血圧の低下などのショック症状が早期からみられ，白血球増多，C 反応性蛋白（CRP）著増などの感染に伴う検査異常が認められる．さらに TSST-1 関連発疹症では，表皮細胞のアポトーシスは認められな

いことが鑑別となる．

### 4. 治療と経過

病型に関わらず，被疑薬の中止が優先される．MP/EM では，経過観察やステロイド外用のみで症状が改善することも多い．

重症薬疹では，入院でのステロイドの全身投与が必要で，早期から必要十分量の投与を検討する．SJS/TEN の難治例では，ガイドラインに準じてステロイドパルス療法，免疫グロブリン大量静注療法（intravenous immunoglobulin therapy: IVIg）や血漿交換療法も適応になる．欧米ではこれらの治療に加え，抗 TNFα 製剤（エタネルセプト）が奏効することが報告されており，今後わが国でも適応拡大が待たれている．

一方，DIHS の難治例に対する追加治療は確立されていない．DIHS でみられる様々な合併症に対し，ステロイドパルス療法や IVIg は，発症リスク因子になる可能性が指摘されているため，安易な追加治療は推奨されていない．

## II 固定薬疹（FDE）

### 1. 疾患概念

FDE は同じ部位に繰り返す生じる限局性の薬疹で，小児にも比較的多くみられる．前述の MP/EM のように全身に広がることは稀で，大小様々な紅斑が特定の部位に生じる．治癒後には，境界が比較的明瞭な褐色色素斑として認められる．被疑薬を再度摂取すると，この色素斑に一致して紅斑が生じ，繰り返すごとに辺縁に拡大していく．FDE の原因薬としては頓用薬が多く，市販の感冒薬，抗菌薬，胃腸薬や去痰剤などが知られている．

### 2. 臨床症状（図 2）

FDE は，原因薬剤の投与により紅斑が生じるが，最初のうちは気づかれずに自然消退し，褐色色素斑を残す．繰り返すごとに色素沈着が

濃くなり，しみ，あざとして気がつかれることが多い．原因薬を摂取してから 1 時間前後，早い場合には 30 分後から局所の灼熱感や瘙痒が生じ，数時間後には以前に生じた色素沈着部に一致する紅斑が出現する．紅斑は境界明瞭で，病変部の表皮基底層に CD8 陽性の T 細胞が常在している（レジデントメモリーT 細胞）．

原因薬剤の内服中止のみで自然治癒するため，薬疹であることに気づかずに内服を繰り返すことで，皮疹は徐々に遠心性に拡大し増数する．皮疹は米粒大から鶏卵大，小児頭大までと大小様々で，多発例や口唇，陰部に粘膜疹を認めることがある〔全身性水疱性 FDE（generalized bullous FDE: GBFDE）〕．汎発し水疱や粘膜疹を伴う場合には SJS に類似し，重症薬疹として捉えたほうがよい場合がある．

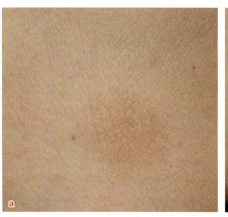 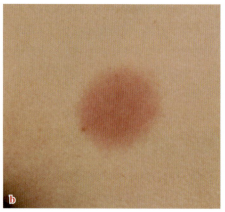

図2　固定薬疹（FDE）
a：原因薬剤内服前の淡褐色色素斑，b：原因薬剤内服後の色素斑部に一致した紅斑．

## 3. 鑑別診断

鑑別診断として最も重要なのはSJSとの鑑別である．前述したように，FDEの紅斑は境界が明瞭であるのに対し，SJSでは紅斑の境界は不明瞭なことが多く，周囲への進展を思わせる所見がみられる．ニコルスキー現象はFDEではみられない．

口唇や陰部に紅斑がみられる場合には，ヘルペスに関連した多形紅斑も鑑別が必要になる．ヘルペスの既往の有無やウイルス抗原検査などがFDEとの鑑別の一助になる．

## 4. 治療と経過

他の薬疹と同様，診断を疑った時点で被疑薬を中止する．皮疹の数が少なく単発から数個の症例や粘膜疹がなければ，ステロイド外用で経過観察が可能である．一方，多発例や粘膜疹を認める症例では，全身ステロイド投与を開始する．通常，生命予後は良好である．

（水川良子）

# D 全身性疾患・薬剤などによる皮膚症状

# 5 BCG接種後副反応

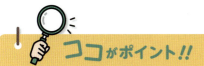

## ココがポイント!!

- BCG接種後副反応は，種類によりみられる時期が異なる．
- 化膿性リンパ節炎は副反応で最も頻度が高く，瘻孔がみられることがあるが二次感染が多く，皮膚腺病とはいわない．
- 皮膚結核様病変には様々な病型が含まれるので，その皮膚症状を把握しておく．
- 乳幼児ではT-スポット®などインターフェロン（IFN）γ遊離検査（IGRA）の感度が低いため，ツベルクリン反応検査が必要である．
- BCG接種後副反応うち，BCG骨炎などの重症例には結核に準じた治療が必要であるが，結核疹では必要ない．

## I 疾患概念

　BCG接種は，乳幼児の結核予防や，重症の結核性髄膜炎や粟粒結核などの予防に有用である．

　ウシ型結核菌であるBCG菌はヒトに対する毒性は失われているが抗原性は残っている菌で，現在日本で使われているものは，志賀 潔が日本に持ち帰った菌株に由来する弱毒化ウシ型結核菌東京株No.172株BCGである．この菌株は毒性が低いうえ，接種が管針法[*1]で行われていることからも，安全性が高い．しかし，生菌で1歳以下の乳児への接種であるため，免疫不全症などの免疫機能低下状態にある乳児の場合では，骨炎・骨髄炎，全身播種性BCG感染症，BCG菌による髄膜炎といった重症のBCG感染症を発病することもある．また，菌に対する免疫反応で発疹がみられることもある．このような予防接種による有害事象を「副作用」とはいわず「副反応」という．

　正常な反応ではBCG接種をすると10日目頃から針痕に一致して発赤や盛り上がりが出現，4〜6週で最も反応が強くなり，2か月ほどで痂皮化，3か月後に瘢痕となる．

　コッホ現象（Koch phenomenon）は，すでに結核感染をしている乳幼児にBCGを接種した場合，早いと即日，通常2〜3日で針痕が盛り上がり化膿するなど激しい反応がみられ，その後急速に落ち着くもので，副反応ではない．

[*1]：BCG接種箇所が目立たないようにするために開発されたスタンプ方式の接種器具．わが国独自のもの．

## II 臨床症状

2013年4月から1歳未満，通常5〜8か月で，BCG接種を行うことになり[1]，個別接種となったことに伴い，3〜4か月で接種していた頃より副反応の報告は減っている[2]．しかしなくなったわけではなく，ここではBCG接種後副反応報告基準（表1）にある副反応でみられる皮膚症状について述べる．

### 1. 化膿性リンパ節炎

BCG接種4〜6週後に所属リンパ節が炎症を起こして腫大し化膿性変化を起こすもので，BCG接種後副反応として最も多い．

通常左上腕にBCG接種を行うため，左腋窩リンパ節が腫れ，膿瘍や瘻孔をつくることもある（図1）．

細菌による二次感染を起こすことが多く，瘻孔を作っても皮膚腺病[*2]とはいわない．

2か月ほどで腫大したリンパ節は縮小するが，瘻孔を形成した場合は引きつれが残る．

### 2. 皮膚結核様病変

副反応報告基準（表1）では皮膚結核様病変として1つにまとめられており，様々ある病型がわからなくなっているが，広範囲に半米粒大までの丘疹が多発する結核疹が多い．これには腺病性苔癬（図2），壊疽性丘疹状結核疹（図3），前2つの病型に属さない丘疹状結核疹が含まれる．これらは接種1〜2か月後に発症する

表1　BCG接種後副反応報告基準

| 報告基準となる症状 | 発生までの時間 |
|---|---|
| 1. アナフィラキシー | 4時間 |
| 2. 全身播種性BCG感染症 | 1年 |
| 3. BCG骨炎（骨髄炎，骨膜炎） | 2年 |
| 4. 皮膚結核様病変 | 3か月 |
| 5. 化膿性リンパ節炎 | 4か月 |
| 6. 髄膜炎（BCGによるものに限る） | − |
| 7. その他の反応 | − |

〔厚生労働省：予防接種法施行規則第5条に規定する症状（「定期の予防接種等による副反応疑い報告等の取扱いについて」（令和6年3月29日）の別紙様式の報告基準）より抜粋〕

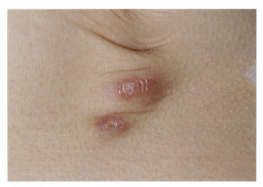

図1　化膿性リンパ節炎
8か月男児．接種1.5か月頃から左腋窩リンパ節腫脹が出現．瘻孔形成するも全身状態良好．BCG菌検出されず．5か月後には発赤，リンパ節腫脹はなくなり，皮膚の引きつれが残った．
（関根万里：Derma 2011; 183: 51-57）

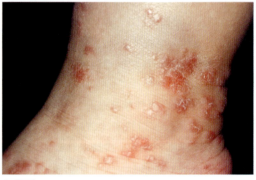

図2　腺病性苔癬
6か月女児．接種1か月後より接種部位の発赤腫脹と頭部・体幹・四肢に丘疹が出現．銀白色の鱗屑が付着した丘疹や丘疹の集簇がみられる．リンパ節触知せず．ツベルクリン反応検査陽性．7週後には色素沈着になった．
（関根万里：皮病診療 2000; 22: 851-854）

[*2]：リンパ節，骨，関節などの皮下にある結核病巣が，その上の皮膚にまで進展して膿瘍や瘻孔をつくったもの．首にできやすい．

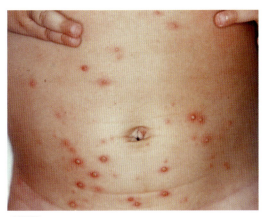

図3　壊疽性丘疹状結核疹
6か月女児．接種約1か月より接種部位やその周囲，顔面や体幹に半米粒大までの発赤を伴う膿疱や丘疹が出現．びらんや小潰瘍も形成．BCG接種部位は痂皮が付着しやや赤く腫れていた．リンパ節触知せず．4か月後には色素沈着になった．

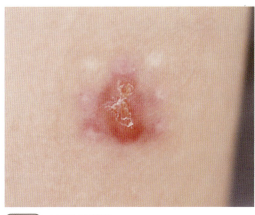

図5　BCG肉芽腫
2歳男児．BCG接種1.5年後，管針瘢痕部位に紅褐色浸潤を伴う結節が出現．同部位よりBCG菌検出．5か月後無治療で略治．
（赤芝知己，他：臨皮 2018; 72: 1095-1099 と同一症例）

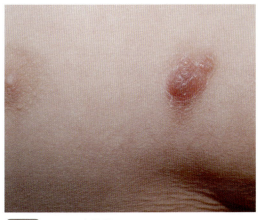

図4　BCG肉芽腫
10か月男児．接種2か月半頃から左上腕屈側に結節が出現．全身状態良好．リンパ節触知せず．5か月後には炎症後紅斑がわずかに残るのみとなった．

ことが多い．全身状態はよく，ほとんどの症例で所属リンパ節腫大もみられない．BCG接種部位は赤く腫れたり，丘疹や膿疱を付着したりするなど強い反応を伴うことが多い．発疹は1〜4か月以内に無治療で軽快する．

稀にBCG菌を検出できる軟らかい赤褐色の結節や膿瘍を認めることがある（図4）．数年から数十年後に，接種部位に「BCG肉芽腫」といわれる軟らかい赤褐色結節を認めることがある（図5）．

そのほか蕁麻疹や多形紅斑などがみられることもあるが，一過性である．

## 3. BCG骨炎（骨炎・骨髄炎）

骨病変から連続性に皮膚に瘻孔を形成し，皮膚腺病となることもある．免疫の低下した乳幼児でみられる重症な副反応である．

## 4. 全身播種性BCG感染症

メンデル遺伝子型マイコバクテリウム易感染症[3] *3 のような免疫不全の乳幼児でみられ，皮膚に広範囲に細かい発疹がみられるだけでなく，発熱や多臓器にBCG感染症をみる重症型である．

## 5. アナフィラキシー

BCG菌による副反応であるなしに関わらず，接種後4時間以内に膨疹，血圧低下，呼吸困難などアナフィラキシー症状をきたした場合は報告する．

---

*3：BCGや非結核性抗酸菌（non-tuberculous mycobacteria: NTM）などの細胞内寄生菌に対する選択的な易感染性を主徴とする原発性免疫不全症．

## Ⅲ 鑑別診断と検査

化膿性リンパ節炎では，汗腺膿瘍や石灰化上皮腫などの腫瘍との鑑別，結核疹では湿疹や他の中毒疹との鑑別が必要になる．

乳児への接種がほとんどのため，患児の全身状態を考えたうえで結核か否かの検査を行う．一般的な採血，胸部 X 線に加えてツベルクリン反応検査，病変部あるいは膿汁から菌の検査を行う．

菌の検査には生検組織から蛍光染色やチール・ニールセン染色して結核菌の検出をする，

分離培養法を行う．生検組織や膿汁からポリメラーゼ連鎖反応（polymerase chain reaction: PCR）法を行うなどする．

病変の病理組織像は非特異的な炎症像が多く，また類上皮細胞肉芽腫がみられても乾酪壊死はみられないことが多い[4]．

T-スポット® などのインターフェロン（IFN）γ 遊離検査（interferon gamma release assay: IGRA）[*4] は乳児や 5 歳以下の幼児では感度が低いため，ツベルクリン反応検査を行う必要がある．

## Ⅳ 治療

結核疹では治療は不要で，経過観察のみで 1～4 か月で軽快する．

蕁麻疹，多形紅斑でも一過性のため，無治療で経過観察する．

病変部より BCG 菌が検出される皮膚結核様病変では抗結核薬を投与される症例が多いが，BCG 肉芽腫では，全身状態がよい場合は 2～3 か月間経過観察し，症状悪化などがみられた場合

に抗結核薬投与を検討するという考えかたもある[5]．

重症な副反応である BCG 骨炎，全身播種性 BCG 感染症や BCG 菌髄膜炎では，結核に準じた治療を要する．

アナフィラキシーでは，症状に応じた治療を行う．

## Ⅴ 保護者への対応

乳児に症状がみられると，重症型はいうに及ばず，化膿性リンパ節炎では腋窩リンパ節が赤く大きく腫れるため，また結核疹では発疹が広範囲にみられるため，保護者が非常に心配する．

BCG 接種時に接種部位皮膚の時間経過による変化や副反応について保護者に丁寧に説明し，不安な症状が出た際には，接種担当医師に連絡するか保健所に連絡をしてその後の対応について指示をしてもらうように話す．接種担当医師は副反応を疑うような場合には，（独）医薬品医療機器総合機構（PMDA）に届け出る，

あるいは感染症に詳しい皮膚科医や感染症科医師に紹介することが望ましい．

---

[*4]：結核菌特異抗原（ESAT-6，CFP-10 等）の刺激によってリンパ球から産生される IFNγ を測定する検査．その 1 つである T-スポット® は，血液から分離したリンパ球に特異抗原を添加して刺激を行い，反応したリンパ球に対応する SPOT（点）の数とコントロールの SPOT の数との差を比較して判定する．

## 文　献

1) 第 23 回厚生科学審議会感染症分科会予防接種部会議事録, 資料, 2012 年 11 月 14 日.
2) 第 37 回厚生科学審議会予防接種・ワクチン分科会副反応検討部会, 平成 30 年度第 7 回薬事・食品衛生審議会医薬品等安全対策部会安全対策調査会（合同開催）議事録, 資料, 2018 年 9 月 21 日.
3) 浅野孝基, 他: メンデル遺伝型マイコバクテリア易感染症（MSMD; Mendelian Susceptibility to Mycobacterial Disease）; これまでの流れから最近の話題まで. 日小児血がん会誌 2019; **56**: 379-387.
4) 石井則久: *M. bovis* BCG 感染症. 中嶋　弘監修, 皮膚抗酸菌症テキスト, 金原出版, 2008; 53-60.
5) 又吉竹光, 他: BCG 接種後副反応の 9 例; 53 年間の本邦報告例の検討を含めて. 日皮会誌 2011; **121**: 39-45.

（関根万里／石井則久）

## D 全身性疾患・薬剤などによる皮膚症状

# 6 川崎病

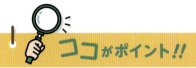

- 臍周囲や会陰部への出現頻度が高いことから，おむつを外して観察することが重要である．
- 川崎病の皮疹の多くは紅斑性発疹であり，水疱・小水疱，びらん，紫斑，ニコルスキー現象，ケブネル現象を合併することはない．
- BCG接種痕の発赤は川崎病に典型的であるが，接種から発症までの期間によって出現頻度の違いがある点に注意すべきである．
- 冠動脈瘤（CAA）の合併を予防するために，診断後は速やかに治療を開始すべきである．

## I 疾患概念

　川崎病は1967年に故川崎富作博士により報告された[1]．主として4歳未満の乳幼児に好発する原因不明の全身性血管炎で，最も重篤な合併症は冠動脈瘤（coronary artery aneurysm：CAA）である．川崎病全国調査による川崎病の患者数は，1980年代後半以降，増加傾向が続いている[2]．近年，急性期治療薬の選択肢が増えたことによりCAA合併率は2.5％程度にまで減少した．しかし，CAA合併例の多くは，治療不応性や治療の遅れが原因であることから，早期の診断と治療が重要である．

## II 臨床症状と合併症

### 1. 臨床症状

#### a. 主要症状

　2020年に改訂された川崎病診断の手引きによる主要症状は，①発熱，②両側眼球結膜充血，③口唇，口腔所見：口唇の紅潮，イチゴ舌，口腔咽頭粘膜のびまん性発赤，④発疹（BCG接種痕の発赤を含む），⑤四肢末端の変化：（急性期）手足の硬性浮腫，手掌・足底または指趾先端の紅斑，（回復期）指先からの膜様落屑，⑥急性期における非化膿性頸部リンパ節腫脹の6症状である．これらのうち，経過中に5症状以上を呈する場合，定型例と診断する．また，主要症状が4つ以下でCAAを呈さない不全型も20％程度存在していることが知られている．

#### b. 皮疹の特徴

　発疹は，定型例の94％，不全型の65％に認

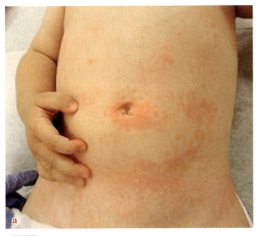
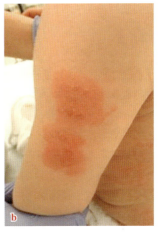

図1　川崎病の皮疹
1歳2か月女児．3日前からの発熱，体幹の紅斑丘疹性発疹（a），BCG接種痕の発赤（b），眼球結膜充血などから川崎病と診断した．入院後に免疫グロブリン大量静注療法（IVIg）とアスピリン治療にて速やかに解熱し，冠動脈後遺症なく軽快退院となった．

められる[3]．典型的には体幹や四肢の紅斑丘疹性（麻疹様）発疹として出現することが多い（図1a）．病初期には，臍周囲や会陰部から紅斑が出現することがあり，乳幼児では必ずおむつや下着を外して観察すべきである．また，蕁麻疹様に一過性に出現してすぐに消退することもある．頻度は高くないが，発赤と腫脹を伴った無菌性小膿疱，乾癬様の鱗屑を伴った紅斑を呈することがあり注意を要する．

また，頸部リンパ節腫脹が強い症例では，腫脹部位に一致して皮膚の発赤や熱感を呈する症例もある．一方で，川崎病の発疹は，水疱・小水疱，びらん，紫斑，ニコルスキー現象（Nikolsky phenomenon），ケブネル現象（Köbner phenomenon）は認めない．

BCG接種痕の発赤は，川崎病以外でも稀に観察されるが，本症に典型的な皮膚所見である（図1b）．接種痕周囲の皮膚の発赤だけであれば発疹消失とともに消えていくことが多い．またBCG接種から川崎病発症までの期間により出現頻度の違いがあり，接種1～3か月で76％，4～6か月で88％の例で認めたが，37か月以上あいた例では変化を認めなかったとの報告がある[4]．

## 2. 合併症

川崎病の主な合併症はCAAであり，無治療の場合には約25％に合併するといわれ，心筋梗塞や突然死のリスクとなる．しかし，標準的治療である免疫グロブリン大量静注療法（intravenous immunoglobulin therapy: IVIg）や追加治療薬の選択肢が増えたことで，冠動脈後遺症は2.5％程度まで減少した．

## III 鑑別診断

### 1. 感染症関連

A群溶血性レンサ球菌やアデノウイルス感染症では，白苔を有する扁桃炎を呈することが特徴であり，川崎病ではほとんどみられない．しかし迅速検査で陽性であっても，経過が典型的でない場合や川崎病症状を呈してくる場合には，川崎病の疑いをもつべきである．ほかにも*Yersinia pseudotuberculosis*感染症（仮性結核），猫ひっかき病やリケッチア（日本紅斑熱）など

も，川崎病との鑑別を要する．

## 2. 薬剤関連

スティーヴンス・ジョンソン症候群（Stevens-Johnson syndrome: SJS）/ 中毒性表皮壊死症（toxic epidermal necrolysis: TEN）は，水疱形成を伴う紅斑〜紫紅色斑，粘膜のびらん，ニコルスキー現象が特徴である．川崎病の発疹との鑑別点は，水疱形成である．また川崎病では口腔粘膜のびらんや眼脂を有する偽膜形成などの所見を呈することはない．IVIg不応時の鑑別疾患として重要である．

## 3. 全身性若年性特発性関節炎（sJIA）

全身性若年性特発性関節炎（systemic juvenile idiopathic arthritis: sJIA）は弛張熱，関節炎に加え，リウマトイド疹，全身性リンパ節腫脹，肝腫大または脾腫大などの症状を呈し，川崎病と誤診されることが多い．本症では「サーモンピンク疹」とも呼ばれる発熱時に生じる即時消退する紅斑性皮疹を認める．IVIg不応，短期間に再発を繰り返す場合に念頭に置くべき疾患である．

## Ⅳ 治療と経過

診断後，発熱や主要症状がある場合には入院のうえ，IVIgとアスピリンの内服を速やかに開始する．初期リスクを層別化して，IVIg不応リスクが高い症例は，プレドニゾロンやシクロスポリンAなどの初期併用が推奨されている．適切な治療により多くは後遺症なく改善するが，CAAを合併した場合には長期の抗凝固治療薬内服や運動制限などが必要となる．

## 文 献

1) 川崎富作: 指趾の特異的落屑を伴う小児の急性熱性皮膚粘膜淋巴腺症候群；自験例50例の臨床的観察. アレルギー 1967; **16**: 178-222.
2) 特定非営利活動法人日本川崎病研究センター: 川崎病全国調査：第27回川崎病全国調査 報告書. 2023. https://www.jichi.ac.jp/dph/inprogress/kawasaki/（2024年5月7日最終閲覧）
3) Sonobe T, *et al.*: Prevalence of coronary artery abnormality in incomplete Kawasaki disease. *Pediatr Int* 2007; **49**: 421-426.
4) 高山　順，他: MCLSにおけるBCG接種部位の変化についての検討. 日小児会誌 1982; **86**: 567-572.

（菅沼栄介）

**D 全身性疾患・薬剤などによる皮膚症状**

# 7 COVID-19 感染後皮膚症状

## ココがポイント!!

- 新型コロナウイルス感染症（COVID-19）感染後皮膚症状は，COVID-19 罹患に伴ってみられる皮膚病変で様々な皮疹を示すが，新型コロナウイルス（SARS-CoV-2）による特異的な皮疹はない．
- 多くの皮疹は，ステロイド外用および内服，抗アレルギー薬内服などの一般的治療，もしくは経過観察で治癒する．
- 小児 COVID-19 関連多系統炎症性症候群（MIS-C/PIMS）は重症化することがあるので適切な診断・加療が重要である．

## Ⅰ 疾患概念

新型コロナウイルス感染症（coronavirus disease 2019: COVID-19）罹患に伴ってみられる皮膚病変である．皮膚病変の発症時期は患者間で幅があり，COVID-19 診断数日前よりみられるもの，継続するもの，COVID-19 罹患後しばらく経ってからみられるものなど様々である．

## Ⅱ 臨床症状

小児は成人より皮膚症状の発現は少なく軽症であることが多い．年長児より年少児ではさらに少ない．小児では成人と同様の症状の報告もあるが，中でも "COVID toe" とも呼ばれる凍瘡（しもやけ）様皮疹の報告が世界的には多い．COVID-19 では麻疹や風疹などのようなウイルス特異的な皮疹はない．

COVID-19 罹患時に比較的目にすることの多い，注意が必要な皮疹について，臨床的特徴，COVID-19 の重症度，病理組織学的所見，治療をまとめて**表 1** に示す．

### 1. 蕁麻疹様皮疹

通常の瘙痒を伴う蕁麻疹で，COVID-19 の全身症状の出現とほぼ同時か少し前に発症し，1週間程度続く．蕁麻疹様血管炎の報告もある．

### 2. 癒合性紅斑丘疹（麻疹）様皮疹

主に体幹と四肢にみられる．体幹から始まり，対称性に遠心性に進行する．多くは瘙痒を伴う．COVID-19 の全身症状の発症後により頻繁にみられる．

D　全身性疾患・薬剤などによる皮膚症状／7　COVID-19 感染後皮膚症状　　**229**

**表1** COVID-19 関連皮膚症状の臨床的特徴，全身症状の重症度，病理組織学的特徴，治療法のまとめ

| | 臨床的特徴 | COVID-19 重症度 | 病理組織学的特徴 | 治療法 |
|---|---|---|---|---|
| 蕁麻疹様皮疹 | 体幹および四肢に好発する瘙痒を伴う蕁麻疹様の皮疹．稀に血管性浮腫を生じることあり | 中等症 | 表在性の血管周囲リンパ球浸潤，空胞変性を伴う皮膚炎 | 低用量ステロイド内服と非鎮静性抗ヒスタミン薬の併用 |
| 癒合性紅斑丘疹（麻疹）様皮疹 | 体幹から始まる全身性の対称性病変で，遠心性に進行する．紫斑が発症時から併存することもあれば，皮膚発疹の経過中に発症することもある | 中等症 | 表在性の血管周囲のリンパ球および好中球の浸潤 | 軽症の場合はステロイド外用．重症の場合はステロイド内服 |
| 丘疹水疱様皮疹 | ①大小の小丘疹，小水疱，膿疱からなる広範で多形な皮疹，②胸部・上腹部または背部に生じる丘疹状水疱病変からなる限局した皮疹 | 中等症 | 基底部上方の単房性の表皮内水疱を伴う著明な棘融解，角化不全 | 経過観察 |
| 凍瘡様皮疹 | 主として手足に生じる褐色斑や局面．痛み / 灼熱感および瘙痒を伴うことが多い | 無症状 | 血管周囲および付属器周囲の真皮内リンパ球浸潤 | 経過観察 |
| リベド様皮疹 | 網状皮斑様皮疹：一過性，対称的で蒼白な中心部分を閉鎖状に囲むレース状の皮疹<br>樹枝状皮斑様病変：大型で不規則かつ非対称で閉鎖しない環状病変で，重度の凝固障害をもつ患者に頻繁に認められる | 網状皮斑様病変：中等症<br>樹枝状皮斑様病変：重症 | 微小な炎症性，血栓性の血管障害 | 経過観察 |
| 血管炎様紫斑性皮疹 | 全身性もしくは間擦部に限局して分布する．紫斑は出血性水疱に発展し，場合によっては壊死性潰瘍を形成することがある | 重症 | フィブリンおよび血管内皮の腫脹を伴う白血球破砕性血管炎．血管周囲の好中球およびリンパ球の著明な浸潤 | 軽症の場合はステロイド外用．重症の場合はステロイド内服 |
| 脱毛 | 休止期脱毛が多いが，円形脱毛や男性型脱毛も含まれている．女性に多い傾向がある | 重症度との関連なし | | 休止期脱毛，男性型脱毛の場合は基本的に経過観察．円形脱毛の場合は治療介入 |

(Genovese G, *et al.*: *Dermatology* 2021; **237**: 1-12 より改変)

## 3．水疱性皮疹

　臨床的に 2 つの異なる形態学的パターンがみられる．
①大小の小丘疹，小水疱，膿疱からなる広範で多形な皮疹．
②胸部・上腹部または背部に生じる丘疹状水疱病変からなる限局した皮疹．

## 4．凍瘡様皮疹

　"COVID toe" とも呼ばれる．足趾背面，足趾先端，踵，足底に紅斑，鱗屑，水疱，血疱などがみられる．寒冷曝露の既往なく発症する．手指や耳の発症は稀とされる．白人での報告が多く，有色人種には少ない．他の COVID-19 関連の皮膚所見とは異なり，若年者と軽症例に多くみられる．COVID-19 全身症状のない例にもみられることがある．

## 5. リベド様皮疹

網状皮斑様皮疹では一過性，対称的で蒼白な中心部分を閉鎖状に囲むレース状の皮疹がみられる．樹枝状皮斑様病変では大型で不規則かつ非対称で閉鎖しない環状病変で，重度の凝固障害をもつ患者に頻繁に認められる．

高齢者と重症例にみられ，死亡率も10%と高くなる．

## 6. 血管炎様紫斑性皮疹

全身性もしくは間擦部に限局して分布する．紫斑は出血性水疱に発展し，場合によっては壊死性潰瘍を形成することがある．

重度の高齢患者でより頻繁に発生することが示唆されており，COVID-19関連死亡率の最も高い状態にあることを示す皮膚症状の可能性が高い．

## 7. 脱毛症

小児でみられる脱毛症は円形脱毛症や休止期脱毛[*1]がほとんどである．

## 8. その他の皮疹

小児は重症化が少ないとされているが，オミクロン株になってからは小児重症例の報告が日本でも増えてきている．中でも川崎病を疑うような症状を示す小児COVID-19関連多系統炎症性症候群（multisystem inflammatory syndrome in children: MIS-C/ pediatric inflammatory multisystem syndrome: PIMS）では重症化することがあるので鑑別が重要である．

表2 川崎病と小児COVID-19関連多系統炎症性症候群（MIS-C/PMIS）の比較

| | 川崎病 | MIS-C/PMIS |
|---|---|---|
| 年齢（中央値） | 2歳 | 9歳 |
| 人種 | アジア系，特に日本人に多い | アフリカ系，カリブ系，ヒスパニックに多い |
| SARS-CoV-2感染との関連 | 明らかな関連のエビデンスなし | 陽性（5〜7割）<br>PCR陽性20〜47%，抗体陽性75〜90% |
| 消化器症状 | 少ない | 60〜70% |
| 心筋障害 | 少ない | 多い |
| CRP値 | ↑ | ↑↑ |
| Dダイマー値 | ↑ | ↑↑ |
| NT-proBNP，トロポニン，フェリチン | 中等度上昇 | 高値 |
| 川崎病症状 | 100% | 40% |
| 致命率 | 0.01% | 1.70% |
| ショック症状 | 1〜5% | 60〜70% |
| 検査値 | （MIS-C/PIMSに比して）赤血球沈降速度の上昇（MIS-Cの中央値60〜75に比して川崎病は80以上のことが多い） | 血小板数の低値（中央値13〜15万/$\mu$L，リンパ球数の低値（0.5〜1.5×$10^3$/$\mu$L），トロポニン値上昇（68〜95%） |
| リンパ球減少 | 少ない | 多い |
| 冠動脈拡張・瘤形成 | 不可逆性が多い | 一部可逆性 |

SARS-CoV-2：新型コロナウイルス，PCR：ポリメラーゼ連鎖反応，CRP：C反応性蛋白，NT-proBNP：N末端プロ脳性ナトリウム利尿ペプチド．

（Vella LA, *et al.*: *Curr Pediatr Rep* 2021; **9**: 83-92 より改変）

---

[*1]：「成長期→退行期→休止期」という毛周期のうち，休止期にある毛包は通常全体の10%程度であるが，何らかの原因により通常よりも多くの毛包が休止期に入り，成長途中の毛が多く抜け落ちる状態．

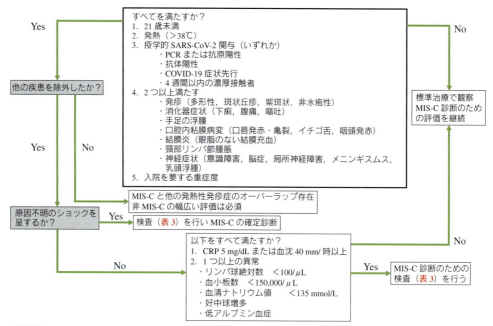

**図1** 小児COVID-19関連多系統炎症性症候群（MIS-C/PIMS）診断のアルゴリズム

SARS-CoV-2：新型コロナウイルス，PCR：ポリメラーゼ連鎖反応，COVID-19：新型コロナウイルス感染症，CRP：C反応性蛋白．
〔日本小児科学会，他：小児COVID-19関連多系統炎症性症候群（MIS-C/PIMS）診療コンセンサスステートメント．2021.9.16改訂〕

典型的な経過は，無症状・軽症のCOVID-19罹患から2〜6週後に，高熱と下痢，嘔吐，腹痛などの消化器症状と，前後して血圧低下，ショック，心不全を呈し，しばしば発疹や眼球結膜充血，口唇・口腔粘膜の発赤やイチゴ舌，指趾の発赤など，川崎病に類似した症状群を伴う．36%では川崎病の診断基準を満たし，30%では不全型とも診断しうる．一部には川崎病と同様に冠動脈の拡張や瘤形成が報告され，けいれん，意識障害などの神経症状や，腎機能障害などを併発する例もある．多くの炎症性マーカーが上昇する（表2）．

現在，英国のPIMS診断基準[1]，米国のMIS-C診断基準[2]，WHOのMIS-C診断基準[3]が存在し，それぞれ少しずつ異なるが，発熱と何らかの臓器障害を示す症状があり，炎症を示す検査データをみた場合にこの疾患を疑う（図1，表3）．

**表3** 小児COVID-19関連多系統炎症性症候群（MIS-C/PIMS）確定診断のための検査

| 血液検査項目 | 血算（分画） |
| --- | --- |
| | C反応性蛋白 |
| | プロカルシトニン |
| | 血沈 |
| | フィブリノーゲン |
| | 凝固機能（PT, APTT, Dダイマー） |
| | フェリチン |
| | 乳酸脱水素酵素 |
| | アルブミン |
| | トロポニン/NT-proBNP |
| | IL-6（保険適用外） |
| 画像評価 | 心臓超音波（Zスコア含む） |
| | 心電図 |
| | 胸部X線 |
| | 胸部CT（必要時） |
| | 腹部超音波 |
| | 腹部CT（必要時） |
| COVID-19の検査室診断 | リアルタイムPCR |
| | 血清学的検査（抗体） |
| | 抗原検査 |

PT：プロトロンビン時間，APTT：活性化部分トロンボプラスチン時間，NT-proBNP：N末端プロ脳性ナトリウム利尿ペプチド，COVID-19：新型コロナウイルス感染症．
〔日本小児科学会，他：小児COVID-19関連多系統炎症性症候群（MIS-C/PIMS）診療コンセンサスステートメント．2021.9.16改訂〕

## Ⅲ 鑑別診断

COVID-19 に特徴的な皮疹はないため，他の皮膚疾患との鑑別が必要となる．

表1 に示した加療や経過観察を 1 週間程度行い，皮疹の改善がない場合は皮膚科専門医への受診を勧める．

MIS-C/PIMS と川崎病の鑑別では，前者であれば重症化する可能性が高いので注意する（表2）．

## Ⅳ 治療（表1）と経過

小児の脱毛症では，休止期脱毛は経過観察，円形脱毛症は重症度によりコルチコステロイド外用・内服，エキシマライトによる光線療法などを行う．

通常小児の予後はよい．ただし，2 歳未満や基礎疾患がある場合に重症化しやすい．MIS-C/PIMS が発症した場合は，前述のような様々な臓器障害を起こすため，予後不良なこともある．

後遺症は成人＞小児，年長児＞年少児，女＞男，基礎疾患がある，COVID-19 罹患時の重症度が高い場合に多くみられる．小児でも長期にわたる後遺症も多く報告されているが，皮膚症状はほぼ改善する．

### 文　献

1) Royal College of Paediatrics and Child Health: Guidance: Paediatric multisystem inflammatory syndrome temporally associated with COVID-19.
https://www.rcpch.ac.uk/resources/paediatric-multisystem-inflammatory-syndrome-temporally-associated-covid-19-pims-national（2024 年 12 月 15 日最終閲覧）
2) Health Alert Network (HAN): Multisystem Inflammatory Syndrome in Children (MIS-C) Associated with Coronavirus Disease 2019 (COVID-19).
https://www.chicagohan.org/covid-19/mis-c（2024 年 12 月 15 日最終閲覧）
3) World Health Organization: Multisystem inflammatory syndrome in children and adolescents with COVID-19 Scientific Brief.
https://www.who.int/publications/i/item/multisystem-inflammatory-syndrome-in-children-and-adolescents-with-covid-19（2024 年 12 月 15 日最終閲覧）

（村上富美子）

D 全身性疾患・薬剤などによる皮膚症状

# 8 水疱症

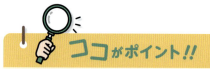

## ココがポイント!!

- 線状 IgA 水疱性皮膚症は稀な自己免疫性水疱症であり，瘙痒を伴う紅斑と緊満性の水疱が出現する．
- 線状 IgA 水疱性皮膚症の一部の症例では，薬剤により皮疹が誘発されることが報告されており，被疑薬の中止を検討すべきである．
- 表皮水疱症は，皮膚が脆弱で外力を受けやすい部位に水疱やびらんを形成する先天性の疾患群である．変異蛋白により大きく3つの病型に分類される．
- 表皮水疱症の治療の中心は対症療法であり，重症例では全身管理や合併症に対して他科との連携が必要である．

## I 線状 IgA 水疱性皮膚症（LABD）

### 1. 疾患概念

線状 IgA 水疱性皮膚症（linear IgA bullous dermatosis: LABD）は，IgA 型自己抗体の表皮基底膜部への沈着を特徴とする自己免疫性水疱症である．発症率は 100 万人年当たり 0.5〜2.3 人と稀であり，生後 6 か月から 10 歳までに好発する小児型と 40 歳以上に発症する成人型に分けられる．LABD の発症機序の詳細はいまだ不明であるが，一部の症例は薬剤により誘発されることが知られ，原因薬剤としてバンコマイシンや ST 合剤，非ステロイド性抗炎症薬（NSAIDs）などが報告されている．

### 2. 臨床症状と合併症

顔面，四肢，体幹，陰部に瘙痒を伴う紅斑や緊満性の水疱を形成する．典型的には紅斑の周囲に比較的小さな緊満性水疱を形成し，真珠の首飾り様と例えられる．粘膜病変もしばしばみられ，口腔粘膜や眼粘膜にびらんを生じ，治癒後に瘢痕を形成することがある（図1）．

### 3. 鑑別診断

#### a. デューリング疱疹状皮膚炎

デューリング疱疹状皮膚炎（Duhring dermatitis herpetiformis）は，紅斑や水疱が，膝蓋，肘頭，臀部など機械的刺激が加わりやすい部位を中心に出現し強い瘙痒を伴う．通常粘膜病変はみられない．欧米人に多い疾患でアジア人では稀である．多くの欧米症例でグルテン過敏性腸炎を合併する．蛍光抗体直接法で表皮真皮接合部に顆粒状の抗 IgA 抗体沈着がみられること

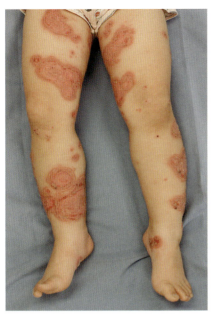

図1 線状IgA水疱性皮膚症
5歳女児．紅斑の辺縁を縁取るように緊満性水疱が配列していた．下腿を中心に全身に皮疹を生じた．

がLABDとの鑑別点の1つになる．

b. 後天性表皮水疱症

基底膜の係留線維の主成分である7型コラーゲンを標的抗原とする自己免疫性水疱症である．LABDと同様に，小児型と成人型の二峰性の年齢分布をとる．肘や膝など外的刺激を受ける部位に水疱を繰り返し紅斑に乏しい非炎症型と，紅斑や緊満性水疱を呈する炎症型に大別される．治癒後に瘢痕や稗粒腫を残すことが多い．病理組織は表皮下水疱と好中球を中心とした炎症細胞浸潤が特徴である．蛍光抗体直接法では表皮基底膜部にIgGや補体が沈着する．1M食塩水処理皮膚を用いた蛍光抗体間接法では真皮側にIgGの沈着がみられる．確定診断には皮膚生検組織の病理組織学的検査が必要である．

c. 水疱性類天疱瘡

全身に瘙痒を伴う浮腫性紅斑と緊満性水疱が出現する自己免疫性水疱症であり，高齢者に好発するが，稀に小児でも発症する．病理組織は好酸球浸潤を伴う表皮下水疱が特徴的で，蛍光抗体直接法では表皮基底膜部にIgGや補体の沈着がみられる．血中には17型コラーゲンやBP230に対するIgG型自己抗体が出現する．確定診断には皮膚生検組織の病理組織学的検査が必要である．

d. 伝染性膿痂疹

黄色ブドウ球菌やA群溶血性レンサ球菌による表皮の細菌感染で，水疱性膿痂疹と痂皮性膿痂疹に大別される．湿疹部や外傷部に出現し搔破により他の部位に広がることからとびひとして知られる．蛍光抗体直接法が陰性になることや創部培養で起因菌が同定されることが鑑別になる．

e. 虫刺症

カ，アブ，ハチ，ノミ，ダニなどの節足動物による刺咬で生じる皮膚疾患の総称である．刺咬による刺激や注入された物質に対するアレルギー反応などにより紅斑や膨疹，時に水疱を形成する．蛍光抗体直接法に加え，行動歴やペットの飼育歴の詳細な問診が診断に有用である．

f. 表皮水疱症

外力を受けやすい部位に水疱やびらんを形成する先天性の疾患群である（後述）．LABDの1歳までの早期発症例では鑑別が難しいが，表皮水疱症の場合，蛍光抗体直接法で自己抗体の沈着がみられないことがポイントとなる．

## 4. 検査所見

LABDの確定診断には皮膚生検組織の病理組織学的検査が必要である．病理組織で表皮下水疱と好中球を主体とする炎症細胞浸潤がみられる．蛍光抗体直接法で基底膜部に抗IgA抗体の線状の沈着がみられる．1M食塩水処理皮膚を用いた蛍光抗体間接法で表皮側に抗IgA抗体の沈着がみられることが多いが，真皮側あるいは表皮側と真皮側の両方に沈着がみられることもある．ウェスタンブロット法で患者血清中に17型コラーゲンの断片であるLAD-1やLABD97に対するIgA型自己抗体が検出される．

## 5. 治療と経過

病勢を抑えるためには全身療法が効果的である．第一選択はジアフェニルスルホン（DDS）（レクチゾール®）内服で，無効例または副作用があるなど使用しにくい場合はステロイド内服が行われる．効果は全身療法に劣るがステロイド外用も行われる．多くの小児例で思春期までに寛解するが，症状が慢性的に経過する症例や，寛解の数十年後に再燃する症例もある．薬剤誘発性のLABDでは被疑薬の中止により改善が得られた症例が報告されている．

# Ⅱ 表皮水疱症

## 1. 疾患概念

表皮水疱症は生まれつき皮膚が脆弱で，外力を受けやすい部位に水疱やびらんを形成する先天性の疾患群である．細胞骨格や真皮表皮間接着因子，基底膜の係留因子の異常により生じ，原因となる遺伝子の病的バリアントや臨床症状により30以上の亜型が存在し，単純型，接合部型，栄養障害型，キンドラー型（Kindler syndrome）の4つに大別される．本項ではキンドラー型を除く主要な3つの病型について解説する．

## 2. 臨床症状と合併症

### a. 単純型表皮水疱症

主に細胞骨格の構成要素であるケラチン5あるいはケラチン14遺伝子の病的バリアントが原因で表皮基底細胞内に裂隙を生じる．遺伝形式は常染色体顕性（優性）で，臨床所見は外傷によりわずかに水疱を形成するのみの限局型から，生まれつき全身に水疱を形成する重症汎発型まで様々である．皮疹は瘢痕を残さずに治癒する．粘膜病変や掌蹠の過角化が生じることがある．症状は気温が高く発汗が多い夏に増悪し，成長につれて軽快することが多い（図2）．

### b. 接合部型表皮水疱症

表皮基底細胞と基底膜を接着するヘミデスモソームの構成蛋白であるラミニン332や17型コラーゲンなどの遺伝子異常により生じる．遺伝形式は常染色体潜性（劣性）で臨床所見から中等症汎発型と重症汎発型に分けられる．

中等症汎発型は機械的刺激を受けやすい部位に水疱を形成し，びらんと治癒が反復することで皮膚の萎縮や色素沈着・脱失をきたす．歯牙の形成異常や脱毛もみられる．症状は比較的軽く成人まで生存しうる．

重症汎発型は出生時には軽微な症状だが，その後急速に眼瞼，口腔，泌尿生殖器を含む全身に水疱やびらんが拡大する．びらんは瘢痕を残して治癒し，粘膜や手指の癒着や関節の拘縮をきたす．予後は不良で，ほとんどの症例で2年以内に低栄養や感染症によって死亡する．

### c. 栄養障害型表皮水疱症

基底膜を真皮に係留する7型コラーゲンの遺伝子異常により生じる．遺伝形式は常染色体顕性（優性）と常染色体潜性（劣性）に分けられ，症状の程度は様々であるが潜性（劣性）のほうが重篤である．外力を受けやすい部位に水疱を形成し，爪甲異常や粘膜病変を伴う．びらんは瘢痕や稗粒腫を残して治癒し，重症例では手指の棍棒状の癒合をきたす．粘膜病変による狭窄症状が出現することがある．経過中に有棘細胞がんを合併する症例が多く注意を要する（図3）．

## 3. 鑑別診断

### a. 表皮融解性魚鱗癬（水疱型先天性魚鱗癬様紅皮症）

出生時よりびまん性に皮膚の潮紅がみられ，外力を受ける部位に水疱を形成する．成長するにつれて水疱形成はなくなる一方，紅皮症が持続し，皮膚の過角化と特徴的な悪臭を伴うようになる．病理組織学的所見は顆粒細胞の空胞化

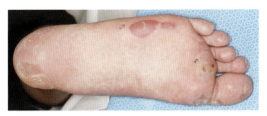

図2 限局型単純型表皮水疱症
15歳男児．長時間の歩行で足底に緊満性の水疱を生じた．患者と母親に*KRT5*の病的バリアント（遺伝子変異）がみつかった．

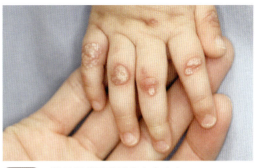

図3 潜性栄養障害型表皮水疱症
1歳1か月女児．外力を受けやすい部位に水疱とびらんを生じ，治癒後に稗粒腫を生じた．両親が保因者で，患者は両方の染色体の*COL7A1*の病的バリアント（遺伝子変異）を有していた．

と粗大なケラトヒアリン顆粒がみられることが特徴である．

### b．色素失調症

*IKBKG*の病的バリアント（遺伝子変異）により発症する伴性顕性の疾患で，患者の95%以上が女性である．特徴的な皮疹がブラシュコ線（Blaschko lines）に沿って出現し，臨床症状から炎症期（生後数日から数か月），疣状期（〜生後6か月），色素沈着期（生後6か月〜），色素消退期（4, 5歳〜）の4期に分類される．新生児期から水疱を生じるため表皮水疱症と鑑別になるが，臨床経過から診断可能である．突然変異例でなければ家族歴が参考になる．

## 4．検査所見

病理組織学的所見で真皮表皮接合部に水疱形成を認める．免疫組織化学で変異蛋白量の低下が確認できる場合がある．電子顕微鏡を用いると単純型で基底細胞の細胞質，接合部型で透明帯，栄養障害型で表皮下に裂隙形成を認める．遺伝学的検査を行うと，それぞれの病型に特徴的な病的バリアントを同定することができる．

## 5．治療と経過

現在のところ，根治的治療法が存在しないため対症療法が中心となる．できるだけ外力を受けないように皮膚をやさしく扱い，びらんに対しては外用薬や創傷被覆材を用いて保護する．接合部型と栄養障害型の難治性または再発性のびらん・潰瘍には自家培養表皮移植の保険適用がある．びらんや潰瘍が多発している場合は，細菌や真菌感染のリスクが高いため，感染予防が重要である．重症例では補液を含めた全身管理や他科と連携しての合併症治療を要する．

### 参考文献

1) Fortuna G, *et al*.: Linear immunoglobulin A bullous dermatosis. *Clin Dermatol* 2012; **30**: 38-50.
2) 類天疱瘡（後天性表皮水疱症を含む）診療ガイドライン作成委員会: 類天疱瘡（後天性表皮水疱症を含む）診療ガイドライン．日皮会誌 2017; **127**: 1483-1521.
3) 星 郁里, 他: 塩酸バンコマイシン投与後に発症した線状IgA水疱性皮膚症の1例．日皮雑誌 2019; **129**: 349-352.
4) 清水 宏: あたらしい皮膚科学．第3版, 中山書店, 2018; 237-264.
5) 石井文人, 他: 水疱性．佐藤伸一, 他編: 今日の皮膚疾患治療指針．第5版, 医学書院, 2022; 457-466.

（鍬開裕仁／廣保　翔／鶴田大輔）

## D 全身性疾患・薬剤などによる皮膚症状

# 9 先天性魚鱗癬

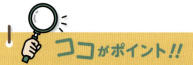

- 先天性魚鱗癬（CI）では，出生直後から全身に鱗屑，角質増殖，粗造などの皮疹を呈する．
- 軽症病型では，鱗屑や粗造がわずかにみられるが，アトピー性皮膚炎へ進展する可能性があるため，保湿療法やスキンケア指導を行う．
- 重症病型では，紅斑・潮紅や水疱・びらん，角質増殖などが顕著なため，皮膚科専門医への紹介を行う．
- 症候性魚鱗癬では皮膚以外の眼科，耳鼻科，整形外科，精神科，神経内科などの症状を合併するので，該当する専門医へのコンサルテーションを行う．
- 本症の多くで原因遺伝子が同定されているため，確定診断には遺伝子解析が有用である．

## I 疾患概念

　先天性魚鱗癬（congenital ichthyosis: CI）では，出生直後から全身の皮膚に鱗屑，角質増殖，粗造などを生じる．CIでは表皮細胞の角化異常によって皮膚バリア機能や保湿機能に異常を生じるが，これに対して表皮が代償性に反応して，体を保護するために，角質増殖，表皮ターンオーバーの亢進などがみられて，角化異常を呈するようになる[1,2]．

　今世紀に入ってから原因遺伝子の同定が大きく進み，ケラチンとその凝集，辺縁帯の形成，セラミド代謝，コレステロール代謝，細胞間輸送，細胞内輸送，小胞輸送，蛋白分解，転写など，角化機転（ケラチナイゼーション）の様々な段階で関与する蛋白や酵素などの遺伝子の病的バリアント（遺伝子変異）により，CIを生じることが知られている[1]．

## II 臨床症状と合併症

　CIでは以下のような臨床症状が全身の広範囲にみられる[3]．

### 1. 角化異常

　保湿機能の障害によって皮膚が乾燥し，鱗屑，角質増殖，粗造などを生じる．また，これらにより発汗障害を生じ，乾燥症状はさらに悪化する．

## 2. 炎症症状

皮膚バリア機能障害によって炎症も惹起されるため，紅斑，潮紅が生じる．また，角化異常による発汗障害でうつ熱も生じやすくなり，炎症症状はさらに悪化する．

## 3. 表皮の脆弱症状

表皮の構造蛋白などに異常を生じる病型では，表皮が脆弱となり，加重部位や機械的な刺激が多い部位などに角質増殖や水疱，びらんを生じることもある．

## 4. 易感染性

皮膚バリア機能障害により，細菌・真菌・ウイルスなどの病原体に対して易感染性となる．

## 5. 瘙痒，疼痛，易刺激感

これらの症状を訴えることも多い．

## 6. 合併症

CI のなかには，皮膚以外の随伴症状を伴わない非症候性魚鱗癬と皮膚症状以外にも随伴症状を伴う症候性魚鱗癬がある．後者では，感音性難聴，視覚障害，痙性四肢麻痺，四肢の短縮，骨格異常，精神発達遅滞，重症肝機能障害，肝硬変などの合併症がみられる．

## Ⅲ 病型分類

皮疹の形態や分布，遺伝形式，現病歴，家族歴，臨床経過，合併症や基礎疾患の有無などから CI の病型を鑑別診断することができる[3,4]．

### 1. 非症候性魚鱗癬（皮膚以外の随伴症状を伴わない魚鱗癬）

#### a. 頻度の高い軽症の魚鱗癬（common ichthyoses）

##### 1）尋常性魚鱗癬

常染色体半顕性（半優性）遺伝．罹患率は約250 人に 1 人と CI で最多．出生時には無症状．遅発性に生後数か月頃に発症し，皮膚の広範囲に乾燥，粗造がみられ，白色粃糠様，小葉状鱗屑が固着する（図 1a）．四肢伸側と背部に病勢が強い特徴があるが，四肢屈側は避ける．冬季に増悪し，夏季には目立たない．手掌の「多紋理徴候」と呼ばれる皮膚紋理の増強（しわ亢進）が診断に役立つ（図 1b）．表皮角層のバリア機能の低下がみられ，アトピー性皮膚炎などのアトピー症状の合併頻度が高いことが知られている．

##### 2）伴性遺伝性魚鱗癬

伴性潜性（劣性）遺伝で母親が保因者となる．男性 2,000〜6,000 人に 1 人．出生直後から発症し，鱗屑は尋常性魚鱗癬よりも大きく黒褐色葉状で症状が目立つ（図 1c）．皮疹は掌蹠を除く全身にみられ，四肢屈側や腹部にも病変を生じ，頭皮，頸部，耳周囲や間擦部にもわたる．角膜混濁を高頻度に合併するのも特徴である．

#### b. ケラチン症性魚鱗癬

##### 1）表皮融解性魚鱗癬

旧称は水疱型先天性魚鱗癬様紅皮症である．常染色体顕性（優性）遺伝．罹患率は 10〜20 万人に 1 人．出生時には全身に潮紅がみられ，水疱，びらんが形成される（図 1d）．成長後には水疱が改善し，特有の悪臭と高度の波状，疣状外観を呈する角質増殖がみられる．

本症の軽症な亜型として，表在性表皮融解性魚鱗癬がある．

#### c. 常染色体潜性先天性魚鱗癬（ARCI）

##### 1）葉状魚鱗癬

常染色体潜性（劣性）遺伝．罹患率は 50 万人に 1 人．出生時には膜様の角化物に覆われる

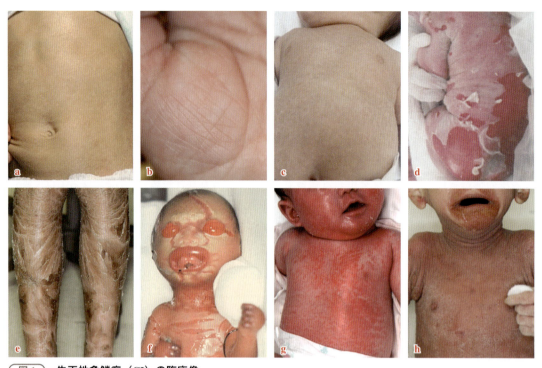

**図1　先天性魚鱗癬（CI）の臨床像**
a：尋常性魚鱗癬，b：尋常性魚鱗癬の多紋理徴候，c：伴性遺伝性魚鱗癬，d：表皮融解性魚鱗癬，e：葉状魚鱗癬，f：道化師様魚鱗癬，g：ネザートン症候群，h：KID症候群．

コロジオン児（collodion baby）を呈することも多く，その後は暗褐色調の大きな厚い鱗屑が全身性に固着して，敷石状になる．潮紅は目立たない（図1e）．眼瞼外反や手指関節の拘縮もしばしばみられる．

　2）先天性魚鱗癬様紅皮症
　旧称は非水疱型先天性魚鱗癬様紅皮症である．常染色体潜性（劣性）遺伝．罹患率は20～30万人に1人．全身に潮紅がみられ，剝離しやすい白色調の細かい鱗屑を付着する．水疱は形成されず，掌蹠角化を伴う．

　3）道化師様魚鱗癬
　常染色体潜性（劣性）遺伝．罹患率は30万人に1人．出生時の症状が最も重篤なARCIである．厚い板状，鎧状の角質増殖に生じた亀裂，眼瞼外反，口唇の突出・開口が特徴的で，顕著な耳介変形も生じる（図1f）．

## 2. 症候性魚鱗癬（皮膚以外の随伴症状を伴う魚鱗癬）

### a. ネザートン症候群（Netherton syndrome）

　常染色体潜性（劣性）遺伝．罹患率は100万人に1人．辺縁に二重の鱗屑縁をもつ曲折線状魚鱗癬，もしくは先天性魚鱗癬様紅皮症の皮膚症状を呈する．CIに嵌入性裂毛，アトピー性素因を合併する（三徴候）．成長障害，アミノ酸尿などもみられる（図1g）．

### b. シェーグレン・ラルソン症候群（Sjögren-Larsson syndrome）

　常染色体潜性（劣性）遺伝．罹患率は10～20万人に1人．黒色表皮腫様のCIを呈する．四肢の痙性対麻痺，精神発達遅滞，網膜色素変性症などを合併する．

### c. KID 症候群
### (keratitis-ichthyosis-deafness syndrome)

常染色体顕性（優性）遺伝．CI の角質増殖は乳頭腫状であり，手掌や足底で顕著となる（図 1h）．CI に血管新生を伴う角膜炎，感音性難聴を合併する（三徴候）．

### d. ドルフマン・シャナリン症候群
### (Dorfman-Chanarin syndrome)

"neutral lipid storage disease" とも呼ばれる．常染色体潜性（劣性）遺伝．先天性魚鱗癬様紅皮症様の臨床像を呈する．種々の臓器に中性脂質が蓄積して，脂肪肝，白内障，難聴，精神発達遅滞，成長障害，筋力低下，眼振，小脳運動失調症などを合併する．

## Ⅳ 検査所見

### 1. 病理組織学的所見

尋常性魚鱗癬では顆粒層の菲薄化や欠如がみられ，表皮融解性魚鱗癬では表皮上層に空胞化と粗大なケラトヒアリン顆粒がみられる．表在性表皮融解性魚鱗癬では顆粒層付近に限局した変化となる．ネザートン症候群では乾癬様の角質肥厚と角層の剝離が目立つ．

### 2. 電顕所見

表皮融解性魚鱗癬では表皮細胞内にトノフィラメントの凝集塊がみられる．トランスグルタミナーゼを欠損する葉状魚鱗癬では，辺縁帯も細胞間脂質も菲薄化している．道化師様魚鱗癬やシェーグレン・ラルソン症候群，ドルフマン・シャナリン症候群では層板顆粒と細胞間脂質に異常がみられる．

### 3. リンパ球中ステロイドサルファターゼ活性

多くの伴性遺伝性魚鱗癬では活性の顕著な低下がみられる．

### 4. FISH（fluorescence in situ hybridization）法を用いた染色体解析

多くの伴性遺伝性魚鱗癬では X 染色体短腕の末端に位置するステロイドサルファターゼ遺伝子の全欠損がみられる．

### 5. in situ トランスグルタミナーゼアッセイ

凍結した表皮切片に，蛍光標識ペプチドを架橋反応させて，トランスグルタミナーゼの局在と活性を解析する．葉状魚鱗癬の一部では活性の顕著な低下がみられる．

### 6. セリンプロテアーゼ活性測定

ネザートン症候群では，合成基質を使って角層中のセリンプロテアーゼ活性を測定すると異常亢進がみられる．

### 7. 末梢血塗抹標本

ドルフマン・シャナリン症候群では，顆粒球の内部に中性脂質蓄積（Jordan's anomaly）がみられる．

### 8. 眼科的所見

伴性遺伝性魚鱗癬では角膜混濁が高頻度に証明され，KID 症候群では血管新生を伴う角膜炎を生じる．シェーグレン・ラルソン症候群では "glistening dots" と呼ばれる光輝性小斑点や色素変性が眼底網膜にみられる．

### 9. 遺伝子解析

CI の多くで原因遺伝子が同定されているため，確定診断には遺伝子解析が有用である．表1 に CI 主な原因遺伝子とその病態生理を示す．

| 表1 | 先天性魚鱗癬（CI）の主な原因遺伝子とその病態生理 | |
|---|---|---|
| 疾患名（遺伝形式） | 原因遺伝子名 | 病態生理 |
| 1. 尋常性魚鱗癬（ASD） | *FLG*（フィラグリン） | 天然保湿因子の産生低下 |
| 2. 伴性遺伝性魚鱗癬（XR） | *STS*（ステロイドサルファターゼ） | 角層細胞間にコレステロール硫酸が蓄積して角層が剥離遅延する |
| 3. 表皮融解性魚鱗癬（AD） | *KRT1, 10*（ケラチン1, 10） | 表皮上層の細胞骨格の脆弱化（優性阻害効果） |
| 4. 表在性表皮融解性魚鱗癬（AD） | *KRT2e*（ケラチン2e） | 顆粒層の細胞骨格の脆弱化（優性阻害効果） |
| 5. 道化師様魚鱗癬（AR） | *ABCA12* | 脂質輸送の障害 |
| 6. 葉状魚鱗癬（AR） | *TMG1*（トランスグルタミナーゼ1），*ABCA12* | 脂質辺縁帯を形成するための酵素や脂質輸送の障害 |
| 7. 先天性魚鱗癬様紅皮症（AR） | *ABCA12*，*TGM1*や各種のリポキシゲナーゼをコードする*ALOXE3*，*ALOX12B*，*CERS3*，*CYP4F22*など | 脂質輸送の障害や細胞間脂質（セラミド合成過程）の異常 |
| 8. ネザートン症候群（AR） | *SPINK5*（LEKTI） | 角層セリンプロテアーゼの活性が異常亢進した結果，角層の過剰剥離を生じる |
| 9. シェーグレン・ラルソン症候群（AR） | *ALDH3A2*（脂肪アルデヒド脱水素酵素） | 長鎖脂肪族アルデヒドの蓄積症．表皮内で層板顆粒の形成不全と角層細胞間脂質（セラミド）の異常を生じる |
| 10. KID症候群（AD） | *GJB2, GJB6*（コネキシン26） | 細胞間チャンネルのギャップ結合の異常 |
| 11. ドルフマン・シャナリン症候群（AR） | *CGI-58* | 中性脂肪の蓄積症．表皮内で層板顆粒の形成不全と角層細胞間脂質（セラミド）の異常を生じる |

AD：常染色体顕性（優性），ASD：常染色体半顕性（半優性），AR：常染色体潜性（劣性），XR：伴性潜性（劣性）.

保険適用外ではあるが，近年ではかずさDNA研究所（千葉県木更津市）などで遺伝子検査を実施してもらうことも可能である．

## Ⅴ 治療と経過

### 1. 治療

#### a. 局所療法[5]

CIは先天性のため治療法は未確立であり，対症療法が中心となるため局所療法が治療の中心となる．乾燥，鱗屑，角質増殖などの重症度を考慮し，主にワセリン，ヘパリン類似物質外用薬による保湿と，尿素やサリチル酸ワセリンなどによる角質溶解剤で余剰角質の除去を行う．活性型ビタミン$D_3$外用薬にも優れた表皮細胞の分化誘導効果があるが，皮膚刺激性，高カルシウム血症などの副作用を考慮して使用する．ステロイド外用薬は二次的に生じた炎症，瘙痒に対して有効であるが，経皮吸収が高く大量に使用すると，満月様顔貌，中心性肥満，骨粗鬆症などの副作用を生じる．皮膚表面に細菌，真菌，ウイルス感染症を合併する場合には，抗菌薬，抗真菌薬，抗ウイルス薬などを含有する外用薬を併用する．ネザートン症候群がアトピー性皮膚炎と誤診され，タクロリムス軟膏を外用されていることがあるが，本症では経皮吸収が高く，腎機能障害や高血圧などの副作用を起こすので使用禁忌である．

#### b. 全身療法[5]

重症例では，抗角化症薬のエトレチナート（チガソン®）内服を使用する．表皮の分化に強く作用し，効果的であるが，口唇炎，肝機能障害，催奇形性，骨形成障害など副作用が多いた

め文章同意を得てからの投与が必要で，定期的な血液検査も欠かせない．

### c. その他[5]

魚鱗癬症候群では精神発達遅滞や運動失調，難聴，視力障害などの症状を随伴する．このような合併症があれば治療と経過観察のため専門医へのコンサルテーションを行う．

### 2. 予後[3-5]

近年の新生児集中治療室の医療技術の進歩，早期からの抗菌薬，エトレチナートの予防投与により，道化師様魚鱗癬やネザートン症候群などの最重症の魚鱗癬であっても，成人期まで達することのできる長期生存例が増えている．しかしながら，皮膚症状は終生持続するため，長期の継続通院，療養指導が必須である．

## Ⅵ 保護者への説明

CI では，皮膚表面に感染症を繰り返して重症度が高い小児の患者は，小児慢性特定疾病医療費助成制度の対象となる．また，表皮融解性魚鱗癬の水疱，びらんに対しては，医療用被覆材（包括医療材料）であれば，医療機関が在宅難治性皮膚疾患処置指導管理料（1,000 点）を使って患者に供給する．一方，トレックス®，カルトスタット®，メピレックスボーダー® などの特定保険医療材料については別に保険算定して請求することができる．

## 文　献

1) Gutiérrez-Cerrajero C, *et al.*: Ichthyosis. *Nat Rev Dis Primers* 2023; **9**: 2.
2) Suga Y, *et al.*: Epidermolytic hyperkeratosis（Keratinopathic Ichthyosis）. Ogawa H, *et al.* eds, *The Color Atlas of Disorders of Keratinization*, 2nd ed, 協和企画，2011; 67-72.
3) 須賀　康，他: 魚鱗癬の分類と診断. 皮膚科 2023; **4**: 239-246.
4) 加藤　昱，他: 遺伝性魚鱗癬. 小児科診療 2024; **87**: 284-290.
5) 加藤　昱，他: 魚鱗癬・掌蹠角化症の治療とスキンケア指導について. 皮膚科 2023; **4**: 176-184.

（須賀　康）

D 全身性疾患・薬剤などによる皮膚症状

# 10 乾癬・類乾癬・毛孔性紅色粃糠疹

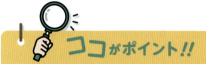

## ココがポイント!!

- 小児では個疹が小さく，鱗屑，浸潤も少ないため，湿疹性病変との鑑別が成人よりもさらに難しい．
- 小児では手掌・足底に強い角化を認める乾癬をみることがあり，この場合には遺伝性の掌蹠角化症や毛孔性紅色粃糠疹との鑑別が問題になる．
- 膿疱性乾癬の治療は基本的には乾癬と同じだが，特に乳児では全身療法の種類が成人より限られているため，重症例では治療に難渋することがある．
- 6歳以上の小児乾癬にはIL-17A阻害薬（セクキヌマブ）が使用可能である．

## I 乾癬

### 1. 疾患概念

　乾癬は慢性の炎症性皮膚疾患であり，発症年齢は20～50代が多く，日本人の約0.3%に発症する．このうち小児例は，1982～2001年の日本乾癬学会の統計によると，10歳未満の発症が4%，10～19歳では12.2%となっており，決して多くはない．遺伝的素因に加えて，肥満などの後天的な素因を背景にIL-17などのサイトカインの発現を特徴とするTh17系の免疫系が活性化され，結果として，表皮細胞の過増殖，分化異常が誘導され，特徴的な臨床症状を呈する．日本人の乾癬での男女比は2：1で男性に多いが，小児に限れば女児の割合が高い．また，一般的に小児を含めた若年発症群では乾癬の家族歴を有する率が高い．

### 2. 臨床症状

#### a. 乾癬

　成人では，厚い鱗屑を伴う境界明瞭な紅斑が被髪頭部，腰臀部，肘，膝，下腿などの好発部位に生じ，半数近くに爪症状がある．また，個疹の境界は湿疹に比べると明瞭である．小児では成人より個疹が小さく，鱗屑，浸潤も少ない（後出の図2を参照）．このため，脂漏性湿疹，乳児湿疹，アトピー性皮膚炎などの湿疹性病変との鑑別が成人よりもさらに難しいが，瘙痒から繰り返し掻破するといったことがなければ，一般的に滲出液を伴った，ジクジクした感じにはならない．また，個疹の境界は湿疹に比べると明瞭である．乾癬の皮疹は多発することが多いので，乾癬を疑ったら，全身の皮膚を診察し，他の部分により典型的な乾癬の皮疹がない

かどうか，探すことも重要である．手掌・足底に強い角化を認める乾癬の場合には，遺伝性の掌蹠角化症や毛孔性紅色粃糠疹との鑑別も問題になる．おむつをしている小児にはおむつ部乾癬（napkin psoriasis）があり，陰股部のおむつの当たる部分に一致して紅斑が認められる．適切な治療で軽快することが多いが，一部，後に乾癬に移行することがあり，乾癬素因をもつ子どもに刺激が加わって生じているとも考えられている．

上気道感染，溶血性レンサ球菌感染のあとに1 cm程度までのしずく状の乾癬の皮疹が散在性に生じる，滴状乾癬も小児に多い．

### b．膿疱性乾癬

膿疱性乾癬（generalized pustular psoriasis: GPP）では，急激な発熱とともに膿疱，紅斑が全身に出現する．病理組織学的には，Kogoj海綿状膿疱（Kogoj spongiform）を特徴とする好中球性角層下膿疱を認める．小児期と30代に発症のピークがあり，16歳以下での発症例は11.7％にも及ぶ．初期にはびらんが目立ち，伝染性膿痂疹（とびひ）との鑑別が難しいこともある．尋常性乾癬が先行しない膿疱性乾癬の大多数は*IL36RN*の病的バリアント（遺伝子変異）

があり，抗IL-36受容体抗体がGPPに有効性を示していることから，近年IL-36の病態における重要性が示唆されている．また，尋常性乾癬を伴うGPPのなかには，NF-$\kappa$Bの活性化につながる*CARD14*（caspase recruitment domain family member 14）の機能獲得型バリアントを有する症例もみつかっている．

## 3．鑑別診断

### a．湿疹・アトピー性皮膚炎

小児の乾癬では個疹が小さく，鱗屑，浸潤も少ないため，湿疹性病変との鑑別が成人よりもさらに難しい（図1a〜c）．ただし，乾癬では瘙痒から繰り返し搔破するといったことがなければ，一般的に滲出液を伴った，ジクジクした感じにはならない．また，乾癬の個疹の境界は湿疹に比べると明瞭である．

### b．ジベルばら色粃糠疹

上気道感染のエピソードがあっても，背部の皮膚割線に一致して，クリスマスツリー状に皮疹が配列し，2〜5 cm大の大きめの紅斑落屑局面が初発疹（ヘラルドパッチ）であれば，むしろジベルばら色粃糠疹（pityriasis rosea Gibert）を疑う．

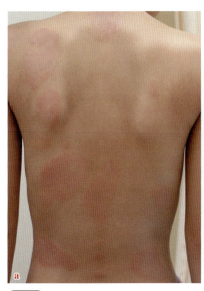
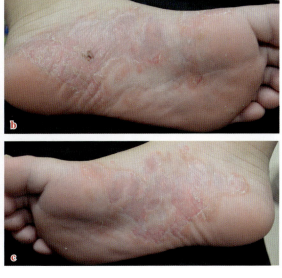

**図1　尋常性乾癬**
**a**：背部（9歳女児），**b**，**c**：足底（10歳男児）．

c. 掌蹠角化症

　小児では手掌・足底に強い角化を認める乾癬をみることがあり，この場合には遺伝性の掌蹠角化症との鑑別が問題になる．病理組織学的検査，家族歴，遺伝学的検査，掌蹠以外での皮疹を参考に鑑別する．

d. 毛孔性紅色粃糠疹

　臨床的に似ているが，毛孔性紅色粃糠疹では毛孔性の角化性丘疹，掌蹠のびまん性角化，オレンジ色を帯びた局面が目立つ．

## 4. 治療と経過

　慢性炎症性皮膚疾患であるため，小児が長期に継続しても安全性が確保できる治療法を優先的に選択する必要がある．基本的には外用薬（ステロイド外用薬，活性型ビタミン$D_3$外用薬，配合外用薬）主体となる．

a. 外用療法

　小児は皮膚が薄いのでステロイド外用薬の吸収率が高く，また，体表面積の割合が大きいことから皮膚萎縮や副腎機能抑制などの副作用には，成人よりも注意が必要である．弱めのランクのものでも十分な効果が期待できるので，これらを使用する．

　活性型ビタミン$D_3$外用薬はステロイド外用薬と比較して，即効性に劣るが，特に低濃度のものは副作用の心配も少なく，寛解維持に向いており，ステロイド外用量を減らせる．ただし，低濃度タカルシトール（2 µg/g）であっても，低出生体重児，新生児，乳児に対する安全性は使用経験が少なく，確立されていない．低濃度で十分な効果が得られない場合，高濃度のカルシポトリオール（50 µg/g），やマキサカルシトール（25 µg/g）を使用するが，刺激感が出ることがあり，また高カルシウム血症の副作用に要注意である．

b. 内服療法

　内服療法は，一部の重症症例と，難治な小児膿疱性乾癬に限って用いられる．滴状乾癬には抗菌薬が有効なことがある．膿疱性乾癬のガイドラインではシクロスポリンが小児膿疱性乾癬に対する第一選択とされているが，長期使用に伴う腎機能障害，悪性腫瘍のリスクについては十分な知見がない．投与量も 0.5〜5 mg/kg/日と幅があり，確立されていない．症状に合わせて漸減するが，シクロスポリンが奏効しない，減量できない場合にはエトレチナート，ステロイド内服も治療選択肢となる．エトレチナートはビタミン A の誘導体で，成人同様，小児の膿疱性乾癬にも高い効果を有している．ただし，小児では骨端線の早期閉鎖，骨成長障害を起こしうるので，投与にあたっては十分な検討

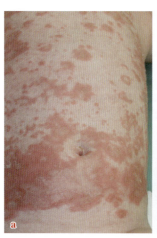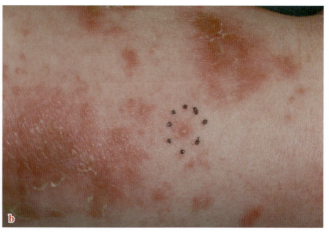

図2　膿疱性乾癬
a：体幹（乳児），b：体幹の膿疱の拡大．

が必要である．ステロイド内服も副腎機能抑制など副作用の問題がある．尋常性乾癬ではステロイド内服は一時的な膿疱化を誘発する可能性があるので用いない．

生物学的製剤としては，6歳以上の小児にはIL-17A阻害薬（セクキヌマブ）が使用可能である．

### c. 光線療法

そのほか，PUVA（psoralen and UVA）療法[*1]と比較して発がんリスクが低いと考えられているナローバンドUVB療法，エキシマライトなどの光線療法を手掌・足底など局所病変の治療に用いることがある．しかし，やはり小児では長期にわたる光線療法は避けるべきである．

### d. 顆粒球単球吸着除去療法（GMA）

膿疱性乾癬の治療は基本的には乾癬と同じだが，小児では全身療法の種類が成人より限られているため，重症例では治療に難渋することがある（図2a, b）．

そのようなケースでは，好中球や単球を吸着させる顆粒球単球吸着除去療法（granulocyte and monocyte adsorption apheresis: GMA）を使用できる．

## II 類乾癬

### 1. 疾患概念

乾癬と臨床症状が似ていることからこの名称が古くに付けられたが，乾癬とは基本的には関係ない．苔癬状粃糠疹（急性型，慢性型）と局面状類乾癬に分けられる．このうち，局面状類乾癬はT細胞のクローン性の増殖が認められ，皮膚T細胞リンパ腫の初期像をみているとされるが，小児にはほとんどみられない．病理組織学的には不全角化と表皮肥厚のほか，海面状態，表皮細胞の壊死を認める．

### 2. 臨床症状

#### a. 苔癬状粃糠疹

1 cmまでの滴状乾癬に類似した鱗屑を付した小紅斑が散在してみられる．急性型と慢性型に分けられるが，両者の中間型や混在もある．

#### 1）急性型（急性痘瘡状苔癬状粃糠疹）

四肢体幹に小紅斑に加えて，紅色丘疹，小水疱，膿疱，小潰瘍を認め，発熱などの全身症状も伴いうる．通常数か月で軽快するが慢性型に移行することもある．

#### 2）慢性型（慢性苔癬状粃糠疹）

自覚症状のない鱗屑を伴う紅斑，紅色丘疹が多発散在し，個疹は数週間で色素沈着となるが，慢性に経過するため，新旧の皮疹が混在す

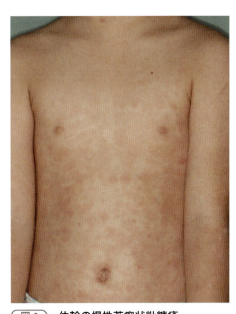

図3　体幹の慢性苔癬状粃糠疹
6歳女児．
（長田麻友美，他: 皮膚臨床 2020; **62**: 45-48）

---

[*1]：紫外線に対する感受性を高める薬剤（メトキサレン）と長波長紫外線（UVA）を組み合わせた治療法．これに対して，エキシマライトなどは中波長紫外線（UVB）にあたる．

る（図3）.

### b. 局面状類乾癬

鱗屑を伴う境界明瞭な紅斑が多発する．直径5 cmの大きさで大局面型，小局面型と分けているが，いずれも同じものとする考えがある．

## 3. 鑑別診断

いずれも乾癬との鑑別が問題となるが，臨床症状，病理組織，経過から鑑別する．

## 4. 治療と経過

ステロイド外用薬，光線療法が有効な場合があるが，急性痘瘡状苔癬状粃糠疹を除いては，年余にわたり慢性に経過する．

# Ⅲ 毛孔性紅色粃糠疹

## 1. 疾患概念

小児期と40〜50代に発症のピークがあり，好発年齢と症状から6型に分類される炎症性角化症である．小児の毛孔性紅色粃糠疹は病型分類のⅢ型（小児古典型），Ⅳ型（小児限局型），Ⅴ型（小児非典型型）に含まれる．家族性以外の本症の原因はいまだ不明であるが，インフルエンザ，溶血性レンサ球菌，ヒト免疫不全ウイルス（human immunodeficiency virus: HIV）など，何らかの抗原曝露を引き金にして発症すると考えられている．水平・垂直方向の正常角化と不全角化の交互配列，顆粒層肥厚を伴う不規則な表皮肥厚，毛孔角栓，真皮上層のリンパ球を主体とした炎症細胞浸潤などの特徴的な病理組織学的所見がみられる．通常5〜10歳頃に発症し，数年の経過で略治する．

Ⅳ型は生後数年で発症し，肘頭や膝蓋に毛孔性丘疹と紅斑が限局して分布する．

Ⅴ型は生直後または数か月後に発症し，慢性に経過する．Ⅴ型では常染色体顕性（優性）遺伝形式をとることがあり，近年，この家系において，*CARD14*の病的バリアントがみられることが報告されている．

## 2. 臨床症状

毛孔性角栓，融合傾向のある毛孔周囲性紅斑，掌蹠の過角化および頭部粃糠疹を特徴とする．オレンジ色をおびた局面の上に鱗屑が付着し，白色の角化性丘疹を多数認める（おろし金様）．

## 3. 鑑別診断

### a. 乾癬

掌蹠の角化が強く認められる場合に，臨床症状と病理組織学的検査で鑑別する．

### b. 進行性対側性紅斑角皮症

進行性対側性紅斑角皮症は主な特徴として，4歳までに発症し，境界明瞭な紅色調の角化性局面が手足背足側，肘，体幹，臀部，膝に好発し，掌蹠にも皮疹を認めることがある．ステロイド外用に反応せず，常染色体顕性（優性）遺伝をとることが多く，一部の症例でロリクリン遺伝子（*LOR*）の病的バリアントを認める．

## 4. 治療

外用療法としては高カルシウム血症に注意しながらの活性型ビタミン$D_3$のほか，ステロイド，サリチル酸ワセリン，尿素軟膏などの外用も時に有効である．全身療法としてのエトレチナートは有効である．シクロスポリンやナローバンドUVBの有効例も報告されている．Ⅲ型とⅣ型は予後良好とされ，自然軽快することが多く，外用薬を主とした治療が行われる．数年で自然軽快するⅢ型や皮疹の分布が限局するⅣ型では，治療に伴う副作用に留意しながら，経過観察を行うことが重要である．

**参考文献**

1) Takeichi T, *et al.*: Pityriasis rubra pilaris type V as an autoinflammatory disease by *CARD14* mutations. *JAMA Dermatol* 2017; **153**: 66-70.
2) 長田麻友美, 他: ナローバンド UVB 療法が奏効した小児慢性苔癬状粃糠疹の 1 例. 皮膚臨床 2020; **62**: 45-48.

（多田弥生）

## D 全身性疾患・薬剤などによる皮膚症状

# 11 光線過敏症

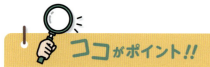

## ココがポイント!!

- 光線過敏症には多くの疾患が含まれ，小児でも決して稀な疾患ではない．
- 「外出後に皮疹が生じ」という時間的経過，顔面，項部，手背など露光部に限局する皮疹分布があれば光線過敏症を疑う．
- 皮疹の発症要因に光線の関与が疑われれば，光線照射試験，光貼付試験，誘発試験，各種血液・尿検査などを適切かつ積極的に実施して光線過敏症の確定診断を試みる．
- 患者の生活の質（QOL）を低下させる光線過敏症の確定診断を正しく行うことは，臨床医の重要な責務の1つである．特に色素性乾皮症（XP），赤芽球性プロトポルフィリン症（EPP）などの遺伝性光線過敏症では重篤で予後不良の患者が多いため，早期診断，早期からの厳重な遮光指導，合併症対策が必要である．

## I 疾患概念

光線過敏症は太陽光の中の紫外線，可視光線に直接曝露した後，通常では起こりえない異常な皮膚反応が露光部皮膚に限局して生じる疾患の総称である．そのなかで小児にみられる光線過敏症は，非ステロイド性抗炎症外用薬などの外因に UVA 曝露が加わって発症する光接触皮膚炎，発症機序が不明（内因性）で難治性の多形日光疹，日光蕁麻疹，EB ウイルス（Epstein-Barr virus: EBV）潜伏感染が発症に関わり，時に重篤化する種痘様水疱症（hydroa vacciniforme: HV），色素性乾皮症（xeroderma pigmentosum: XP），赤芽球性プロトポルフィリン症（erythropoietic protoporphyria: EPP）などの遺伝性の小児慢性特定疾病まで様々である（表1）．

HV，XP，EPP など生命に関わる合併症を引き起こすことのある光線過敏症では，早期に確定診断を下し，厳重な遮光を含めた適切な生活指導，合併症の予防対策，治療を開始する必要がある．露光部に皮疹が生じた小児患者が来院した際には常に光線過敏症の可能性も念頭に置いて，確定診断のための各種検査を迅速，的確に実施する．もしくは専門施設に紹介することが必要である（図1）．

表1　光線関連疾患の分類

◎光線（紫外線）の曝露により誰にでも生じうる変化（スキンタイプによる個人差あり）
・紫外線による急性皮膚障害：日光皮膚炎（サンバーン），即時黒化，遅延型黒化（サンタン）
・紫外線による慢性皮膚障害：光老化の進行（しわ，しみ，日光黒子）
　　　　　　　　　　　　　　皮膚腫瘍（脂漏性角化症，ケラトアカントーマ，日光角化症，基底細胞がん，有棘細胞がん，メラノーマ等）の発生

◎光線過敏症
「健常者が照射されても何ら皮膚に異常をきたさない波長領域あるいは低い線量の光線（紫外線，可視光線）の曝露で，光線露光部位に異常な皮膚反応を呈する疾患群」
・外因性 exogenous or drug/chemical-induced photodermatoses
　光接触皮膚炎（光毒性，光アレルギー性）
　薬剤性光線過敏症（光毒性，光アレルギー性）
・内因性 primary or autoimmune photodermatoses
　日光蕁麻疹，多形日光疹，慢性光線性皮膚炎，日光性痒疹，夏季痤瘡，リコール現象
　種痘様水疱症（EBウイルス関連）
・遺伝性 genetic photodermatoses
　DNA修復異常：色素性乾皮症，コケイン症候群など
　DNA修復正常：赤芽球性プロトポルフィリン症，異型ポルフィリン症，その他の先天性ポルフィリン症
・代謝異常 metabolic photodermatoses
　晩発性皮膚ポルフィリン症，ペラグラ

◎その他（他疾患の誘発・増悪）photo-exacerbated or photo-aggravated dermatoses
・膠原病：SLE（DLE），皮膚筋炎，シェーグレン症候群など
・光ケブネル現象：ダリエ病，乾癬，菌状息肉症，扁平苔癬など
・アトピー性皮膚炎，酒皶，肝斑，単純疱疹など

◎心身症的疾患
・「紫外線アレルギー」（俗称），「電磁過敏症」（身体表現性障害の一型）

赤字部：特に小児で考慮すべき光線関連皮膚疾患．
SLE：全身性エリテマトーデス，DLE：円板状エリテマトーデス．

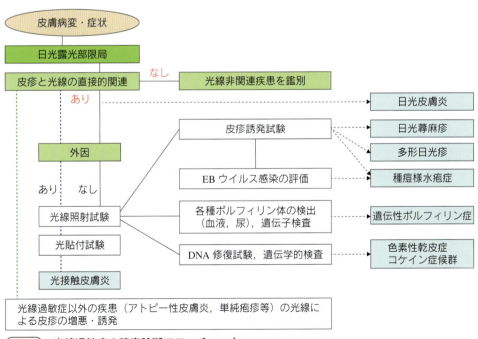

図1　光線過敏症の確定診断フローチャート

## II 臨床症状と診断

### 1. 臨床所見

　露光部に限局する皮疹分布，光線曝露後の皮疹出現という時間軸が光線過敏症の臨床的特徴である．皮疹は特に顔面，項部，耳介，手背，上胸部 V 領域などに出現しやすい．光線曝露を受けない臀部，腹部などには皮膚症状はみられない．皮疹は紅斑，浮腫，丘疹，水疱，乾燥，色素斑，白斑，びらん・潰瘍，苔癬化など多彩で疾患特異性がある場合もある．光線過敏症患者では冬場でも露出した顔面などに皮疹が出現する．

### 2. 診断へのアプローチ

　光線過敏症を疑った場合は，光線照射試験，光貼付試験，皮疹誘発試験など各種光線試験に加えて，尿・血中ポルフィリン体定量，EBV 関連抗体価測定などを適宜実施し，原因波長領域の推定，外因の同定，診断の確定を目指す．遺伝学的検査など特殊な検査が必要であれば各疾患の専門施設，外注検査施設への依頼を検討する（**図 1**）．

## III 見逃してはならない重要な小児光線過敏症

### 1. 種痘様水疱症（HV）[1]

　日光曝露の度に露光部皮膚に紅斑，丘疹，水疱が出現し小瘢痕を残して軽快するという経過を繰り返す．多くは幼少期に発症し，20 歳までに自然寛解する（古典型 HV）．UVA が主たる原因波長であるが，光線試験で皮疹が誘発できるのは症例の半数程度である．末梢血中では EBV 感染 $\gamma\delta$ T 細胞が増加し，皮膚には EBV 感染 T 細胞〔EBER（EBV-encoded small RNAs）陽性細胞〕がみられる．HV の皮膚症状に自然軽快傾向がない症例，発熱，肝機能障害など全身症状を伴う症例では，EBV 関連 NK/T 細胞リンパ腫などの悪性リンパ腫，血球貪食症候群を合併し予後不良な経過をたどる（全身型 HV，HV 様リンパ増殖異常症）ため，皮疹が難治の例や重症例に対しては経過観察を慎重に行い，定期的に EBV 感染パターンのチェック（VCA/EA IgG 上昇，EA/VCA IgA 抗体出現，EBV DNA 高値等）を行う．

### 2. 色素性乾皮症（XP）[2]

　紫外線性 DNA 損傷の修復に関連する遺伝子に病的バリアント（遺伝子変異）があり発症する常染色体潜性（劣性）遺伝性，高発がん性の重篤な光線過敏症である．わが国での頻度は 2 万人に 1 人と欧米に比べて多く，小児慢性特定疾病，指定難病（159）としても重要である．XP は遺伝学的に異なるグループが存在し，DNA 修復の中のヌクレオチド除去修復（nucleotide excision repair: NER）に異常のある A〜G の 7 つの群と，NER は正常に機能するが複製後修復〔損傷乗り越え修復（translesion synthesis: TLS）〕に異常のあるバリアント型（V）の計 8 種類に分類される．わが国では皮膚症状，神経症状ともに最重症の A 群が 50% 以上を占め，次いで皮膚症状のみを呈する XPV が 25% にみられる．

　サンバーン増強型 XP（A 群，D 群，G 群）では乳幼児期から激しいサンバーン様紅斑を繰り返したあと，顔面など日光露光部皮膚が乾燥し雀卵斑（そばかす）様の小色素斑が生じるようになる（**図 2a，b**）．光線試験では最少紅斑量（minimal erythema dose: MED）が著明に低下し，紅斑反応のピークが 2〜4 日後までずれ込む現象（紅斑反応遅延）がみられる．色素異常型 XP〔C 群，バリアント型（V）〕では異常なサンバーン様紅斑は生じない．いずれの病型

252　第 II 部 ● 知っておきたい小児の皮膚疾患

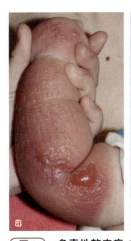
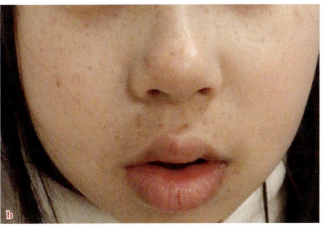

図2 色素性乾皮症A群（XPA）
a：XPA乳児に生じた異常なサンバーン様反応，b：XPA幼児にみられた雀卵斑様小色素斑．

も雀卵斑様の小色素斑は徐々に増数，増大し，顔面以外の露光部皮膚（項部，上胸部，上肢外側）にも出現するようになる．適切な遮光を怠れば若年齢で皮膚悪性腫瘍が多発する．わが国では全XP患者の過半数（サンバーン増強型XPではほぼ全例）に進行性の中枢性・末梢性神経障害がみられる．XPA群では全例に精神運動発達障害を含む中枢神経・末梢神経障害を併発し，この神経学的異常の重篤さが予後に関連する．

現在，XPの確定診断は，患者皮膚由来の培養線維芽細胞を用いたDNA修復試験（紫外線感受性試験，相補性試験）と遺伝学的検査によりなされている．わが国で過半数を占めるXPA群の90%は*XPA*のイントロン3,3'側のスプライシング受容部位のGからCへのバリアント（IVS3-1G＞C）をホモ接合性に認め，5%にヘテロ接合性バリアントが検出される（創始者バリアント）．XP診断後は物理的遮光（帽子，長袖，長ズボンの着用，紫外線防護服，サングラスの使用），化学的遮光（サンスクリーン剤の使用）を徹底指導し，年に1～数回の定期フォローを皮膚科，小児科，耳鼻咽喉科，眼科にて行う．なお，XP検査は将来的には外注（すでに保険収載あり）にて可能になるものと思われる．

## 3. 赤芽球性プロトポルフィリン症（EPP）[3,4]

ポルフィリン症は指定難病（254）であり，先天性のものは小児慢性特定疾病でもある．ヘム合成経路に関わる酵素群の酵素活性低下により発症する．

わが国にてポルフィリン症全体の15%を占めるEPPは，小児の重要疾患である．EPPのほとんどを占めるEPP 1型はフェロケラターゼ活性の遺伝的な機能低下により発症し，特殊な常染色体顕性（優性）遺伝形式で遺伝する疾患である．幼小児期から発症し，日光露光部位に浮腫，紅斑，水疱などの強い急性反応が生じたあと小陥凹，小瘢痕を残す（図3）．皮疹がなくても疼痛を訴えることがある．血中プロトポルフィリンが高値となるが尿中ポルフィリンは正常である．患者赤血球内には蛍光顕微鏡下で赤色蛍光が観察される．日光曝露によりしばしば肝機能障害が悪化するため，定期的な肝機能のチェックを行う必要がある．臨床像，血液・尿検査所見からはX連鎖赤芽球性プロトポルフィリン症（X-linked EPP: XLEPP）〔アミノレブリン酸（ALA）合成酵素（ALAS）2の遺伝的活性亢進で発症〕との鑑別は困難であるため，両者の診断には*FECH*, *ALAS2*の遺伝学的

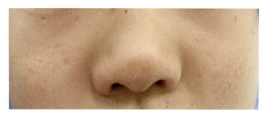

**図3** 赤芽球性プロトポルフィリン症（EPP）
思春期男児．EPPに特徴的な顔面の多発性小陥凹．

検査が必要である．

近年，EPPの新たなタイプ（EPP 2型）として *CLPX* の病的バリアントによる EPP の一家系が報告された．低活性CLPXによりALASの分解が抑制されることでALASが活性化され，ALAが増加し，結果的に下流のプロトポルフィリン（protoporphyrin: PP）IXの蓄積を引き起こすことが推測されている．

日常診療では，厳重な遮光指導（物理的遮光，化学的遮光）に加え，定期的に血中PP量の測定を実施し肝機能の評価を行う．

## IV 鑑別診断

### 1. 日光皮膚炎

太陽紫外線（UVB）による皮膚反応の強い変化であり，過度の日光曝露後の急性炎症（日焼け）である．サンスクリーン剤を適切に使用すれば予防可能である．スキンタイプ〔JST（Japanese skin type）〕により症状には個人差がある（タイプⅠ＞Ⅱ＞Ⅲの順に起こりやすい）が，海水浴の後などに誰にでも生じうるため厳密には光線過敏症ではない．

### 2. 光線曝露により増悪する，あるいは誘発される皮膚疾患

光線曝露後に乾癬，扁平苔癬などの炎症性角化症，皮膚筋炎（dermatomyositis: DM），全身性エリテマトーデス（systemic lupus erythematosus: SLE），円板状エリテマトーデス（discoid lupus erythematosus: DLE）などの膠原病の皮疹が露光部に引き起こされることがある．病態として前者は光ケブネル現象（photo Köbner phenomenon），後者は紫外線曝露による表皮細胞のダメージをきっかけとする異常な免疫反応によるとされている．酒皶やアトピー性皮膚炎患者では日光曝露でしばしば紅斑が増強するが，この変化は温熱作用，血流増加作用のある可視光線や赤外線による効果である．光線過敏症では顔面のなかでも眼周囲，口周囲の皮疹は目立たず，頬部，鼻部，下口唇に強い皮疹が生じやすいが，アトピー性皮膚炎では眼周囲，口周囲に湿疹がみられやすい．顔面，手背に皮疹を呈する膠原病との鑑別には血中各種自己抗体の確認が必要である．

## V 治療と経過

光線過敏症患者では確定診断が重要で，外因，誘因が判明すればその除去，内因性では作用波長の光線曝露を避けるよう指導する．遺伝性では厳重な遮光指導を行い，合併症（XPでは露光部皮膚がんや神経症状，EPPでは肝機能障害）の早期発見・対応に留意する．帽子，衣服，サングラスなどによる物理的遮光とサンスクリーン剤を用いる化学的遮光を適宜指導する．

炎症性皮疹に対しては対症療法が基本である．紅斑が強い皮疹に対してはステロイド外用薬，びらんが大きい場合には外用抗菌薬を併用する．瘙痒が強ければ経口第二世代抗ヒスタミン薬を投与する．強い腫脹，水疱形成が著明，散布疹があるなど重症例にはステロイド全身療法を考慮する．多形日光疹では軽症例が多く，サンスクリーン剤の使用と抗ヒスタミン薬

内服，ステロイド外用薬による対症療法を行いながら耐性化現象（hardening 現象）誘導による自然治癒を待つ．難治性の日光蕁麻疹の多くは抗ヒスタミン薬の長期内服が必要であり，光線療法（ナローバンド UVB 療法，UVA 急速脱感作療法）が有用なこともある．EPP に対して，欧米では皮膚のメラニンを増やす治療（アフェメラノチド等）の有用性が示されている．わが国では現在未承認であるが，治験進行中である[5]．

HV，XP，EPP などの遺伝性光線過敏症の予後は合併症の種類と重症度に関連する．

## 文　献

1) 岩月啓氏．錦織千佳子，他編，臨床光皮膚科学，南江堂，2021; 167-176.
2) 色素性乾皮症診療ガイドライン改定委員会: 色素性乾皮症診療ガイドライン．日皮会誌 2015; **125**: 2013-2022.
3) 中野　創．錦織千佳子，他編，臨床光皮膚科学，南江堂，2021; 124-141.
4) Yien YY, *et al.*: Mutation in human *CLPX* elevates levels of $\delta$-aminolevulinate synthase and protoporphyrin IX to promote erythropoietic protoporphyria. *Proc Natl Acad Sci USA* 2017; **114**: E8045-E8052.
5) Wensink D, *et al.*: Afamelanotide for prevention of phototoxicity in erythropoietic protoporphyria. *Expert Rev Clin Pharmacol* 2021; **14**: 151-160.

（森脇真一）

# E その他の疾患

# 1 汗の異常

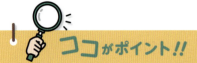

- 原発性局所多汗症は，特定部位での過剰発汗により日常生活に支障をきたす状態である．
- 多汗症の発症時期は部位によって異なり，家族歴がみられることがある．
- 小児多汗症の治療法には，抗コリン外用薬，塩化アルミニウム製剤，水道水イオントフォレーシス療法などがある．
- 特発性後天性全身性無汗症は発汗ができず，体温調節が困難であるため，熱中症のリスクに留意する．
- 無汗症の鑑別疾患には，無汗性外胚葉形成不全症，ファブリー病，先天性無痛無汗症などがある．

## I 原発性局所多汗症

### 1. 疾患概念

本来，全身に分布するエクリン汗腺は発汗をすることで体温を一定に保つことや，皮膚表面の保湿機能，自然免疫による抗菌作用などの役割を担っているが，発汗量は個人間で大きく異なり，特に頭部・顔面，手掌・足底，腋窩といった局所において，温熱や精神的な負荷，またそれらによらずに大量の発汗が起こることで日常生活に支障をきたす状態を原発性局所多汗症と定義する[1]．加療を要するかは，発汗量の多少でなく，患者自身の日常生活の支障の度合いによる．

発症時期は，手掌・足底部位は自覚のない未就学時期から始まることが多く，腋窩は思春期以降，頭部顔面は青年期以降に自覚されることが多い．しばしば家族歴がみられ，一部では何らかの遺伝子関連も背景にあると考えられている．

### 2. 臨床症状と合併症

手掌・足底の多汗では，緊張時や集中時に多量の発汗を認める．発汗量は皮膚表面がしっとり湿る程度から，水滴がしたたり落ちるほどの量まで起こることがあり，手足は冷たく紫色調を帯びることがある．汗で浸軟した皮膚では，汗性湿疹[*1]を生じることがあり，真菌や細菌，

---

[*1]：手掌・足底，指趾側面などにかゆみを伴う小水疱が多発し，数週間で鱗屑となって剥がれ落ちるという症状を繰り返す．春夏の汗をかきやすい時期に症状が強くなり，秋に軽くなる．

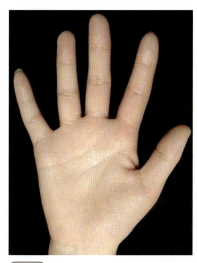

図1　小児の多汗症

ウイルスの感染を起こし，足白癬や，pitted keratolysis[*2]，尋常性疣贅などを合併することがある．

　発汗は，副交感神経優位となる睡眠中は停止する．手掌の多汗は，握手やペーパーワーク，電子機器の操作などに支障をきたし，足底の多汗は床運動時やサンダルなどが滑る，靴の中が蒸れてにおいを発するといった支障を認める（図1）．また，腋窩の多汗は，洋服のしみが目立つことで恥ずかしい，頻回な衣類の交換が必要など，日常生活上の支障や心理的負担がみられる．

## 3. 鑑別疾患

### a. 肥厚性皮膚骨膜症（指定難病165）

　肥厚性皮膚骨膜症は，太鼓ばち指・長管骨の骨膜性骨肥厚・皮膚肥厚性変化の三徴をもつ遺伝性の疾患であり，日本では100人未満と推定される非常に稀な疾患である．男性に多く，男女比は15：1，10代での発症が多い．血液中や尿中にプロスタグランジン$E_2$（$PGE_2$）が高濃度で認められることがわかっている．

　原因遺伝子として，SLCO2A1（$PGE_2$の細胞内輸送蛋白に関連），HPGD（水酸化プロスタグランジン脱水酵素に関連）の2つの遺伝子が同定されており，常染色体潜性（劣性）遺伝形式をとる．

　本疾患には様々な合併症がみられ，多汗症も34.5％であったとされており[2]，鑑別として念頭に置くことは大切である．

### b. 腋臭症

　腋窩には，エクリン腺とアポクリン腺の両者が共存している．腋臭症の場合，汗の成分（脂質と蛋白質に富む）が角層において表皮の複数の常在菌のもつ酵素により代謝されることで臭いが発生する物質に変化するといわれる．

　多汗症と合併する場合も少なくないが，腋臭症に対する治療は多汗症と異なるため鑑別を要する．二次性徴の始まる思春期から気づかれることが多い[3]．

## 4. 検査所見

　原発性局所多汗症には問診で実施可能な診断基準がある．診断基準を満たすものについては特別な検査は必要ない．一方で，診断基準から大きく外れる場合は，続発性多汗症の可能性を考慮し，鑑別を進める必要がある．

## 5. 治療と経過

　原発性局所多汗症の発症はその部位や個人差があるものの，概ね25歳以下で発症し，発汗量は成人期にピークを迎え，壮年期からは自然に減少をする．また，個人の特性（各個人の性質，社会的属性，職種，イベント，人間関係の有無等）により支障の度合いが異なることから，治療の介入度や時期については個々で異なってよい．小児の特徴として，まず自ら医療機関へ受診する機会は少なく，多くは保護者により受診や治療が主導される場面も少なからずみられる．本人の自覚がない時期は，治療より

---

[*2]：点状角質融解症．足底に5mm程度の陥凹が多発・融合する．悪臭を伴う．汗をかきやすい時期に多い．汗で増えたグラム陽性球菌，桿菌など浅在性の細菌感染により生じる．

も保護者や教育機関における理解と関わり方の指導を優先させることがよいケースもある．治療は患児の年齢と意思を確認したうえで身体的・精神的負担の少ない方法から選択される．

　近年保険適用になった抗コリン外用薬は手掌と腋窩の多汗症に使用可能であり，使用できる年齢を確認のうえで最初に試みてよい治療である．塩化アルミニウム製剤（5〜20％）は，塗布部位の制限なく多汗部位に単純塗布が可能で，年齢制限がない点，治療選択肢の少ない足底などでも使用できる点が評価される一方で，接触皮膚炎が一定頻度で起こること，処置薬の扱いであることから個々の医療機関で処方の準備が必要である．水道水イオントフォレーシス療法（図2）は，保険適用で手掌・足底の多汗に適応の方法であるが，通電による痛み刺激があるため，患児が意思をもって治療ができるかどうか見極める必要がある．現存の保存的治療では，重度の多汗症の場合には治療効果が不十分な場合も出てくる．治療以外で患者の生活の質（QOL）を改善させるサポート（受験時の診断書の交付や，患者会への参加，疾患の理解向上等）も対話のうえで提示していくことが望

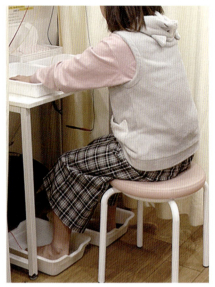

図2　水道水イオントフォレーシス療法の様子

ましい．

## 6. おわりに

　続発性多汗症については文献1の表1を参照されたい．

# II 特発性後天性全身性無汗症（AIGA）（指定難病163）

## 1. 疾患概念

　発汗を促す環境下（高温，多湿）においても，発汗がみられない疾患を「無汗症」という．汗をかかないため，皮膚は乾燥し，高温の環境下（感染症，外出下，運動時等）において体温調節ができず熱中症を容易に発症し発熱，脱力感，疲労感，めまい，動悸，さらには意識障害など重篤な症状が出現することもある．このため生活の制限があり，QOLが著しく損なわれることがある．

　無汗症は先天性と後天性に分類され，先天性は，無汗（低汗）性外胚葉形成不全症（hypohidrotic ectodermal dysplasia: HED），ファブリー病（Fabry disease），先天性無痛無汗症などがある一方で，後天性では，エクリン汗腺の異常，交感神経の異常，自己免疫疾患，薬剤などによる続発性の発汗障害と，原因不明の特発性後天性全身性無汗症（acquired idiopathic generalized anhidrosis: AIGA）に分類される．

## 2. 臨床症状と合併症

　発汗ができないため，皮膚は乾燥し，時には痛みを伴うちくちくとしたコリン性蕁麻疹を合併することもある．主訴としては，それまで発汗を自覚していたが，発汗をする機会がない冬などを経て，春以降温かい季節に運動時に発汗ができないことを自覚するというエピソードが

しばしば聞かれる．無汗の程度と全身に占める面積は様々であり，手掌や足底，腋窩などは発汗が残存しやすい部位である．鑑別すべき疾患が除外され，無汗部位が全身の25%以上である場合に診断となるが，実際には無汗が広範囲にならないと体温上昇や熱中症などに気づかないこともしばしばであり，特に小児においては自身の異常を説明できないなどで長期間にわたり診断がつかないことも少なくない[4]．

## 3. 鑑別疾患

### a. 無汗（低汗）性外胚葉形成不全症（HED）

HEDは，先天的なエクリン汗腺の低形成による発汗低下であり，特徴的な顔貌（前額突出，下口唇外反，耳介低位，色素沈着，低い鼻梁，鼻翼形成不全を伴う小鼻症），毛髪形成異常（乏毛症または捻転毛），歯牙形成異常（欠損または低形成），病理組織学的に汗腺，脂腺，毛包の完全または不完全な欠損の四主徴を認める．また，発汗低下からうつ熱を繰り返す．

HEDの原因遺伝子として，X染色体に局在するEDA（ectodysplasin），2番染色体上のEDAR（ectodysplasin A receptor）または1番染色体上のEDARADD（EDAR-associated death domain）が同定されており，本症はこれらの遺伝子の病的バリアント（遺伝子変異）により発症する[5]．

### b. ファブリー病（指定難病19）

ライソゾームにある加水分解酵素の1つであるαガラクトシダーゼ（α-Gal）の酵素活性低下により，その基質であるグロボトリアオシルセラミド（GL-3）などの脂質が各臓器（心臓，腎臓，神経，皮膚，眼，耳，消化器）に沈着することで臓器障害（腎機能障害，脳血管障害，虚血性心疾患，心筋症，皮膚病変，四肢末端痛，角膜混濁など）を呈する疾患．αガラクトシダーゼ遺伝子（GLA）によるX連鎖性遺伝であり，女性（ヘテロ接合体）に比べて男性で

症状を呈することが多い．典型的なファブリー病では，幼児期以降もしくは学童期から生じる手足の痛み（四肢末端痛，2歳頃から）や，発汗低下（6歳から青年期頃）とそれに伴う体温上昇を認め，発汗障害は比較的初期から生じる症状のため重要な所見といえる．診断では血漿または尿中にGL-3または，グロボトリアオシルスフィンゴシン（lyso-Gb3）の蓄積やα-Galの活性低下を認め，遺伝子解析でGLAに病的バリアントを認める[6]．

### c. 先天性無痛無汗症（CIPA）（指定難病130）

先天性無痛無汗症（congenital insensitivity to pain with anhidrosis: CIPA）（遺伝性感覚自律神経性ニューロパチーIV型）は常染色体潜性（劣性）遺伝の疾患で，原因遺伝子が1番染色体長腕（1q21-1q22）上のTRKAであると報告されている．

CIPAの症状としては，①原因不明の発熱，②汗腺は存在するが発汗が認められない，③全身の痛み刺激に無反応，④舌・指先を咬む自傷行為，あるいは骨折が認められる，⑤知的障害が認められることが多いとされ，発汗低下に伴ううつ熱の鑑別にあげられる疾患である．現在，日本に200名程度の患者がいると推定されており，小児期から多科と連携した診療が求められる[7]．

## 4. 検査所見

AIGAは他の無汗を呈する疾患を除外したうえで診断されるため，特異的な診断マーカーは存在しない．汗腺の有無を確認するための皮膚生検や，末梢神経障害を鑑別するためにQSART[*3]などが必要になる．

重症度を診断するには，ヨード2～3gを無水アルコール100 mLに溶かした液を皮膚面に塗布し乾燥させた後，コーンスターチ50～

---

[*3]：定量的軸索反射性発汗試験（quantitative sudomotor axon reflex test）．アセチルコリンとイオントフォレーシスにより皮膚に導入し，軸索反射による発汗のみを定量する試験．節後性交感神経機能と汗腺機能を判定する．

E　その他の疾患／1　汗の異常　259

100gとヒマシ油100gとの混合液を均等に塗り，全身の対表面積に占める発汗部位の割合を算出する発汗検査などが必要となる．

## 5. 治療と経過

　AIGAと診断された場合，確立された治療としてステロイドパルス療法がある．発症から治療開始まで長期間を要したり，年齢が低いことは治療奏効率にマイナスに働く傾向があるが，一方で治療奏効率73%，再燃率48%という報告もある[8]．したがって，現在のところ，ステロイドパルス療法の治療間隔，後療法の有無などの指針は示されていない．また，疼痛やコリン性蕁麻疹を伴うAIGAに対しては，それぞれの対症療法として，抗ヒスタミン薬，免疫抑制薬，各種鎮痛薬などの内服薬を患者ごとに処方している状況であり，今後の病態解明と治療指針の確立が期待される．

## 文　献

1) 原発性局所多汗症診療ガイドライン策定委員会: 原発性局所多汗症診療ガイドライン2023年改訂版．日皮会誌 2023; 133: 157-188.
2) 難病情報センター: 肥厚性皮膚骨膜症（指定難病165）．
https://www.nanbyou.or.jp/entry/4604（最終確認日2024年5月16日）
3) 日本形成外科学会，他編: 腋臭症ガイドライン．形成外科診療ガイドライン7体幹・四肢疾患，金原出版，2015; 42-61.
4) 特発性後天性全身性無汗症診療ガイドライン作成委員会編: 特発性後天性全身性無汗症診療ガイドライン改訂版．自律神経 2015; 52: 352-259.
5) 日本皮膚科学会「無汗（低汗）性外胚葉形成不全症診療手引き」作成委員会: 無汗（低汗）性外胚葉形成不全症の診療手引き．日皮会誌 2018; 128: 163-167.
6) 衛藤義勝，他: ファブリー病診断治療ハンドブック．改訂第3版，イーエヌメディックス，2018.
7) 下村　裕: 先天性無汗症．*Derma* 2021; 309: 45-51.
8) Iida T, *et al.*: Prognosis after steroid pulse therapy and seasonal effect in acquired idiopathic generalized anhidrosis. *J Dermatol* 2021; 48: 271-278.

（藤本智子）

E その他の疾患

# 2 爪の異常

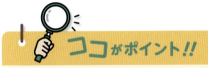

## ココがポイント!!

- 小児の爪の異常には，先天性のものと後天性のものがある．後天性のものには，炎症性，感染症，皮膚腫瘍，外的因子によるものがある．
- 炎症性疾患の1つであるトラキオニキアは"twenty-nail dystrophy"と同義で用いられる疾患で，爪の湿疹反応のために生じる．
- 爪周囲に起こる疣贅は爪郭や遊離縁の辺りに好発し，爪甲を変形させたり，剝離を伴ったりする．
- 爪下外骨腫は足の拇趾に生じることが多く，爪床・爪甲を持ち上げる．疣贅との鑑別にはX線を用いる．
- 陥入爪は「爪が周囲の皮膚に食い込んで炎症を起こしている状態」，巻き爪は「先端に行くにつれて爪の弯曲が強くなる状態」を指す．

小児に起こる爪の異常としては，先天性の異常と，後天性に起こる炎症性皮膚疾患によるもの，皮膚感染症，皮膚腫瘍，外的因子によるものがある．主だったものを表1，表2にまとめる[1]．

本項では，炎症性皮膚疾患として比較的診療で経験するトラキオニキア，感染症として爪囲にできる疣贅，皮膚腫瘍として爪下外骨腫，外的因子の関与するものとして陥入爪と巻き爪を取り上げる．

## 1 トラキオニキア（図1）

### 1. 疾患概念

爪の炎症性疾患であるトラキオニキアは"twenty-nail dystrophy"とも呼ばれ，湿疹反応で生じる．円形脱毛症など基礎疾患があって起こる場合もあれば，皮膚科疾患以外と関連して生じるものもある[2]．また特発性もあることが知られる[3]．20本の指の爪全部に起こることもあれば，一部の爪に起こることもある．炎症性疾患にはほかに尋常性乾癬や扁平苔癬があるが，臨床的には変化が似ることが多く，必要であれば生検して確定診断する．

### 2. 臨床症状

爪甲表面に縦条が多発して表面が粗造化し，紙やすりをかけたように爪表面の光沢がなくな

E その他の疾患／2 爪の異常　261

**表1** 先天性に生じる爪甲異常を呈する主な疾患

| 疾患名 | 原因 | 症状 |
|---|---|---|
| 先天性爪肥厚症 | 常染色体顕性（優性）遺伝<br>*KRT16*（17q21.2）ほか | 爪甲の肥厚・爪下角質増殖 |
| 先天性示指爪甲欠損症 | 末節骨先端の異形？ | 手の示指に限局して生じる.爪甲は異常に小さいか完全に欠損する |
| 第4趾爪甲前方弯曲症 | 常染色体潜性（劣性）遺伝？<br>原因不明 | 第4趾爪甲が前方に弯曲している |

〔小泉亜矢，他: 小児の爪の正常と異常.安木良博，他（編）: カラーアトラス爪の診療実践ガイド，改訂第2版，全日本病院出版会，2021; 48-59 を参考に作成〕

**表2** 後天性に生じる爪甲異常を呈する主な疾患

| 要因 | 疾患名 | 症状 |
|---|---|---|
| 生理的 | 匙状爪 | 爪甲が柔らかいために力がかかるとスプーン状に変化する.主に力がかかる足にみられる |
| 全身の感染症 | Beau's line | 爪甲に入る横線で，爪母の成長の一時的な停止によって生じるといわれる.発熱などに伴って起こることがある |
| 感染 | 尋常性疣贅 | ヒトパピローマウイルスによる皮膚感染症.どこにもできる，特に爪周囲は好発部位である.爪郭部や指先端部に角化した丘疹がみられる |
| 感染 | 爪囲炎 | 爪郭部に起こる細菌感染症.爪甲周囲が腫れて疼痛がある.膿が貯留することも |
| 感染 | 爪白癬 | 白癬菌が爪甲に感染して生じる.表在性に白濁することや，爪の先端部の角質増殖が起こることがある.小児では稀 |
| 皮膚疾患 | トラキオニキア | 爪に起こる湿疹病変と考えられる.爪甲は縦裂や縦条が目立ち，近位爪郭にはかゆみを伴う.20本の指全部が侵されることがあり，"twenty-nail dystrophy" とも呼ばれている |
| 皮膚疾患 | 乾癬 | 炎症性角化異常症の1つ.遺伝的素因に加えて環境要因があると誘発されると考えられている.爪甲には点状陥凹，爪甲剥離，鱗屑などの症状を複合的に伴う.皮膚症状に爪症状を伴うことが多いが，爪のみで生じることもある.爪に出るときには関節症状の合併が多いことが知られる |
| 皮膚疾患 | 扁平苔癬 | 自己免疫説や金属アレルギー説などがあるが，はっきりとした誘因は不明の炎症性皮膚疾患.表皮基底層を標的とした炎症細胞により，表皮が菲薄化する.爪に生じると爪も薄くなり，縦裂など伴う |
| 腫瘍 | 爪囲線維腫 | 近位爪郭にできることが多い常色の硬い結節.結節性硬化症に伴い思春期頃から発生することがある |
| 腫瘍 | 爪下外骨腫 | 思春期から青年期に好発する末節骨の良性腫瘍.爪甲を持ち上げるため上向きに変形していて気がつく |
| 外的刺激 | 陥入爪 | 深爪や爪が欠けたことで，周囲組織に爪が食い込んで炎症を起こす.肉芽を生じると疼痛がさらに強くなる |
| 外的刺激 | 巻き爪 | 爪甲が遠位に向かうにつれ弯曲が強くなり，爪床を挟み込む状態になる.圧迫による痛みが起こることや，陥入爪を併発することがある |

〔小泉亜矢，他: 小児の爪の正常と異常.安木良博，他（編）: カラーアトラス爪の診療実践ガイド，改訂第2版，全日本病院出版会，2021; 48-59 を参考に作成〕

る場合や，多数の点状陥凹がみられて光沢を帯びる場合がある.また近位爪郭に炎症があり，強いかゆみを訴えることもある.

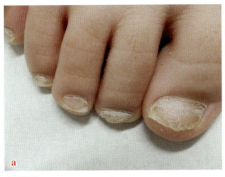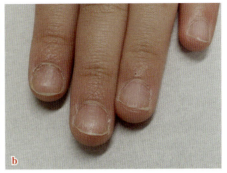

図1 トラキオニキア
10歳女児．足の爪（a）ほぼすべてに爪甲の粗造を認め，波状の横線や鱗屑を付す．手の爪（b）は薄い縦条があり，光沢が少ない．

### 3. 鑑別診断

#### a. 尋常性乾癬

爪にしか症状が現れない場合に生検せずに鑑別することは非常に難しい．乾癬は爪母近位の病変であると点状陥凹，爪表面の鱗屑などがみられ，爪母遠位であると爪甲異栄養症といった全体に爪が脆く増殖するような変化をきたす．また爪床の病変であると爪甲剥離を伴う．これらの症状は混在して生じており，爪母病変が主体のトラキオニキアとは鑑別のポイントとなる．また子どもの爪乾癬はそれほど頻度が高くない．

#### b. 扁平苔癬

皮膚や口の中にも症状が出ることがある．爪に生じると爪甲が萎縮する．こちらも子どもには稀であり，進行すると爪甲自体が萎縮するので鑑別することができる．

### 4. 治療と経過

小児の場合はストロングクラスからベリーストロングクラスのステロイド外用薬を用いる．爪母部分に効果的に塗るために近位爪郭に外用後，テープを用いて閉鎖密封療法を行うと効果がある．自然軽快することも多いとされるが，基礎疾患がある場合には再燃することもある．

## II 爪囲疣贅（図2）

### 1. 疾患概念

疣贅は，ヒトパピローマウイルス（human papillomavirus: HPV）の表皮内感染により生じる．角層のほころびから感染することが多く，手足に生じることが多い．成人でも生じるが子どもに多い．爪甲周囲はささくれなどのバリア障害が起こりやすく，特に好発部位である．爪甲の周囲や爪下に生じることがあり，時に爪の変形を伴う．

### 2. 臨床症状

疣贅は手足に多く発生するが，手では手指が多く，足では足底や趾間部が多い．表面がざらざらとした角化を示し，顆粒状の変化を伴う．手の爪の爪郭や爪甲の遊離縁は好発部位で，近位爪郭に生じると爪甲に縦溝を生じることがあり，また遊離縁から爪床にかけて生じると，爪甲剥離が生じることがある．

E その他の疾患／2 爪の異常　263

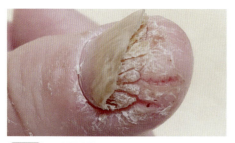

図2 爪囲疣贅
12歳男児．爪の下に乳頭腫状に角質増殖する結節を認める．点上の出血が混在している．爪甲剥離がみられる．

なく，角質増殖も均一であることが多い．手指爪周囲にできる疣贅は，鶏眼の好発部位とは異なりほとんど迷うことがない．

b．爪下外骨腫（後述）

特に足趾に生じた場合に，爪床が隆起して盛り上がることがあるので，爪囲疣贅か迷うことがある．X線写真を撮って鑑別する．

### 3．鑑別診断

a．鶏眼（うおのめ）

特に足の裏や足趾の辺縁の剪断力が強くかかる部位に角質の増殖を生じることがある．足底疣贅と鑑別を要することがあるが，点状出血は

### 4．治療と経過

主には液体窒素で冷凍凝固術を週1回もしくは2週に1回の頻度で行う．大きさにもよるが数回程度行う必要がある．ただし爪甲周囲に生じた場合は難治なことが多く，治りにくい場合にはヨクイニンの内服，サリチル酸ワセリン軟膏の外用，モノクロロ酢酸（保険適用外）の塗布などを行う場合や，炭酸ガスレーザーなどで蒸散させる方法などで加療することがある[4]．

## III 爪下外骨腫（図3）

### 1．疾患概念

爪甲下にできる硬い腫瘤で，10代に好発し，母趾に多い[5]．機械的刺激が原因と推測されている．末節骨遠位部に腫瘤を形成することがほとんどである．

### 2．臨床症状

爪甲の下に硬い腫瘤が生じ，爪甲が腫瘤に押し上げられる．大きくなると痛みを伴う．X線像で末節骨の一部から外方に突出した骨腫を確認して診断する．

### 3．鑑別診断

a．爪下疣贅

爪甲の下にできることから，爪床にできた疣贅と鑑別を要するが，X線を撮れば容易に鑑別できる．

### 4．治療

抜爪し，爪床を切開して，外骨腫部分を切除する．

## IV 陥入爪（図4）

### 1．疾患概念

陥入爪は，「爪甲が周囲の皮膚に食い込んで炎症を起こしている状態」を指す．深爪が誘因となることが多いが，小児の場合は爪が薄く折れやすい．汗が多いために爪が柔らかいなども原因となる．また，むしる癖があるなど子ども特有の問題がある．細菌感染症を合併している場合も多い．

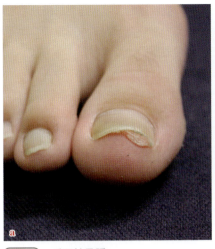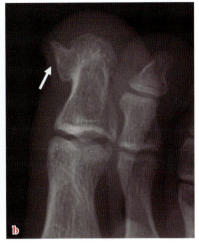

図3　爪下外骨腫
15歳男児．右拇趾の先端部爪下に硬い結節がみられる（a）．右拇趾の側面のX線写真で，末節骨に外骨腫がみられる（b）．

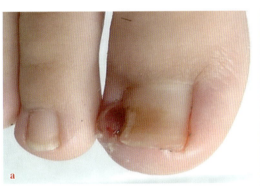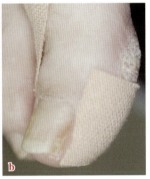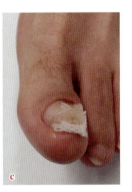

図4　陥入爪
10歳女児．右拇趾外側先端部に肉芽ができており，周囲に軽度の発赤がみられる（a）．治療としてはテーピング（b），コットンパッキング（c）などがあるが，1〜2回で改善がみられないときは，他の方法を検討する．

## 2. 臨床症状

爪の周囲が発赤，腫脹し，爪甲は側縁に刺さり込む．側縁や先端部に血管拡張性肉芽腫を伴い，疼痛がある．

## 3. 鑑別診断

### a. 巻き爪（後述）

爪の弯曲している状態である巻き爪が，皮膚に刺さり込んで陥入爪になることがあるため，両者が混同されていることが多い．

## 4. 治療と経過

陥入している爪と周囲の皮膚との干渉を断つことが治癒につながる．初期はテーピング（図4b）や，爪甲と側縁の間にコットンや不織布などを挟むコットンパッキング（図4c），シリコンチューブを差し込むガター法などが行われるが，肉芽が高度になった場合にはブロック麻酔下に爪母温存楔状切除術を行うこともある．何度も繰り返すときは陥入部の爪を永久的に生えなくするフェノール法が行われることもあるが，切除範囲が大きくなると術後爪甲変形のト

ラブルもあり，最終手段とするべきだろう．炎症を長引かせると，周囲に線維化が起きてますます爪に当たりやすくなり治りにくくなるため，適切に初期治療を行うことが大切である．特に発症後は，靴が指先に当たらないように，指先のあいたサンダルや足趾にゆとりのある紐靴の着用を勧める．

## V 巻き爪（図5）

### 1. 疾患概念

巻き爪は，「爪が遠位に行くにつれて弯曲が強くなる状態」を指す．周囲の皮膚が変形に伴って炎症を起こせば陥入爪となるが，変形に対して保険病名はなく，先の巻いた爪の形から判断される．原因としては，きつい靴などで爪周囲から押される圧力，爪にかかる力の偏り，また爪にかかる床反力[*1]がかからないために生じるなどといわれている．

### 2. 臨床症状

遠位に行くにつれて強く巻き込む状況を客観的に評価する方法として「遠位爪幅狭小化率」という指標があり，70％以上が正常とされる．弯曲にも様々な形状があり，爪床の上のほうでトランペットのベルのようになるトランペット型，ホチキスの芯のようになるステープラー型，両側側爪溝に入り込むタイル型などいくつかのパターンがある．

### 3. 鑑別診断

#### a. 陥入爪（前述）

巻き爪が周囲皮膚に炎症を起こし，陥入爪を発症することがあり，「巻き爪≒陥入爪」として取り扱われることが多いが，病態的には分けて考えるべきである．

### 4. 治療と経過

巻いている原因となっているものを取り除くことで自然に治ってくることも多いが，治らない，痛みがあるなどの場合は爪の矯正を行う．矯正の方法には，人工爪を貼る，ジェルネイル

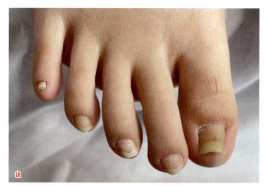
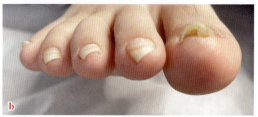
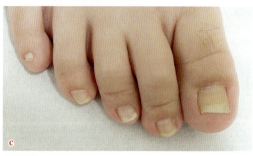

図5　巻き爪
8歳女児．右拇趾爪甲は肥厚し，遠位爪幅狭小化率は50％（正常70％以上）の巻き爪を呈する（a，b）．他足趾も軽度の巻き爪や肥厚爪を呈する．靴の指導やプレート式の矯正などを使った爪のケアを受けた1年後の経過では巻き爪も肥厚も改善している（c）．

---

[*1]：立つ，歩くなどの動作に応じて，足趾は床面からの力を受け止めるために，床面を抑えつける方向に力をかけることになる．このとき，足趾の爪に対して下からかかる力が床反力である．床反力の働きが少ないと，爪が巻く原因の1つになるとされる．

を塗る，プレートを貼る，超弾性ワイヤーを使う，巻き上げ式のワイヤーを使うなどいくつかの方法がある．手技によっては病院ではなく，民間のネイルサロンやフットケアサロン，接骨院などで行われているものもある．病院で行うものも保険適用はなく，自費診療となる．写真（図5）はフットケアサロンで，プレート貼付をお願いした症例である．原因を取り除かないと繰り返すため，特に小児では足趾をしっかり使った運動やサイズの合った靴を選ぶなどの日常生活の指導が必要である．

## 文　献

1) 小泉亜矢，他: 小児の爪の正常と異常. 安木良博，他（編）: カラーアトラス爪の診療実践ガイド，改訂第2版，全日本病院出版会，2021; 48-59.
2) Haber JS, *et al.*: Trachyonychia: Review and update on clinical aspects, histology, and therapy. *Skin Appendage Disord* 2017; **2**: 109-115.
3) 川島裕平，他: 特発性トラキオニキアの1例. 日皮会誌 2023; **133**: 2599-2605.
4) 日本皮膚科学会尋常性疣贅診療ガイドライン策定委員会: 尋常性疣贅診療ガイドライン 2019（第1版）. 日皮会誌 2019; **129**: 1265-1292.
5) 東　禹彦: 爪および爪周囲組織の腫瘍. 爪；基礎から臨床まで，第2版，金原出版，2016; 204-205.

（高山かおる）

## E その他の疾患

# 3 先天性毛髪異常

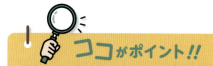

**ココがポイント!!**

- 先天性毛髪異常は，非症候性の群と，症候性の群に大別される．
- 症候性の先天性毛髪異常では，毛髪以外の症状の診察が重要である．
- 先天性毛髪異常は，しばしば新生児生理的脱毛や円形脱毛症との鑑別を要する．
- 日本人では *LIPH* の病的バリアント（遺伝子変異）による縮毛症（WH）の患者が最も多い．
- ただし，WH 以外の先天性毛髪異常の患者も日本人に存在する．

## I 疾患概念

　先天性毛髪異常は，出生時または生後数か月より毛髪に何らかの症状を呈する疾患の総称であり，基本的には1つの遺伝子の病的バリアント（遺伝子変異）によって発症する．先天性毛髪異常は，毛髪症状だけを呈する非症候性の群と，症候群の一症状として毛髪症状を呈する症候性の群に大別される．非症候性の群は20疾患に満たないが，症候性の群は100種類以上の異なる疾患から構成されている．患者の数は非症候性のほうが圧倒的に多いが，症候性の患者も少なからず存在するので，顔貌，発汗の程度，爪，歯なども入念に診察する必要がある．

## II 臨床症状

### 1. 代表的な非症候性の先天性毛髪異常

#### a. 縮毛症（WH）

　日本人で最も患者数が多い先天性毛髪異常は，非症候性で常染色体潜性（劣性）遺伝形式を示す縮毛症（woolly hair: WH）である．WHは，頭髪が縮れ，さらにその成長が数センチで止まってしまうことが特徴の毛髪奇形である．単に縮毛のみを呈して黒人の頭髪と同様の外観を呈する患者がいる一方で（図1），頭髪が正常よりも細いために頭皮がみえやすい場合や，実際に頭髪数が少ないために明らかな乏毛症を呈することもある（図2）．眉毛と睫毛は一見正常である．日本人の非症候性 WH のほとんどが，*LIPH*（lipase H）の共通の病的バリアント（p.C246S および p.H248N）によって発症することが判明している．頻度としては p.C246S のホモ接合型が最も多く，p.C246S と p.H248N の複合ヘテロ接合型がそれに続く．なお，

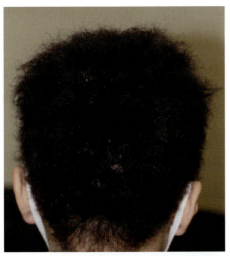

図1　*LIPH* の病的バリアントによる縮毛症（WH）①
11歳男児．主にWHのみを呈している．

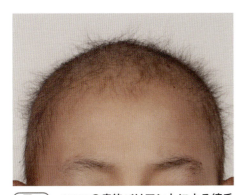

図2　*LIPH* の病的バリアントによる縮毛症（WH）②
13歳男児．WHに加えて，乏毛症も呈している．

*LIPH* は，頭髪の成長に重要な脂質メディエーターの1つを合成するために必要な酵素をコードしており，主に毛包内毛根鞘の分化異常によって縮毛を呈すると推測されている．

WHの鑑別疾患としてマリー・ウンナ遺伝性乏毛症（Marie-Unna hereditary hypotrichosis: MUHH）があげられる．MUHHは非症候性で常染色体顕性（優性）遺伝の疾患だが，突然変異による孤発例も存在する．頭髪は強く捻じれて針金のような外観を呈し，一見するとWHと区別がつかないことがあるが，MUHHでは前頭部の乏毛症が顕著であることや，眉毛・睫

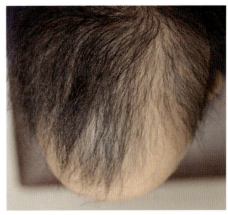

図3　マリー・ウンナ遺伝性乏毛症
4歳女児．前頭部の乏毛症が顕著である．

毛も疎なことが多い（図3）．MUHHは，*HR*（hairless）のプロモーター内に局在する *U2HR* という極めて小さな遺伝子内の病的バリアントによって発症することが知られている．

b. *LSS* の病的バリアントによる毛髪異常

WHとMUHH以外にも，*LSS*（lanosterol synthase）の病的バリアントによる常染色体潜性（劣性）乏毛症の患者が日本人で報告されている．毛髪症状は，頭皮を含む全身に5 mm弱の軟毛しか生えず，さらに毛髪が容易な刺激で抜去されることが特徴的である．多くは非症候性だが，先天性白内障，精神発達異常や掌蹠角化症など多彩な毛髪外症状を呈しうる．つまり，*LSS* は症候性の先天性毛髪異常の原因遺伝子ともいえる．

## 2. 代表的な症候性の先天性毛髪異常

a. 無汗（低汗）性外胚葉形成不全症（HED）

日常診療で最も遭遇する可能性が高い症候性の先天性毛髪異常は，無汗（低汗）性外胚葉形成不全症（hypohidrotic ectodermal dysplasia: HED）であろう．HEDは乏毛症，乏歯症，無汗（低汗）症を三徴候とする先天性疾患である．これらの症状に加え，HEDの患者は鞍鼻，前額部の突出，眼囲の色素沈着，下口唇の外反，耳介低位などの顔貌異常を呈し，さらにアトピー素

因を有することが多い．三徴候のなかで，特に無汗（低汗）症により日常生活動作（ADL）が著しく低下することから，わが国の小児慢性特定疾病として認定されている．HED のほとんどが伴性潜性（劣性）遺伝であり，*EDA*（ecto-dysplasin）の病的バリアントによって発症する．

#### b. 毛髪・鼻・指節症候群（TRPS）

HED に次いで患者数が多い症候性の先天性毛髪異常は，毛髪・鼻・指節症候群（tricho-rhino-phalangeal syndrome: TRPS）と推察される．TRPS は，乏毛症，西洋梨状の鼻と末節骨を主体とする骨形成異常を三徴候とする常染色体顕性（優性）遺伝性疾患で，毛包と骨の発生と分化に重要な転写関連因子をコードする *TRPS1* が原因遺伝子である．

#### c. その他の症候性の先天性毛髪異常

HED と TRPS 以外にも，*SPINK5*（セリンプロテアーゼ阻害因子の 1 つである LEKTI をコード）の常染色体潜性（劣性）遺伝の病的バリアントによって発症し，陥入性裂毛を伴う乏毛症，先天性魚鱗癬（congenital ichthyosis: CI）とアトピー素因を三徴候とするネザートン症候群（Netherton syndrome）や，*TP63*（上皮系の主要な転写因子である p63 をコード）の常染色体顕性（優性）遺伝の病的バリアントによって発症し，乏毛症に加えて口唇口蓋裂，鼻涙管閉塞，爪の低形成，低汗症など多彩な症状を呈する外胚葉形成不全症などの患者も，稀ではある

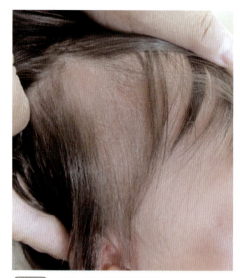

図 4　先天性三角形脱毛症
9 か月女児．右側頭部に軟毛しか生えない領域が限局して認められる．

がわが国にも存在する．

### 3. 限局性の先天性毛髪異常

先天性毛髪異常のなかには，頭皮の一部に病変が限局する疾患もある．その代表的な疾患として先天性三角形脱毛症があげられる．本疾患は，出生時から側頭部や前頭部に限局して軟毛しか生えない領域が存在することが特徴的である（図 4）．原因は不明であり，遺伝性はないとみられる．そのほかにも，先天性皮膚欠損症や脂腺母斑などでも限局性の脱毛巣が認められる．

## III 鑑別診断

### 1. 新生児生理的脱毛

毛包は胎生 9 週頃に眉毛から開始され，それに引き続き前頭部側から頭皮での毛包の発生も始まる．その後，胎生 5 か月頃に毛包の発生は完了するが，生後 2〜3 か月で毛周期の最初の退行期→休止期に入るため，頭髪が容易な刺激で脱毛する．これは「新生児生理的脱毛」と呼ばれており，生理的な現象である．新生児期には新生児生理的脱毛と先天性毛髪異常の鑑別が困難なこともあるので，症例によっては生後 1〜2 歳頃まで経過観察し，あらためて毛髪症状の評価を行ってもよい．

### 2. 円形脱毛症

円形脱毛症は新生児期にも発症しうる疾患である．急性期には，感嘆符毛，断裂毛や黒点などが多数観察できるので診断は比較的容易であ

る．一方で，固定期の円形脱毛症では黄色点が主体となり，同様の所見が先天性毛髪異常でも認められうることから鑑別が難しいことがあるので，皮膚生検を考慮する．

## Ⅳ 治療と経過

先天性毛髪異常に保険適用の薬剤は存在しないのが現状である．ただし，*LIPH* の病的バリアントによる WH の患者に対しては，外用ミノキシジル製剤がある程度有効とする報告がある．もちろん本来は，成人の男性型脱毛症と女性の慢性びまん性脱毛症用の薬剤であることに留意する必要がある．

予後に関しては，多くの先天性毛髪異常で，加齢とともに脱毛が進行する，徐々に改善する，または症状がほとんど変わらないなど個々の患者で異なる経過を示すので，小児期に予後を予測することは困難である．

（下村　裕）

E その他の疾患

# 4 円形脱毛症・抜毛症

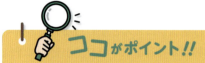

- 円形脱毛症は成長期毛包の毛球部を標的とした自己免疫性毛髪疾患の一種であり，日常診療で遭遇する頻度が比較的高い．
- 2～3 cm 程度の脱毛斑が数個程度までの軽症例だけでなく，小児では広範囲な脱毛を呈する症例でも自然軽快することがある．
- 発症から半年以上経過した広汎性かつ難治性の 12 歳以上の小児例では JAK 阻害薬投与も選択肢となりうる．
- 円形脱毛症と抜毛症は臨床像が似ることがあり，両者の鑑別が難しい場合がある．
- 抜毛症の診察では，患者の不安を取り除きつつ丁寧にコミュニケーションをとることが重要である．

## I 円形脱毛症

### 1. 疾患概念

円形脱毛症は成長期毛の毛球部周囲に生じた自己免疫応答により毛球部が傷害された結果，毛の産生障害が生じ，脱毛に至る自己免疫性毛髪疾患の一種とされる[1]．統計にもよるが，わが国における有病率は 0.16～0.27% と報告されている[2]．わが国の皮膚科外来を受診する患者の疾患頻度を調査した報告によれば円形脱毛症の頻度は 2.45% であり[3]，円形脱毛症は日常診療で比較的高頻度に遭遇する疾患である．

アトピー性皮膚炎やアレルギー性鼻炎といったアトピー素因のほか，甲状腺疾患，エリテマトーデス，尋常性白斑など，種々の自己免疫疾患を合併することが知られており，特にアトピー性皮膚炎の既往は予後不良因子の 1 つとして報告されている[1]．また，ダウン症候群（Down syndrome）患者などでも本症を合併しやすいことが知られている[1]．

近年，ゲノムワイド関連解析により円形脱毛症の発症には遺伝的素因が関わっていることが次第に明らかになりつつあり，NKG2D（natural killer group 2, member D）活性化リガンドや *CTLA4*（cytotoxic T lymphocyte antigen-4），*IL2RA*（IL-2 受容体α）に代表される T 細胞機能調節に関する遺伝子やヒト白血球抗原（HLA）関連遺伝子，2 型ヘルパー T 細胞（Th2）関連遺伝子，フィラグリン遺伝子などの遺伝子多型が円形脱毛症の発症および重症化に関与している可能性が示唆されている[1]．

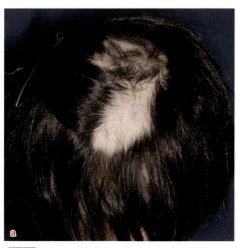
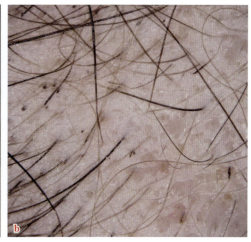

**図1　円形脱毛症の典型像**
10歳男児．a：頭部に境界明瞭な脱毛斑が多発する．b：急性期にみられるトリコスコピー所見．

過去の症例蓄積研究などから，幼少期の発症，円形脱毛症の家族歴が円形脱毛症の予後不良因子であることも報告されており[1]，初診時に既往および家族歴を丁寧に聴取することが今後の治療マネジメントに重要である．

## 2. 臨床症状

典型的には円形〜類円形の脱毛斑を呈する（図1a）．被髪頭部に生じることが多いが，眉毛や睫毛，体毛など頭部以外にも症状を呈しうる．また，爪甲の変形もありうる．脱毛斑の数や面積，罹患部位から単発型，多発型，全頭型，汎発型，蛇行型といった病型に分類される．また，頭部全体に急速かつびまん性に脱毛する亜型は急速進行型円形脱毛症と称され，重症型の1つとして知られている．

円形脱毛症の診断には問診，視診だけでなく，抜毛テスト，トリコスコピー検査が重要である．抜毛テストは，「櫛で髪をとかす程度」の力で軽く毛を牽引し，抜去された毛の量および性状を観察する理学的検査である[1]．円形脱毛症の急性期では，脱毛斑部および辺縁で毛が多く抜去される一方，慢性期および回復期では一度に抜去される毛の本数は少なくなる．

次に抜去された毛の下端の性状を確認する．急性期では，毛包周囲の免疫応答により成長期毛包における毛の産生が傷害された結果，下端が先細っている形状（萎縮性）を呈する（dystrophic anagen hair）．一方，慢性期では毛周期が擬似的休止期へと移行し，毛の下端が丸く棍棒状となる（club hair）．抜毛テストは円形脱毛症の診断のみならず病勢の把握にも重要な理学的検査といえる．

トリコスコピー検査は皮膚を詳細に観察する拡大鏡（ダーモスコピー）を用いて頭皮の状態や毛の形態を観察する診療手技である．急性期には，毛の産生障害を示唆する漸減毛（または感嘆符毛）や断裂毛，黒点が観察される（図1b）．一方，慢性期では黄色点や短軟毛などがみられる[4]．特に漸減毛は円形脱毛症の診断学的意義が高いと報告されている[1]．

## 3. 鑑別診断

円形脱毛症の鑑別診断として，後述する抜毛症（トリコチロマニア）のほか，膠原病に伴う脱毛や頭部白癬などがあげられる．

### a. 膠原病に伴う脱毛

全身性エリテマトーデス（systemic lupus erythematosus: SLE）では，円形脱毛症に類似した斑状の非瘢痕性脱毛を呈する場合がある．円形

脱毛症と比較すると，SLEにおける斑状の非瘢痕性脱毛は臨床的に局所の発赤が目立ち，病理組織学的に毛包上皮の液状変性や結合織へのムチン沈着などがみられることが特徴とされる．しかし実際に両者を明確に鑑別することは困難なことも多い．また，慢性化した皮膚エリテマトーデス（chronic cutaneous lupus erythematosus: chronic CLE）では炎症により幹細胞領域であるバルジ領域が傷害され，恒久的な瘢痕性脱毛斑を呈しうる．臨床的に発赤や鱗屑といった炎症所見を呈し，最終的には毛孔の消失像を観察しうる．円形脱毛症との鑑別にはトリコスコピーが有用であり，エリテマトーデスにおける瘢痕性脱毛症では毛孔周囲の鱗屑や発赤，毛孔の消失像，赤色点などがみられる[4]．一度瘢痕性脱毛となると再発毛が望めないため，バルジ領域が完全に傷害される前に，早期に診断し治療に結び付けることが重要である．

### b. 頭部白癬

頭部白癬は *Trichophyton tonsurans* や *T. ruburum*, *Microsporum canis* などの皮膚糸状菌が毛幹あるいは毛包内に寄生して生じる脱毛症であり，小児に発症しやすいとされる．臨床的に円形脱毛症に類似した斑状の脱毛斑を呈するが，トリコスコピーで毛の破壊像である comma hairs や corkscrew hairs，zigzag hairs のほか，鱗屑や発赤，膿疱が確認できる点で鑑別しうる[4]．確定診断には，検鏡や培養検査により真菌を検出することが重要である．

### c. その他

上述した疾患のほか，特に小児例で鑑別となる疾患として，先天性皮膚欠損症，先天性三角脱毛，外傷などの外的要因による瘢痕性脱毛などがあげられる[1]．それぞれ，臨床像，抜毛テストやトリコスコピーといった理学的所見，病理組織学的所見を総合的に評価し，診断していく．

## 4. 治療と経過

『日本皮膚科学会円形脱毛症治療ガイドライン2017』において，ステロイド外用療法や局注療法，局所免疫療法などが比較的エビデンスレベルの高い治療法として記載されている[1]．その他，ステロイド内服療法や点滴静注パルス療法（以下，パルス療法），紫外線療法，冷却療法，塩化カルプロニウム外用療法など，種々の治療法が円形脱毛症に対して施行されている[1]．小児に対する治療は成人例と比較し，成長や発達といった小児特有の側面から方針を選択する必要がある．たとえばステロイド内服療法やパルス療法は安全性の観点から推奨されない．ステロイド局注療法は疼痛を伴うため，施行困難なことも多い．紫外線療法は一般的に低年齢への使用は推奨されていない．このように小児ではエビデンスレベルの高い治療選択肢が限られていることが特徴である．

近年，発症から半年以上経過し各種治療に抵抗性である脱毛面積50％以上の重症例に対してJAK1/2阻害薬であるバリシチニブが有効であることが示され，2022年わが国にて15歳以上の成人において適用追加が承認された．さらに2023年，JAK3/TECファミリーキナーゼ阻害薬であるリトレシチニブトシル酸塩が12歳以上の重症円形脱毛症症例に対して新規薬剤として上市された．現在，小児を対象としたJAK阻害薬の臨床治験も進行中であり，重症例に関しては今後治療選択肢の幅が増えることが期待される．

一方，小児では広範囲に脱毛がみられても自然に軽快する症例をしばしば経験することから，慎重に経過観察することも選択肢の1つとなりうる．患者および保護者と密にコミュニケーションをとりながら治療方針を決定することが重要である．

## II 抜毛症

### 1. 疾患概念

　抜毛症（トリコチロマニア）は自らの毛を抜いてしまう癖により生じる脱毛症である．精神科領域では，身体に焦点を合わせた反復行動で特徴づけられる強迫症および関連症群の1つとされる[5]．抜毛症では，抜毛行為に至る前に緊張や不安感が高まり，それを解消するために行為に及ぶ「目的志向型」な抜毛と，特に誘因なく行為に及ぶ「習慣化した」抜毛がみられるとされる[5]．羞恥心などから医療機関を受診しない症例もあるため有病率について正確に評価することは困難と思われるが，米国において行われた18歳から69歳までの成人1万人を対象としたオンライン調査によれば，有病率は1.7%であり，性差はないと報告されている[5]．

### 2. 臨床症状

　抜毛症では，円形や楕円形，地図状，線状，曲線状といった幾何学的で境界が非常に明瞭な脱毛斑を呈することが多い（図2a）．他の脱毛症とは異なり，人為的な毛の破壊が抜毛症の本態であるため，脱毛斑内に「抜き残し」ともいえる長く太い正常な毛が残存することも特徴といえる．抜毛テストは円形脱毛症を合併していない限り陰性である．トリコスコピーでは，人為的な毛幹破壊像であるV-signやtulip hairs（図2b），強制抜毛にて生じる真皮内の出血点を示唆するfollicular microhemorrhageが確認できる[4]．

### 3. 鑑別診断

　円形脱毛症の項で述べた鑑別診断が抜毛症においても検討される．円形脱毛症と抜毛症が同時にみられることもあり，トリコスコピーによる脱毛斑部の評価が重要である．

### 4. 治療と経過

　上述のように抜毛症は精神科領域にて強迫症および関連症群の1つに位置づけられ診断基準も定められていることからもわかるように，認知行動療法など精神科的アプローチが必要となることも少なくない．しかし小児の場合，診察にて丁寧にコミュニケーションをとり，日常生活において物理的な刺激を除去するような工夫を提案することで症状が改善することもある．

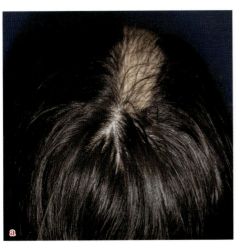 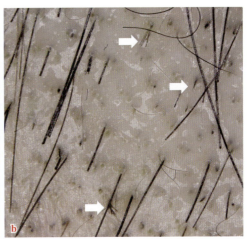

図2　抜毛症の代表的な臨床所見
11歳女児．a：臨床像．境界明瞭な長方形の脱毛斑を呈する．b：人為的毛幹破壊像（矢印）がみられる（トリコスコピー所見）．

E　その他の疾患／4　円形脱毛症・抜毛症

本疾患の精神的側面にばかり注目しないよう，患者および保護者に対し丁寧な診察を心がけることが何よりも重要である．

### 文　献

1）日本皮膚科学会円形脱毛症ガイドライン作成委員会: 日本皮膚科学会円形脱毛症診療ガイドライン 2017 版．日皮会誌 2017; **127**: 2741-2762.
2）Campos-Alberto E, *et al*.: Prevalence, comorbidities, and treatment patterns of Japanese patients with alopecia areata: A descriptive study using Japan medical data center claims database. *J Dermatol* 2023; **50**: 37-45.
3）古江増隆，他: 本邦における皮膚科受診患者の多施設横断四季別全国調査．日皮会誌 2009; **119**: 1795-1809.
4）木下美咲: トリコスコピーによる脱毛症診療 ; 病態の本質から迫るフローチャート式診断法．臨皮 2017; **71**: 157-161.
5）松永寿人，他: 強迫症及び関連症群 ; DSM-5-TR で何が変わったか．精神医 2023; **65**: 1376-1381.

（福山雅大／大山　学）

E　その他の疾患

# 5　痤　瘡

## ココがポイント!!

- 痤瘡（にきび）は，皮脂の分泌亢進，毛包漏斗部の閉塞で皮脂が毛包内に貯留することで始まる（面皰）.
- 面皰内で痤瘡桿菌が増殖し，炎症を生じた状態が炎症性皮疹（丘疹・膿疱）である.
- 急性炎症期の外用治療には，早期に炎症を改善するために，より多くの作用を期待して配合剤や2種類以上の薬剤の併用を行う.
- 急性炎症期の炎症の程度に応じて，外用療法に加えて，内服抗菌薬を併用する.
- 炎症軽快後には，薬剤耐性菌対策のために抗菌薬を中止し，アダパレンや過酸化ベンゾイルを用いた維持療法に移行する.

## Ⅰ　疾患概念

　思春期痤瘡の発症機序は，性徴によって分泌される男性ホルモンの作用で皮脂腺が成熟して皮脂の分泌が増加し，さらに毛包漏斗部の角化異常に伴う閉塞が重なり，毛包内に皮脂が貯留することで生じる．この状態を「面皰」と呼ぶ．面皰内で痤瘡桿菌（*Cutibacterium acnes*）が増菌することなどで炎症を生じ，丘疹や膿疱のような炎症性皮疹となる.

　思春期痤瘡の平均発症年齢は，小学6年生から大学生の916名を対象にした調査では，男性13.3歳，女性12.7歳で，有病率は中学3年生で87.3%と最も高く，生涯罹患率は95.8%以上と推定されている[1].

## Ⅱ　臨床症状と合併症

　痤瘡の初発疹は面皰である．先端部が開口しているものを「開放面皰」あるいは「黒色面皰」，閉鎖しているものを「閉鎖面皰」あるいは「白色面皰」と呼ぶ．炎症を生じると，紅色丘疹あるいは膿疱となる．紅色丘疹は半米粒大程度の紅い盛り上がりであり，膿疱は先端部に好中球の浸潤による膿を乗せるものである．痤瘡患者の多くは炎症性皮疹を主訴に来院するが，炎症性皮疹の周囲には面皰が混在しているのが，痤瘡の特徴である（図1）.

　強い炎症が深部に生じると，皮下に袋状の膿瘍や結節を触れる嚢腫や硬結となる．炎症性皮

E　その他の疾患／5　痤瘡　277

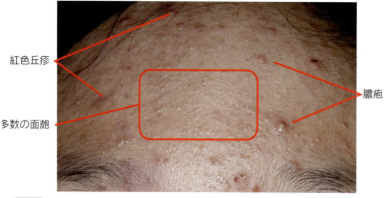

図1 痤瘡
炎症性皮疹（紅色丘疹，膿疱）の周囲に面皰が混在する．

疹は軽快すると，炎症後紅斑（炎症が改善した盛り上がりのない赤い痕）を経て治癒することが多い．一部は陥凹した萎縮性瘢痕や，ケロイド様に隆起した肥厚性瘢痕となることがある．

合併症としては思春期早発症があるが，痤瘡を契機に思春期早発症を診断したことはない．思春期後痤瘡では卵巣からのアンドロゲン分泌過多に伴う多嚢胞性卵巣症候群があるが，思春期で問題となることは稀と考えられる．

## III 鑑別疾患

顔面や体幹に囊腫が多発する集簇性痤瘡や，急激な発症で関節炎や発熱を伴う壊死性痤瘡などの特殊な病型があり，特殊な治療を要する場合がある．排膿が続くような痤瘡では早期に専門医に紹介していただきたい．また，SAPHO〔Synovitis（滑膜炎），Acne（痤瘡），Pustulosis（膿疱症），Hyperostosis（骨化過剰症），Osteitis（骨炎）〕症候群や PAPA〔Pyogenic Arthritis（化膿性関節炎），Pyoderma gangrenosum（壊疽性膿皮症），および Acne（痤瘡）〕症候群などでも痤瘡を伴うことがあるので，それぞれ該当する症状がある場合には，鑑別診断として考慮する必要がある．

## IV 治療と経過

痤瘡の治療は，急性炎症期と炎症軽快後の維持期で異なる．急性炎症期には，炎症の早期の改善を目標に積極的な併用療法を行い，その後，炎症軽快後には抗菌薬を使用せず，面皰に有効な薬剤を用いる．

### 1. 急性炎症期の治療

急性炎症期の治療は，炎症の程度によって異なる．具体的には軽症であれば外用薬によって治療し，中等症から重症，最重症であれば内服抗菌薬を併用する．

外用薬は，アダパレン，過酸化ベンゾイル，外用抗菌薬の3つに大きく分類される．アダパレンは主に毛包漏斗部の角化異常に作用し，面皰を改善する．過酸化ベンゾイルはピーリング効果があり面皰を改善するとともに，フリーラジカルの働きで C. acnes に対して抗菌作用を示す．痤瘡に適応をもつ外用抗菌薬は，クリンダ

**表1** 外用薬の剤型と適応症

| 薬剤名 | 剤型 | 適応症 | 塗布回数 |
|---|---|---|---|
| アダパレン | ゲル | 尋常性痤瘡 | 1日1回 |
| 過酸化ベンゾイル | ゲル | 尋常性痤瘡 | 1日1回 |
| | ローション | | |
| クリンダマイシン | ゲル | 痤瘡（化膿性炎症を伴うもの） | 1日2回 |
| | ローション | | |
| ナジフロキサシン | クリーム | 表在性皮膚感染症，深在性皮膚感染症，痤瘡（化膿性炎症を伴うもの） | 1日2回 |
| | ローション | 痤瘡（化膿性炎症を伴うもの） | |
| | 軟膏 | 表在性皮膚感染症，深在性皮膚感染症 | |
| オゼノキサシン | ローション | 表在性皮膚感染症，痤瘡（化膿性炎症を伴うもの） | 1日1回 |
| | 油性クリーム | | |
| アダパレン・過酸化ベンゾイル配合剤 | ゲル | 尋常性痤瘡 | 1日1回 |
| クリンダマイシン・過酸化ベンゾイル配合剤 | ゲル | 尋常性痤瘡 | 1日1回 |

マイシンとナジフロキサシン，オゼノキサシンの3種類がある．

外用薬の適応症は，作用機序によって異なる．面皰に対して有効なものでは，尋常性痤瘡となっており，痤瘡ができる範囲に広く塗布する．一方で炎症性皮疹のみに有効な薬剤では，痤瘡（化膿性炎症を伴うもの）となっており，炎症性の丘疹や膿疱のみに部分的に使用することを前提としている．また，痤瘡に使用する外用薬は面皰形成性が問題となるため，基剤によって適応の有無が異なるものがあるので注意が必要となる．また，皮膚感染症に使用できるものはナジフロキサシンクリームと軟膏，オゼノキサシンローションと油性クリームに限られている（**表1**）．

内服抗菌薬で痤瘡に適応をもつ薬剤は，ロキシスロマイシン，ファロペネム，レボフロキサシン，トスフロキサシン，セフロキシム アキセチルだが，実際にはドキシサイクリン，ミノサイクリンが頻用されていて，ドキシサイクリンは公知申請によって適応承認を待たず保険適用となっている．日本皮膚科学会の尋常性痤瘡治療ガイドライン2023[2]では，推奨度A（強

く推奨する）がドキシサイクリン，推奨度A*（推奨度Aに次いで強く推奨する）がミノサイクリン，推奨度B（推奨する）がロキシスロマイシン，ファロペネムとなっている．ミノサイクリンはめまいや色素沈着などの副作用の頻度が高いことに加え，エリテマトーデス様の症状や薬剤誘発性過敏性症候群，肺線維症などの重篤な副作用があることから，ドキシサイクリンよりも推奨度を下げて推奨度A*となっている．

## 2. 維持期の治療

ほとんどの症例が2〜3か月で炎症性皮疹が改善するので，その後抗菌薬を中止してアダパレンや過酸化ベンゾイルなどの面皰治療薬によって炎症の再燃を防ぐ維持療法に移行する．近年，薬剤耐性菌の検出率が高くなっており，また突然変異以外にプラスミドなどの外来遺伝子で薬剤耐性が伝播するものもみつかっているため，内服外用を問わず抗菌薬で維持しない薬剤耐性菌対策を実践することが肝要である．面皰治療薬によって薬剤耐性菌が淘汰され，感受性が戻ってくると考えられている．

E その他の疾患／5 痤瘡　279

## 3. スキンケア

痤瘡のスキンケアとして，保湿を強く勧める向きがあるが，思春期の痤瘡患者の多くは脂性肌である．アダパレンによる副作用を軽減し，アダパレン使用脱落例を減らす効果は報告されているが，保湿が痤瘡を改善するあるいは予防することを示した臨床的なエビデンスはない．過剰な保湿は，毛穴を閉じて面皰を形成する誘因となる．過酸化ベンゾイルローションやク

リンダマイシン・過酸化ベンゾイル配合剤では，基剤に保湿成分を含む．肌質に合わせた適切なスキンケアを指導したい．

また，ガイドラインは1日2回の洗顔料を使った洗顔を推奨しているが，朝は洗顔料を使わない中高生が少なくない．また，泡洗顔と称して，洗顔料を肌になじませず，泡を乗せて流すのみの洗顔を行い，洗顔が不十分となっている患者もいる．基本に戻り，洗顔方法を指導することも重要である．

## Ⅴ 保護者への説明

早期の受診は瘢痕を予防することを示唆するデータもあるが，思春期痤瘡の対処として医療機関を受診するものは16.2％に過ぎない[3]．思春期痤瘡患者の受診の契機のなかで，最も重要なのが母親の勧めである[3]．母親のなかには痤瘡が皮膚の疾患という認識がなく，スキンケアや生活指導のアドバイスだけで改善すると考えている人もいる．また，病院での治療につい

ても，抗菌薬の処方のみで簡単に済ませてほしい母親と，わずかな症状の変化でも心配して来院する母親がいる．

痤瘡が毛包脂腺系の慢性炎症性疾患であり，急性期の治療後に維持療法へ移行して再発を防ぐことの重要性を，まず母親に理解してもらうための地道な努力が必要となる．受療率を上げるためにもさらなる疾患啓発活動を継続したい．

## Ⅵ 専門医紹介のタイミング

アダパレンや過酸化ベンゾイルが塗布部位の副作用のために使用できない場合や，これらで症状の軽快がみられない場合，囊腫や硬結ができる場合には，外用薬塗布方法や適切なスキン

ケアの説明に加えて，早期からの積極的な併用療法による治療が必要であり，皮膚科医に紹介いただきたい．安易な国内未承認薬や適応外の薬剤の治療は，特に思春期痤瘡では避けたい．

### 文　献

1) 谷崎英昭，他: 本邦における尋常性ざ瘡のアンケートによる疫学的調査成績 2018. 日皮会誌 2020; **130**: 1811-1819.
2) 山崎研志，他: 尋常性ざ瘡・酒さ治療ガイドライン 2023. 日皮会誌 2023; **133**: 407-450.
3) 林　伸和，他: ざ瘡に罹患している中高生とその母親を対象とした意識調査. 日臨皮医誌 2012; **29**: 528-534.

（林　伸和）

# E その他の疾患

# 6 尋常性白斑

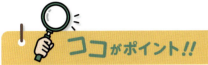

- 尋常性白斑は後天性に生じる脱色素性疾患の1つであり，皮膚分節に沿って左右いずれかに生じる分節型とそれ以外の非分節型に大別される．
- 遺伝的もしくは環境要因を背景として，主に酸化ストレスの蓄積や自己免疫応答が生じメラノサイトが減少・消失するため，メラニンが減弱・消失して脱色素斑として白く抜ける．
- 小児白斑の鑑別として，癜風，単純性粃糠疹，脱色素性母斑もしくは伊藤白斑，まだら症が特に重要である．伊藤白斑では合併症を有することが多く，鑑別の一助となる．また，ウッド灯を用いた脱色素斑部の観察も診断に有用である．
- 小児白斑は，①分節型が多い，②ケブネル現象（Köbner phenomenon）を生じやすい，③家族歴がある，④自然消退が比較的みられるなどの特徴がある[1]．
- 治療には，ステロイドやタクロリムス，活性型ビタミン$D_3$の外用に加えて，紫外線療法，活動期症例に対する全身性免疫抑制薬，安定期の整容部位への外科療法などがある．特に紫外線療法には年齢制限があるので注意を要する．
- 2025年に「尋常性白斑診療ガイドライン（第2版）」が発行される予定である．

## I 疾患概念

尋常性白斑（vitiligo vulgaris）（以下，白斑）は後天性に生じる難治性脱色素性疾患の1つであり，全人口の約0.5～1％が罹患し，人種差や性差はないとされる[2]．非分節型は，主に遺伝的背景をもとに酸化ストレスの蓄積や自己免疫応答の亢進などを理由にメラニンを産生するメラノサイトが減少・消失していく疾患である．通常，瘙痒は活動期にごく軽度もしくはないことがほとんどであるが，特に整容部位に病変があると生活の質（QOL）を大きく障害するため，近年有効な治療法の開発が進んでいる．

## II 臨床症状と併存症

白斑は原則として疼痛や瘙痒を伴わない脱色素斑であり，完成した病変ではメラニンが消失し完全脱色素斑となる．

分節型では脱色素斑が皮膚分節に沿って左右

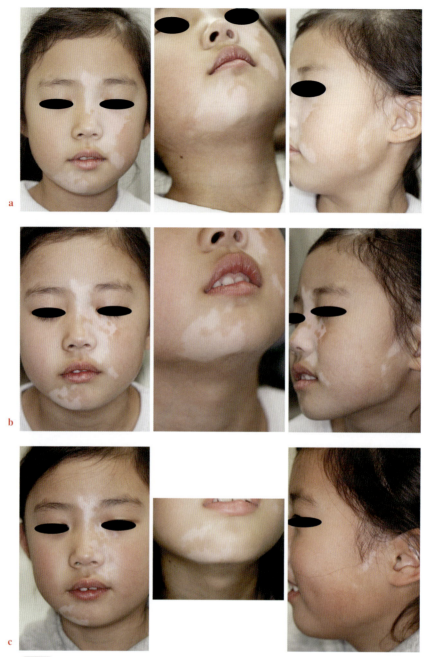

**図1 外用＋紫外線療法併用の著効例**
8歳女児．**a**：治療前，**b**：3か月後，**c**：1年後．
左眉間〜鼻背〜頰部，右下口唇〜下顎に連続する分節型白斑．ミディアムクラスのステロイドを隔日外用し，週1回エキシマライトによる紫外線併用療法を行ったところ，3か月後に毛孔一致性および周囲から色素再生が生じ，その後エキシマライトの照射回数を漸減したが1年後には約80%色素再生が得られた．

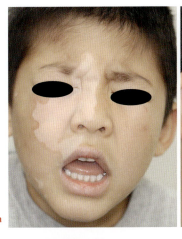
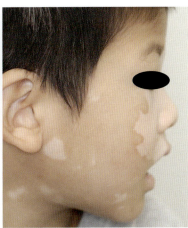
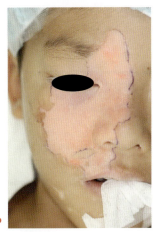
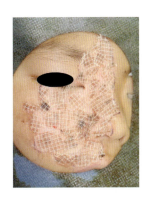
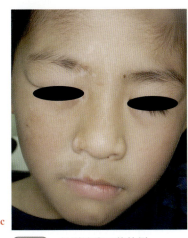
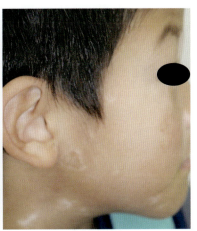

図2　外科治療の著効例

7歳男児．**a**：治療前，**b**：吸引水疱蓋表皮移植術，**c**：2年後．
左眉間〜鼻背〜頬部正中・上口唇に連続，右耳前部・下顎に点在する分節型白斑．近医で外用治療を受けたが効果不十分であり，病勢が安定していたため，吸引水疱蓋表皮移植術（suction blister transplantation）を施行した．左右大腿内側より採取した表皮水疱蓋を，あらかじめ炭酸ガスレーザーで表皮剝削した白斑病変へ移植．術後2年後わずかに額縁状の白斑が残存するものの整容的な色素再生が得られた．

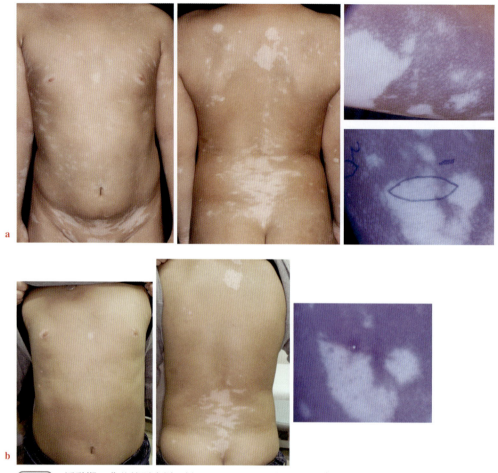

**図3** 活動期の非分節型症例に対するステロイド全身投与が著効した例
8歳男児. **a**：治療前, **b**：2か月後.
体幹（乳輪を含む）・四肢に多発する脱色素斑が月単位で増数・拡大していた．ウッド灯下の観察で活動サインの1つであるconfetti（粉吹雪）病変がみられ，かなり活動性が高い症例と判断した．メチルプレドニゾロン10 mg/日を週5日平日に内服し，全身ナローバンドUVBによる紫外線療法を週1〜2回併用したところ，2か月後に進行は停止し，confetti病変が消失すると同時に著明な色素再生がみられた．

いずれかに生じる．単分節だけでなく多分節に分布することもある（図1，図2）．

非分節型では対称性に分布することが多く，四肢末端と顔面に生じるタイプ，体幹にも小指頭大から融合して手掌大で多発するタイプ，全身広範囲に及ぶタイプなどがある．経過中白斑の形や大きさが変化し，急速に新規病変が出現することもしばしばある（図3）．非分節型の併存症には，遺伝子変化を共有する自己免疫疾患があり，リウマチ性疾患，1型糖尿病，自己免疫性甲状腺疾患，全身性エリテマトーデス（systemic lupus erythematosus: SLE），アジソン病（Addison disease），悪性貧血があげられる[3]．

## III 鑑別疾患

### 1. 脱色素性母斑

　脱色素性母斑は，メラノサイトの機能・生存に関連する体細胞バリアント（変異）により生じる不完全脱色素性疾患である．先天性とされるが，幼小児期に気づくことも多い．完成した白斑では完全脱色素斑となるため比較的鑑別が容易だが，経過中の分節型白斑とは類似する（図 4）．

### 2. 伊藤白斑

　ブラシュコ線（Blaschko lines）に沿って 2 領域以上に分布する脱色素斑が，先天性もしくは出生早期に生じる．診断基準に準じて確定診断を行う[4]．神経系疾患，筋骨格系疾患や様々な随伴症状を伴うことが多い．伊藤白斑は "pigmentary mosaicism" という疾患概念のなかで，脱色素斑のみ生じる "pigmentary mosaicism of the Ito type" と呼ばれることもある（図 5）．

### 3. 単純性粃糠疹

　小児の顔面に生じるピンポン玉大で円形～楕円形の細かな鱗屑を付す脱色素斑であり，古より「はたけ」と呼ばれている．特別な治療を要さないが，マラセチアがみられることもあり，その場合，抗真菌薬が有効である（図 6）．

### 4. サットン母斑

　サットン母斑（Sutton nevus）は，中央に母斑細胞母斑を有する木の葉型の脱色素斑であり，小児の白斑はサットン母斑を合併しやすいといわれている（図 7）．

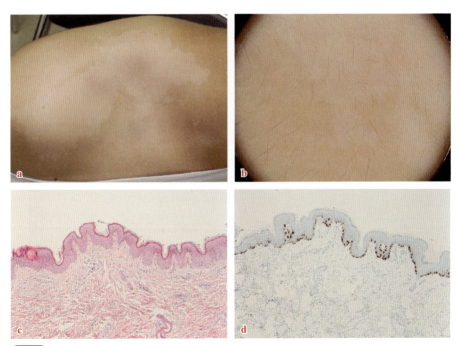

**図 4　脱色素性母斑**
5 歳女児．右肩～側頸部の脱色素斑で境界は鋸歯状で比較的不明瞭である（a）．ダーモスコピーで脱色素斑部を観察すると，尋常性白斑でみられる白毛がない（b）．また，診断が困難な場合，病理組織で成熟メラノサイト数が減少していないことが診断の一助となる〔c：ヘマトキシリン・エオジン（HE）染色，d：Melan A 染色〕．

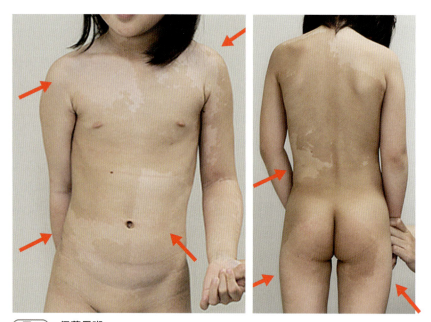

図5 伊藤母斑
4歳女児．体幹・下肢に皮膚分節に一致してチェッカーボード状の脱色素斑が多発している（矢印）．

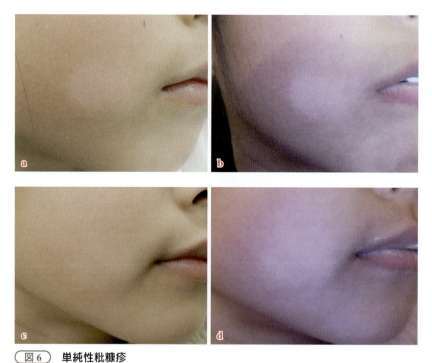

図6 単純性粃糠疹
右口角外側から横方向の境界不明瞭な脱色素斑で，軽度粃糠性の鱗屑を付す（a）．ウッド灯を当てると観察しやすい（b）．尋常性白斑では通常鱗屑は伴わず，抗真菌薬を外用することで治癒した（c, d）．

286　第Ⅱ部 ● 知っておきたい小児の皮膚疾患

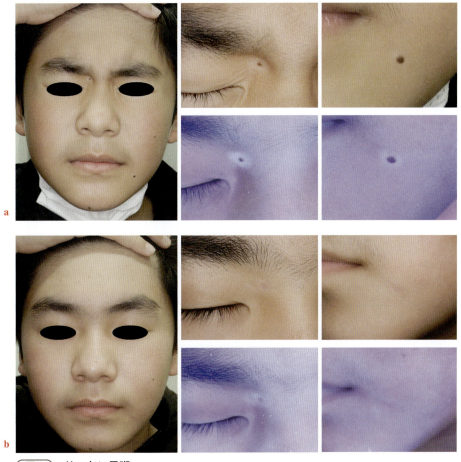

図7　サットン母斑
8歳男児．右鼻根部と左下口唇に母斑と周囲脱色素斑がみられ（a），母斑を切除することで脱色素斑が消失した（b）．

## IV 治療と経過

　原則，2012年に刊行された尋常性白斑診療ガイドラインに準じて治療する[5]．ステロイド，ビタミン$D_3$，タクロリムスの外用に加えて，16歳以上ではエキシマレーザー/ライトやナローバンドUVBによる紫外線療法も行われる．ただし，近年，白斑で皮膚悪性腫瘍が発生しにくいとの報告がなされ，紫外線療法の適応年齢を下げる傾向にある．1年以上安定した整容部位病変には皮膚移植が適応となる．頭頸部の病変は治療反応が良好である一方，肢端部や粘膜部では不良とされる．

## 文　献

1) Ezzedine K, et al.: A practical approach to the diagnosis and treatment of vitiligo in children. *Pediatrics* 2016; **138**: e20154126.
2) Lerner AB: On the etiology of vitiligo and gray hair. *Am J Med* 1971; **51**: 141-147.
3) Spritz RA, et al.: The Genetic Basis of Vitiligo. *J Invest Dermatol* 2021; **141**: 265-273.
4) Oiso N, et al.: Melanocytic nevi in nevus depigmentosus in a region of the body exposed to sunlight. *J Eur Acad Dermatol*

*Venereol* 2011; **25**: 491-492.

5）鈴木民夫，他: 尋常性白斑診療ガイドライン．日皮会誌 2012; **122**: 1725-1740.

（種村　篤）

E その他の疾患

# 7 石灰化上皮腫・表皮嚢腫（粉瘤）

## ココがポイント!!

- 石灰化上皮腫とは，小児の頭頸部や上肢によくみられる皮下の結節である．ごつごつと硬く触れるのが特徴である．炎症を起こしていなければ，通常は自覚症状がない．
- 表皮嚢腫とは，皮膚から連続して皮下に広がる，表皮成分を嚢腫壁とした嚢腫である．皮膚と癒着していることが多いのが特徴である．
- 石灰化上皮腫，表皮嚢腫ともに治療は外科的切除であるが，通常は無症状であり，切除時期を問わない．
- 感染を繰り返したり被覆皮膚が破れて腫瘍が出てきたりするようであれば，早めに切除するのが望ましい．

## I 石灰化上皮腫（図1～図3）

### 1. 疾患概念

石灰化上皮腫とは，毛母から毛皮質への分化を示す腫瘍である．良性腫瘍である．「石灰化上皮腫」の名称が一般的であり広く用いられているが，毛母を起源としていることを考慮すると，「毛母腫」の名称のほうがより適切だろうと考えられている[1]．

### 2. 臨床症状

典型例はごつごつと凹凸のある骨様硬を触れる皮下結節である（図1）．頭頸部や上肢に好発する．色調は通常皮膚色ないし淡紅色であるが（図1），腫瘍を透見して黄白色から青黒色にみえることがある．また，炎症を起こして赤くみえる場合（図2a），特に腫瘍が大きい場合に水疱様外観をとる場合がある（図3）．水疱様変化は腫瘍の上に生じているが，腫瘍が水疱化したわけではない．外的刺激を受けやすいところに，腫瘍が大きく硬いために，靴擦れと同

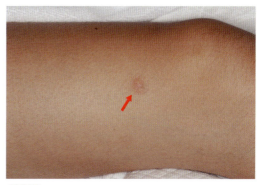

図1 石灰化上皮腫①
10歳女児．右大腿前面の皮下結節（矢印）．被覆皮膚が赤く萎縮している．皮下の腫瘍はごつごつと硬く触れる．

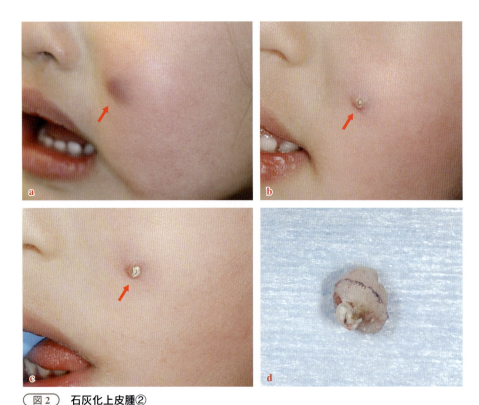

図2 石灰化上皮腫②
2歳女児．左頬の皮下の結節．a：初診時．皮膚が赤く炎症を起こしており，その下には硬く結節を触れる（矢印）．b：初診から60日後．炎症は軽快しているが，腫瘍が皮膚を穿破している（矢印）．c：初診から70日後．さらに腫瘍が皮膚を穿破してきている．この時点で切除を行った（矢印）．d：切除検体．腫瘍を崩さずに切除可能であった．硬く触れるが脆い．

様の機序で生じると考えられている[2]．年長者，成人例では，かなり大きくなる場合もある（図3）．男女比は1：1.5〜3であり，20歳以下が70％を占めている[1]．通常単発例であるが，多発例もある．多発例では筋緊張性ジストロフィーの家系である可能性があることに注意したい[1]．腫瘍の下床（脂肪織や筋肉）との可動性は良好で，通常癒着はみられない．被覆皮膚との可動性はよい場合が多いが，癒着していて悪い場合もある．大きさは直径0.5〜3cmである．触診してみると思ったよりも広がっていることが多い．症例によっては，腫瘍を覆う皮膚が穿破して，潰瘍となり，腫瘍が露出する場合がある（図2b，c）．また，感染を起こすと腫脹が生じ，圧痛が強くなる．そうなると，患児は触らせてくれなくなり，特徴的なごつごつした感触を得ることは困難である．

## 3. 鑑別診断

典型例の診断は比較的容易である．表皮嚢腫，皮様嚢腫，副耳，皮膚石灰沈着症，腫大リンパ節，軟部腫瘍，耳下腺腫瘍などが鑑別となる[1]．特に悪性軟部腫瘍には注意したい．

## 4. 検査所見

### a．画像診断

超音波検査が有用である．腫瘍辺縁にリング状の低エコー域がみられる．結節が大きく診断が難しい場合には，MRIが行われることもある．単純X線で石灰化を確認することができるが，概ね70％程度でしか確認できない[1]．

### b．病理組織学的所見

細胞質の乏しい好塩基性細胞が，濃縮した核をもつ移行細胞を介して，陰影細胞に移行する

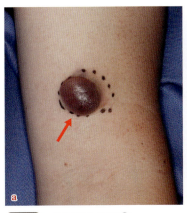
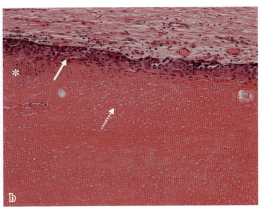

**図3 石灰化上皮腫③**
27歳男性．左上腕の皮膚結節．**a**：被覆皮膚は非常に薄く赤い（矢印）．広い範囲に硬く触れる（点線）．**b**：病理組織像〔ヘマトキシリン・エオジン（HE）染色，200倍〕．毛母様細胞がシート状に増殖している（矢印）．濃縮した核をもつ移行細胞（＊）を介し，核が抜け，好酸性に赤く染まる陰影細胞が確認できる（破線矢印）．

（図3b）．陰影細胞は好酸性の細胞質をもち，細胞境界が明瞭で，個々の細胞は核が抜けているようにみえる．

## 5. 治療と経過

自然消退することはなく，治療は外科的切除である．取り残すと再発するので，遺残がないように行う．良性腫瘍であるので，時期はいつでもよい．患児によるが，就学前であれば全身麻酔下で行われることが多い．図2の症例は初診時には軽度の炎症が起こっていた（図2a）．経過を診ていると，炎症は軽快したが，穿破してきた（図2b）．そのため，切除の計画を立てたが，切除日にはさらに増大していた（図2c）．幸い癒着は軽度で腫瘍を取りきることができた（図2d）．

感染を繰り返す場合や，このように被覆皮膚が破れて腫瘍が出てくるようであれば，早めに切除を行ったほうがよい．また，放置していると，図3の症例のようにかなり大きくなる場合がある．その場合も，そうなる前の適当な時期に切除すべきであろう．

# II 表皮嚢腫（粉瘤）（図4, 図5）

## 1. 疾患概念

上皮を嚢腫壁とする嚢腫を総称して「粉瘤」と呼ぶ[4]．「粉瘤」というと，表皮嚢腫が大多数を占めるが，外毛根鞘嚢腫や脂腺嚢腫も含まれる．表皮嚢腫は毛包漏斗部から生じ，皮内から皮下にかけて嚢腫を形成したものである．嚢腫は角化物を産生し，嚢腫内に容れる．手指，足底など外傷の受けやすいところに生じたものを，特に「表皮封入嚢胞」と呼ぶ（図4, 図5a）．表皮封入嚢胞については，ヒトパピローマウイルス（human papilloma virus: HPV），特にHPV 60が形成に関与しているといわれている[5]．粉瘤に細菌感染を起こしたものを一般的に「炎症性粉瘤」と呼ぶ．

## 2. 臨床症状

主に顔面，頸部，四肢，躯幹の有毛部に生じるが（図4），手掌・足底にもみられる（図5a）．表皮嚢腫は通常は単発であるが，時に多発する．皮内もしくは皮下の結節であり，徐々に増大する．触診上，弾性軟ないし硬である．

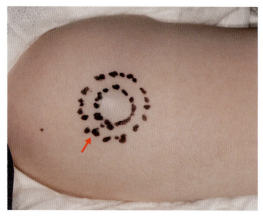

図4　表皮嚢腫①
9歳男児．右上腕の皮内結節（矢印）．中央が青黒く透見してみえる（内側の点線）．腫瘍はより広範囲に広がっている（外側の点線）．

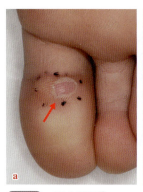 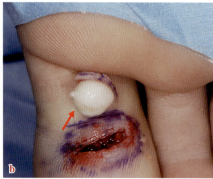 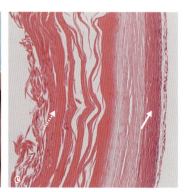

図5　表皮嚢腫②
16歳男児．右母趾の皮内結節．a：皮膚色の硬い結節がみられる．中心部に角質剥離を伴っている．b：切除検体（矢印）．乳白色の被膜で覆われた腫瘍塊がみられる．c：病理組織像〔ヘマトキシリン・エオジン（HE）染色，200倍〕．重層扁平上皮による嚢腫壁がみられる（矢印）．内容物は層状の角化物である（破線矢印）．

皮膚と連続し，しばしば腫瘍中央に黒点状の開口部が見られる．圧すると，悪臭のある粥状物が排出される．手掌・足底の場合，悪臭ははっきりしない．自覚症状は通常ないが，痛みを訴える場合がある．

## 3. 鑑別診断

典型例の診断は比較的容易である．腫瘤中央部に黒色状の開口部がみられれば，表皮嚢腫の可能性が高い．粥状物が出てくるとさらに診断の確度は増す．皮様嚢腫，石灰化上皮腫，鰓性嚢胞，気管支原性嚢胞などとの鑑別が必要である[4]．しかしながら，病変が小さい場合，開口部がはっきりしない場合は診断が難しい．

## 4. 検査所見

### a. 画像診断

超音波検査が有用である[3]．皮膚と連続性のある嚢胞性病変として描出され，内部は不均一に混濁する．外側陰影や後方エコーの増強を伴うことが多い[4]．

### b. 病理組織学的所見

重層扁平上皮を嚢腫壁とした嚢腫様構造がみられる（図5b）．嚢腫壁は通常，表皮と連続性がある．嚢腫内には層状になった角化物が充満している．

## 5. 治療と経過

　自然消退することはないので，切除が行われる．炎症が高度である場合は，切開および排膿といった姑息的処置を行い，炎症を沈静化させる．炎症がみられない場合は，外科的に囊腫壁を取り残さないように切除すれば治癒させることができる．この場合も，患児によるが，就学前であれば全身麻酔下で行われることが多い．

　炎症が沈静化した後に根治的手術を行う場合は，概ね3か月以上経過したときがよいと思われる．

### 文　献

1) 佐藤俊樹：毛母腫. 玉置邦彦総編集，上皮性腫瘍（最新日本皮膚科学大系 12），中山書店，2002; 128-132.

2) 大原國章：皮膚付属器腫瘍の臨床像. 病理と臨床 2011; **29**: 16-27.

3) 帆足俊彦，他：皮膚良性腫瘍の超音波診断. *Derma* 2003; **79**: 28-35.

4) 成澤　寛：囊腫. 玉置邦彦総編集，上皮性腫瘍（最新日本皮膚科学大系 12），中山書店，2002; 252-263.

5) Kawase M, *et al.*: Human papillomavirus type 60－Associated epidermoid cysts recurring in the same location on the knee. *J Dermatol* 2023; **50**: e81-e82.

（帆足俊彦）

E　その他の疾患

# 8　若年性黄色肉芽腫・ランゲルハンス細胞組織球症

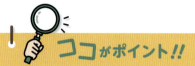

**ココがポイント!!**

- 若年性黄色肉芽腫は乳幼児期にみられる非ランゲルハンス細胞組織球症（non-LCH）の1つで，橙褐色〜黄褐色の丘疹〜結節（直径0.5〜2 cm程度）を呈する．
- 若年性黄色肉芽腫は基本的に経過観察となるが，顔面症状や多発病変を呈する場合は合併症に留意する．
- LCHはランゲルハンス細胞類似の異型細胞の増殖・活性化による浸潤性疾患であり，皮膚に限局するものから他臓器浸潤による致死的なものまで様々である．
- LCHではステロイド外用薬に反応しない脂漏性湿疹類似の皮疹や出血・痂皮を伴う丘疹を呈する．
- LCHの治療は皮膚限局の場合は経過観察であるが，他臓器浸潤の病型では化学療法を検討する必要がある．

## I　若年性黄色肉芽腫（図1〜図3）

### 1．疾患概念

　組織球が増殖する皮膚疾患は，①皮膚の抗原提示細胞のランゲルハンス細胞が増殖する疾患と，②それ以外の組織球が増加する疾患の2種類に大別される．後者は「非ランゲルハンス細胞組織球症（non-Langerhans cell histiocytosis：non-LCH）」と呼ばれ，その大半を若年性黄色肉芽腫が占める．主に乳幼児期に出現し，約7割は2歳までに生ずるが，出生時に存在することもある．多くは皮膚に限局した単発ないし多発する丘疹〜結節を呈し，時に眼病変を伴う．また非常に稀ではあるが，種々の臓器に病変がみられることもある．神経線維腫症1型〔（neurofibromatosis type1：NF1，レックリングハウゼン病（von Recklinghausen disease）〕に合併することが知られている．

### 2．臨床症状と合併症

　ドーム状あるいは扁平隆起性の硬い丘疹〜結節（直径0.5〜2 cm程度）が頭部，顔面に好発し，四肢体幹にもよくみられる．初期の皮疹は紅褐色であり，徐々に橙褐色〜黄褐色になる．瘙痒などの自覚症状はない．一つひとつの皮疹は一見すると伝染性軟属腫（水いぼ）に類似していることから，誤診されているケースも少なくない．
　合併症は比較的少ないが，顔面症状や多発病

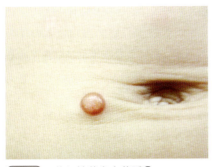

図1　若年性黄色肉芽腫①
1歳男児．腹部に自覚症状に乏しく，表面が平滑でドーム状に隆起した赤褐色の均一な小結節（直径1 cm弱）がみられる．

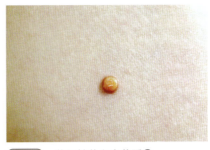

図2　若年性黄色肉芽腫②
5歳男児．側腹部に自覚症状に乏しく，表面が平滑でドーム状に隆起した黄褐色の均一な丘疹（直径5～6 mm）がみられる．

変を呈する場合は，眼合併症，全身型若年性黄色肉芽腫，慢性骨髄性白血病に留意する．眼合併症では虹彩・毛様体病変がみられることがあり，緑内障や前房出血などをきたす．また非常に稀な合併症ではあるが，全身型若年性黄色肉芽腫では肺，肝臓，心膜・心筋，腎臓，脾臓，中枢神経，骨髄，骨などに浸潤することがある．NF1に若年性黄色肉芽腫がみられると，慢性骨髄性白血病のリスクが高くなる．

## 3. 鑑別診断

### a. 伝染性軟属腫（水いぼ）

伝染性軟属腫ウイルス（molluscum contagiosum virus: MCV）による皮膚感染症である．10歳未満の児に多く，プールなどでの直接接触により感染する．ドーム状に隆起した常色～白色調の丘疹（直径数ミリ程度）を呈し，掻破などで紅色調にもなる．自覚症状はあるか軽度の瘙痒程度である．若年性黄色肉芽腫に伝染性軟属腫が合併すると視診による鑑別は困難となり，リング鑷子などで摘除できるかどうかで判別することも多い．

### b. スピッツ母斑（ほくろの一種）

スピッツ母斑（Spitz nevus）は後天性色素性母斑の一型である．幼児～若年者の顔面や下肢に好発する．ドーム状に隆起した鮮紅色～黒褐色の丘疹～小結節（直径1 cm以下）を呈し，拡大傾向もみられる．黄褐色調を呈することは

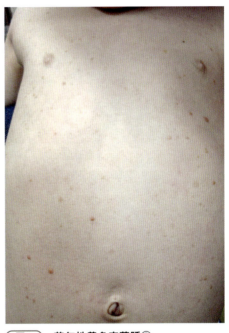

図3　若年性黄色肉芽腫③
2歳女児．全身に自覚症状に乏しく，比較的形が均一な橙色～黄褐色の丘疹（直径2～3 mm）がパラパラとみられる．全身の精査にて異常所見はみられなかった．

なく，多発することも極めて稀である．

### c. 肥満細胞腫（症）

肥満細胞の腫瘍性増殖による疾患である．乳幼児期までに発症することが多く，ごくわずかに浸潤を触れる淡褐色斑が単発ないし多発する．擦過により膨疹（蕁麻疹）がみられる．多くは思春期までに自然消退する．

#### d. ランゲルハンス細胞組織球症（LCH）

ランゲルハンス細胞組織球症（Langerhans cell histiocytosis: LCH）は，ランゲルハンス細胞類似細胞の増殖・活性化により起こる疾患である．臨床像は多彩であり，特に，頭皮の脂漏性皮膚炎に類似したり，若年性黄色肉芽腫ではみられない出血性丘疹，痂皮や血痂の付着する丘疹〜結節が特徴的である．他臓器浸潤もよくみられるため，速やかに全身を精査する．

### 4. 検査所見

#### a. 血清学的所見
黄色腫とされるが，血中脂質は正常である．

#### b. ダーモスコピー所見
全体的に均一な黄色調を呈する．

#### c. 病理組織学的所見
真皮浅層から深層にかけて組織球系細胞が密に浸潤し，脂肪細胞を貪食した組織球である泡沫細胞や核が花冠状に配列するツートン型巨細胞（Touton giant cell）がみられる．好酸球浸潤を伴うこともある．免疫組織学的には，組織球は CD68 と第 XIIIa 因子が陽性となり，CD207（langerin）や CD1a，S100 蛋白などのランゲルハンス細胞で陽性となる染色は陰性である．

### 5. 治療と経過

皮疹が単発ないしは数個程度の場合はほぼ皮膚病変のみであり，思春期頃までにほとんど自然消退するので治療の必要はない．緊満感のある状態から数年をかけて徐々に表面にしわが寄り，縮小・平坦化し，ほとんど跡形もなく消えるか，軽度の色素沈着や萎縮性瘢痕を残す程度となる．顔面症状や多発病変を呈する場合は眼科を受診し，眼合併症の精査・治療が必須である．多発病変を呈する場合は稀ながら，内臓浸潤を伴う全身型若年性黄色肉芽腫もあるため，小児科と連携してさらなる全身の精査を行う．ただし，自然消退する可能性も考慮し，化学療法などの治療は慎重に検討する．また，NF1 に合併した場合は慢性骨髄性白血病などの合併リスクが高くなるため，小児科や血液科に依頼して白血病の精査・治療も行う．

## II ランゲルハンス細胞組織球症（LCH）（図4〜図6）

### 1. 疾患概念

LCH は，ランゲルハンス細胞と同様の形質をもつ異型性のある組織球系細胞が増殖・活性化して，皮膚や骨をはじめとした様々な臓器（肝臓，脾臓，造血器，中枢神経等）に浸潤し，多彩な臨床像をとる疾患である．わが国では 10 万人当たり 0.15 人と稀な疾患であり，新生児期から成人期までどの年代でも発症するが，乳幼児期が最も多く，約 2/3 が小児期とされる．原因は不明であるが，EB ウイルス（Epstein-Barr virus: EBV）感染時に発症した報告からウイルス感染関連の指摘や，LCH 患者の半数以上に BRAF の病的バリアント（遺伝子変異）が認められるとの報告がある．皮膚病変は LCH 患者の 30〜40％ に出現するとされる．以

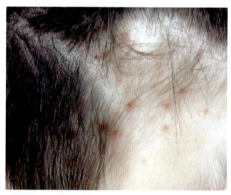

図4 ランゲルハンス細胞組織球症（LCH）①
13歳男児．前額部から側頭部にかけて，自覚症状に乏しく，脂漏性皮膚炎に類似した，一部中央にびらんを伴う比較的形や色調の均一な紅斑（直径 2〜3 mm）を認める．再発所見であり，当院血液腫瘍科にて化学療法が施行された．

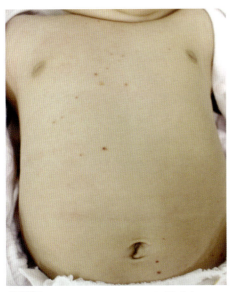

図5 ランゲルハンス細胞組織球症（LCH）②
5か月女児．体幹全体に自覚症状に乏しく，形や色調の均一な出血性紅斑（直径2mm程度）がパラパラとみられる．全身の精査を行ったが，他臓器浸潤などはなかった．数か月後に自然消退した．

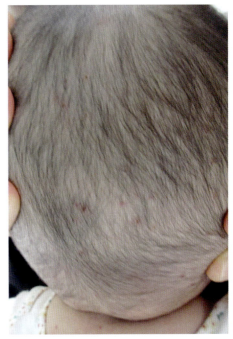

図6 ランゲルハンス細胞組織球症（LCH）③
5か月女児．図5 と同一症例．後頭部から後頸部にかけて，自覚症状に乏しく，形や色調の均一な出血性紅斑（直径2mm程度）がパラパラとみられる．同様に数か月後に自然消退した．

前は "histiocytosis X" と呼ばれ，発症年齢や臨床像から以下の3つの病型に分類されていた．
① Letterer-Siwe 病：最重症型．2歳未満の小児に脂漏性皮膚炎様皮疹で発症し，多臓器に浸潤し，致死的経過をとることもある．
② Hand-Schüller-Christian 病：2〜5歳の小児に多く，骨病変，眼球突出，尿崩症を三徴候とする．
③ 好酸球肉芽腫症：年長の小児や青年に多く，孤立性あるいは多発性骨病変として生じる．

さらに，以前提唱されていた "congenital self-healing reticulohistiocytosis" は，先天的あるいは生後数週間以内に発症し，通常3〜4か月以内に消退する症例に対して用いられていた疾患名であるが，移行例がみられること，また病理組織学的所見などに厳密な境界線がないことから，現在ではLCHと同一のスペクトラム上にある連続的な病態として捉えられている．

## 2. 臨床症状と合併症

耳介後部，腋窩，肛門周囲などに，脂漏性皮膚炎様の紅斑，比較的均一な茶褐色〜紅色の丘疹，出血性・痂皮性丘疹を認めることが多く，軽症のアトピー性皮膚炎と診断されていることもある．LCHの臨床像は非常に多彩で，丘疹，水疱，結節，黄色腫，びらん，潰瘍，角化性局面，紫斑，出血性または黒色の腫瘤もみられる．湿疹などとは異なり，かゆみなどの自覚症状に乏しく，出現と消退を繰り返す．

LCHの臨床病型は，①1臓器1病変に限局したSS（single-system single-site）型，②1臓器多病変を有するSM（single-system multi-site）型，③多臓器浸潤を認めるMM（multi-system multi-site）型の3つに分類され，治療選択や予後予測に用いられている．皮膚病変を除くと骨病変の頻度が高く，頭蓋骨や椎体骨，骨盤骨な

どに圧痛のある腫瘤で気づかれることが多い．そのほか，罹患部位に応じて，発熱，外・中耳炎，リンパ節腫脹，体重減少，呼吸困難，下痢，尿崩症など多彩な症状を呈する．

## 3. 鑑別診断

### a. 脂漏性皮膚炎

小児では主に新生児期〜生後 2 か月頃にみられる．特に頭皮から顔面に限局して，じくじくした黄白色の痂皮が付着した紅斑や丘疹，膿疱が特徴的である．体幹にみられることは少ない．1〜2 か月程度で自然軽快することが多いが，症状が強い場合でも弱いステロイド外用薬によく反応する．

### b. 湿疹・アトピー性皮膚炎

湿疹は紅斑，丘疹，膿疱，びらん，痂皮，鱗屑など非常に多彩な臨床像をとる．瘙痒を伴うことが特徴である．アトピー性皮膚炎では湿疹が左右対称性にみられ，出現と消退を繰り返す．多くはステロイドを含めた外用薬にある程度反応する．

### c. 紅色汗疹

紅色の均一な丘疹（直径 1〜2 mm）を呈する．一つひとつの皮疹は LCH で生ずるものとよく似ていることも多いが，涼しい環境では短時間〜数日以内で消退する．湿疹化した場合でもステロイド外用薬によく反応する．

### d. 若年性黄色肉芽腫

ドーム状あるいは扁平隆起性の硬い丘疹〜結節（直径 0.5〜2 cm 程度）を呈する．瘙痒などの自覚症状はない．通常，丘疹は出血性や痂皮性となることはない．

## 4. 検査所見

### a. 病理組織学的所見

表皮から真皮にかけて組織球系細胞が密に浸潤し，一部で腎形のくびれのある核を有する細胞がみられる．腫瘍細胞は CD207，CD1a，S100 蛋白が特殊染色で陽性を示す．電子顕微鏡検査ではバーベック顆粒（Birbeck granule）を認める．

### b. X 線検査所見

頭蓋骨や四肢の長骨と扁平骨に溶解性変化を認める．

### c. その他の検査

血液検査や画像検査，生理学的検査を含めた全身の精査が必要である．

## 5. 治療と経過

SS 型は自然治癒例もみられるため，骨病変では掻爬術やステロイド局所注射といった局所療法が行われることもあるが，無治療で経過観察されることが多い．しかし，頻回再発例や SM 型に進展する例もあり，経過次第で化学療法を必要とする．

SM 型・MM 型では化学療法が主体となる．MM 型では中枢性尿崩症，伝音難聴，成長障害などの不可逆的病変を合併することが多いが，特に肝臓，脾臓，肺，造血器のいずれかに浸潤がある場合は生存率が低下する．その場合はリスク臓器浸潤陽性例として区別され，多剤併用化学療法や骨髄移植が検討される．一方，皮疹のみの場合は特に治療を必要としない．しかし，LCH では皮疹の消退を確認したのちに他臓器で再燃をきたすなど，しばしば予想に反する再燃や増悪を生じることが報告されており，注意深い経過観察が必要である．

（玉城善史郎／須永真司）

# E その他の疾患

# 9 皮膚肥満細胞症

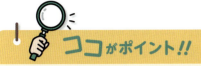

**ココがポイント!!**

- 皮膚肥満細胞症は，①斑状丘疹状肥満細胞症，②びまん性皮膚肥満細胞症，③皮膚の肥満細胞腫に分類される．
- 斑状丘疹状肥満細胞症が皮膚肥満細胞症全体の75%を占める．
- ダリエ徴候は皮膚肥満細胞症の診断に有用．
- 小児を診察するときは小児期に発症する疾患と鑑別する．

## I 疾患概念

　小児型と成人型の肥満細胞症は，どちらも体細胞バリアント（変異）に関連するクローン性疾患といわれている．遺伝性疾患ではない[1]．病態として，KITにおける体細胞バリアントの結果，幹細胞因子に依存しないKITの活性化とリン酸化において，造血幹細胞からの肥満細胞分化，生存の強化が行われる．その結果，肥満細胞が様々な臓器に蓄積される．活性化KITの病的バリアント（遺伝子変異）は，肥満細胞症の病因に重要な役割を果たす．最も患者数が多い病的バリアントはc-kit受容体細胞内ドメインexon17で，D816Vの変異があることが知られている．そのほかの病的バリアントも数多く報告されている．フランスの研究によると，小児の86%では，KITの病的バリアントがあるものの，細胞内ドメインexon17の病的バリアントは42%，D816V変異を認めるものは36%であった[1]．この研究は，小児の皮膚からの遺伝子解析である．皮膚肥満細胞症から全身性肥満細胞症へ必ず移行するわけではないことを付け加えておく．

　肥満細胞症の病態は解明されていないが，全身症状が悪い患者では，全身性肥満細胞症を否定するために，血液専門医にコンサルトすることが大切である．

## II 臨床症状と診断方法

　肥満細胞症（mastocytosis）の分類は，2017年のWHO分類では独立したカテゴリーとして扱われるようになった[2]．これによると，肥満細胞症は，①皮膚肥満細胞症，②全身性肥満細胞症，③肥満細胞肉腫に分類された（**表1**）．このうち，わが国で最も診察する機会のある皮

表1　肥満細胞症の病型分類

◎肥満細胞症（mastocytosis）の分類

- A. 皮膚肥満細胞症（cutaneous mastocytosis）
- B. 全身性肥満細胞症（systemic mastocytosis）
- C. 肥満細胞肉腫（mast cell sarcoma）

◎皮膚肥満細胞症（cutaneous mastocytosis）の分類

1. 斑状丘疹状肥満細胞症（maculopapular cutaneous mastocytosis）＝色素性蕁麻疹（urticaria pigmentosa）と同義語
2. びまん性皮膚肥満細胞症（diffuse cutaneous mastocytosis）
3. 皮膚の肥満細胞腫（mastocytoma of skin）

膚肥満細胞症（cutaneous mastocytosis）は，さらに，①斑状丘疹状肥満細胞症（maculopapular cutaneous mastocytosis，色素性蕁麻疹と同義語），②びまん性皮膚肥満細胞症（diffuse cutaneous mastocytosis），③皮膚の肥満細胞腫（mastocytoma of skin）に分類された．この3病型の発症の割合は，斑状丘疹状肥満細胞症が75％，びまん性皮膚肥満細胞症が5％，皮膚の肥満細胞腫は20％である[3]．東京医科大学病院皮膚科を受診された皮膚肥満細胞症の患者割合とほぼ同じである．

当院の症例で，皮膚肥満細胞症で最も多い斑状丘疹状肥満細胞症（色素性蕁麻疹）の症例を提示する（図1）．体幹に褐色斑が多発しており，服に擦れるとみみず腫れになると両親が心配して受診した．淡い褐色斑が多発しており，褐色斑は平坦ではなく，充実性成分を含んでいるため，軽度に隆起していた．ダリエ徴候（Darier sign）は皮膚肥満細胞症の診断に有用であり，本症例では陽性を示した．

当科では，診断目的のために病変部遺伝子検査と皮膚組織検査を行っている．方法としては，ダリエ徴候陽性部位を，局所麻酔下2か所採取する．1つ目は，3 mm皮膚トレパンで採取後にホルマリン固定をする．2つ目は，1.5 mm皮膚トレパンで採取後mRNA処理を行い，cDNAに逆転写後に既知の病的バリアントを確認する（東京医科大学 倫理委員会 承認番号 T2019-0160）．小児の皮膚肥満細胞症で*KIT*遺伝子D816V変異を伴うケースは20～30％で認める[4]．また，小児では変異があってもアナ

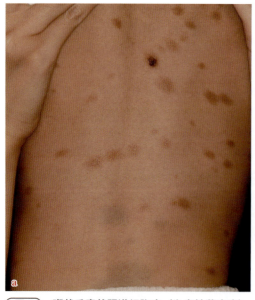
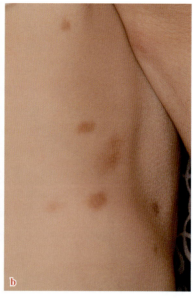

図1　斑状丘疹状肥満細胞症（色素性蕁麻疹）
**a**：斑状丘疹状肥満細胞症の臨床像，**b**：強拡大．
体幹に褐色斑が散在している．触診すると，褐色斑は平坦ではなく充実性成分を含んでいるため軽度隆起している．
（東京医科大学病院症例）

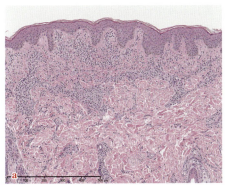
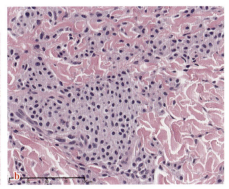

**図2　斑状丘疹状肥満細胞症（色素性蕁麻疹）の病理組織像**
a：弱拡大像，b：強拡大像．
弱拡大像では好塩基性に染まる肥満細胞を真皮全層に稠密に認め，強拡大では異型のない円形の肥満細胞を認める．
（東京医科大学病院症例）

フィラキシーのリスクは低い[5]．

病理組織検査では，ヘマトキシリン・エオジン（HE）染色で好塩基性に染まる肥満細胞を真皮全層に稠密に認め（図2a），強拡大では異型のない円形の肥満細胞を認める（図2b）．また免疫組織学的検査では，抗c-Kit/CD117抗体で染色すると肥満細胞に特異的に染色され診断に有用である．

## III　鑑別診断

小児発症の以下の疾患を必ず鑑別にあげる[6]．

### 1．扁平母斑・カフェオレ斑

最も症例が多い．扁平母斑は境界明瞭で色調もほぼ同じである．カフェオレ斑になると，個疹も肥満細胞症と類似しており，ダリエ徴候のみで診断することは難しい場合がある．理由として，神経線維腫は神経細胞内に肥満細胞が増殖していることがあげられる．組織内の肥満細胞数によるが，神経線維腫症1型（neurofibromatosis type 1：NF1）患者の合併例もあるため，疑い症例は皮膚病理検査を強く勧める．またダーモスコピーの精度がよくなったため，扁平母斑と皮膚肥満細胞症のダーモスコピー所見の違いは明らかである．しかし，肥満細胞症は様々な病型があり，それぞれ所見が異なるため，診断のための技術を要する．

### 2．脂腺母斑

小児の脂腺母斑は顔面・頭部が多く，紅褐色調の1～2 mmの丘疹を認める．ダリエ徴候は陰性であるが，列序性に配列していない限り，視診のみで鑑別診断は困難である．思春期以降は典型的な脂腺母斑像を認めるが，そのときには肥満細胞症が自然消退している可能性がある．

### 3．ランゲルハンス細胞組織球症

頭部の脂漏性皮膚炎様の所見や頸部，腋窩，鼠径部，下腹部の出血性丘疹を伴う．皮膚肥満細胞症には，"TMEP（telangiectasia macularis eruptiva perstans）"という臨床症状が類似したタイプがある．小児での報告例はないが，出血性丘疹を認めた場合は皮膚病理検査をしたほうがよい．

### 4．若年性黄色肉芽腫

小児の腫瘍では多く認めるが，臨床症状も

様々であり，若年性黄色肉芽腫か肥満細胞症かそれ以外の疾患かは，侵襲の少ない皮膚病理検査を必ず行うことを勧める．

### 5. 全身性形質細胞症

全身に褐色斑を認める場合は，色素性病変のみではない．形質細胞が皮膚に増殖すると体幹に褐色斑を認める．ダリエ徴候は認めないが，臨床診断では区別つかない．

### 6. 固定薬疹（FDE）

小児では，鼻炎・咽頭炎などで小児科や耳鼻科に受診することが多い．繰り返し内服するため，その度に褐色斑で出現する．小児の固定薬疹（fixed drug eruption: FDE）は多くないが，問診が診断するために最も大切な情報である．

## Ⅳ 治癒と治療，家族への説明

皮膚科の成書には「皮膚肥満細胞症（cutaneous mastocytosis）は自然治癒する」と記載されているのみである．実際，皮膚肥満細胞症患者を診るとき，家族へどのように説明したらよいか難しい．理由は，わが国では患者が少なく，厚生労働省も調査を始めていないためである．海外の論文では，50％は成人まで皮膚病変が自然消退すること，残りの15〜30％は成人以降も皮膚病変が残存すると報告されている．一方，筆者は皮膚の肥満細胞腫（mastocytoma of skin）を数例経験し，いずれも1〜2年以内に自然消退した．したがって，皮膚の肥満細胞腫の場合は，「自然消退」すると説明しても問題ないと考えられる．しかし，斑状丘疹状肥満細胞症は患者により差がある．その事実を説明し，経過をみることが大切である．

また，治療内容も患者によって様々である．皮疹があっても，全く無症状の患者には，抗ヒスタミン薬（H₁拮抗薬）投与は不要である．しかし，肥満細胞は疲れ，ストレス，紫外線などにより脱顆粒する．繰り返す患者は，抗ヒスタミン薬（H₁拮抗薬）の連日予防投与を行う．コントロール不良例は，H₂拮抗薬やロイコトリエン拮抗薬で肥満細胞から放出されるメディエーターを止めることが大切である．また，感冒，疲れ，紫外線をきっかけにアナフィラキシーを生じる患者もいる．保護者と教育現場の先生と医師が連携をとりながら，アドレナリン自己注射薬を所持させる．

前述の通りフランスの研究によると，小児の86％では，*KIT* の病的バリアントがあるものの，細胞内ドメイン exon17 の遺伝子変異は42％，D816V 変異を認めるものは36％である．皮膚肥満細胞症から全身性肥満細胞症へ必ず移行するわけではないことを付け加えておくが，わが国では，D816V 変異症例も少ない．当院では，すでに報告されている病的バリアントを認めた症例に対しては，小児科と連携して脾腫の確認と身体の診察を行っている．

アナフィラキシーを繰り返す場合は，血清トリプターゼ測定（保険適用外）を行う．現在の情報化社会でも皮膚肥満細胞症の情報は全くない．患者家族が心配していることは理解できる．そのため，家族への指導を以下のように行っている．

①疑問点があれば，いつでも主治医に相談すること．

②何か異変があれば記録を付けておくこと．

③学校生活の制限はさせないこと．

④保健の先生と保護者と情報を共有すること．

⑤万一，アナフィラキシーを起こした場合，躊躇なくアドレナリン自己注射薬を使用し，救急車を呼ぶこと．

## 文　献

1）Bodemer C, *et al.*: Pediatric mastocytosis is a clonal disease associated with D816V and other activating c-KIT mutations. *J Invest Dermatol* 2010; **130**: 804-815.

2）Valent P, *et al.*: Mastocytosis: 2016 updated WHO classification and novel emerging treatment concepts. *Blood* 2017; **129**: 1420-1427.

3）Méni C, *et al.*: Paediatric mastocytosis: a systematic review of 1747 cases. *Br J Dermatol* 2015; **172**: 642-651.

4）Bibi S, *et al.*: Molecular defects in mastocytosis: KIT and beyond KIT. *Immunol Allergy Clin North Am* 2014; **34**: 239-362.

5）Broesby-Olsen S, *et al.*: Pediatric Expression of Mast Cell Activation Disorders. *Immunol Allergy Clin North Am* 2018; **38**: 365-377.

6）加藤雪彦: 肥満細胞症と鑑別を要する疾患. 皮膚科 2023; **4**: 614-618.

（伊藤友章）

E その他の疾患

# 10 毛孔性苔癬・線状苔癬・光沢苔癬

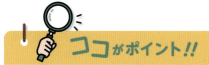

## ココがポイント!!

- いずれも小丘疹が集簇ないし癒合して生じる限局性の皮疹であり，特徴的な分布を示す．
- かゆみなどの自覚症状を欠くことが多く，基本的には自然消退し予後良好である．
- 多くの鑑別疾患があり，皮膚科専門医にコンサルトすべきである．

「苔癬」とは，多数のほぼ同じ大きさの小丘疹が集簇ないし散在し，他の皮疹に変化しない状態である．慢性湿疹などでみられる，掻破や摩擦などによって表皮の肥厚を伴い皮膚紋理が顕著となった「苔癬化」とは異なる．

## I 毛孔性苔癬（図1，図2）

### 1．疾患概念

上腕伸側，大腿前面および外側に好発する毛孔一致性の角化性病変である．基本的にかゆみなどの自覚症状はない．常染色体顕性（優性）遺伝であり，発症に性差はない．

毛孔性苔癬の亜型とされることのある顔面毛包性紅斑黒皮症は男児に多く，耳前部から上顎にかけて毛孔性の角化性病変が多発する．

### 2．臨床症状と合併症

多発する毛孔一致性の角化性丘疹で，通常，径1mm以下である．毛孔周囲に種々の程度の紅斑を伴う場合がある．乾燥環境で顕著になるため，冬に悪化し夏に軽快する傾向がある．

尋常性魚鱗癬との関連が報告されている．甲状腺機能低下症，クッシング症候群（Cushing syndrome），インスリン依存性糖尿病や肥満において発症しやすく，症状が顕著になることが知られている．

### 3．鑑別診断

毛包性魚鱗癬や毛孔性紅色粃糠疹などとの鑑別を要する場合がある．

### 4．治療と経過

症状の軽減を目的に尿素軟膏などの保湿剤やサリチル酸ワセリンの外用などを試みる．炎症を伴いかゆみを伴う場合などはステロイド外用薬の使用を考慮する．

小児期に出現し，思春期に症状が顕著となる．通常30代で自然消退する．

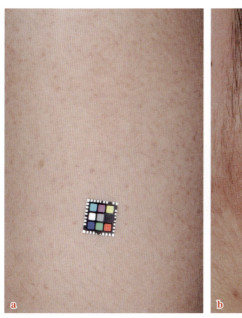
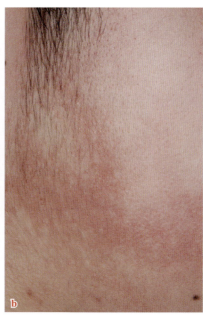

図1 毛孔性苔癬①
18歳男児．**a**：毛孔性苔癬，**b**：顔面毛包性紅斑黒皮症．
（波多野　豊：線状苔癬，光沢苔癬，毛孔性苔癬，毛孔性紅色粃糠疹．小児科診療 2015; **78**: 1493-1496）

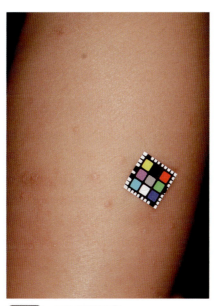

図2 毛孔性苔癬②
1歳4か月女児．上肢．
（波多野　豊：線状苔癬，光沢苔癬，毛孔性苔癬，毛孔性紅色粃糠疹．小児科診療 2015; **78**: 1493-1496）

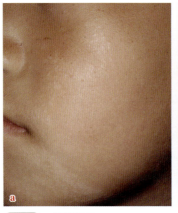
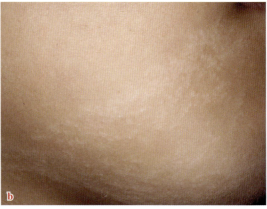

図3 線状苔癬
10歳男児．顔面．
（波多野　豊：線状苔癬，光沢苔癬，毛孔性苔癬，毛孔性紅色粃糠疹．小児科診療 2015; 78: 1493-1496）

## II 線状苔癬（図3）

### 1．疾患概念

主に3歳から5歳ほどまでの小児の四肢に好発する病因不明の限局性の皮疹である．病理組織学的には湿疹反応と苔癬型組織反応を混じた非特異的な所見を呈し，扁平苔癬とは異なる疾患である．

### 2．臨床症状と合併症

典型例では紅色あるいは色素脱失した小丘疹がブラシュコ線（Blaschko lines）に沿って線状に配列融合した苔癬化局面を形成する．鱗屑の付着やかゆみを伴う場合もある．かゆみはアトピー乾燥肌に発症する場合に生じやすい．四肢が主体だが，躯幹や，稀ながら顔面にも生じる．爪甲剝離症などの爪甲の変化を合併する場合もある．

### 3．鑑別診断

炎症性線状疣贅状表皮母斑や線状扁平苔癬などと鑑別を要する．

### 4．治療と経過

数か月から1年以内に自然消退し，再燃は稀である．かゆみがある場合などは，ステロイド外用薬やタクロリムス外用薬などの使用を考慮する．

## III 光沢苔癬（図4）

### 1．疾患概念

小児の胸部，下腹部，前腕に好発する病因不明の限局性皮疹である．扁平苔癬の亜型とする考え方と独立疾患とする考え方があるが，独立疾患とみなす考え方が強い．扁平苔癬類似の組織像を示すが，炎症細胞浸潤は限局性で小丘疹の存在部位に一致する．

### 2．臨床症状

通常，かゆみなどの自覚症状を伴わない．光沢を有する扁平な小丘疹が集簇するが，融合傾向はない．ケブネル現象（Köbner phenomenon）を伴う場合がある．どこにでも生じうるが，躯

図4 光沢苔癬
9歳男児．上背部．
（波多野 豊：線状苔癬，光沢苔癬，毛孔性苔癬，毛孔性紅色粃糠疹．小児科診療 2015；**78**：1493-1496）

幹，陰部，顔面，頸部，手や四肢の伸側に多い．手掌にも生じうる．

### 3. 鑑別診断

扁平苔癬，尋常性乾癬，扁平疣贅，アミロイド苔癬[*1]，毛孔性苔癬，線状苔癬など様々な疾患との鑑別を要する場合がある．

### 4. 治療と経過

多くの場合，1年以内に自然消退するが，数年に及ぶ場合もある．ステロイド外用薬やタクロリムス外用薬の使用や，難治例では光線療法などを試みる．

### 5. 専門医紹介のタイミング

小型の皮疹が，癒合傾向を欠いて，限局性に分布している場合は本症の可能性がある．いずれの疾患も，多数の鑑別疾患があり，皮膚科専門医でも鑑別が困難な場合がある．治療による修飾が加わる前に皮膚科専門医にコンサルトし，診断を確定すべきである．

### 参考文献

1) 波多野豊：線状苔癬，光沢苔癬，毛孔性苔癬，毛孔性紅色粃糠疹．小児科診療 2015；**78**：1493-1496．
2) 大塚藤男：その他の発疹名．皮膚科学．第10版，金芳堂，2016；96．
3) Bruckner AL: Keratosis Pilaris. In: Kang S, *et al.* eds, *Fitzpatrick's Dermatology*, 9th ed, McGraw-Hill Education, 2019; 867-869.
4) Mangold AR, *et al.*: Lichen Nitidus and Lichen Striatus. In: Kang S, *et al.* eds, *Fitzpatrick's Dermatology*, 9th ed, McGraw-Hill Education, 2019; 554-563.

（波多野 豊）

---

[*1]：ケラチンがアミロイドに変性し，皮膚に沈着して起こる．2 mmから米粒大までの丘疹が多発し，多くの場合，強いかゆみを伴う．

E その他の疾患

# 11 肛門皮垂・肛門周囲膿瘍・乳児痔瘻

## ココがポイント!!

- 肛門皮垂は肛門周囲の皮膚が隆起した状態で，小児例では裂肛の二次性変化として生じる場合が多いため，裂肛治療のための排便コントロールや局所軟膏治療が重要である．
- 肛門周囲膿瘍は乳児期，特に男児に好発する．膿瘍が自壊し排膿されると痔瘻を形成することがある．
- 肛門周囲膿瘍に対して，近年わが国では漢方薬（排膿散及湯，十全大補湯）による保存的治療の有効性が明らかとなり，多くの施設で選択されている．
- 肛門周囲膿瘍・乳児痔瘻の多くは1歳前後で自然軽快する．年長児例や難治例では，炎症性腸疾患（IBD）や免疫不全状態などの基礎疾患がある可能性を考慮し，専門科へ紹介する．

## I 肛門皮垂（図1）

### 1. 疾患概念

肛門皮垂（スキンタグ）は，肛門縁から肛門周囲にかけての皮膚が隆起したものである．しばしば裂肛に伴う「見張りいぼ」と同義語として用いられることもあるが，裂肛の活動期にできる腫瘤状の隆起を「見張りいぼ」，慢性期に残存した余剰皮膚の隆起を「肛門皮垂」と使い分けている場合もある．また，裂肛のみではなく，痔核や直腸脱，出産などの二次性変化として生じることもある．小児では，裂肛に伴う見張りいぼが慢性化した肛門皮垂をみることが多い．

### 2. 臨床症状と合併症

肛門皮垂のみでは自覚症状はないが，便の拭き残しなどによる二次的な症状として瘙痒感や肛門周囲の皮膚炎などを呈することがある．また，疼痛や出血を伴う場合や腫脹している場合には，裂肛に伴う見張りいぼの可能性が高いた

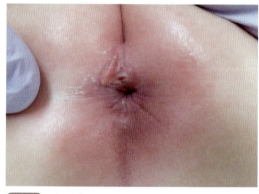

図1 肛門皮垂（見張りいぼ）
肛門11時方向に5 mm大の皮膚隆起がみられる．本症例は裂肛を伴っており，「見張りいぼ」といわれる状態である．

め，裂肛を見落とさないよう注意して診察する．

## 3. 鑑別診断

### a. 痔核

小児例においても痔核（内痔核，外痔核）の報告はあり，裂肛や肛門皮垂とも合併しうる．排便時の出血や腫瘤脱出が受診契機となることが多い．慢性便秘を伴うことが多く，排便コントロールが重要である．

### b. 炎症性腸疾患（IBD），消化管アレルギー

肛門皮垂をはじめとする肛門病変が炎症性腸疾患（inflammatory bowel disease: IBD）の診断契機となることは少なくない．特にクローン病（Crohn disease）では，浮腫状の肛門皮垂や直腸潰瘍などを呈することがある．また，稀ではあるが消化管アレルギーにも肛門病変を合併することがあり，下痢や血便といった消化器症状の病歴をみてこれらの疾患の可能性がないか確認することも重要である．

### c. 会陰溝（perineal groove）

女児に生じる先天奇形で，陰唇後交連から肛門前方までの会陰縫線部に非上皮性の粘膜組織を認める病態である（図2）．多くは徐々に角化傾向を示し，1歳頃までに自然軽快するが，年長児にも残存を認める場合には外科的介入を要することもある．

### d. infantile perianal pyramidal protrusion (IPPP)

1996年にKayashimaらによって報告された疾患概念である．肛門0時方向に円錐形の皮膚隆起を呈する良性疾患で，女児に好発するとされている．近年では，その成因として，①先天性成因，②後天性成因（後述），③硬化性萎縮性苔癬（lichen sclerosus et atrophicus: LSA）が

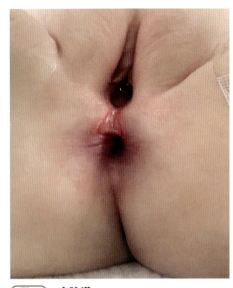

図2　会陰溝
新生児期から，陰唇後交連から肛門前縁にかけて非上皮性の粘膜組織がみられる．

あげられている．多くの症例では病変は自然に縮小または消失するが，後天性の場合は便秘や裂肛が誘因となるとされており，その対処が必要である．また，LSAが疑われる場合にはステロイド外用薬による局所治療を考慮する．

## 4. 治療と経過

裂肛に伴う見張りいぼ，肛門皮垂の場合のほとんどに便秘を伴う．緩下剤による排便コントロールやステロイド含有軟膏による局所治療などを行う．多くは裂肛が治癒すると縮小していく．肛門皮垂が小さく残存することもあるが，皮垂のみでは積極的な治療の対象とはならない．外科的治療についても同様で，成人例では皮垂切除術が施行されることもあるが，小児例では痔核などの合併がない限り，通常外科的治療は行われない．

# II 肛門周囲膿瘍・乳児痔瘻

## 1. 疾患概念

肛門周囲膿瘍は，肛門管の歯状線にある肛門陰窩に感染をきたし，炎症が肛門周囲皮下に波及して膿瘍を形成することで発生する（図3）．膿瘍が自壊または排膿されることで皮膚に開口

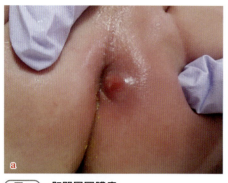 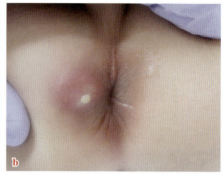

**図3** 肛門周囲膿瘍
a：肛門3時方向の肛門周囲膿瘍．緊満感や皮膚の菲薄化を伴っており，切開・排膿のよい適応である．b：肛門9時方向の肛門周囲膿瘍．自壊し排膿している．

すると痔瘻となり，瘻孔の肛門陰窩側を一次孔，皮膚側の開口部を「二次孔」と呼ぶ（図4）．病因には諸説あるが，6か月未満の乳児に発症することが多く，免疫機構の未熟性や肛門陰窩の発生異常が関与している可能性があるとされている．また，男児に圧倒的に多く，膿瘍または瘻孔開口部（二次孔）は肛門の腹側を0時，背側を6時としたときの3時，9時方向に多く発生し，多発する症例もある．

## 2. 臨床症状と合併症

肛門周囲が発赤，腫脹し増大する．排便・接触時に疼痛を伴い，不機嫌や啼泣がみられる．下痢や発熱を伴うこともある．膿瘍が自壊・排膿され痔瘻を形成すると，瘻孔が索状物として触知される．

## 3. 鑑別診断

### a. 炎症性腸疾患（IBD）

年長児や難治症例ではクローン病などの炎症性腸疾患が背景に存在する可能性がある．難治性の下痢や血便症状，直腸潰瘍などを見落とさないよう注意する．

### b. 免疫不全状態

年長児や難治例のなかに，慢性肉芽腫症などの先天性免疫不全疾患や化学療法などの薬剤に起因する免疫不全状態が背景となっている場合がある．他の感染性疾患の既往歴なども確認する．

### c. 直腸肛門奇形・肛門重複症

直腸肛門奇形や肛門重複症（図5）における瘻孔開口部が痔瘻の二次孔と類似して確認されることがある．女児の鎖肛を伴わない直腸肛門奇形（perineal canal）では肛門0時方向に瘻孔開口部がみられ，肛門重複症では6時方向に開口部がみられる．いずれも出生時から開口がみられ，疑わしい場合には小児外科へのコンサルトを行う．

## 4. 治療と経過

肛門周囲膿瘍は自壊・排膿すると症状は急速に改善する．従来は切開・排膿が一般的であったが，後述する漢方薬の有効性が広く認識されるようになり，近年わが国では多くの施設で漢方薬による保存的治療が選択されるようになった．再発を繰り返す症例もあるが，多くは1歳頃までに自然軽快する．

一方，炎症が消退した後も排膿や滲出が持続する場合，痔瘻を形成していると考えられる．痔瘻を形成した症例でも漢方薬などによる保存的治療にて軽快することが期待されるが，慢性化し治癒傾向のない痔瘻に対しては外科的治療を考慮する．

### a. 保存的治療

近年，乳児例に対しては漢方薬による治療が有効とされ，選択する施設も増えている．感染の急性期には排膿散及湯（0.2〜0.3 g/kg/日）

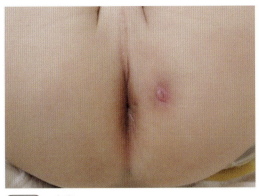

**図4　痔瘻**
肛門3時方向に瘻孔開口部（二次孔）を伴った5 mm大の結節がみられる．

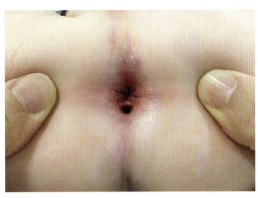

**図5　肛門重複症**
肛門6時方向に重複肛門の開口部がみられる．

を使用して排膿を促進する．治療開始後，膿瘍が自壊・排膿することがあるため，保護者に説明しておくとよい．炎症が消退するまで1，2か月かかる場合もある．炎症が軽快してきたら十全大補湯（0.2〜0.3 g/kg/日，再発例では0.4〜0.5 g/kg/日まで増量可）を投与することで慢性化や痔瘻への進展を予防することが期待できる．

抗菌薬については，炎症の程度によっては有効であるが，下痢を誘発することで病変の悪化，再発につながる可能性があるため適応は慎重に判断し，また使用する際もなるべく短期間にとどめるようにする．

### b．切開・排膿

症状が強く，波動を伴うまたは皮膚が菲薄化している膿瘍はよい適応である．皮膚割線に平行に5 mm程度切開し，膿瘍を圧迫して排膿する．膿瘍の大きさによってドレーンの留置も考慮してもよい．切開・排膿後には症状が急速に改善するため外来通院での処置が可能であり，家庭でもシャワーなどによる洗浄を行ってもらう．筆者らの施設では切開・排膿を行った症例に対しても，前述の漢方療法を追加している．

### c．根治手術

難治性の痔瘻に対しては外科的治療を選択する．治療の原則は，肛門括約筋の損傷をなるべく避けて病変を除去することであり，経験のある小児外科医による手術が望ましい．術式として瘻管切開術（fistulotomy, lay-open），瘻孔切除術（fistulectomy, coring-out）などが選択される．

### 参考文献

1) 松川泰廣：新生児小児肛門疾患：裂肛（見張りいぼ），痔核．小児外科 2021; 53: 572-577.
2) Scaparotti A, et al.: It is not just a skin tag: Infantile perianal pyramidal Protrusion. *J Pediatr* 2017; 181: 321-321.e1.
3) 石丸哲也：肛門周囲膿瘍・乳児痔瘻．小児科診療 2019; 82: 1399-1403.
4) Kawahara H, et al.: Management of perianal abscess with hainosankyuto in neonates and young infants. *Pediatr Int* 2011; 53: 892-896.

（小関元太／石丸哲也）

E その他の疾患

# 12 熱傷・凍瘡

## ココがポイント!!

- 小児の熱傷は高温液体によるⅡ度熱傷が多いが，数日中に症状が進行することがあるため，要注意である．
- 熱傷の程度に関わらず，乳幼児では，全身症状の有無に応じて，入院加療を検討する．
- 熱傷の治療に際して，小児は抵抗することが多いため，必要に応じて疼痛管理・鎮静などの対策を行う．また，術後も安静度の保持が困難な際は，装具などの使用を検討する．
- 寒暖差のある初冬，初春の時期に，指趾先端や耳介などの末梢部位に紅斑がみられる場合は，膠原病の皮疹などを鑑別しながら凍瘡を疑う．
- 凍瘡の予防として，寒冷曝露を避け，手袋や靴下の着用を推奨し，裸足での生活を控えさせるなどの指導を行う．

## I 熱傷

### 1. 疾患概念

小児（15歳以下）の熱傷は他の年齢層と比較し，高温液体による受傷が原因となることが多いのが特徴である．また，乳幼児期は四肢が短く，頭頸部・体幹部の体表面積が大きいため，受傷面積の算出方法を受傷時の年齢によって変える必要がある．さらに，低年齢であるほど，皮膚が薄く感染に弱いため重症化しやすく，小範囲の熱傷でも入院管理が必要となることも少なくない．

### 2. 臨床症状と合併症

前述のように受傷原因が高温液体の場合，受傷直後の熱傷深度は，Ⅰ度熱傷（epidermal burn: EB）～浅達性Ⅱ度熱傷（superficial dermal burn: SDB）であることが多く，皮膚所見は発赤や紅

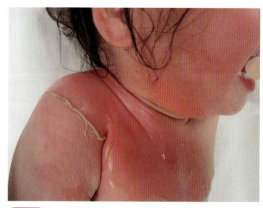

図1 Ⅰ度熱傷（EB）～浅達性Ⅱ度熱傷（SDB）
顔面～胸部・上腕にかけて，熱湯による受傷．水疱膜は受診時すでに破膜していた．

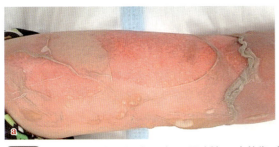
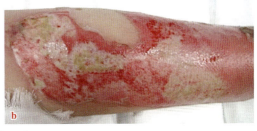

**図2** 浅達性 II 度熱傷（SDB）〜深達性 II 度熱傷（DDB）
熱湯による受傷．
a：受傷直後，熱傷深度は不明瞭．b：受傷後6日目，熱傷深度が明瞭化してきている．

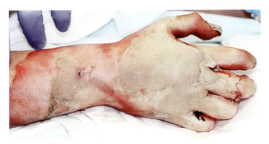

**図3** 深達性 II 度熱傷（DDB）〜III 度熱傷（DB）
火災による熱傷．手指〜手背にかけて白色化した DB がみられる．

斑が中心となる（図1）．医療機関を受診した時点で水疱形成していたり，すでに破膜していたりすることもある．強い痛みがあり，患児が処置時に激しく啼泣し，抵抗することも多い．また，数日中に熱傷深度の進行や感染徴候・脱水症状が現れることもあるため，特に乳幼児に関しては，受傷後数日間の症状の変化に注意が必要である．熱傷深度が進行した際の皮膚所見の特徴は，当初紅色調だった創面が白色調に変化することである．また創面に黄色〜黄白色調のプラークが付着してくる．

受傷原因がより高温（火炎，油，アイロン等）の場合，深達性 II 度熱傷（deep dermal burn：DDB）や III 度熱傷（deep burn：DB）に至っている可能性が高く，創面の色調は淡紅色〜白色調，場合によっては褐色〜黒色調を呈し，硬く，痛みの訴えも比較的少ない（図2，図3）．また，受傷部位が上下肢の場合は，末梢の循環状態や浮腫に注意が必要になる．

広範囲熱傷の際の合併症として，ショックや肺水腫，創部感染，敗血症などに注意が必要となり，全身管理が可能な施設での対応が望ましい．

治癒が遷延化した場合や，関節部などの受傷の場合，創治癒後に肥厚性瘢痕，ケロイド，瘢痕拘縮が生じることもある．

## 3. 鑑別診断

本人との会話が不可能な幼少児の場合，創傷の状態と受傷機転との整合性に違和感がないかをチェックし，単なる不慮の事故によるものか，虐待の可能性がないかを確認する必要がある．虐待の可能性が否定できない場合は，軽症であっても保護入院措置を検討する．

## 4. 治療と経過

受傷直後に受診した際は，自宅での処置の有無（シャワー洗浄・クーリングの有無）を確認する．可能なら創面の洗浄後に，軟膏処置を行う．選択する軟膏は熱による炎症の進行を抑制する目的で，非ステロイド性抗炎症薬（NSAIDs）（ジメチルイソプロピルアズレン）やステロイドを用いる．広範囲熱傷の際は，用量の多い前者のほうが使いやすい．また，当日〜数日間は創面からの滲出液が多量であるため，吸収力が高く，創面に固着しない素材のドレッシング材を選択する．受傷48時間以降は，熱傷深度に応じて治療方法を以下のように適宜変更する．水疱膜の取り扱いに関しては，賛否両論あるが，褐色〜黒色調に変色している場合や乾燥し

て収縮しているものは，積極的に除去したほうがよい．

### a. 保存的治療

II 度熱傷は保存的に治療を行う．前述したように，小児では数日の間に受傷深度の進行や感染を生じることがあるため，基本的に毎日包帯交換し，創部の観察を行い，受傷面積や創面の状態（滲出液の量や感染徴候）に応じて使用する軟膏を選択する．また，塩基性線維芽細胞増殖因子（bFGF）製剤（トラフェルミン）を併用することにより上皮化促進が期待できる．創面にプラークの付着を確認した際は，毎回除去する必要がある．低刺激性の石鹸と流水を用いて丁寧に洗浄除去を行う．

表層に壊死組織が固着して除去困難な場合は，壊死組織除去効果のある薬剤（ネキソブリッド®，プロントザン® 等）を用いたケミカルデブリードマンや，ブラシや鋭匙などの道具を用いた外科的デブリードマンをベッドサイドで行う．ただ，いずれの方法でも痛みを伴うことが多いので，処置への抵抗が強い際は，全身管理のうえ，鎮静下で行う．そのため治療が長期化（2 週間以上）する見込みが高い場合は，手術療法への切り替えを検討する．

### b. 手術療法

広範囲 DDB や DB では早期に実施する．手術までの待機期間は，スルファジアジン銀クリームやヨード系軟膏を使用し，感染予防を行う．手術は，メスやフリーハンドダーマトーム，カミソリ，各種デブリードマン機器（水圧式，超音波式等）などを用いて，出血が確認できる健常組織まで壊死組織のデブリードマンを行い，洗浄する．移植床の準備が整ったら，皮膚移植術を行う．自家皮膚移植は以下のものがある．

#### 1）分層植皮術

真皮浅層（8～12/1,000 インチ）での薄めの皮膚を，メスやダーマトーム機器を用いて採取

する．採取部位は，頭部（有毛部）・背部・大腿外側部などが一般的である．必要面積に応じて選択する．ただし，小児では，皮膚厚が薄く，採皮痕が目立つことが多い．その点，頭部は比較的皮膚が厚く，上皮化も早く，採皮部として優れている．広範囲の創面を少量の皮膚で被覆する場合，採皮片を網状（メッシュ）やパッチ状に適宜加工して移植する．パッチ加工は，用手的に行うことも可能であるが，近年は，MEEK™ システムを用いて効率的に採皮片を加工することが可能となっており，メッシュ植皮に比べて，組織拡張率が高いと報告されている．

分層植皮の利点は，採皮部の犠牲が少ないことと，生着が早いことであるが，植皮部の瘢痕が目立つことや二次収縮により，瘢痕拘縮をきたす可能性が高いことが欠点である．そのため，関節面や露出面にはシート状での移植が望ましく，可能ならば，後述の全層植皮術を検討する．

#### 2）全層植皮術

皮膚全層（真皮深層）まで採取する．採皮部は縫縮するため，線状瘢痕が残る．小児では，鼠径部もしくは下腹部から採取することが多い．患児の体格に応じて採取できる面積が限られる．分層植皮術に比べて整容的に優れており，二次収縮も小さいので，露出部や関節部への移植に適している．分層に比べて生着に時間がかかるため，植皮部が体動等によってずれないように，タイオーバー[*1] などを用いたしっかりとした固定が必要になる．また，場合によっては，シーネやギプスによる関節固定を行い，体幹部や頭頸部などは，数日間の鎮静管理を要することもある．

#### 3）再生医療

2009 年より，「自家植皮のための恵皮面積が確保できない重篤な広範囲熱傷で，かつ，受傷面積として DDB 創および DB 創の面積が体表面積の 30% 以上の熱傷」に対して，自家培養

---

[*1]：植皮部位が体動等によりずれないよう被覆材で上から覆って縫い付ける方法．植皮部位の周囲に何か所か縫い傷跡が残る．

表皮シート：ジェイス®が保険適用になっている．約2cm²程度の全層皮膚から，8×10cmの表皮シートが，20枚得られる．全身熱傷などの広範囲熱傷では，治療法の選択肢の1つとして有用である．ただし，培養に約3～4週かかるため，適応患者が判明した時点で速やかにジャパン・ティッシュエンジニアリング社（J-TEC）の担当者に連絡し，準備を始める．培養表皮の生着のためには，下床に真皮成分が必要になるので，DBでは培養皮膚の採取時にデブリードマンと人工真皮[*2]貼付を行っておく．

また，培養表皮移植とメッシュ植皮を併用することにより，生着率が上がる．感染に弱く，湿潤環境では生着が悪くなるため，移植後は，適宜ガーゼ交換が必要になる．

他の治療法として，近年自家細胞採取・非培養細胞懸濁液作成キットRECELL®（コスモテック社）が保険収載された．これは，採取した少量の健常皮膚を手術室で専用キットを用いて溶解し，細胞懸濁液を作成する方法である．得られた懸濁液を創面に噴霧することで，上皮化を促進させる効果がある．II度熱傷が適応となるが，植皮との併用による効果も高く複数回の使用が可能で，利便性もよいため広く普及しつつある．

しかしながら，ジェイス®とRECELL®いずれも，「施設基準を満たした施設以外では，保険申請不可」と制限があるので，利用する際には確認が必要である．

### c．後療法

保存的治療と手術療法のいずれを行った場合でも，創治癒後数か月は保湿ケアを重点的に行う．かゆみが強い場合は，抗ヒスタミン薬内服の併用や，ステロイド軟膏の使用も適宜行う．また，色素脱失や色素沈着を生じるリスクが高いため，露出部の紫外線対策を指導する．肥厚性瘢痕やケロイドの徴候がみられた際は，早期からステロイド治療や圧迫療法などを開始する．ステロイドの局所注射は効果が高いが，小児では注射の疼痛を忌避する傾向がある．また，投与量が多くなると，成長抑制を生じることがあるため，使用が難しいことが多い．

関節部への手術後は，長期的（3～4週間）に装具などの固定を行い，拘縮予防を行うが，拘縮症状が出現してきた際は，速やかに外科治療を検討すべきである．

## II 凍瘡

### 1．疾患概念

凍瘡は，反復する寒冷刺激に対する微小血管の反応により誘発された循環障害とそれに続発する炎症および腫脹により生ずる疾患である．一般的に「しもやけ」と呼ばれ，指趾先端，耳介などの末梢部位にみられることが多い．発症時期は，真冬より，初冬や初春に多く，平均気温が4～6℃前後，日内気温差が10℃以上と大きくみられる時期とされる．環境要因に加えて，遺伝的素因の存在が示唆されており，以前

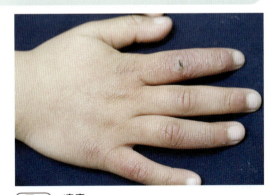

図4　凍瘡
5歳女児．12月に出現した両手指の凍瘡．手指に浮腫性紅斑がみられ，一部に痂皮の付着もみられる．

---

[*2]：ウシなどの生物由来のコラーゲン層をシリコンフィルムで包んだ医療材料．貼付後数か月かけて自家組織に置き換わっていく．

てきたが，近年では生活環境の改善に伴って，小児の凍瘡患者は著しく減少し，中高年の女性にみられるとされている．

また，類似した用語に「凍傷」があり，しばしば凍瘡と混同されることがあるが，「凍傷」は寒冷刺激により皮膚および皮下組織が傷害されて起こる疾患で，両者は似て非なる疾患であることに留意する．

## 2. 臨床症状 (図4)

好発部位は，循環障害を生じやすい手指先端や耳介，鼻尖部などの末梢部位とされ，ときに頬部，下腿伸側，膝などにも生じうる．疼痛や瘙痒を伴う暗紅色から鮮紅色の浮腫性紅斑としてみられることが多く，時に水疱やびらん，潰瘍を伴う．皮疹の性状により，樽柿型凍瘡と多形紅斑型凍瘡に分類され，前者は手指や足趾全体がびまん性に腫脹するタイプで小児に多く，後者は多形滲出性紅斑様の紅斑や丘疹が混在するタイプで成人に多いとされている．

## 3. 検査所見

病理組織学的所見では，真皮上層の浮腫と血管拡張および血管周囲性の細胞浸潤がみられる場合や，真皮全層から皮下脂肪織にかけて血管周囲性に密に細胞浸潤がみられる場合があるが，いずれも表皮の変化に乏しいとされる．

## 4. 鑑別診断

### a. 膠原病

全身性エリテマトーデス（systemic lupus ery-thematosus: SLE），シェーグレン症候群（Sjögren syndrome: SS），強皮症，混合性結合組織病および皮膚筋炎（dermatomyositis: DM）などでは，凍瘡様の皮疹がみられることがある．

SLEの凍瘡様紅斑は紅斑が手指を超えて手掌にも皮疹を呈することがあり，2～3週を超えて持続することが特徴である．また，小児期から凍瘡の増悪を繰り返す症例では，口腔・眼乾燥症状がみられなくてもSSを疑う必要があ

る．強皮症でも凍瘡を主訴として来院することも多く注意が必要である．そのほか，DMの逆ゴットロン徴候（inverse Gottron sign）でも凍瘡類似の皮疹がみられるが，関節屈曲部中心にほぼすべての手指にみられることが特徴である．

これらの疾患を鑑別するために，生活環境の聴取や他部位の皮膚所見の観察，血液検査で自己抗体や低補体の有無をみること，症例に応じて皮膚生検や皮膚以外の臓器障害のチェックも重要である．

### b. 滲出性紅斑

単純ヘルペスウイルス（herpes simplex virus: HSV）やマイコプラズマなどの感染症や薬剤を含めた様々な原因により生じ，凍瘡と類似することが多い．凍瘡では暗赤色の紅斑が手指に限局することが多いが，滲出性紅斑は淡紅色～紅色の紅斑が手指ならびに手掌に多発することが鑑別点となる．

### c. その他

エカルディ・グティエール症候群（Aicardi-Goutiéres syndrome）や，家族性凍瘡様ループス，中條・西村症候群などの一部の自己炎症性疾患や固定薬疹（fixed drug eruption: FDE），サルコイドーシスに伴う凍瘡状狼瘡なども凍瘡類似の皮疹がみられる．そのため，出現時期や凍瘡様皮疹以外の皮疹の有無や皮膚症状以外の全身症状，家族歴，薬剤摂取歴などの細かい問診と診察が非常に重要である．

## 5. 治療と予防

治療は末梢循環の改善を目的に行う．外用療法として，ユベラ®軟膏，ヒルドイドソフト®軟膏，内服療法として，ビタミンE製剤や当帰四逆加呉茱萸生姜湯などがある．中等症以上では，ステロイド外用薬の追加も考慮する[6]．

予防としては，寒冷曝露を極力避けることが重要であり，保温やマッサージなども推奨されている．また，手袋や靴下の着用を推奨し，裸足での生活を控えさせるなどの指導を行うことも重要である．

## 参考文献

1) 春成伸之, 他: 小児熱傷の疫学と予防活動. *PEPARS* 2009; **25**: 72-79.
2) 森田尚樹: 小児熱傷患者の治療とコツ. *Prog Med* 2023; **43**: 689-696.
3) 菅又　章: 全身管理（第3章 熱傷）. 波利井清紀他監修, 創傷外科（形成外科治療手技全書Ⅲ）, 克誠堂出版, 2015; 180-189.
4) 中沢弘明: 局所管理と手術（第3章 熱傷）. 波利井清紀他監修, 創傷外科（形成外科治療手技全書Ⅲ）, 克誠堂出版, 2015; 190-197.
5) 春成伸之: 培養表皮, 人工真皮ほか（第3章 熱傷）. 波利井清紀他監修, 創傷外科（形成外科治療手技全書Ⅲ）, 克誠堂出版, 2015; 223-233.
6) 沢田泰之: 熱傷, 凍瘡. 小児科診療 2015; **78**: 1475-1479.
7) 新井　達: 凍瘡（しもやけ）が治らない！ *Medicina* 2017; **54**: 1477-1481.
8) 石川　治: 成人の凍瘡. 皮病診療 2020; **42**: 324-327.
9) 臼田俊和, 他: 凍瘡・凍傷. *Derma* 2022: **329**; 57-64.
10) 江波戸孝輔, 他: 乳幼児期に発症した難治性の凍瘡. 皮病診療 2019; **41**: 453-456.

（渡辺あずさ／玉城善史郎）

# 第Ⅲ部

## 小児の皮膚科Ｑ＆Ａ

# 1 皮膚の構造と機能

## Q1 皮膚がかさかさするのはどうしてですか？

A　皮膚がかさかさするのは，単に表皮の水分量が少なく，天然保湿因子（NMF）や皮膚の脂質などが減っていることによる場合が多いです．皮膚のバリアが壊れているため，経皮水分蒸散量（TEWL）が増加し，それとともに乾燥が進みます．

皮膚に炎症が起こってもかさかさしてきますが，その場合は必ずしも水分が減少しているわけではありません．たとえば，乳児で多くみられる脂漏性皮膚炎，いわゆる「あぶら症」や「ふけ症」では，水分が減っているわけではありませんが，皮膚がかさかさしてきます．

## Q2 皮膚の色はどうやって決まるのですか？

　メラニンには黒褐色のユーメラニン（真メラニン）と黄赤色のフェオメラニン（亜メラニン）の2種類があり，皮膚の色はこれらのメラニンの比率と量によって決まります．メラニンはメラノサイトから作られますが，それが周りの基底層の細胞に行き渡って肌の色になります．私たちが紫外線に当たるとメラノサイトが活性化してメラニンの生産量が増え，日焼けになります．

日焼けは単に皮膚の色を黒くするためのものではありません．メラニンは基底層の細胞の核の上方に核帽として行き渡り，「日傘」となって基底層の細胞のDNAを守ります．

（門野岳史）

# 2 小児の皮膚の特徴と小児皮膚疾患の疾病構造

## Q3 小児の皮膚は成人の皮膚と比べてどのように違うのですか？

A 一口に「小児」といっても，新生児期，乳児期，幼児期，学童期，思春期と身体が成長するに伴い，小児の皮膚も変化していきます．一般的には，小児の皮膚は成人と比べて全般的に薄く，外界からの刺激に弱く，乾燥していることが多いです．特に，新生児や乳児は皮膚が薄く，皮膚バリア機能が未熟な状態です．

## Q4 新生児の皮膚は成人と比べてどのように違うのですか？

A 新生児の皮膚は，成人と比べて角層，表皮，真皮，皮下脂肪織すべてが薄く，未熟な状態にあります．そのため，体内の水分が漏出しやすく，体外からの細菌や異物が侵入しやすい状況となっています．角層表面のpHも成人では弱酸性に保たれていますが，新生児では中性で，病原体に弱い傾向にあります．真皮や皮下組織の発達も不十分なため，外力に弱く，体温保持機能も不十分です．

## Q5 小児でよくみられるが，成人ではみることが少ない皮膚疾患にはどのようなものがありますか？

A 湿疹，皮膚炎では，乳児脂漏性湿疹，おむつ皮膚炎などがあげられます．感染症では，突発性発疹，手足口病，伝染性紅斑（リンゴ病），麻疹，風疹，水痘（みずぼうそう）などのウイルス性全身性発疹症，伝染性膿痂疹（とびひ），伝染性軟属腫（水いぼ），アタマジラミなどがあります．その他，乳児血管腫，（異所性）蒙古斑，正中部母斑，ウンナ母斑など母斑の一部も小児期によくみられます．

（吉田和恵）

# 3 皮疹の診かた

## Q6 皮疹の記載はどこまで書くべきでしょうか？

A　皮疹の記載については，いつから，どの部位に，どのような性状の皮疹が生じたかを具体的に記載することが大切です．また，診察時にはすでに皮疹が消退していることもありますので，問診により皮疹の性状や経過に伴う変化の情報を得ておくことが望ましいです．さらに，患者の主観的な症状（かゆい，痛い等）やその変化も記載することで，より詳細な情報を得ることができ，診断の助けとなります．

## Q7 皮疹の記載以外に皮膚の所見を残す方法はありますか？

A　皮疹の記載以外に皮膚の所見を残す方法として，皮疹の写真を撮影し，保存しておくことが有用です．これにより，皮疹の色調や範囲に関する有益な情報を視覚的に得ることができます．ただし，写真の管理に際しては，個人情報の取り扱いに気を付ける必要があります．また，皮膚を触れた際の情報，たとえば浸潤の有無や硬さなどは写真のみでは記録できません．これらの触診の所見についても記載しておくとよいでしょう．

(柴田　彩)

# 4 小児皮膚疾患の診察方法と注意点

## Q8 忙しい外来でアトピー性皮膚炎の外用指導をする時間がありません．実践指導は必須ですか？

A　アトピー性皮膚炎治療の主体は適切な外用療法です．特に，小児アトピー性皮膚炎のほとんどは外用療法を徹底することで寛解状態にもっていくことができます．しかし，

外用薬の塗布量や塗りかたは人によって大きく異なります．「適量を塗ってください」と言われても，実際にどれくらい塗ればよいのか，患者や保護者にとってはわかりにくいことが多いです．

筆者は，限られた時間のなかで，初診時には必ず，再診時にもコントロールが悪い場合はそのつど，保護者の目前で軟膏を塗ってみせています．そして，患者本人にも塗ってもらうことで，正しい塗りかたを理解してもらっています．外用薬の正しい使いかたを指導することは，アトピー性皮膚炎の治療には欠かせないと考えています．

（馬場直子）

# 5　乳児期までの生理的皮膚症状

**Q9**　新生児中毒性紅斑が全身に多発する場合は，ステロイド外用薬を使用しますか？

**A**　必要ありません．新生児が羊水から外部環境に適応する段階でみられる好酸球の皮膚浸潤とその反応です．この間には常在菌叢の獲得や皮膚バリア機能の成熟など，様々な営みが行われます．生後1～3日で自然に軽快しますので，無治療のまま経過をみてください．

**Q10**　脂漏（乳痂）がこびりついて拡大していきます．ステロイド外用薬で改善しますか？

**A**　いいえ．脂漏（乳痂）で最も大切な治療は，洗浄です．新生児の顔面の石鹸洗浄は，初めてのお母さんには少し怖いかもしれません．眉毛部など目の近くはなおさらです．人差し指に巻き付けたガーゼに固形石鹸を適量つけ，円を描くように軽く擦ります．一度で落ちなくても，毎日繰り返すことで取り除くことができます．時間がたって固くなっている場合は，オリーブ油や亜鉛華軟膏で軟化させてから洗浄してもよいでしょう．

（小林里実）

## 6　診断に用いる検査

**Q11** 白癬菌抗原キット「デルマクイック® 爪白癬」は白癬菌を検出する検査ですが，爪白癬ではなく，足白癬や体部白癬にも使用できますか？

　保険適用はありません．また，鏡検を基準としてこのキットの診断における性能を検討した研究では，爪白癬と比較して，足白癬では感度，陽性適中率，陰性適中率，全体一致率などの性能が10％ほど低下していました．このキットは爪白癬の診断過程において利用価値が高い一方，足白癬診断における意義はそれほど高くないとされています．

（鎌田昌洋）

## 7　スキンケア

**Q12** 日焼け止めは乳児期からつけたほうがよいですか？

　紫外線による皮膚がんは，過剰な紫外線を浴び続けることで起こります．子どもの皮膚は，紫外線の影響を受けやすく，また戸外で遊ぶ機会も多いので，ふだんから過剰に浴びすぎないように気を付けることは将来の発がんを予防するうえで大切です．とはいえ，子どもの精神・運動発達には，戸外で元気に遊ぶことがとても大切です．過剰に浴びて赤く腫れ，痛みを伴うような日焼けをしないように，晴天の日の午前10時から15時くらいまでの時間帯に戸外で過ごすときには，露光部に日焼け止めをつけることが推奨されます．乳児にも使える製品は生後6か月からのものが多いですが，新生児期から使える製品も販売されています．1回の塗布量，塗り替えのタイミング，洗い落とす方法を含め，製品の売り場で確かめるか，医師の指導を受けて，正しく使うことをお勧めします．

（佐々木りか子）

## 8 外用療法

### Q13 「ステロイドを塗っても全然治りません．こんなに長くステロイドを塗っていてよいのか不安です」と親にいわれたら，どう対応したらよいですか？

A　まず，「塗っても全然治らない」の背景を確認します．皮疹の重症度に対して外用してきたステロイドのランクが適切であったかを検討します．さらに，外用したところは治っても，別の皮疹が新生することを「塗っても全然治らない」と表現しているのかもしれません．それも確認したうえで，寛解導入と寛解維持療法の意味についてわかりやすく説明し，長期的に良好なコントロールを得るためには，寛解導入の段階で適切な強さのステロイドによってしっかり炎症を抑制することが重要なことを理解してもらいます．ステロイド外用の副作用も説明し，通院当初は1〜2週おきに受診してもらい，不安なことがあったらすぐに伝えることで安心してもらいましょう．

（多田弥生）

## 9 全身療法

### Q14 抗ヒスタミン薬はかゆみがあるときだけ使用すればよいですか？

A　抗ヒスタミン薬頓用の有用性に関しては，抗ヒスタミン薬が第一選択薬となる蕁麻疹治療においても，高いエビデンスのある報告はなく，推奨されていません．基本的には，頓用ではなく，連用で使用することが望ましいです．副作用があり連用することが難しい場合には，抗ヒスタミン薬の種類の変更，冷却まくら（アイスノン®等）での冷却，外用療法の改善などの代替手段を検討するほうがよく，不適切な使用方法は避けたほうがよいです．

## Q15 抗菌薬は症状が落ち着いたらやめてもよいですか？

 副作用が心配なため，症状が落ち着いたら不要な薬は使用したくないという気持ちはわかります．しかし，中途半端な抗菌薬の使用は再燃のリスクを高め，耐性菌出現の原因ともなります．処方された抗菌薬は，一見症状が落ち着いたようにみえても，すべて飲みきることが望ましいです．また，処方された薬を飲みきった時点で治療を終えてよいかの判断は時に難しく，再度診察を受けることが推奨されます．

（宮垣朝光）

# 10 外科的療法

## Q16 良性腫瘍に対する手術はいつ行えばよいですか？

 良性腫瘍をいつ手術するかを明確に定義したものはありません．医学的には増大傾向のあるものや早期の悪性化のリスクを伴うものは，全身麻酔下で早期に手術を計画することもありますが，増大もなく早期の悪性化のリスクもないものであれば，局所麻酔下手術が可能な年齢になってからの待機的手術でも問題はないでしょう．しかしながら，整容面や心理面を考慮し，物心つく前に手術を希望するケースも少なくありません．医学的な面に加え，整容面，心理面，また合併症のリスクなどを総合的に考慮し，保護者とよく相談のうえで決めることになります．

## Q17 小児の局所麻酔下手術で気を付けるべきことはありますか？

 小児の場合，麻酔の極量が少ないため，十分に麻酔量が足りる病変の大きさかどうかを事前に見極める必要があります．また，麻酔時の疼痛や手術に対する漠然とした不安，保護者から離れる不安などから，術中の安静を保てないリスクを伴います．そのため，保護者に近くにいてもらうなど，小児の不安を取り除く工夫を取り入れて行うことになりますが，まずは麻酔の段階で激しく動いてしまうなど，手術の続行が困難と判断した場合は，メスを入れる前に中止する選択肢も常に念頭に置いておきましょう．

（前川武雄）

# 11 学校保健

### Q18 学校現場における皮膚科的課題にはどのようなものがありますか？

A　社会環境や生活環境が急激に変化するなか，子どもの健康課題は複雑多様化してきており，皮膚科的課題もたくさんあります．「健康管理」の課題として学校感染症（特に原則出校停止とならない第三種「その他」に分類されるもの），外傷や熱傷の応急処置，学校健診では見逃しの多いアトピー性皮膚炎，思春期以降のほとんどの子どもが一度は罹患する痤瘡（にきび）などが，「健康教育」の課題として太陽紫外線防御対策，正しい知識をもたずに引き起こされるおしゃれ障害や足のトラブルなどがあげられます．

### Q19 学校保健に参加したいのですが，どのようにすればよいのでしょうか？

A　最も簡単なのは学校医に就任することです．学校医は，学校の設置者や地域の教育委員会の要請に応じて，地域医師会の紹介・推薦で任命されますので，地域医師会への入会と日常活動への参加が大切です．ただし，皮膚科専門の学校医は極めて少ないので，内科学校医としての就任となるでしょう．また，地域医師会の学校保健関連の委員会の委員に就任し，皮膚科的課題について提言するのもよいでしょう．皮膚科領域でと考えると，日本臨床皮膚科医会の学校保健委員会委員や各支部の学校保健担当者に就任するという方法もあります．

### Q20 出張授業の講師を頼まれました．準備をするときに利用できる資料などはありますか？

A　保健教育的活動として，学校現場で出張授業をすることはとても有用です．授業の準備に活用できる資料として，日本臨床皮膚科医会の学校保健委員会が作成した「皮膚科専門校医のための健康教育用教材」があります．パワーポイントで制作されたスライド原稿とワードで作成した読み原稿の2つから構成されたCDです．

　現在，アトピー性皮膚炎，おしゃれ障害，太陽紫外線防御対策，学校感染症，にきび，外傷などへの応急処置，性感染症，食物アレルギー，足育，発汗異常など10種類11枚が用意されています．必要な際には，日本臨床皮膚科医会の各支部の学校保健担

当者へご確認ください.

（島田辰彦）

## 12　虐待とその対応

### Q21　なぜ，6か月未満児の皮膚損傷には注意が必要なのですか？

　虐待を疑われていない小児に皮膚損傷がみられる割合を検討した報告では，6か月未満では0.6％，9か月未満では1.7％のみとされています．つまり，歩行開始前の年齢，特に6か月未満の児の皮膚損傷については注意を要することがわかります．また，死亡事例を含む明らかな身体的虐待を受けた乳児のうち，27.5％が以前に虐待を疑う軽微な外傷がみられたとし，センチネル外傷〔警告損傷（sentinel injury）〕として報告されています．センチネル外傷は80％が皮膚損傷であり，このうち95％が生後6か月までに生じていると報告されていることからも，歩行開始前の乳児の皮膚損傷を診た場合には，虐待を念頭に置いて診察にあたることが重要です．

### Q22　虐待が疑われた場合はどのように対応したらよいですか？

　児童相談所もしくは市町村の担当窓口に通告をする必要があります．虐待対応チーム（CPT）のある施設では，CPTに連絡すればよく，その後の対応はCPTが中心となって行います．CPTがなく，様々な理由から通告を迷われる場合は，虐待対応が可能な地域基幹病院に相談，紹介するとよいでしょう．事前に虐待の可能性があり，対応を要する旨を伝えておくと，その後の診療がスムーズに行われます．このような場合の紹介方法は地域ごとに決められていることが望ましく，地域連携の強化を進めていくことも重要だと思います．

（大森多恵）

# 13 小児慢性特定疾病

**Q23** 担当患者が小児慢性特定疾病の対象疾患と
診断されました．どのような手続きが必要ですか？

A　小児慢性特定疾病（小慢）対象疾患には，診断の手引きと対象基準があります．現在の患者の状態が当てはまるかどうかを最初に確認しましょう．また意見書を発行するには患者が通院している医療機関が指定小慢医療機関であり，意見書の執筆者が小慢指定医である必要があります．意見書は小慢情報センターホームページからダウンロードが可能です．

**Q24** 担当患者が小慢の1つと診断されました．
診断までに時間がかかり確定診断前に治療が始まり，
検査も多く受けたので医療費が高額になりました．
診断前の医療費も助成を受けられますか？

A　受給認定を受けられているなら，一定期間（通常は1か月前）まで遡って給付が可能です．遡る期間については，申請医が証明する確定診断日が根拠となることから，確定診断日を記録しておくことが重要です．

**Q25** 担当患者が色素性乾皮症と診断されました．診断
された児には弟がいて未発症です．これから発症
したときに進行を遅くするための通院等が必要と
なる見込みです．2人とも助成を受けられますか？

A　発症前に確定診断が可能であり，さらに症状の軽減が見込める治療法がある場合，「疾患の状態の程度」を満たさなくても受給対象とみなすことが児童福祉法で認められています．弟さんも遺伝学的検査などで確定診断が可能かを検討されてはいかがでしょうか？

（新関寛徳）

# 14 遺伝学的皮膚疾患とその対応

**Q26** どうして突然変異が起こって（病的バリアントが de novo に生じて）しまったのでしょうか？ 私が妊娠中に何かしたのが悪かったのでしょうか？

**A** 両親と自分のゲノムを比べると，誰しもいくつもの新しく生じたバリアント（両親はもっていなくて，自分だけがもっているバリアント）をもっています．そういう変化が積み重なって，サルからヒトまで変化したわけです．生物そのものが，少しずつ違う子どもを作って誰かが生き残ればよいという仕組みになっていて，精子や卵子には新しいバリアントが生じるように最初からデザインされているということもできます．ほとんどのバリアントは，ちょっとした個人差の原因になるか，何の変化も起こさないかです．一方，すごく大切な遺伝子が働かなくなってしまうようなバリアントでは，流産してしまって生まれてくることができません．流産するほどの激しい変化ではないけれども，何かの調子が悪くなってしまう，そういう変化を引き起こすバリアントが新しく生じてしまうと，生まれつきの病気の原因になってしまうのです．それは妊娠中に何かをしたからいけなかったとか，そういうものではありません．たまたま病気になるような変化を引き起こすバリアントが生じて，たまたまそういうバリアントをもつ精子または卵子が受精してしまったのです．これはある確率で自然に起こってしまうことなのです．

（久保亮治）

# 15 乳児湿疹・おむつ皮膚炎

**Q27** 乳児湿疹とアトピー性皮膚炎はどう違うのですか？

**A** 乳児湿疹は，広義では乳児期に生じる湿疹を指す場合もありますが，日本ではアトピー性皮膚炎と診断がつく前の状態を指して使われているケースが多く見受けま

す．湿疹になっていれば炎症がありますので，適切に抗炎症外用薬を使用して介入しましょう．アトピー性皮膚炎として確実に診断をつけて治療介入することは，その後の経皮感作による即時型食物アレルギーや他の2型炎症性疾患（アレルギー性鼻炎や喘息等）への進行を抑えるために重要です．

### Q28 おむつ皮膚炎がステロイドを外用しても治らないときはどうすればよいですか？

**A** ①真菌検査をしましょう．②きっかけとなった下痢が持続していれば難治なため，小児科に相談しましょう．③保護者が汚れるたびに洗浄する・ウェットティッシュで擦っているケースが多くみられます．洗いすぎや摩擦に注意が必要なことを伝え，洗浄は1日1回にとどめるよう指導します．便はつまみとり，抑え拭きを心がけます．④発赤が強い場合は，亜鉛欠乏症を鑑別しましょう．⑤びらんや潰瘍面がある場合は，ストーマパウダーをお勧めします．

（工藤恭子）

## 16 汗疹

### Q29 なぜ，あせもは子どもに多いのですか？

**A** 乳幼児は単位面積当たりの発汗量が多いため，特に夏にあせも（紅色汗疹）が生じやすくなります．乳児の場合，首や腋窩，鼠径，四肢屈側部など常時皮膚が密着している部位や背中や臀部など蒸れやすい部位に好発します．

大人でも高温多湿下での作業や，肥満により発汗が増加している場合などに生じることがあります．

### Q30 あせもの予防法を教えてください．

高温多湿下の環境を避けるために，エアコンや扇風機を使用して涼しい環境をつくることを心がけましょう．また，入浴，シャワー浴で皮膚を清潔に保ち，かいた汗をその

ままにしないことも大切です.

　外出先や保育園,幼稚園で活動中に大量に発汗することが多いので,すぐに入浴かシャワー浴をするとよいでしょう.それができないときには,濡れタオルやウエットティッシュなどで発汗部を拭くか,肌着や衣類を取り換えることも有用です.その際には吸水性のよい綿の下着を選択しましょう.

（堀　仁子）

# 17　蕁麻疹

## Q31　小児に多い蕁麻疹の原因は何ですか？また,どのように対応すべきですか？

　小児の蕁麻疹では,急性特発性蕁麻疹や感染症に伴う蕁麻疹,アレルギー性蕁麻疹が比較的多くみられます.特に感染症が関与する場合は,ウイルス性のことが多く,抗ヒスタミン薬による対症療法が中心となります.食物アレルギーによるアレルギー性蕁麻疹の場合は,誘発因子を特定し,除去することが重要です.問診を詳しく行い,症状が出現するまでの経緯を詳細に聴取することが適切な対応につながります.

## Q32　小児に対する蕁麻疹の薬物療法で注意すべき点は何ですか？

　成人と同様に第二世代抗ヒスタミン薬が第一選択となります.特に小児では脳内ヒスタミン受容体の占拠率が低い非鎮静性の薬剤を優先的に選ぶべきです.眠気やけいれんのリスクを軽減するために,メキタジンやケトチフェンのような脳内移行性の高い薬剤の使用は避けたほうが望ましいです.また,症状が治まるまで継続的な投与を行い,症状が消失した後も数日間は治療を続けることが推奨されます.慢性特発性蕁麻疹の場合は,減量を慎重に進めながら治療を終了します.

（葉山惟大）

# 18 アトピー性皮膚炎

## Q33 ステロイド，タクロリムス，デルゴシチニブ，ジファミラストをどのように使い分ければよいですか？

A　抗炎症外用薬はステロイド外用薬と非ステロイドの抗炎症外用薬（タクロリムス，デルゴシチニブ，ジファミラスト）に大別されます．炎症の強さによる使い分けとして，0.1％タクロリムス軟膏の効果は，臨床試験の結果からストロング（Ⅲ群）のステロイド外用薬とほぼ同等と考えられています．デルゴシチニブやジファミラストの効果を直接ステロイドと比較した臨床試験はありませんが，タクロリムスに近いと考えられています．

また，部位による使い分けとして，顔面・頸部はステロイド外用薬の局所的な副作用（皮膚萎縮，毛細血管拡張等）が出やすい部位であるため，非ステロイドの抗炎症外用薬の高い適応があります．

## Q34 難治例に対しては，経口JAK阻害薬と生物学的製剤をどのように使い分ければよいですか？

生物学的製剤（デュピルマブ，ネモリズマブ，トラロキヌマブ）はターゲットとなるサイトカイン（IL-4，IL-13，IL-31）をピンポイントに抑えるのに対して，経口JAK阻害薬はシグナル伝達系（JAK1，JAK2）を抑えるので，より広い領域のサイトカインを抑制することになります．そのため，一般的に経口JAK阻害薬は生物学的製剤に比べてより強い効果を期待できますが，副作用にもより注意が必要になります．適応になる年齢も薬剤によって異なるので，その点も使い分けのポイントになります．ネモリズマブは，効能・効果が「アトピー性皮膚炎に伴う瘙痒」となっている点も他剤と異なります．

（佐伯秀久）

# 19 伝染性膿痂疹・ブドウ球菌性熱傷様皮膚症候群・汗腺膿瘍

**Q35** 伝染性膿痂疹（とびひ）において，家族への説明はどのようにすればよいですか？

　とびひとは思わずに受診し，予診では虫刺されやただれとされていることが多くあります．不適切な治療を行わないためにも，患児の家族に病状を十分に理解してもらうことが大切です．

　まず，黄色ブドウ球菌が皮膚表面を伝播した感染症であることを説明します．「皮膚表面についたブドウ球菌というばい菌が皮膚表面の別の部位にうつって水疱やびらんができていく病気です」．次に，患児の皮疹とその分布を示しながら，「このように"飛び火"していく」ことを納得してもらいます．鼻の下から発症するとびひなど，指で広げている可能性があることも説明します．その後，体重と抗菌薬のアレルギーがないことを確認します．「抗菌薬の飲み薬と塗り薬を出しますので，1週間後に再診してください．治りが悪い場合は早めに受診してください」．症状の範囲や重症度によって，当面の処置方法を伝えます．

　滲出液が多い部位は可能であれば包帯で覆います．治療により乾燥してきたら開放します．広範囲の場合は包帯など難しいので，綿の衣類のままでもよいです．湿潤環境を保つ被覆材で密封すると菌が排除されないので悪化する可能性があります．菌をできるだけ排除するため，発熱などの全身症状がない限り，泡立てた石鹸を使ってシャワーで丁寧に流して，局所の清潔を保つ指導をします．ただし，兄弟姉妹がいる場合は，ほかの子どもたちのあとで入浴させたほうがよいです．

（山﨑　修）

## 20 伝染性軟属腫

### Q36 伝染性軟属腫（水いぼ）と 尋常性疣贅（いぼ）はどう違うのですか？

A 「水いぼ」と「いぼ」はどちらも俗語です．いずれも「いぼ」という名前で呼ばれるので紛らわしいですが，「水いぼ」は伝染性軟属腫ウイルス（MCV）の感染，「いぼ」はヒトパピローマウイルス（HPV）の感染によって生じる全く別の皮膚ウイルス感染症です．

臨床像も大きく異なり，「水いぼ」が体幹に生じることの多い水様光沢を帯びた表面平滑な小丘疹であるのに対し，「いぼ」は手足や肘膝に生じることの多い表面乳嘴状の角化性丘疹です．「水いぼ」は中心臍窩を有し，ピンセットでつまむと臍窩から白色粥状物が圧出される点で「いぼ」とは異なります．

### Q37 一般的な「水いぼとり」はとても痛いと聞いたのですが，痛くない治療法はありませんか？

A 水いぼは，通常ピンセットなどを用いて中心臍窩から内容物を圧出すれば治癒します．この操作が一般的に「水いぼとり」と呼ばれるものです．有効な治療法ですが，痛みを伴うのが欠点です．しかしながら，最近では「水いぼとり」に伴う疼痛の軽減目的にペンレステープを貼付する方法が保険で認められるようになり，その有効性や有用性が確かめられています．

そのほかにも，保険適用はありませんが，「水いぼとり」の代わりになるものとして，ヨクイニンエキス内服療法，サリチル酸絆創膏貼付や硝酸銀ペースト外用療法などの選択肢があります．

（江川清文）

## 21 尋常性疣贅・扁平疣贅・尖圭コンジローマ

### Q38 いぼ（尋常性疣贅）とうおのめ（鶏眼）やたこ（胼胝腫）はどう違うのですか？ また，その鑑別法は？

**A** 　「いぼ」はヒトパピローマウイルス（HPV）の感染で生じるウイルス感染症です．一方，「うおのめ」と「たこ」は，皮膚の一定部位に繰り返し加わる異常な圧迫刺激で生じる限局性角化症の一種を呼ぶ俗称です．このうち，角質が厚く芯のようになり，真皮に向かい楔状に食い込んだものが「うおのめ」です．大人の足底や趾側縁などに直径数ミリ～5 mm 程度の硬い角質芯として認められます．圧迫や歩行により強い痛みを伴うのが特徴です．これに対し，圧迫刺激を受ける一帯の皮膚が厚く硬くなったものが「たこ」です．

　「いぼ」が足底に生じた場合（足底疣贅），「うおのめ」や「たこ」との鑑別が必要になります．最も簡単な鑑別方法は，視診あるいはメスなどを用いて表層の角質を除去して観察する方法です．古い点状出血や閉塞血管像が認められれば，基本的にいぼと診断されます．うおのめでは角質芯が確認されます．このことは，ダーモスコピーでより明瞭になります．

### Q39 前医で受けた凍結療法はとても痛くて我慢できないほどだったのですが，痛くない治療法はありませんか？

**A** 　液体窒素を用いた凍結療法は，最も汎用されている疣贅治療法の 1 つです．疣贅治療に保険適用もあり，有効性についての評価も高い治療法ですが，施療時はもとより治療後も 2～3 日あるいはそれ以上続く痛みを伴うことがあるのが欠点です．特に小児の場合に問題になることが多くあります．

　そのような場合，痛みの（少）ない治療法として，ヨクイニンエキス内服やサリチル酸絆創膏外用といった保険適用治療のほか，活性型ビタミン $D_3$ 製剤外用，ビダラビン外用，スクワレン酸ジブチルエステル（SADBE）やジフェニルシクロプロペノン（DPCP）による接触免疫療法（p.112 脚注参照）などの保険適用外治療が行われることがあります．

（江川清文）

# 22 単純ヘルペスウイルス感染症

## Q40 カポジ水痘様発疹症と伝染性軟属腫（水いぼ）の鑑別はどのように行えばよいですか？

A いずれもアトピー性皮膚炎に合併することの多い疾患であり，皮膚に水疱，びらんや痂皮を形成します．ヘルペス性の水疱は中心臍窩を有し，皮疹は同期（水疱→びらん→痂皮に同時に変化）することが特徴です．一方，伝染性軟属腫の場合は皮疹が混在し，水疱も大小のものが混在します．臨床診断が難しい場合は，ツァンク試験（Tzanck test）やイムノクロマト法を行います．ただし，カポジ水痘様発疹症に細菌の二次感染が合併するケースがあることに留意しましょう．

（渡辺大輔）

# 23 白癬・カンジダ・癜風

## Q41 なぜ，子どもは髪の毛に白癬菌が感染しやすいのですか？

A 白癬菌の毛髪への感染は7歳くらいまでの子どもに多くみられ，その原因は毛髪の性質と湿度だと考えられます．子どもは頭にひどく汗をかきます．白癬菌はカビなので，湿度の高い環境で増殖します．ネコなどの毛に感染して安住の地を求めたい *Microsporum canis* が間違ってヒトの髪の毛に感染し，ひどい炎症を起こした状態がケルスス禿瘡です．

### Q42 おむつカンジダ症を予防するにはどうすればよいですか？ おむつカンジダ症は感染しますか？

おむつカンジダ症（乳児寄生菌性紅斑）の原因のほとんどは常在菌の *Candida albicans* によるものです．皮膚は様々な菌が住んでいる森と考えてみてください．乳幼児はまだ常在菌のバランスを作っている段階です．粘膜の常在菌である *C. albicans* は，菌の塊である糞便中からおむつの中に放出されて皮膚に付着するとそこで増殖します．カンジダは酵母で水が大好物ですから，おむつが濡れていると元気に増殖します．便と皮膚のpHは異なり，皮膚の常在菌のバランスが崩れると，*C. albicans* は異常に増殖します．

予防法としては，おむつを濡れた状態で放置しない，便が出たら頻回におむつを交換する，お尻の乾燥を保つなどが大切です．自分自身ももっている常在菌ですので，おむつ交換のあとに手を洗えば感染の心配はありません．洗った手はしっかり乾燥させましょう．

### Q43 マラセチア毛包炎とにきびは何が違いますか？

マラセチア毛包炎は尋常性痤瘡（にきび）と比べると単調で，少し大き目な炎症性丘疹から膿疱になります．脂腺の常在菌である油が好きな *Malassezia* が異常に増殖した状態ですので，顔ではなく，体幹部の「脂漏部位」と呼ばれる上背部や前胸部などに出現します．

（佐藤友隆）

## 24 麻疹・風疹・突発性発疹

### Q44 麻疹とはどのような病気ですか？

麻疹は俗に「はしか」と呼ばれ，麻疹ウイルスの感染症です．飛沫核による空気感染，飛沫感染，接触感染などの経路から経気道的に感染し，感染力が非常に強く，免疫のない個体では，感染でほぼ100％発症します．

## Q45 麻疹はどのような経過をとりますか？

感染すると，約10日から14日の潜伏期の後，前駆期に入ります．39〜40℃の発熱，全身倦怠感が3〜4日続きます．その後，一時的に解熱したのちに再度発熱し，発疹期になります．この二峰性の熱型が特徴です．この時期に口内にコプリック斑，ほぼ同時に発疹が顔面・頭部など上半身に出現し，その後，全身に及びます．発疹期は5〜6日続いて下熱し，回復期に入ります．

## Q46 麻疹はどのように予防対策がとられていますか？

わが国では予防接種法で，定期接種として1期（生後12〜24か月）と2期（小学校就学前1年間＝5歳以上7歳未満）に予防接種を義務づけています．

## Q47 麻疹に罹患した患児の保育所・幼稚園・学校への出席停止期間を教えてください．

麻疹は学校保健安全法において，第二種感染症に分類されています．出席停止期間は「解熱後3日を経過するまで」とされています．

## Q48 風疹の原因は何ですか？

風疹は風疹ウイルスの感染症で，飛沫により経気道的に感染します．

## Q49 風疹はどのような症状ですか？

潜伏期は2〜3週間で，軽度の発熱とともに皮疹が出現し，急激に全身に拡大します．リンパ節の腫脹は高率にみられ，特に耳介後部が腫大し，疼痛を訴えることもあります．麻疹に比べて全身症状は比較的軽く，全経過4〜5日で軽快します．妊婦の罹患で先天性風疹症候群の発症が生じうるので注意が必要です．

24 麻疹・風疹・突発性発疹 339

## Q50 風疹の予防対策はありますか？

A 予防接種（2回接種）が行われています．麻疹・風疹混合生ワクチン（MRワクチン）による接種方法で，第1期は生後12～24か月，第2期は小学校入学前1年間（5歳以上7歳未満）とされています．

## Q51 風疹に罹患した患児の登園・登校の基準を教えてください．

A 風疹は学校保健安全法において，第二種感染症に分類されています．登校停止は「発疹が消失するまで」とされています．発疹期には血液・咽頭からのウイルス分離はピークで，発疹が消退するとともに減少し抗体は上昇していくゆえに，感染力は低下していると推察されるからです．

## Q52 突発性発疹は二度かかりますか？

A 突発性発疹はヒトヘルペスウイルス（HHV）-6またはHHV-7の感染症です．生後2年（平均6～18か月）ほどの間に罹患することが多いです．突発性発疹に2回罹患することは稀に遭遇しますが，HHV-6またはHHV-7によるものかの区別はできません．

## Q53 突発性発疹の原因ウイルスは潜伏しますか？

A HHV-6，HHV-7ともに持続潜伏感染しますが，HHV-6は様々な条件下で再活性化します．一定の薬剤の投与に引き続いて薬疹の発生に伴い，HHV-6の再活性化が起きる状態，すなわち薬剤性過敏症症候群（DIHS）の発症が問題になっています．

## Q54 突発性発疹の発症に伴い，注意すべきことはありますか？

A 通常，予後良好であるため特別な治療は必要としません．稀に脳炎・脳症，肝炎，心筋炎などの重症合併症を生じる場合があり，高熱，けいれん発作などを呈した場合は大きな医療機関を受診すべきです．

（日野治子）

# 25 水痘・帯状疱疹

## Q55 水痘の診断はどうしたらよいですか？

A　水痘（みずぼうそう）の典型的な症状を示す場合の診断は難しくはありませんが，鑑別疾患を強いてあげれば，虫刺され，伝染性膿痂疹（とびひ），水疱症，単純疱疹などです．

　ツァンク試験（Tzanck test）は，水疱部を擦過して得た検体をギムザ染色，メチレンブルー染色，ライト染色などで染色して顕微鏡検査をするものであり，巨細胞を見出せば，水痘・帯状疱疹ウイルス（VZV），単純ヘルペスウイルス（HSV）のいずれかと診断できます．診断には，ウイルス抗原を用いた迅速検査キット「デルマクイック®VZV」が有用です．

## Q56 水痘に罹患した患児はいつから登園・登校可能ですか？

A　水痘は学校保健安全法において，第二種に分類されています．「すべての発疹が痂皮化するまで」出席停止とされています．皮疹が乾燥すれば感染性はなくなります．

## Q57 帯状疱疹とは何ですか？

A　帯状疱疹では，初感染は水痘として体内に侵入した VZV が潜伏したのちに，過労，ストレス，重症感染症，悪性腫瘍などの誘引によって再活性化した際に，潜伏していた神経支配領域に皮疹を生じます．

## Q58 帯状疱疹は小児もかかりますか？

A　帯状疱疹は高齢者に多い感染症ですが，近年では免疫抑制のない健常幼小児にも稀にみられます．免疫が未熟な低年齢層で水痘に罹患した場合，VZV が潜伏感染する例が多く，若年者の帯状疱疹発症の要素になりうるとされます．

### Q59 帯状疱疹に罹患した患児は登園・登校できますか？

 　　保育所・幼稚園・学校生活において，帯状疱疹は水痘ほど空気感染，飛沫感染はなく，感染力は強くないものの，稀に接触感染はあるため，周囲の児童に水痘の罹患歴，予防接種歴の有無を確認する必要があります．帯状疱疹に罹患した患児が接触したおそれのある児童のうち，予防接種歴のない児童がいた場合，72時間以内であればワクチン接種によって，水痘の発症を阻止または軽症化が期待できます．通常，登園・登校は，露出部に皮疹がある場合，すべての皮疹が痂皮化するまでは避けることが望ましいですが，皮疹部を覆っていれば登園・登校は可能です．

　　職員が帯状疱疹を発症した場合については，水痘罹患歴のない，かつ予防接種歴のない乳幼児・小児がいる場合は，水痘の発症のおそれがあるため，病変部を覆い，皮疹がすべて痂疲化するまでは乳幼児・小児に直接接しない部署にて勤務し，直接接触を避けるべきです．

（日野治子）

## 26 伝染性紅斑・手足口病

### Q60 伝染性紅斑の原因は何ですか？

 　　伝染性紅斑は俗に「リンゴ病」と呼ばれ，ヒトパルボウイルス B19（PVB19）が原因の感染症です．

### Q61 伝染性紅斑にかかったとき，気を付けることはありますか？

 　　PVB19 は，骨髄の赤芽球系細胞を侵襲するため，ウイルス血症の時期には赤血球の生成が一時期減少します．そのため，溶血性貧血を呈する鎌状赤血球症，サラセミア，ピルビン酸キナーゼ欠損症，地中海貧血など赤血球の寿命の短い状態にある患者では末梢血中赤血球が減少し，急激な貧血増悪，全身状態の悪化，すなわち aplastic crisis を生じ，死に至ることもあります．また，造血の盛んな胎児に PVB19 が経胎盤的に垂直

感染すると一種のaplastic crisisの状態になり，貧血に陥り，胎児水腫になる例もあるので注意が必要です．

## Q62 伝染性紅斑が判明した場合，学校は休ませますか？

PVB19に感染すると，10〜20日の潜伏期間ののち，7〜9日でウイルス血症が起き，1週間ほど続きます．この間にウイルス抗体が産生されはじめ，感染後17〜18日には血中ウイルスはほとんど消失しています．感染後14〜18日に顔面に蝶形または平手打ち様の紅斑が出現します．いったん消退した発疹がその後も温熱・日光・興奮などの刺激で再燃することがしばしばあり，数週間も繰り返すため，治癒と判断しにくいのです．

現在，伝染性紅斑は学校保健安全法において，第三種感染症に分類されています．登校許可について特に制約はなく，主治医の判断に任されています．

## Q63 手足口病はどういう病気ですか？

手足口病はエンテロウイルス感染症の1つで，原因ウイルスはコクサッキーウイルス（Cox）A4, 6, 10, 16, エンテロウイルス（Entero）71が知られています．

## Q64 大人も手足口病にかかりますか？

乳幼児・小児に多く発症しますが，最近では成人の発症も少なくありません．子どもが保育施設で感染し，保護者にうつしてしまう例があります．

## Q65 手足口病に罹患した患児は保育所・幼稚園・学校へ行かせてよいですか？

感染経路は経口的，すなわち手指を介して糞便・唾液などで感染しますが，飛沫による経気道的感染もあります．

経口的にウイルスに感染すると，腸管で増殖して，血行性に親和性のある臓器に運ばれて行き，そこでまた増殖します．潜伏期は3〜5日ほどです．

学校保健安全法に定められた学校感染症としては第三種の"その他の感染症"として扱われます．すなわち，学校等の出席停止については「治癒するまで」とされていますが，手足口病の場合，ウイルスの咽頭からの排泄は数週間，糞便からは約1か月も排

泄されるため，出席停止の意味がないとされます．
　予防には日常生活で手洗いの励行が必要です．

（日野治子）

# 27　疥癬・アタマジラミ

## Q66　どのようなときに疥癬を疑えばよいですか？

A　疥癬は流行地域以外では遭遇することは稀です．そのため，診断が遅れると，他の児童や同居家族にも感染が拡大します．早期診断が望まれます．ステロイド外用で軽快しない難治性の湿疹病変がある場合，かゆみが激しい場合，乳幼児の手足に線状皮疹・水疱・小膿疱を認める場合には，疥癬も念頭に置いて，皮膚科専門医へ紹介したほうがよいでしょう．

## Q67　アタマジラミの探しかたのポイントは？

A　アタマジラミはすばしこく，虫体をみつけるのは難しいです．一瞬みつけたと思っても，すぐに髪の毛の中に潜り込んで見失ってしまいます．診断には，虫卵やその抜け殻をみつけるのが簡便です．卵は髪の毛の根元に産みつけられています．女児など，髪の毛が長い場合，耳周りの髪，後ろ髪をかき上げて毛の根元付近を探すとよいでしょう．引っぱって動くのはヘアキャストです．アタマジラミの卵は引っぱっても動きません．

（衣斐菜々／和田康夫）

# 28 虫刺症

### Q68 虫刺されだと思いますが，何に刺されたのかわかりません．原因となった虫がわかりますか？

A　刺した虫をその場で捕獲しないと，原因虫の確定はできません．また，虫刺されの皮膚症状は虫が皮膚に注入する物質に対するアレルギー反応であることが多く，体質によって皮疹の現れかたにはかなりの個人差があります．そのため，皮膚症状だけでは原因虫がわからないことが多いのです．しかし，いつ，どこに行ったのか，皮膚のどの部位を刺されたのかなどの情報から，ある程度の推定はできます．なお，皮膚を刺した虫をみた場合は，捕獲が無理でも，スマートホンなどで撮影しておくと，原因虫を特定する手がかりになります．

### Q69 虫刺されで，どんな症状が出たときに皮膚科を受診するとよいですか？

A　虫の種類や個々の体質にもよりますが，虫に刺されてすぐにかゆくなって赤くなる場合（即時型反応）と，翌日以降にかゆみや赤み，水ぶくれ，腫れなどが出る場合（遅延型反応）があります．いずれにしても，症状が軽ければ市販の虫刺され用の塗り薬を塗って様子をみればよいでしょう．市販薬のなかにはステロイドを含有し，優れた効果が期待できる商品もありますので，薬局で相談して選んでください．しかし，かゆみや腫れが強い場合，掻きむしってジクジクとしている場合などは，皮膚科専門医を受診して適切な治療を受ける必要があります．

（夏秋　優）

# 29 太田母斑・異所性蒙古斑・扁平母斑

**Q70** どのような異所性蒙古斑にレーザー治療を考慮するとよいでしょうか？

A 異所性蒙古斑は自然経過で薄くなっていきますが，一部は大人になっても残存します．乳幼児期の時点で，異所性蒙古斑が将来，自然に消えるかどうかを予測することは難しいです．経験則になりますが，①臀部の蒙古斑よりも濃い色調の場所，②病変が直径10 cm以上と大きい場合，③多発病変，④残ったときに目立つ可能性がある露出部ではレーザー治療を考慮したほうがよいでしょう．

**Q71** 顔の青色斑がみられた場合，太田母斑ではなく，異所性蒙古斑である可能性はありますか？

A 三叉神経第1・2枝の支配領域も含めて青色斑が顔面にみられた場合，それが太田母斑ではなく，異所性蒙古斑である可能性は理論的にはありえます．しかし経験上は非常に稀だと考えられます．異所性蒙古斑と考えて経過観察するよりは，太田母斑と考えて早期治療を行ったほうが患者にとってメリットが大きいと思われます．

**Q72** 扁平母斑と先天性色素性母斑を乳幼児の早期に見分けるポイントは？

A 扁平母斑と診断されてレーザー治療が行われていたが，治療に反応せず，生検を行ってみたら先天性色素性母斑だったというケースは比較的よく経験されます．扁平母斑に比べて，先天性色素性母斑ではレーザーの効果が一般的には乏しくなります．扁平母斑は均一な淡褐色斑である一方，先天性色素性母斑は色調がわずかに不均一です．また，扁平母斑に比べて，色調がわずかに濃い褐色調です．数か月の加齢によっても色調が濃くなることが見分けるポイントです．治療反応が非常に乏しい場合は，先天性色素性母斑の可能性も考慮しましょう．

（尾松 淳）

# 30 色素性母斑・爪甲色素線条・青色母斑

**Q73** 子どもに生まれつきほくろがあり悪性化が心配です．切除したほうがよいですか？

生まれつきのほくろには小さいものから大きいものまで様々な大きさがあります．生まれつきのほくろで一番困るのは「悪性黒色腫」という皮膚がんがほくろから生じる可能性があることです．大人になった際に20 cmを超えると想定される大型のほくろでは，悪性黒色腫の発生割合は2.8〜9.2%程度と報告されています．一方で，すべての大きさを考慮すると，ほくろから悪性黒色腫が発生する確率は1%未満といわれているので，小型や中型のほくろでは悪性黒色腫が発生する確率は非常に低いことがわかります．そのため，小型や中型のほくろでは悪性化を予防する目的での切除は通常行いませんが，見た目の改善のために切除することはあります．大型のほくろでは見た目の改善のほか，悪性化の予防目的で切除を行うことがあり，これにより切除した皮膚病変のがん化は防げますが，一方で皮膚以外から生じる悪性黒色腫の発生は予防できず，また複数回にわたる切除治療の途中で残存したほくろから悪性黒色腫が発生することもあるため，予防目的で切除したほうが絶対によいというわけではありません．以上を踏まえて，切除治療を行うかどうかは患者本人や家族と相談していくことになります．

〔宮川卓也〕

# 31 毛細血管奇形・サーモンパッチ・ウンナ母斑

**Q74** 毛細血管奇形と乳児血管腫の鑑別はどのように行えばよいですか？

どちらも初期は淡紅色斑としてみられますが，出生時からみられるのは毛細血管奇形です．乳児血管腫は出生後出現するため，出生時にあったかどうかが1つ目の診断の目安となります．ただし，乳幼児の皮膚色調は出生後3か月ぐらいまでは紅色調を示

し，黄疸が残っている場合もあり，出生時には毛細血管奇形が目立たず，はっきりとわからないこともあります．また，乳児血管腫が出生時よりあることもあります．その場合，2つ目の診断の目安として，乳児血管腫は生後6か月頃までは増殖傾向を示すため，出生後から生後6か月頃までの増殖傾向のない淡紅色斑は毛細血管奇形と考えられます．

## Q75 毛細血管奇形に対する色素レーザー照射療法では痛みはありますか？ 麻酔は必要ですか？

輪ゴムではじく程度の痛みがありますが，実際の照射時間はごく短時間であるため，1歳ぐらいまでは無麻酔で照射することも多いです．照射時の疼痛軽減のためにクリーム麻酔を行うこともありますが，クリーム麻酔により病変の色調が薄くなってしまい，照射が難しくなることがあります．そのため，病変が小さい場合や色調が薄い場合は無麻酔での治療を勧めることもあります．1歳以上で病変が大きい場合や，患児の治療に対する恐怖感が強い場合は，保護者と相談のうえで，全身麻酔での治療を勧めることもあります．

## Q76 毛細血管奇形に対する色素レーザー照射療法はいつから始めるとよいですか？ 治療は何回ぐらい必要ですか？

新生児期から乳児期早期は皮膚色調が紅色調であるうえ，新生児黄疸で黄色調を示していることもあるため，これらの色が消退してくる生後3か月頃からの治療開始が望ましいです．頭頸部や背部の広範囲の病変については定頸してから治療を開始します．

治療の回数は決まっていません．治療効果は病変の大きさや部位によっても様々です．また，色素レーザー照射療法によって病変の色調がいったん薄くなっても，また次第に色調が戻ってくることが多いです．治療は，病変の部位や大きさ，色調と，患児の治療に対する恐怖感などを考慮しながら慎重に進めていくことが重要です．

（長濱通子）

# 32 乳児血管腫

## Q77 乳児血管腫の診断のポイントは何ですか？

A　多くの症例では特徴的な臨床像により容易に診断が可能ですが，初期には悩ましい場合も存在します．その場合は，①出生時からの病変の増大や消退の有無，②病理組織学的所見，そして③ダーモスコピーのような画像検査を総合して判断します．

## Q78 乳児血管腫の治療方針はどのように決定すればよいですか？

A　機能障害や潰瘍・出血・感染・敗血症の危険性，また将来的に整容的な問題を惹起する可能性のある病変では早期の治療介入を検討します．その場合の選択肢としては，プロプラノロールやパルス色素レーザーがメインとなります．

（神人正寿）

# 33 脱色素性母斑・伊藤白斑・白色粃糠疹

## Q79 脱色素性母斑と尋常性白斑の鑑別診断はどのようにしますか？

A　脱色素性母斑は出生時もしくは出生後早期に気づかれ，病変部は変動しません．一方，尋常性白斑は出生後いつでも生じる可能性があり，その病変部範囲は変動する場合があります．脱色素性母斑は不完全脱色素斑，辺縁鋸歯状で変動しません．尋常性白斑のうち，1病変のみで発症早期の進行期は不完全脱色素斑となりますが，辺縁は鋸歯状ではなく，病変部は経過とともに不完全脱色素斑から完全脱色素斑へ移行します．ダーモスコピーでは，脱色素性母斑は淡い色素として観察されることがあります．ウッド灯

検査において，脱色素性母斑では蛍光が生じますが，尋常性白斑では蛍光が生じません．病理組織学検査において，脱色素性母斑ではメラノサイト数は正常数かわずかに減少しメラニン数が低下しますが，尋常性白斑ではメラノサイトが消失しメラニン顆粒も消失します．

（大磯直毅）

## 34 脂腺母斑・表皮母斑・表皮母斑症候群

### Q80 脂腺母斑は治療しなければいけないですか？

脂腺母斑はあざの一種で，新生児の0.3%にみられます．脂腺母斑は白色から黄色にみえます．脱毛していると見間違えられることが多いです．患者本人が気にするようであれば早めに切除することをお勧めします．幼稚園や小学校など集団生活が始まると，友達に指摘されたりしてストレスになる可能性もあります．

脂腺母斑は良性の腫瘍ですが，長い年月が経過し中年以降になると，脂腺母斑の上に皮膚の腫瘍が発生するという報告があります．良性の乳頭状汗管嚢胞腺腫や外毛根鞘腫，悪性の基底細胞がんなどです．絶対に治療しなければいけないというわけではありませんが，色調が変わるなどの変化が出てくるようであれば，早期に切除することをお勧めします．

### Q81 表皮母斑の治療法にはどのようなものがありますか？

表皮母斑は，褐色調のいぼのような小丘疹が並んで存在します．整容的な治療を希望する患者も少なくありません．治療は外科的治療が中心であり，最も単純な方法は外科的切除です．切除し縫い寄せますが，傷は残ります．傷に対してのアフターケアも必要です．

範囲が狭く，数も少ない場合は，液体窒素による凍結療法を行うこともあります．

炭酸ガスレーザーで蒸散させる方法もありますが，局所麻酔が必要です．炭酸ガスレーザーでの治療は保険適用外です．

（岩澤うつぎ）

# 35 神経線維腫症 1 型

## Q82 神経線維腫症 1 型（NF1）の診療は単科で行うべきでしょうか，それとも複数科で行うべきでしょうか？

A　NF1 の診療は単独で行うべきではありません．皮膚科医，小児科医，形成外科医，整形外科医，放射線科医，消化器内科医，消化管外科医，脳神経外科医，脳神経内科医，眼科医，泌尿器科医など多くの診療科との連携が必要です．遺伝カウンセリングが必要な場合もあり，遺伝診療部の関与もこれから重要になってくるはずです．関わるすべての診療科の担当医が一同に会し，意見交換をする機会があればよいと思います．

## Q83 カフェオレ斑と扁平母斑はどのように鑑別したらよいでしょうか？

扁平母斑とカフェオレ斑は，その形状や色・大きさで区別できません．

日本では，たとえば NF1 やマッキューン・オルブライト症候群（MAS）などの 1 つの症候として生じた場合に「カフェオレ斑」と称し，それ以外を「扁平母斑」と呼ぶ傾向があります．また，欧米での nevus spilus とわが国での扁平母斑の定義が異なっており，混乱を招くおそれがあります．遺伝的背景による分類が好ましいですが，いまだ病的バリアント（遺伝子変異）については不明な点も多いため，歴史的背景を理解したうえでの使用はむしろ妥当と考えます．

欧米では，褐色斑内に色が濃い小色素斑や丘疹（色素性母斑）を生じるものを "speckled lentiginous nevus" と呼び，「扁平母斑（nevus spilus）」とほぼ同義語として扱われています．

speckled lentiginous nevus には 2 つの異なるタイプが含まれます．その 1 つが nevus spilus maculosus（NSM）であり，褐色斑内に生じる小色素斑は完全に平坦で，ほぼ均等に分布しています．「水玉模様（polka-dot like）」と比喩されます．NSM を症候性に合併する病態は知られていませんが，例外として色素血管母斑症の 1 つである phacomatosis spilorosea の症候としてみられます．

もう 1 つが nevus spilus papulosus（NSP）であり，丘疹は不均等に分布し，さながら星図（star-map like）のようです．NSP は，speckled lentiginous nevus syndrome や phacomatosis pigmentokeratotica（PPK）に症候性に合併することが知られています．

## Q84 悪性末梢神経鞘腫瘍（MPNST）の画像診断はどのようにするべきでしょうか？

 MPNSTのサーベイランスは主にMRIで評価しますが，PET-CTの有効性も示されています．ただし，PET-CTは放射線被曝があること，悪性腫瘍の確定診断がついていない状況では保険適用外であることも，施行にあたって考慮に入れる必要があります．

MRI所見では，次にあげる要件が悪性化を考える際の指標となります．病理組織学的所見と合わせて評価することが重要です．MPNSTを良性末梢神経鞘腫瘍（benign peripheral nerve sheath tumor: BPNST）から区別するためにメタ解析を行った2つの論文（Martin E, et al.: Neuro Oncol 2021; 23: 557-57, Wilson MP, et al.: AJR Am J Roentgenol 2021; 217: 31-39）によると，ill-defined marginの存在，perilesional edemaの存在，absence of target sign，ADC min＜1,000 mm$^2$/秒，ADC assessment valueの最低値の所見をあげ，感度あるいは特異度が90％を超えるとしています．また，PET-CT所見では，SUVmax＞3.5，tumor-to-liver ratioの所見をあげ，感度が90％を超えるとしています．

（太田有史）

# 36 結節性硬化症

## Q85 結節性硬化症（TSC）の望ましい診療形態はどのようなもので，現状はどうでしょうか？

 TSCは，生涯にわたって全身の様々な臓器に様々な病変が出現する疾患で，その種類も多様で程度も様々です．胎児期から問題になる心臓の横紋筋腫，乳幼児期から問題になるてんかんや精神神経症状，思春期頃から目立ってくる顔面血管線維腫（AF）や腎血管筋脂肪腫（AML），さらに成人で問題になる爪線維腫，うつなどの精神症状，女性では生命予後に関係するリンパ脈管筋腫症など，それぞれ小児外科，小児神経科，精神神経科，皮膚科，脳外科，泌尿器科，呼吸器内科，呼吸器外科と様々な科の専門医の関与が必要になります．さらにmTORC1阻害薬という全症状に有効であるが副作用も全身に及ぶ治療薬の出現により，複数の科の横断的診療体制がますます重要になってきました．最近では，多くの医療機関で「TSCボード」や「TSC外来」などという名前で診療機関内の横断的診療体制ができており，データが共有され，患者にとっても一度

に複数科を受診できるのは非常にメリットがあると思われます．また，TSC学会が中心になって，診療施設間の連携診療体制の構築も考えられつつあります．さらに，患者の自立を目標に医療機関以外の施設との連携を目指しているところもあり，今後もこうした動きが強まっていくと思われます．

## Q86 ラパリムス®ゲルの外用はいつから始めて，いつまで続けるのがよいですか？

A 診療指針によれば，できるだけ早期に始めるのがよいとされています．子どもの赤い皮疹は外用開始早期で軽快治癒しますが，硬い大きな皮疹になると効果を実感できるのに半年から1年以上かかることもあります．したがって，皮疹の状態によって，必要な外用期間は変わってきます．副作用がなく外用を嫌がらないのであれば，まずは軽快治癒するまで塗るのがよいと思います．ただ，いずれの皮疹も外用を中止すると皮疹は再燃します．いまのところ軽快治癒後いったん外用を中止するのがよいのか，少量でも外用を継続するのがよいのかはわかっていません．内服薬と同じく，いったん外用を中止して再開しても効果は変わらないようです．

（金田眞理）

# 37 色素失調症

## Q87 どのようなときに色素失調症（IP）を疑えばよいですか？

A IPは比較的稀な疾患ですが，生後2週間までに四肢，体幹に浮腫性紅斑と小水疱，びらんが線状ないし列序性にみられたときには疑う必要があります．まず，水疱部やびらん部などで細胞診，ウイルス抗原検査，PCR，細菌培養など各種検査を行い，ヘルペスウイルス感染症や伝染性膿痂疹（とびひ）などのウイルス感染，細菌感染の可能性を除外する必要があります．感染症の可能性がほぼ否定できれば，皮膚生検や遺伝学的検査などが必要になります．

**Q88** 母親への問診で母親自身がIPであるかどうか
はっきりしないことはありますか？

 IPの症状にはかなり個人差があります．特に軽症の場合は，成人では非常にかすかな脱色素斑が四肢，体幹の一部に残存するのみという場合もあり，他の合併症もほぼ確認できず，本人の自覚もなく治癒しているということがあります．

　診断確定をするうえで，母親にIPがあるのかどうかはとても重要です．母親の新生児期や乳児期の状態を確認することや母親の診察を行って，四肢，体幹のいずれかにかすかな線状の脱色素斑がないか確認することが必要な場合もあります．

（中西　元）

# 38　眼皮膚白皮症・まだら症

**Q89** 眼皮膚白皮症（OCA）と色白の境界は
どこにありますか？

 両者を明確に線引きできる基準はありません．最終的には臨床症状（特に眼症状）や血液検査所見（出血時間等），遺伝子学的検査の結果などを考慮して総合的に判断します．日本人においても，皮膚色に関わる遺伝子多型が複数みつかっており，それらの一部はOCAの原因とされています．しかし，頻度の高い色白遺伝子多型をホモ接合性に保有しているだけの場合は正常範囲内（色白），同一遺伝子内に色白遺伝子多型およびもう1つ病的バリアント（遺伝子変異）を認めた場合（コンパウンドヘテロ接合性バリアント）はOCAと診断することが多いです．

**Q90** まだら症の重症度はどのように決まりますか？

 *KIT* の病的バリアントの場所が大きな鍵となります．*KIT* は受容体型チロシンキナーゼをコードし，この受容体は二量体を形成して機能します．まだら症は常染色体顕性（優性）遺伝性疾患ですので，全体の半分の受容体に異常が起こると発症します．
　リガンドであるKITリガンドが結合する細胞外ドメインに変異がある場合は二量体を形成することができず，もう半分の野生型（正常の）受容体の機能に影響を及ぼしま

せん．つまり，50% 程度の機能が保たれる（ハプロ不全）ため，軽症型となります．

　一方，細胞内ドメインに変異がある場合は二量体の形成は阻害されず，リガンドとの結合後のシグナル伝達に影響を及ぼします．その結果，野生型受容体の機能にも影響を及ぼし（野生型受容体と変異体が二量体を形成した場合は，リガンド結合後のシグナル伝達がうまくできず，機能しません），全体として 25% 程度しか機能しなくなる（ドミナントネガティブ効果）ため，重症型となります．

（岡村　賢）

## 39　エリテマトーデス・シェーグレン症候群

**Q91** 蝶形紅斑を主訴に来院した症例で，小児 SLE と若年性皮膚筋炎（JDM）の鑑別はどのように行えばよいですか？

A　蝶形紅斑のみから両疾患を鑑別することは極めて困難です．しかし，JDM では前額部に淡褐色の色素沈着を伴う紅斑がみられることが多いですが，小児 SLE ではみられることは少ないので，1 つの鑑別点になります．また，全身性エリテマトーデス（SLE）では耳介に円板状エリテマトーデス（DLE）型皮疹が多いこと，JDM では高率にゴットロン丘疹がみられることも両疾患の鑑別ポイントです．

**Q92** どのようなときに小児シェーグレン症候群（SS）を疑いますか？

A　発熱と皮疹を主訴に来院した症例のなかに小児 SS がみられます．小児 SS では虫刺様紅斑や環状紅斑を呈する例が多いため，これらの皮膚症状をみた場合には乾燥症状を伴わなくても積極的に SS を考える必要があります．

（新井　達）

# 40 限局性強皮症・全身性強皮症・皮膚筋炎

### Q93 限局性強皮症は全身性強皮症へと進行しますか？

 限局性強皮症と全身性強皮症はまったく異なる疾患です．限局性強皮症が全身性強皮症へと進行することはありませんが，両疾患はしばしば合併します．なお，全身性強皮症は皮膚硬化の範囲により，びまん皮膚硬化型と限局皮膚硬化型に分類されます．限局皮膚硬化型全身性強皮症と限局性強皮症は病名が似ているので，混同しないように注意が必要です．

（浅野善英）

# 41 血管炎・血管症

### Q94 IgA血管炎の確定診断はどのように行いますか？

 両下肢のpalpable purpura（触知可能な紫斑）は必須の所見です．この皮疹部位から皮膚生検を行い，白血球破砕性血管炎を認め，蛍光抗体直接法で罹患血管にIgAの沈着をみて，確定診断となります．

### Q95 IgA血管炎においてステロイドの予防的投与は行うべきですか？

 少なくとも小児では，ステロイドの予防的投与はエビデンスが乏しく，副作用を考慮して控えたほうがよいです．ただし，腎病変や消化器症状が出てきた場合には，ステロイドの使用を前向きに検討すべきです．

（川上民裕）

# 42 薬疹・固定薬疹

## Q96　薬剤性とウイルス性の皮疹は鑑別できますか？

A　薬剤性皮疹とウイルス性皮疹の鑑別は簡単ではありません．ウイルス感染症による発熱などの症状に対して薬剤を使用していることが多く，現病歴だけでは判断できないことも多いと思います．皮疹の分布が鑑別の参考になることがあり，ウイルス性では末梢優位の皮疹の分布を取りやすいといわれています．確実に両者を区別するには，薬剤アレルギーの確認（パッチテストやリンパ球刺激試験）やウイルス抗体価での確認が必要です．

## Q97　どのような場合に固定薬疹（FDE）を疑うべきですか？

A　同じ部位に紅斑や水疱を繰り返す場合に FDE を疑います．解熱鎮痛薬や感冒薬の内服歴を確認します．単純疱疹も同一部位に繰り返すため，鑑別が必要です．FDE では繰り返す度に治癒後の色素斑の色調が濃くなったり数が増えたりするため，早めに専門医への紹介を考慮しましょう．

（水川良子）

# 43 BCG 接種後副反応

## Q98　BCG 接種後副反応ではどのような治療が必要ですか？

A　全身状態がよく，ブツブツがみられるだけの場合は，特に治療をしなくても 1～2 か月でよくなります．発熱など全身状態が低下した場合や免疫能の低下がみられる場合に

42　薬疹・固定薬疹　357

は，皮膚のみではなく内臓病変の精査が必要になるため小児科を受診してください．治療が必要になった場合でも，INH（イソニアジド）＋ RFP（リファンピシン）[*1] など複数の薬剤で数か月治療を行うとよくなることがほとんどです．

### Q99 どのようなときにBCG接種後副反応を疑えばよいですか？

**A** 湿疹の治療を行ってもよくならない場合，左＞右（接種したほうに出やすい）の上腕から体幹などに多発性丘疹状の発疹を乳児でみた場合，BCG接種から1〜2か月であれば疑います．BCG接種部位のすぐそばにだけ，しこりや発疹がみられる場合には，発症時期が遅くなります．広汎性，限局性いずれの場合にも左腋窩リンパ節が腫れていたり，BCG接種部位が赤く腫れたりすることが多いので確認しましょう．疑うことが診断につながります．

### Q100 BCG接種後副反応は届出が必要ですか？

**A** 独立行政法人医薬品医療機器総合機構（PMDA）に届け出をします．PMDAのホームページ内に副反応の「報告受付サイト」がありますので，そこから届出ができます．

（関根万里／石井則久）

## 44 川崎病

### Q101 どのようなときに川崎病を疑えばよいですか？

**A** 4歳未満の乳幼児が，発熱に加えて，発疹や眼充血など典型的な症状を呈した場合の診断は比較的容易です．
　川崎病では様々な皮疹の形態をとりますが，もし水疱形成や口腔内のびらんをみたときには別の疾患を考えるべきでしょう．

[*1]：いずれも抗結核薬．

また，川崎病で，蕁麻疹のように皮疹がすぐに消えることや皮疹がお尻や臍の周囲にだけみられることもあります．これらの症状を見逃さないためには，保護者への丁寧な問診や，おむつを外しての診察が重要です．

　治療の遅れは重篤な冠動脈瘤（CAA）を合併するリスクを高めます（発熱7日目までの治療開始が望ましい）．疑いをもった時点で，入院可能な小児科専門施設への紹介をお勧めします．

（菅沼栄介）

## 45　COVID-19 感染後皮膚症状

### Q102　川崎病と小児COVID-19関連多系統炎症性症候群（MIS-C/PIMS）の鑑別はどのように行えばよいですか？

　MIS-C/PIMSは新型コロナウイルス感染症（COVID-19）罹患から2〜6週後に症状が出現します．発疹は川崎病と似ており，眼球結膜充血，口唇・口腔粘膜の発赤やイチゴ舌，指趾の発赤といった皮膚症状が出ますが，下痢，嘔吐，腹痛などの消化器症状は川崎病より強く出ます．COVID-19に罹患したこと〔新型コロナウイルス（SARS-CoV-2）陽性〕がポイントです．

### Q103　COVID toeと通常のしもやけの鑑別はどのように行えばよいですか？

　COVID toeはCOVID-19発症前からみられることもありますが，寒冷曝露の既往なく発症し，感染後1〜2週間で自然に治ります．通常のしもやけは寒冷曝露の既往があり，足趾だけでなく手指や耳にもみられます．冬季のシーズン中継続します．

（村上富美子）

# 46 水疱症

## Q104 薬剤性の線状IgA水疱性皮膚症（LABD）は非薬剤性と症状の違いがありますか？

A 基本的に皮疹の性状に大きな違いはありませんが，薬剤性のほうが大きなびらんを形成しやすいなど症状は重篤である例が多いです．原因薬剤の約半数は塩酸バンコマイシンで，投与開始後7～15日後の発症が多いです．薬剤中止後に皮疹が改善した例が報告されているので，可能な限り被疑薬の中止が検討されます．

## Q105 どのようなときに表皮水疱症を疑えばよいですか？

A 出生時より明らかに水疱を形成している場合もありますが，多くは活動性が上がる1歳頃に生じます．軽微な外傷で水疱やびらんを繰り返すときに表皮水疱症を疑います．祖父母の世代を含め，これまで家系内に同様の症状の方がいたか，家族歴の聴取が重要です．正確な病型診断には専門施設での検査が必要です．疑わしい症状があれば紹介してください．

## Q106 表皮水疱症は治りますか？

現時点では根治的な治療法が存在しないため，非固着性シリコンガーゼや軟膏を用いた皮膚の保護と合併症への対症療法が中心になります．しかし，幹細胞移植や遺伝子治療の研究が進められており，将来的に新しい治療法が実用化される可能性があります．

（鍬開裕仁／廣保　翔／鶴田大輔）

# 47 先天性魚鱗癬

### Q107 どのようなときに先天性魚鱗癬（CI）を疑えばよいですか？

出生直後から皮膚の広範囲に乾燥症状がみられた場合はCIを疑います．本症は遺伝子の病的バリアント（遺伝子変異）により，表皮細胞の角化（ケラチナイゼーション）に異常をきたします．その結果，皮膚バリア機能や保湿機能が低下し，鱗屑，角質増殖，粗造などの皮疹を生じます．CIでは皮疹分布が全身性びまん性にみられることが特徴です．

皮疹が掌蹠に限局する場合は遺伝性掌蹠角化症を疑い，点状や斑状の皮疹が散在性，または集簇性に生じる場合はダリエ病（Darier disease）や紅斑角皮症，毛孔性角化症などの別疾患を疑います．

### Q108 患者への生活指導は保護者にどのように説明すればよいですか？

毎日の入浴で清潔を保ち，入浴後は速やかに保湿剤を外用するように説明します．入浴では低刺激性の石鹸やシャンプーを使用します．軽石などで角質増殖部を無理に強く擦らないように指導しましょう．

夏季やスポーツ時には体温調整が困難となり，うつ熱や熱中症になりやすいため，室温，衣服のこまめな調節が重要となります．冷たい飲み物や冷却剤を携帯させるとよいでしょう．下着は木綿製の肌に刺激の少ないものを着用します．

高度な角質増殖と乾燥は亀裂と疼痛の原因になるので，サリチル酸ワセリンなどの角質融解剤や白色ワセリンの密封療法やニッパーやクレド（コーンカッター）などを用いて対応します．搔破のコントロールのため，爪を短く切るといった指導も重要です．ネザートン症候群などでは紫外線感受性が増加するため，日焼け止めの外用（サンケア）も重要です．重症魚鱗癬による剝脱性脱毛を生じた際には整容面から医療用ウィッグの専門家との相談も必要となります．

（須賀　康）

## 48 乾癬・類乾癬・毛孔性紅色粃糠疹

**Q109** 乾癬の遺伝についてはどのように説明すればよいですか？

　乾癬になりやすい体質は存在します．しかし，その確率は海外と比べて日本では高くはなく，4〜5％とするデータが多いです．また，父親と母親における遺伝の違いとしては，父親の体質が遺伝する確率が高いとの報告もあります．ただ，生まれつき乾癬に罹患している子どもはほとんどいません．多くは成人以降の発症ですので，遺伝だけではなく，喫煙，肥満といった後天的な要素が発症に大きく関わっている可能性が指摘されています．したがって，子どもへの乾癬の遺伝についてはそれほど心配しないでよいでしょう．

（多田弥生）

## 49 光線過敏症

**Q110** 色素性乾皮症（XP）患者に生じる雀卵斑様皮疹と通常の雀卵斑では臨床的な違いはありますか？

　健常者の顔面に出現するいわゆる「そばかす（雀卵斑）」では，色素斑は小さく均一で成人までに進行が止まり，通常，顔面以外に拡大しません．一方で，XP患者にみられる小色素斑（雀卵斑様小色素斑）の場合，皮疹は大小様々で不均一，境界もやや不明瞭であり，顔面以外（上胸部，耳介，項部，手背，上肢外側等）にも拡大し，生涯進行性です．顔面の雀卵斑に加えて，手背，足背に脱色素斑を伴う小色素斑を合併している場合には遺伝性対側性色素異常症を疑います．

**Q111** 赤芽球性プロトポルフィリン症（EPP）患者の皮膚にはどのような臨床的特徴がありますか？

　本症は幼小児期から発症し，顔面，手背などの日光露光部位に，日光曝露の数時間後から翌日にかけて浮腫，紅斑，水疱などの強い急性反応が生じたあと，炎症所見消退後に多発性の小瘢痕を残します．急性反応の既往がなくても顔面に小陥凹がみられることもあります．日光曝露後の急性反応がなくても患者は曝露部位に疼痛を訴えることが多いです．小児症例でこのような臨床像がある場合には，確定診断目的に血中プロトポルフィリン値を測定することが必要です．

（森脇真一）

# 50 汗の異常

**Q112** 小児の多汗症の治療はいつから開始するとよいですか？

　掌蹠多汗症は幼児期などごく低年齢からみられることがあります．多汗症の治療は，本人が日常生活に困っており，自身で治療意思がある年齢から始めることが勧められます．本人の意思が明確でない場合には，周囲の環境を整える生活指導と疾患の正しい理解を促すことも同時に勧められます．

**Q113** 無汗症を疑う場合は，どのようなときに皮膚科専門医へ紹介するとよいですか？

　小児の無汗症の場合，繰り返す不明熱のエピソードを聴取する場合があります．発汗の有無についての視点を保護者に確認することは大切ですが，運動時や夏場の繰り返す熱中症様の症状が聴取されたら，全身の発汗テストが可能な施設への紹介を検討したほうがよいでしょう．

（藤本智子）

# 51 爪の異常

## Q114 陥入爪のときにできる肉芽には液体窒素は有効ですか？

A 陥入爪による肉芽形成に対しては液体窒素療法がよく用いられますが，その効果は限定的です．液体窒素療法は細胞破壊を目的とする治療法ですが，陥入爪に伴う肉芽組織は，爪の食い込みや感染，摩擦などによる力学的および炎症性の刺激が持続することで形成されます．そのため，単に液体窒素で肉芽を焼灼するだけでは，原因である爪の形態異常や圧迫を改善できず，再発や悪化を招く可能性があります．

## Q115 巻き爪と陥入爪の鑑別はどのようにしますか？

A 爪が遠位方向に行くにつれて巻いているのが巻き爪で，現在は遠位爪幅狭小化率を計算すると巻き爪状態であるか判断ができます．痛みがあれば治療対象となりますが，痛みを伴わない場合も多いです．一方，陥入爪は爪が食い込むことで，爪の側縁に炎症を起こすものをいいます．巻き爪が原因の場合もあります．

（高山かおる）

# 52 先天性毛髪異常

## Q116 先天性毛髪疾患と後天性脱毛症の鑑別のポイントは？

A ほとんどの先天性毛髪疾患では，出生時から頭髪が少なかったり縮れていたりするなどの症状が認められます．ただし，正常でも新生児生理的脱毛が生じることや，特に日本人の頭髪は乳幼児期にくせ毛を呈する傾向があることに留意する必要があります．先

天性毛髪疾患では頭髪が数センチまでしか伸びないことが多いので，5歳頃になっても床屋に行ったことがないなどのエピソードがあれば先天性の異常を考慮するべきです．

### Q117 先天性毛髪疾患は治りますか？

残念ながら，現時点で著効する治療法は存在しません．ある遺伝子の異常によって毛質が決定されてしまっており，その異常を修復することはできないので，完全に治ることは不可能といえます．ただ，先天性縮毛症では，ミノキシジル含有外用薬がある程度毛髪症状を改善させる効果があることが報告されています．成人用の薬剤ですが，小学生になった頃から1%製剤の塗布を開始することを検討してもよいでしょう．

（下村　裕）

## 53　円形脱毛症・抜毛症

### Q118 どのようなときに皮膚科専門医へ紹介したほうがよいですか？

円形脱毛症では，2～3 cm程度の脱毛斑が数個あるくらいの軽症例であれば，自然軽快も期待できます．大まかな目安として，3か月ほど経過しても拡大傾向が止まらない場合や脱毛が急速に進む場合には，治療介入が必要となることが多いため，皮膚科専門医への紹介を考慮しましょう．そのほか，円形脱毛症として臨床的に違和感を感じる症例，頭部白癬などの感染症やエリテマトーデスなどの瘢痕性脱毛が疑われる場合には，早期介入が予後改善に重要であるため，皮膚科専門医への紹介を検討しましょう．

### Q119 円形脱毛症と抜毛症の鑑別はどのように行えばよいですか？

脱毛症の鑑別にはトリコスコピーという拡大鏡で頭皮の状態や毛の形態を確認することが有用ですが，手技に習熟していない場合には判断が難しいと思います．円形脱毛症では毛の産生障害を示唆する漸減毛や断裂毛，黒点などが確認される一方，抜毛症（トリコチロマニア）では毛の強制抜毛を示唆するV-signやtulip hair，抜毛後の真皮内の

出血を示唆する follicular microhemorrhage が確認されます．抜毛テストも鑑別に有用です．抜毛症では易脱毛性がみられません．ただし，しばしば両者は合併することもあるため，診断に難渋する場合は皮膚科専門医へのコンサルトを検討しましょう．

（福山雅大／大山　学）

# 54　痤　瘡

## Q120　思春期の痤瘡患者への食事指導はどうすればよいですか？

特定の食事を摂取して，あるいは特定の食べ物の摂取を禁じて，痤瘡（にきび）が改善したとする明確な臨床的エビデンスはありません．痤瘡患者ではミルクの摂取量が多かったという統計学的データからミルクが痤瘡の悪化因子とする報告もありますが，ミルクの摂取をやめたら痤瘡が治ったということではありません．思春期にミルクを摂取しないことによる弊害を考えると，安易に禁止すべきではありません．必要なカロリーと栄養素が確保できるバランスのよい食事をとってもらうように指導してください．チョコレートやケーキなどの甘いもの，揚げ物などが原因になると信じている保護者もいますが，成長期は必要なカロリーを摂取することも大切です．

## Q121　いつになっても痤瘡の赤みがとれないのですが，どうすればよいですか？

紅色丘疹や膿疱のような炎症性の痤瘡は，治療によって改善すると盛り上がりや痛みがなくなり，平らな赤い痕となります．この赤い痕は「炎症後紅斑」と呼ばれます．多くの患者が炎症後紅斑と炎症性の痤瘡の区別がつかず，「赤みがあるから改善していない」と考えて，その後の維持療法へ移行せずに治療を中断してしまいます．このために炎症が再発して紅色丘疹や膿疱が再燃します．維持療法を継続すれば，紅色丘疹や膿疱の再発が防げるため，個人差はありますが，半年ぐらいかけて炎症後紅斑は次第に薄くなり，消えていきます．

（林　伸和）

# 55 尋常性白斑

## Q122 尋常性白斑と他の色が抜ける病気をどのように鑑別するのですか？

A　ウッド灯は非侵襲的で簡便に使えるツールです．ウッド灯下で脱色素斑を観察すると，尋常性白斑（以下，白斑）ではメラニンの吸収がなく，膠原線維からの蛍光がより明瞭にみえます．一方，脱色素性母斑では表皮基底層にメラニンが残存しており，蛍光が減弱するので鑑別可能です．また，まだら症や脱色素性母斑では脱色素斑の変化はみられない一方で，白斑ではサイズ変化があったり新規病変がみられたりすることが多く，臨床経過を評価することも正しい診断に役立ちます．鑑別が困難な場合，生検によりメラノサイトが残存しているか評価してもよいでしょう．

## Q123 尋常白斑を疑う患者が来院したとき，問診・検査上必要なことは何でしょうか？

A　発症時期，既往歴，病変の広がりを問診することに加え，尋常性白斑は20～30％家族内発症するといわれているため，家族歴の聴取が重要です．また，いくつかの自己免疫疾患と感受性遺伝子を共有していることが知られています．リウマチ，1型糖尿病，橋本病を含めた甲状腺機能異常症，膠原病（特に全身性エリテマトーデス），アジソン病，悪性貧血などがあり，既往歴になくても，これら関連疾患のスクリーニング検査を心がけましょう．

（種村　篤）

## 56 石灰化上皮腫・表皮嚢腫（粉瘤）

**Q124** 石灰化上皮腫と表皮嚢腫の鑑別はどのようにすればよいですか？

　石灰化上皮腫は皮下に生じる腫瘍です．つまり，表面の皮膚とは癒着しておらず，皮膚の下で動かすことができます．一方，表皮嚢腫は皮膚から連続的に皮内，皮下へと広がる腫瘍です．したがって，皮膚とくっついています．ただし，炎症を起こして腫れている場合は周囲組織と癒着を起こすので判断が難しくなります．また，腫瘍が非常に小さい場合も区別が難しくなります．

**Q125** 石灰化上皮腫や表皮嚢腫は手術したほうがよいですか？

　いずれも自然軽快しないので，切除したほうがよいと思います．何度も炎症を繰り返したり，腫瘍が皮膚を穿破していたりする場合は，早めの切除をお勧めします．一方，特に自覚症状がなく，大きさにあまり変化がなければ，切除時期はいつでも構わないと考えます．

（帆足俊彦）

## 57 若年性黄色肉芽腫・ランゲルハンス細胞組織球症

**Q126** 若年性黄色肉芽腫と伝染性軟属腫（水いぼ）の鑑別はどのように行えばよいですか？

　若年性黄色肉芽腫と伝染性軟属腫を見た目で鑑別するのは困難なケースが多いです．鑑別方法としては，①周囲の感染状況（同胞や学校等），②皮疹を1つ鑷子で摘んで摘除できるか（摘除できたら伝染性軟属腫），③モルスクム反応（伝染性軟属腫特有の丘

疹周囲の炎症・湿疹）がみられるかの3点からある程度の鑑別が可能です．ただし，複数の疾患が併存する場合は，一つひとつの丘疹について鑑別するのは困難なことが多いです．

## Q127 どのようなときにランゲルハンス細胞組織球症（LCH）を疑えばよいですか？

A　LCHは稀な疾患ですが，他臓器にも様々な症状を呈し，時に致死的となることがあるため，決して見逃してはならない疾患です．基本的に2歳ぐらいまでの乳幼児にみられることが多く，ぱっと見の印象は湿疹や脂漏性湿疹に類似していることが多いです．そのため，湿疹に著効するステロイドやタクロリムスなどの外用薬でも症状が全く改善しない場合には，LCHも念頭に置いて早めに皮膚科専門医へ紹介したほうがよいでしょう．

（玉城善史郎／須永真司）

# 58 皮膚肥満細胞症

## Q128 カフェオレ斑と斑状丘疹状肥満細胞症の違いは？

A　ダーモスコピーでは，カフェオレ斑の場合，均一な淡い褐色斑のなかに毛根に一致して，白く抜けた所見が散在してみられます．一方，斑状丘疹状肥満細胞症の場合，① light-brown blot は淡褐色のびまん性の点によって構成され，② pigment network はメラノサイト系の病変で観察されるものと同様な細かい褐色の網状線を呈し，③ reticular vascular pattern は軽度の紅斑上に網状毛細血管拡張とまばらな血管で構成され，様々な所見を認めます．区別できない場合，軽く刺激を加えて，ダリエ徴候（Darier sign）の有無を確認します．

### Q129 幼稚園や小学校の先生にどのように伝えたらよいですか？

 希少疾患であるため，インターネットなどには動物の肥満細胞症のみ記載されており，学校側はどのように管理したらよいかわからないと思います．そのため，担任や保健の先生から相談の依頼を受けたら，本書を利用して説明することをお勧めします．エピペン®を所持しなければいけない患者では詳細な症状を説明し躊躇なく投与し，救急車を呼ぶことの認識を治医，保護者，教師間で一致しておくことが大切です．

（伊藤友章）

## 59　毛孔性苔癬・線状苔癬・光沢苔癬

### Q130 どのようなときに疑えばよいですか？

 多数の小型の皮疹が，癒合傾向を示さずに孤立性にみられるときに疑ってください．いずれの疾患も比較的限局性に分布することや，一般的にかゆみなどの自覚症状を伴わないことが特徴です．一方，湿疹はかゆみが強いことが普通で，丘疹が癒合傾向を示しやすいです．

毛孔性苔癬は上腕伸側や大腿前面など発症部位が限られており，冬に悪化する，思春期に目立ってくるなどの特有の経過を示します．また家族歴があることも多いので，問診で確認すると診断の助けになります．線状苔癬は独特な分布から想起することができます．光沢苔癬の小丘疹は「光沢」の名にふさわしく光沢を有し，均一で独特です．

### Q131 どのような経過をたどりますか？

 外用療法などの治療に対する反応性はよいとはいえませんので，保護者は心配すると思いますが，基本的にはいずれの疾患も自然に軽快ないし消退しうることを説明してください．毛孔性苔癬は，最も外観が気になる思春期が症状のピークなので困った疾患といえますが，特に冬にはしっかりと尿素製剤の外用薬を使用するなどして，少しでも症状が軽減するように対応してください．線状苔癬や光沢苔癬は，基本的には1年程度

で自然消退します．しっかりと診断し，正確な情報を伝えられるようにしてください．

（波多野　豊）

## 60　肛門皮垂・肛門周囲膿瘍・乳児痔瘻

### Q132　肛門皮垂は残存しますか？

　適切な治療を行っても肛門皮垂が小さく残存することはあります．成長するにつれて，肛門のしわに紛れて目立たなくなることが多く，心配はないと説明しています．浮腫を伴う場合や出血や排膿を伴う場合には，炎症性腸疾患（IBD）などの病態が隠れていることがあるため，専門科（小児外科，消化器科など）への紹介が望ましいと考えます．

### Q133　肛門周囲膿瘍に対して，漢方薬はどのように使い分けるのですか？

　肛門周囲膿瘍に対する漢方薬治療はわが国独自の治療法であり，近年その有効性を示す報告は増えているものの，確立したエビデンスはありません．筆者らの施設では，炎症の急性期や切開・排膿後には排膿散及湯（0.2〜0.3 g/kg/日）を2週間程度を目安に処方し，炎症が消退していれば十全大補湯（0.2〜0.3 g/kg/日，再発例では最大0.5 g/kg/日まで増量）に切り替え，さらに2〜4週間程度処方しています．それ以降も排膿や滲出が持続する場合は，痔瘻に対する手術を要する可能性があるため，小児外科への紹介が望ましいでしょう．

（小関元太／石丸哲也）

# 61 熱傷・凍瘡

## Q134 熱傷の応急手当はどうしたらよいですか？

A　受傷後すぐに患部をよく冷やします．シャワーや水道水を当てる場合は，衣服を着たままでも構いません．痛みが治ってくるまで冷却します．すぐに医療機関を受診する際は，濡れタオルなどを用いて，受診までの間も可能なかぎり患部を冷やします．また，Ⅱ度熱傷以上の場合は，熱傷深度の判別が難しくなる可能性があるため，自宅にある軟膏やクリームは塗布せずにそのまま医療機関を受診してください．

## Q135 凍瘡の予防や悪化を防ぐためにはどうしたらよいですか？

A　凍瘡の予防や悪化を防ぐには，寒冷曝露を極力避けることです．状況に応じて，室内でも靴下を着用し，また外出時などは手袋の着用も必要です．幼稚園や保育園，小学校などにおいて，裸足で遊ぶことを推奨されている場合もありますが，靴下が必須であることについて診断書記載などを通じて，通知・理解していただくことも重要です．

（渡辺あずさ／玉城善史郎）

# 索 引

## 和文索引

### あ

| | |
|---|---|
| 亜鉛華軟膏 | 88 |
| 亜急性皮膚エリテマトーデス（SCLE） | 201 |
| 悪性黒色腫 | 156, 347 |
| 悪性末梢神経鞘腫瘍（MPNST） | 184, 352 |
| 足育 | 62 |
| アダパレン | 278 |
| アタマジラミ | 143, 344 |
| アトピー性皮膚炎 | 87, 95, 108, 298, 333, 337 |
| アトピー素因 | 95 |
| アナフィラキシー | 21, 92, 223 |
| アプレミラスト | 52 |
| アブロシチニブ | 100 |
| アポクリン汗腺 | 5, 11 |
| アミロイド苔癬 | 307 |
| アレルギー性鼻炎 | 96 |
| アレルギー反応 | 28, 141, 145, 345 |

### い

| | |
|---|---|
| 移行支援 | 76 |
| 萎縮 | 17 |
| 異所性蒙古斑 | 150, 159, 346 |
| イチゴ状血管腫 | 168 |
| イチゴ舌 | 226, 232 |
| 遺伝カウンセリング | 80 |
| 遺伝学的検査 | 79 |
| 遺伝性良性毛細血管拡張症 | 164 |
| 伊藤白斑 | 175, 194, 285 |
| イベルメクチン | 49, 142 |
| イミキモド | 113 |
| イムノクロマト法 | 31, 116, 337 |
| 医療意見書 | 73 |

### う

| | |
|---|---|
| ウッド灯 | 118, 286, 367 |
| ウパダシチニブ | 100 |
| ウンナ母斑 | 165 |

### え

| | |
|---|---|
| 栄養障害型表皮水疱症 | 81 |
| 腋臭症 | 257 |
| 液体窒素凍結療法 | 180, 336 |

### え（右列）

| | |
|---|---|
| エクリン汗腺 | 5, 10, 90, 256, 258 |
| 壊死性血管炎 | 213 |
| エトレチナート | 51, 242, 246 |
| エモリエント | 34, 88 |
| エリテマトーデス | 201 |
| 塩化アルミニウム製剤 | 258 |
| 円形脱毛症 | 51, 177, 261, 270, 272, 365 |
| 炎症後紅斑 | 278, 366 |
| 炎症性痤瘡 | 366 |
| 炎症性線状疣贅状表皮母斑 | 179, 306 |
| 円板状エリテマトーデス（DLE） | 202 |

### お

| | |
|---|---|
| 黄色ブドウ球菌 | 48, 102, 334 |
| 太田母斑 | 149, 159, 346 |
| おむつカンジダ症 | 338 |
| おむつ皮膚炎 | 88, 121, 331 |

### か

| | |
|---|---|
| 疥癬 | 31, 96, 141, 344 |
| 界面活性剤 | 37 |
| 潰瘍 | 16 |
| 外用抗菌薬 | 43 |
| 外用指導 | 39, 322 |
| 外用療法 | 22, 39, 325 |
| 角化異常 | 238 |
| 角化細胞 | 8 |
| 角質増殖 | 238 |
| 角層 | 9 |
| 角層細胞間脂質 | 34 |
| 角層バリア | 3 |
| 家系図 | 82 |
| 過酸化ベンゾイル | 278 |
| 可視光線 | 250 |
| カ刺症 | 146 |
| 学校保健 | 58, 327 |
| 化膿性リンパ節炎 | 222 |
| 痂皮 | 17 |
| 痂皮性膿痂疹 | 102 |
| カフェオレ斑 | 151, 182, 199, 301, 351, 369 |
| カポジ水痘様発疹症 | 115, 142, 337 |
| 川崎病 | 211, 226, 231, 359 |

索　引　373

| | |
|---|---|
| カンジダ | 30, 48, 121, 338 |
| 環状紅斑 | 203 |
| 汗疹 | 90, 331 |
| 乾癬 | 244, 362 |
| 汗腺膿瘍 | 105 |
| 冠動脈瘤（CAA） | 226, 359 |
| 陥入爪 | 62, 264, 364 |
| 眼皮膚白皮症（OCA） | 196, 354 |

### き

| | |
|---|---|
| 気管支喘息 | 96 |
| 基剤 | 35 |
| 忌避剤 | 148 |
| 虐待 | 23, 66, 151, 313, 328 |
| 虐待対応チーム（CPT） | 69, 328 |
| 吸血性節足動物 | 145 |
| 丘疹 | 15 |
| 急性皮膚エリテマトーデス（ACLE） | 201 |
| 急速進行性間質性肺疾患 | 209 |
| 教育用教材 | 60, 327 |
| 強皮症 | 205 |
| 局所麻酔（下）手術 | 53, 326 |
| 魚鱗癬 | 238 |
| 亀裂 | 17 |
| 緊急を要する疾患 | 21 |

### く

| | |
|---|---|
| クリオグロブリン血症性血管炎 | 203 |

### け

| | |
|---|---|
| 鶏眼 | 111, 264, 336 |
| 蛍光抗体直接法 | 213, 234 |
| 経皮水分蒸散量（TEWL） | 34, 320 |
| 外科的療法 | 53, 326 |
| 血管炎 | 211, 356 |
| 血管筋脂肪腫（AML） | 188, 352 |
| 血管症 | 211 |
| 血管線維腫（AF） | 188, 352 |
| 結節 | 15 |
| 結節性硬化症（TSC） | 186, 352 |
| ケブネル現象 | 30, 112, 212, 306 |
| ケラチノサイト | 2, 8, 34 |
| ケルスス禿瘡 | 337 |
| 限局性強皮症 | 205, 356 |
| 限局性疣状母斑 | 179 |
| 健康管理 | 327 |
| 健康教育 | 327 |
| 検査 | 27 |

| | |
|---|---|
| 原発疹 | 14 |
| 原発性局所多汗症 | 256 |

### こ

| | |
|---|---|
| 抗 RNA ポリメラーゼ III 抗体 | 207 |
| 抗アミノアシル tRNA 合成酵素（ARS）抗体症候群 | |
| | 208 |
| 抗ウイルス薬 | 49 |
| 抗炎症外用薬 | 98, 333 |
| 高ガンマグロブリン血症性紫斑 | 203 |
| 抗菌薬 | 48, 326 |
| 膠原病 | 206, 255, 273, 316 |
| 抗好中球細胞質抗体（ANCA）関連血管炎 | 214 |
| 抗コリン外用薬 | 258 |
| 紅色汗疹 | 91, 298, 331 |
| 抗真菌薬 | 48 |
| 口唇ヘルペス | 115 |
| 光線過敏症 | 250 |
| 光線照射試験 | 252 |
| 抗セントロメア抗体 | 207 |
| 光沢苔癬 | 306, 370 |
| 後天性ポートワイン母斑 | 163 |
| 抗トポイソメラーゼ I | 207 |
| 紅斑 | 14 |
| 紅皮症 | 18 |
| 抗ヒスタミン薬 | 45, 93, 325 |
| 抗ヘルペスウイルス薬 | 117 |
| 肛門周囲膿瘍 | 309, 371 |
| 肛門皮垂 | 308, 371 |
| 国際血管異常学会（ISSVA）分類 | 161 |
| コッホ現象 | 221 |
| 固定薬疹（FDE） | 219, 302, 357 |
| コプリック斑 | 124 |

### さ

| | |
|---|---|
| サーモンパッチ | 165 |
| 細菌叢 | 7 |
| 再建法 | 55 |
| 細胞外マトリックス | 4 |
| 細胞間脂質 | 3 |
| 痤瘡 | 18, 277, 366 |
| 痤瘡桿菌 | 277 |
| サットン母斑 | 174, 285 |
| サンスクリーン剤 | 35, 62, 254 |

### し

| | |
|---|---|
| ジアミノジフェニルスルホン | 52 |
| シェーグレン症候群（SS） | 203, 355 |

| | |
|---|---|
| 紫外線 ················ 4, 35, 61, 250, 320, 324 | 新生児落屑 ························· 26 |
| 紫外線療法 ························ 274, 287 | 心臓横紋筋腫 ························ 187 |
| 自覚症状 ···························· 19 | 診断 ······························· 27 |
| 色素失調症（IP）····· 179, 191, 237, 353 | 浸透率 ····························· 82 |
| 色素性乾皮症（XP）··· 80, 250, 252, 362 | 真皮 ····························· 4, 9 |
| 色素性母斑 ························ 154, 346 | 蕁麻疹 ············ 16, 21, 27, 45, 92, 332 |
| 色素レーザー ···················· 161, 171, 348 | |
| 自己負担上限額 ····················· 73 | **す** |
| 視診 ······························· 27 | 水晶様汗疹 ························· 26 |
| 脂腺 ·································· 6 | 水痘 ·························· 130, 341 |
| 脂腺母斑 ·············· 156, 177, 301, 350 | 水道水イオントフォレーシス療法 ········ 258 |
| 湿疹 ········· 13, 31, 40, 45, 86, 91, 95, 321, 330 | 水痘・帯状疱疹ウイルス（VZV）········ 130 |
| 指定医 ····························· 73 | 水疱 ····························· 15 |
| 児童相談所 ························ 328 | 水疱症 ···························· 234 |
| 紫斑 ······························· 15 | 水疱性膿痂疹 ························ 102 |
| 紫斑病性腎炎 ························ 211 | スキンケア ··············· 22, 33, 280 |
| ジファミラスト ···················· 99, 333 | スタージ・ウェーバー症候群 ········· 166 |
| ジメチコン ························ 144 | スティーヴンス・ジョンソン症候群（SJS）··· 21, 51, 104, |
| 若年性黄色肉芽腫 ················· 294, 368 | 218, 228 |
| 若年性皮膚筋炎（JDM）········ 202, 208, 355 | ステロイド ········ 17, 19, 21, 39, 46, 325 |
| シャグリンパッチ ················· 188 | ステロイドサルファターゼ活性 ········ 241 |
| 縮毛症（WH）····················· 268 | ストーマパウダー ··············· 88, 331 |
| 種痘様水疱症（HV）················· 252 | |
| 腫瘍 ······························· 15 | **せ** |
| 上衣下巨細胞性星細胞腫（SEGA）······ 187 | 性感染症 ······················ 13, 113 |
| 症候性魚鱗癬 ························ 239 | 生殖細胞系列バリアント ············· 78 |
| 硝子圧法 ·················· 14, 30, 212 | 青色斑 ···························· 346 |
| 掌蹠多汗症 ························ 363 | 青色母斑 ·························· 158 |
| 小児 COVID-19 関連多系統炎症性症候群（MIS-C/ | 成人移行支援 ························ 76 |
| PIMS）······················ 231, 359 | 正中部母斑 ························ 165 |
| 小児慢性特定疾病 ·············· 71, 329 | 性的虐待 ··························· 13 |
| 小児慢性特定疾病の要件 ············· 71 | 生物学的製剤 ········ 49, 101, 208, 247, 333 |
| 脂漏 ·························· 26, 323 | 生理的皮膚変化 ····················· 24 |
| 脂漏性皮膚炎 ························ 298 | 赤芽球性プロトポルフィリン症（EPP）·········· 253, 363 |
| 新型コロナウイルス感染症（COVID-19）········ 229 | 石灰化上皮腫 ···················· 289, 368 |
| 神経線維腫症 1 型（NF1）······· 181, 294, 351 | セラミド ····················· 3, 11, 34 |
| 神経の神経線維腫（nPN）············· 183 | セリンプロテアーゼ ················· 241 |
| 滲出性 ····························· 19 | 線維芽細胞 ······················ 4, 10 |
| 尋常性乾癬 ························ 307 | 尖圭コンジローマ ·················· 113 |
| 尋常性魚鱗癬 ···················· 239, 304 | 洗浄 ····························· 37 |
| 尋常性痤瘡 ············ 37, 43, 279, 338 | 線状 IgA 水疱性皮膚症（LABD）········ 234, 360 |
| 尋常性白斑 ·········· 174, 281, 349, 367 | 線状強皮症 ························ 206 |
| 尋常性疣贅 ···················· 110, 335 | 線状苔癬 ······················ 306, 370 |
| 新生児（期）···················· 11, 24 | 線状扁平苔癬 ························ 306 |
| 新生児痤瘡 ·················· 11, 26, 86 | 全身性エリテマトーデス（SLE）······ 201, 355 |
| 新生児生理的脱毛 ·········· 10, 270, 364 | 全身性強皮症 ···················· 207, 356 |
| 新生児中毒性紅斑 ·············· 24, 323 | 全身播種性 BCG 感染症 ··············· 223 |
| 新生児ヘルペス ···················· 116 | 全身麻酔（下）手術 ··················· 53 |

全身療法 ··········································· 45, 325
センチネル外傷 ··································· 66, 328
先天性魚鱗癬（CI）······························ 238, 361
先天性三角形脱毛症 ······························· 270
先天性縮毛症 ···································· 365
先天性皮膚欠損症 ································ 177
先天性風疹症候群（CRS）························ 128
先天性無痛無汗症（CIPA）····················· 259
専門相談医 ······································· 59

### そ

爪囲疣贅 ········································· 263
爪下外骨腫 ······································· 264
爪甲異常 ········································· 262
爪甲色素線条 ···································· 157
瘙痒 ············································· 95
瘙痒症 ··········································· 18
足底疣贅 ·································· 110, 264, 336
続発疹 ··········································· 16
続発性多汗症 ···································· 258
組織拡張器（TE）································ 55
組織球（マクロファージ）····················· 6

### た

ダーモスコピー ······························ 31, 336
体細胞バリアント ································ 78
胎児水腫 ········································· 136
帯状疱疹 ···································· 132, 341
苔癬 ············································· 304
苔癬化 ······································ 17, 304
タイトジャンクション ··························· 3
体部白癬 ········································· 174
多汗症 ····································· 256, 363
タクロリムス ···································· 99
多形日光疹 ······································ 250
蛇行状血管腫 ···································· 163
脱色素性母斑 ······················· 173, 285, 349, 367
脱毛症 ··········································· 18
ダニ刺症 ········································· 147
多嚢胞性卵巣症候群 ······························· 278
多発性汗腺膿瘍 ·································· 91
多紋理徴候 ······································ 239
ダリエ徴候 ······································· 27
炭酸ガスレーザー ···························· 180, 350
単純性粃糠疹 ···································· 285
単純ヘルペスウイルス（HSV）················· 114
単純疱疹 ········································· 103

### ち

チェディアック・東症候群（CHS）·············· 196
虫刺症 ······································ 145, 345
中毒性表皮壊死症（TEN）········ 21, 51, 104, 218, 228
チュベリン ······································ 186
蝶形紅斑 ······························· 97, 136, 202, 355

### つ

ツァンク試験 ································· 132, 337
爪白癬 ······································ 262, 324

### て

手足口病 ···································· 138, 343
低亜鉛母乳 ······································ 88
手袋靴下症候群 ·································· 136
デュピルマブ ································· 93, 100
デルゴシチニブ ······························ 99, 333
デルマクイック®HSV ······························ 31
デルマクイック®VZV ······························ 31
デルマクイック®爪白癬 ······················ 32, 324
てんかん ········································· 188
伝染性紅斑 ·································· 134, 342
伝染性軟属腫 ···················· 107, 295, 334, 337, 368
伝染性膿痂疹 ······················· 102, 147, 334
天然保湿因子（NMF）·························· 9, 34
癜風 ············································· 121

### と

凍傷 ············································· 315
凍瘡 ······································ 315, 372
頭部白癬 ········································· 274
特定保険医療材料 ································ 243
特発性後天性全身性無汗症（AIGA）············· 258
トコジラミ刺症 ·································· 147
突発性発疹 ·································· 129, 340
ドミナントネガティブ効果 ······················· 355
トラキオニキア ·································· 261
トラロキヌマブ ·································· 101
トランジション医療 ······························· 76
トランスグルタミナーゼ ························· 241
トリコスコピー ······························ 273, 365

### な

永山斑 ··········································· 129
軟属腫反応 ······································ 108
難治性皮膚疾患処置指導管理料 ··················· 243
軟膜メラノーシス ································ 155

## に

ニコルスキー現象 ......................................... 29
二次性腫瘍 ............................................... 178
日光蕁麻疹 ............................................... 250
日光皮膚炎 ............................................... 254
日本小児皮膚科学会 ...................................... 59
日本皮膚科学会 .......................................... 59
日本臨床皮膚科医会 ...................................... 59
乳痂 ................................................ 26, 323
乳児（期） .......................................... 11, 24
乳児の皮膚損傷 ..................................... 66, 328
乳児寄生菌性紅斑 ....................................... 88
乳児血管腫 ........................... 161, 168, 347, 349
乳児湿疹 ............................................ 86, 330
乳児痔瘻 ............................................... 309
乳児脂漏性皮膚炎 ....................................... 86

## ね

ネザートン症候群 ....................................... 97
熱傷 .............................................. 312, 372
ネモリズマブ ...................................... 100, 333

## の

膿痂疹 .................................................. 18
嚢腫 ................................................... 16
膿疱 ............................................... 15, 366
膿疱性乾癬（GPP） ...................................... 245
膿瘍 ................................................... 17
ノミ刺症 ............................................... 146

## は

白色粃糠疹 ............................................. 176
白癬 ............................................ 30, 48, 118
白斑 .............................................. 188, 281, 367
パターン損傷 ........................................... 67
発熱 ................................................... 21
抜毛症 ............................................ 275, 366
ハマルチン ............................................. 186
バリシチニブ ....................................... 51, 100
針反応 ................................................. 30
瘢痕 .............................................. 17, 280
斑状丘疹状肥満細胞症 ............................... 299, 369
斑状強皮症 ............................................. 206
汎発型限局性強皮症 ..................................... 206

## ひ

皮下組織 ............................................... 10
光貼付試験 ............................................. 252

## ひ（続き）

粃糠疹 .................................................. 18
肥厚性皮膚骨膜症 ....................................... 257
非症候性魚鱗癬 ......................................... 239
皮疹 ................................................... 14
皮疹の記載 ............................................. 322
皮疹誘発試験 ........................................... 252
ヒゼンダニ ............................................. 141
ビタミンD ............................................. 37
ヒトパピローマウイルス（HPV） ............ 110, 263, 335
ヒトパルボウイルスB19（PVB19） ................. 134, 342
ヒトヘルペスウイルス（HHV） ................... 129, 340
ヒドロキシクロロキン ............................... 52, 203
皮膚エリテマトーデス（CLE） ............................ 201
皮膚カンジダ症 ......................................... 88
皮膚筋炎（DM） ......................................... 208
皮膚結核様病変 ......................................... 222
皮膚疾患群 ............................................. 72
皮膚生検 ........................................... 32, 55
皮膚の神経線維腫 ....................................... 183
皮膚剥削術 ............................................. 180
皮膚バリア機能 ................................. 6, 11, 321
皮膚肥満細胞症 ..................................... 299, 369
皮膚描記法 ............................................. 27
皮膚付属器 .......................................... 5, 10
肥満細胞 ............................................ 6, 295
びまん性神経線維腫（dPN） ............................. 183
日焼け止め ......................................... 35, 324
病的バリアント ......................................... 78
表皮 ................................................. 2, 8
表皮角化細胞 ..................................... 2, 8, 34
表皮水疱症 ........................................ 236, 360
表皮嚢腫 .......................................... 291, 368
表皮剥離 ............................................... 16
表皮母斑 .......................................... 80, 178, 350
びらん ................................................. 16

## ふ

ファブリー病 ........................................... 259
風疹 .............................................. 127, 339
封入体筋炎 ............................................. 208
フェノトリン ...................................... 142, 143
フォルヒハイマー斑 ..................................... 127
ブドウ球菌性熱傷様皮膚症候群（SSSS） ....... 21, 29, 104
ブユ刺症 ............................................... 146
ブラシュコ線 .................................. 79, 175, 179
プロテオグリカン ....................................... 4
プロプラノロール ................................... 52, 171
分層植皮術 ............................................. 314

索　引　　**377**

粉瘤 ……………………………………………… 291

## へ

ヘルペス性歯肉口内炎 …………………………… 114
ヘルペス性ひょう（瘭）疽 ……………………… 115
ヘルマンスキー・パドラック症候群（HPS）……… 196
片側性母斑性毛細血管拡張症 …………………… 164
胼胝（腫） ………………………………… 17, 336
扁平苔癬 …………………………………………… 306
扁平母斑 ………………………… 151, 156, 346, 351
扁平疣贅 …………………………………………… 112
ペンレス®テープ ………………………………… 109

## ほ

保因者 ……………………………………………… 82
蜂窩織炎 …………………………………………… 147
疱疹 ………………………………………………… 18
膨疹 ………………………………………………… 16
ほくろ ………………………………… 151, 295, 347
保健管理 …………………………………………… 58
保健教育 …………………………………………… 58
保護者 ……………………………………………… 20
保湿剤 ……………………………………………… 33
発疹学 ……………………………………………… 14
発端者 ……………………………………………… 82

## ま

巻き爪 ……………………………… 62, 266, 364
膜輸送 ……………………………………………… 198
マクロファージ（組織球） ………………………… 6
麻疹 ………………………………………… 124, 338
麻酔の極量 ………………………………… 53, 326
まだら症 …………………………………… 199, 354
マラセチア毛包炎 ………………… 31, 122, 338
マリー・ウンナ遺伝性乏毛症（MUHH）………… 269
慢性皮膚エリテマトーデス（CCLE）……………… 201

## み

見張りいぼ ………………………………………… 308
ミルメシア ………………………………………… 111

## む

無汗症 ……………………………………… 258, 363
無汗（低汗）性外胚葉形成不全症（HED）……… 259, 269

## め

メチシリン耐性黄色ブドウ球菌（MRSA）……… 48, 103
メラニン ………………………… 4, 35, 79, 320
メラノサイト …………………… 4, 9, 79, 320
免疫介在性壊死性ミオパチー …………………… 208
免疫グロブリン大量静注療法（IVIg）……………… 51
免疫抑制薬 ………………………………………… 47
面皰 ………………………………………… 18, 277

## も

モイスチャライザー ……………………………… 34
毛孔性紅色粃糠疹 ………………………… 248, 304
毛孔性苔癬 ………………………………… 304, 370
毛細血管奇形 ……………………………… 161, 347
毛髪異常（疾患） ………………………… 268, 364
毛髪・鼻・指節症候群（TRPS）………………… 270
毛包 ………………………………………………… 6
毛包性魚鱗癬 ……………………………………… 304
毛母腫 ……………………………………………… 289
モザイク …………………………………………… 79

## や

薬剤性過敏症症候群（DIHS）…………… 218, 340
薬疹 ………………………………………… 217, 357
ヤヌスキナーゼ（JAK）阻害薬 …………… 51, 333

## ゆ

ユベラ®軟膏 ……………………………………… 44

## ら

落屑 ………………………………………………… 17
落葉状天疱瘡 ……………………………………… 103
ラムゼイ・ハント症候群 ………………………… 133
ランゲルハンス細胞 ………………………………… 4
ランゲルハンス細胞組織球症（LCH）…………… 296, 369

## り

鱗屑 ………………………………………………… 17

## る

類乾癬 ……………………………………………… 247

## れ

レックリングハウゼン病 ………………………… 181
列序性表皮母斑 …………………………………… 179
レンサ球菌 ………………………………… 48, 102

# 欧文索引

## A

ACLE（acute cutaneous lupus erythematosus）·············· 201
acute hemorrhagic edema of infancy ························· 214
AF（angiofibroma）································· 188, 352
AIGA（acquired idiopathic generalized anhidrosis）········ 258
AML（angiomyolipoma）···························· 188, 352
ANCA 関連血管炎 ································· 214
aplastic crisis ······································· 136

## B

BCG ············································· 221
BCG 骨炎 ········································· 223
BCG 接種後副反応 ································· 358
BCG 接種痕の発赤 ································· 227
BOTE サイン ······································ 108

## C

CAA（coronary artery aneurysm）··············· 226, 359
Candida albicans ·································· 338
CCLE（chronic cutaneous lupus erythematosu）············· 201
CHCC2012（Chapel Hill Consensus Conference 2012）分類
······························ 212
CHS（Chédiak-Higashi syndrome）··············· 196
CI（congenital ichthyosis）······················· 238
CIPA（congenital insensitivity to pain with anhidrosis）··· 259
CLE（cutaneous lupus erythematosus）··············· 201
COVID-19（coronavirus disease 2019）··············· 229
COVID toe ································· 230, 360
CPT（child protection team）··············· 69, 328
CRS（congenital rubella syndrome）··············· 128

## D

DIHS（drug-induced hypersensitivity syndrome）···· 218, 340
DLE（discoid lupus erythematosus）··············· 202
DM（dermatomyositis）······················· 208
dPN（diffuse plexiform neurofibroma）··············· 183

## E

EB ウイルス（EBV）································· 250
EPP（erythropoietic protoporphyria）··············· 253, 363

## F

FDE（fixed drug eruption）··············· 219, 302, 357
FISH（fluorescence in situ hybridization）··············· 241

## G

GPP（generalized pustular psoriasis）··············· 245

## H

HED（hypohidrotic ectodermal dysplasia）··············· 259, 269
HHV（human herpes virus）··············· 129, 340
histiocytosis X ··································· 297
HPS（Hermansky-Pudlak syndrome）··············· 196
HPV（human papillomavirus）··············· 110, 263, 335
HSV（herpes simplex virus）··············· 114
HV（hydroa vacciniforme）··············· 252

## I

IgA 血管炎 ································· 211, 356
IgE ············································· 97
IKBKG ········································· 191
infantile eczema ··································· 86
IP（incontinentia pigmenti）··············· 179, 191, 237, 353
ISSVA（International Society for the Study of Vascular
　Anomalies）分類 ································· 161
IVIg（intravenous immunoglobulin therapy）··············· 51

## J

JAK 阻害薬 ································· 51, 333
JDM（juvenile dermatomyositis）··············· 202, 208, 355

## L

LABD（linear IgA bullous dermatosis）··············· 234, 360
LCH（Langerhans cell histiocytosis）··············· 296, 369

## M

Microsporum canis ································· 337
MIS-C/PIMS（multisystem inflammatory syndrome in
　children/ pediatric inflammatory multisystem syndrome）
······························ 231, 359
MLPA（multiple ligation-dependent probe amplication）法
······························ 79
MPNST（malignant peripheral nerve sheath tumor）······· 184,
　352
MRSA（methicillin-resistant Staphylococcus aureus）····· 48,
　103
mTORC1（mechanistic target of rapamycin complex 1）·· 186
mTORC1 阻害薬 ································· 189
MUHH（Marie-Unna hereditary hypotrichosis）··············· 269

索　引　379

## N

*NEMO* ································································ 191
NF1（neurofibromatosis type 1）················ 181, 294, 351
NMF（natural moisturizing factor）························· 9, 34

## O

OCA（oculocutaneous albinism）····················· 196, 354

## P

PA（protection grade of UVA）······························ 36
palpable purpura ·································· 212, 356
pansclerotic morphea ···························· 206
primary vaccine failure ····················· 126
PVB19（human parvovirus B19）··············· 134, 342

## S

SCLE（subacute cutaneous lupus erythematosus）·········· 201
secondary vaccine failure ······················ 126
SEGA（subependymal giant cell astrocytoma）·············· 187
SJS（Stevens-Johnson syndrome）········ 21, 51, 104, 218, 228
SLE（systemic lupus erythematosus）···················· 201, 355
SNP アレイ法 ·············································· 79
SPF（sun protection factor）······························ 36

## SS

SS（Sjögren syndrome）······························· 203, 355
SSSS（staphylococcal scalded skin syndrome）···· 21, 29, 104

## T

TE（tissue expander）································· 55
TEN（toxic epidermal necrolysis）········ 21, 51, 104, 218, 228
TEN-4-FACESp ····································· 67
TEWL（transepidermal water loss）··················· 34, 320
TORCH 症候群 ································· 116
TRPS（tricho-rhino-phalangeal syndrome）··············· 270
TSC（tuberous sclerosis complex）················· 186, 352
twenty-nail dystrophy ···························· 261

## V

VZV（varicella zoster virus）························ 130

## W

WH（woolly hair）································· 268

## X

X連鎖赤芽球性プロトポルフィリン症（XLEPP）······ 253

- JCOPY 〈出版者著作権管理機構 委託出版物〉
  本書の無断複写は著作権法上での例外を除き禁じられています.
  複写される場合は,そのつど事前に,出版者著作権管理機構
  (電話 03-5244-5088,FAX03-5244-5089,e-mail：info@jcopy.or.jp)
  の許諾を得てください.
- 本書を無断で複製（複写・スキャン・デジタルデータ化を含み
  ます）する行為は,著作権法上での限られた例外（「私的使用の
  ための複製」など）を除き禁じられています.大学・病院・企
  業などにおいて内部的に業務上使用する目的で上記行為を行う
  ことも,私的使用には該当せず違法です.また,私的使用のた
  めであっても,代行業者等の第三者に依頼して上記行為を行う
  ことは違法です.

子どもを診る医師・メディカルスタッフのための

# やさしい 小児の皮膚科

知っておきたい診かた・考えかた・皮膚の疾患　　ISBN978-4-7878-2671-8

2025 年 4 月 30 日　初版第 1 刷発行

| | | |
|---|---|---|
| 編　　　集 | 日本小児皮膚科学会 | |
| 発 行 者 | 藤実正太 | |
| 発 行 所 | 株式会社　診断と治療社 | |
| | 〒 100-0014　東京都千代田区永田町 2-14-2　山王グランドビル 4 階 | |
| | TEL：03-3580-2750（編集） | |
| | 　　　03-3580-2770（営業） | |
| | FAX：03-3580-2776 | |
| | E-mail：hen@shindan.co.jp（編集） | |
| | 　　　　eigyobu@shindan.co.jp（営業） | |
| | URL：http://www.shindan.co.jp/ | |
| 表紙デザイン | 岐部友祐（株式会社　ジェイアイプラス） | |
| 印刷・製本 | 日本ハイコム　株式会社 | |

© 株式会社　診断と治療社, 2025. Printed in Japan.　　　　　　　　　　　[検印省略]
乱丁・落丁の場合はお取り替えいたします.